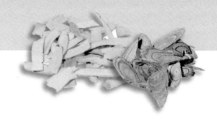

中药传统鉴定技术

梁永枢　张　翘　主编
周路山　吴志坚　主审

U0194378

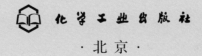
化学工业出版社
·北京·

本书分上、下两篇。上篇分六章，主要介绍中药鉴定基本知识、中药鉴定技术发展简史、中药材资源概况、中药材的采收与产地加工、中药鉴定技术、中药的质量。下篇按药材入药部位分十一章论述，主要介绍各类中药材的鉴别方法，分为藻类、真菌类中药，花类中药，叶类中药，果实和种子类中药，茎木树脂类中药，皮类中药，根及根茎类中药，全草类中药，其他类中药，动物类中药，矿物类中药。

本书可作为本科、高职高专中药及相关专业教材，还可供从事中医、制药等专业师生以及爱好中药的社会人士参考使用。

图书在版编目（CIP）数据

中药传统鉴定技术/梁永枢，张翘主编． —北京：
化学工业出版社，2018.8（2020.1重印）
ISBN 978-7-122-32312-5

Ⅰ．①中… Ⅱ．①梁…②张… Ⅲ．①中药鉴定学
Ⅳ．①R282.5

中国版本图书馆CIP数据核字（2018）第115244号

责任编辑：蔡洪伟　　　　　　　　　　文字编辑：向　东
责任校对：王　静　　　　　　　　　　装帧设计：王晓宇

出版发行：化学工业出版社（北京市东城区青年湖南街13号　邮政编码100011）
印　　装：北京瑞禾彩色印刷有限公司
787mm×1092mm　1/16　印张20　字数525千字　2020年1月北京第1版第2次印刷

购书咨询：010-64518888　　　　　　　　售后服务：010-64518899
网　　址：http://www.cip.com.cn
凡购买本书，如有缺损质量问题，本社销售中心负责调换。

定　　价：80.00元

编审人员名单

主　　编　梁永枢　广东食品药品职业学院
　　　　　张　翘　广东食品药品职业学院
副 主 编　许友毅　广东岭南职业技术学院
　　　　　欧阳蒲月　广东食品药品职业学院
主　　审　周路山　广州采芝林药业有限公司
　　　　　吴志坚　广州采芝林药业有限公司
编写人员（按姓氏笔画排序）
　　　　　王　丽　广东岭南职业技术学院
　　　　　王凤霞　北京市广安门中医院
　　　　　王达桂　广东佳泰药业有限公司
　　　　　朱家辉　广州市药材公司中药饮片厂
　　　　　刘　瑶　广东食品药品职业学院
　　　　　许友毅　广东岭南职业技术学院
　　　　　杜沛欣　广东食品药品职业学院
　　　　　李亚萍　广东食品药品职业学院
　　　　　张　翘　广东食品药品职业学院
　　　　　陈俊禧　广州采芝林药业有限公司
　　　　　欧阳蒲月　广东食品药品职业学院
　　　　　夏丽珍　福建三明市中西结合医院
　　　　　原文鹏　深圳市人民医院
　　　　　高　妮　广州市医药专科学校
　　　　　黄志海　广东省中医药科学院
　　　　　梁永枢　广东食品药品职业学院
　　　　　彭思曼　广东汕尾陆河县中医院
　　　　　覃　军　广东省中医院
　　　　　颜文孟　广东通仁药业有限公司

前　言

　　《中华人民共和国中医药法》自2017年7月1日实施，是对我国传统的中医药第一次从法律层面明确了其重要地位、发展方针和扶持措施，为中医药事业发展提供了法律保障，具有里程碑的意义。国家大力发展传统中医药，建设健康中国，加快了中医药的传承与创新。为适应当前中医药事业的发展与全国高等职业技术教育的需要，编写本教材。本教材以中医药理论为指导，结合全国中药传统技能大赛，融合中医药基础理论、中药商品知识、中药炮制技术、中药制药技术及中药栽培技术等中药相关学科，极大地继承了老药工的中药传统鉴别知识和对中药真、伪、优、劣的鉴别经验，具有很好的实用性。

　　本教材分上、下两篇。上篇分六章，主要介绍中药鉴定基本知识、中药鉴定技术发展简史、中药材资源概况、中药材的采收与产地加工、中药鉴定技术、中药的质量。下篇按药材入药部位分十一章论述，主要介绍各类中药材的鉴别方法。本书由多所高职高专院校及行业单位从业人员编写，上篇总论由欧阳蒲月主要负责编写，下篇第七章～第九章、第十二章由梁永枢主要负责编写；第十章由高妮主要负责编写；第十一章、第十四章由刘瑶主要负责编写；第十三章由许友毅、王丽主要负责编写；第十五章、第十六章由覃军主要负责编写；第十七章由杜沛欣主要负责编写；全书显微鉴定部分及各论每一章节的概述由张翘主要负责编写，彭思曼协助；全书的理化鉴定部分由李亚萍主要负责编写；全书中药传统鉴定技术由国家中药特色技术传承人原文鹏、黄志海、夏丽珍、王凤霞和企业专业人员陈俊禧、朱家辉、王达桂、颜文孟修改、增加及补充；书中药材图片大部分为编委原创，部分来源于同行提供，个别来源于网络；最后由周路山、吴志坚统一审核、定稿。

　　本书以2015年版《中华人民共和国药典》为基础，书中全部品种均在本版药典中有收载，同时参考了《中国中药材真伪鉴别图典》《中药材商品规格质量鉴别》《500味常用中药材的经验鉴别》等。本书是全国中药特色技术传承人师承成果，在编写中得到全国各地的中药特色技术人才的大力支持与帮助，在此一并致谢。本书具有科学性、启发性和实用性，可作为高职高专、现代学徒制中药相关专业教材，还可供从事中医、制药等专业师生以及爱好中药的社会人士参考使用。

　　由于编者水平有限，难免有不当之处，敬请广大师生、读者予以指正。

编者
2018年4月

目　录

上篇：总论

第四章　中药材的采收与产地加工

第五章　中药鉴定技术

第六章　中药的质量

下篇：各论

第七章　藻类、真菌类中药

第八章　花类中药

第九章　叶类中药

第十章　果实和种子类中药

第十一章 茎木树脂类中药

第十二章 皮类中药

第十三章 根及根茎类中药

第十四章　全草类中药

第十五章　其他类中药

第十六章　动物类中药

第十七章　矿物类中药

附录　部分药材粉末显微特征图

参考文献

上篇：总论

第一章
中药鉴定基本知识

第一节　中药的含义、名称与分类

一、中药的含义

药物　凡能预防、治疗和诊断疾病的物质，称为药物。药物根据其来源不同，又包括天然药物、化学药（物）和生物药（物）三大类。

中药　是指以中医药理论为指导，用以预防和治疗疾病的药物。来源于天然药物及其加工品。中药主要包括中药材、中药饮片和中成药。

中药材　简称为药材。是指经产地加工而未炮制和制剂的原料药材，是中药饮片和中成药的原材料药物。主要包括植物药、动物药和矿物药三大类，其中以植物药占绝大多数。

中药饮片　简称饮片。指中药材依照《中华人民共和国药典》（以下简称《中国药典》）或各地方饮片炮制规范等质量标准进行生产的产品，经过炮制后可直接用于中医临床或制剂生产使用，按处方药品管理。包括传统的中药饮片与新型的中药配方颗粒等。

中成药　也称成药。是以中药饮片为原料，经制剂加工制成各种不同剂型的药品。制剂处方中的药味，均指饮片，需经蒸、煮、炒等或加辅料炮制。处方中用炮制品名，制剂中使用的饮片规格，应符合相应品种实际工艺的要求。包括过去的丸、散、膏、丹、汤剂、饮片等传统剂型，以及现在的一些片剂、针剂、喷雾剂等新剂型。

生药　生药是一种外来语，有生药原药的意思，指未经过加工炮制或经简单加工的植物药、动物药和矿物药。广义的生药学指以生药为主要研究对象，对生药的名称、来源（基源）、生产（栽培）、采制（采集、加工、炮制）、鉴定（真伪鉴别和品质评价）、化学成分、医疗用途、组织培养、资源开发与利用和新药创制等进行研究的学科。换句话说，生药学是利用本草学、植物学、动物学、化学、药理学、医学、分子生物学等知识研究天然药物应用的学科。

草药　指广泛流传于民间或民间医生习用，主要以当地便于取得的草类药为主，具有民族特色及地区特点，具有一定的使用经验，但药理研究、炮制规范尚有欠缺的部分中药，所以又常称中草药。

二、中药的命名

（一）中文命名

中药在长期的历史进程中，历代本草记载的命名、药用部位等不断发生变化。虽然中药的品种繁多、来源广泛、命名方式多样，但中药的命名也是有一定规律的，只要了解这些规律就能对药材有更深入的理解和认识。中药的中文命名可归纳为以下10种情况。

1. 以产地或以进口地、集散地命名

自然界中的植物、动物、矿物有很大的区域性，如川药、关药、祁药、怀药、南药等具有道地特色的划分，"道地药材"一词也因此而生。因此许多药材取其主要产地命名，如川芎、川楝子、川牛膝、川乌、川贝母等因主产于四川或以四川产者质量为优而得名；关黄柏、关龙胆、关防风、关白附等因主产于山海关以北或关外东三省而得名；浙贝母、杭白芍、杭菊花、杭白芷等因产于浙江或杭州而得名；怀地黄、怀牛膝、怀山药等也因产于过去的河南怀庆府（今河南沁阳市）而得名；广陈皮、广藿香、广佛手、广地龙等因主产于广东而得名。

古代，从少数民族地区或外域输入的药材，常冠以胡、番、羌等前缀，如西洋参、高丽参、胡黄连、番泻叶、羌活等，以说明非中原地区所产。另有一些药材是以集散地或通商口岸命名的，如广木香本不产于广东，而是以当时广州为口岸进行命名的；番红花又名藏红花，但不产于西藏，只因过去由国外经西藏引入；汉苍术、汉射干集散于汉口。

2. 以药用部位命名

在中药材的使用中，植物类、动物类药材通常利用植物的某个部位或器官入药，从而命名时以药用部位命名。如葛根、山豆根、板蓝根、白茅根等以其根或根茎入药；如枇杷叶、桑叶、侧柏叶、淡竹叶、艾叶、紫苏叶、荷叶等以叶入药；如菊花、厚朴花、葛花、凌霄花等以花入药；如马钱子、车前子、木鳖子、莲子、葶苈子、苦杏仁、桃仁、酸枣仁、薏苡仁等以种子种仁入药；如草果、罗汉果、青果等以果实入药；如桑白皮、白鲜皮、牡丹皮、地骨皮、秦皮等以树皮或根皮入药；如白花蛇舌草、鹅不食草、金钱草、墨旱莲等以全草入药；如桂枝、桑枝等以嫩枝入药；青风藤、大血藤、鸡血藤等以藤茎入药；动物类药材中如九香虫、土鳖虫等以全部虫体入药；矿物类药材如钟乳石、青礞石、磁石、赭石等以矿石入药。

3. 以气味或滋味命名

即以药材特有的气或味命名。如麝香、沉香、苏合香、丁香、木香等均具有特异香气而命名；鱼腥草、鸡屎藤分别以其鱼腥和鸡粪气味命名。龙胆、苦参、苦楝皮均因具有苦味而命名；有甜味的甘草、甜杏仁；有咸味的咸苁蓉、咸秋石；五味子因"其肉甘酸，其核辛苦，二者皆咸，五味俱全"而命名等。

4. 以功效命名

即以药材的功效命名。如益母草能治产后瘀阻，有活血调经之功，为妇科之要药；防风能防避风邪，主风证；决明子则能清肝明目；升麻能升举阳气；骨碎补用于筋伤骨折；木通以泻火行水、通血脉而名；泽泻能利水渗湿泻热；络石藤能祛风通络；远志能安神益智；甘草能调和诸药而被喻为国老；大黄其"攻下"力猛而被喻为将军，也是此类。

5. 以色泽命名

即以药材固有的颜色命名。如色白的中药白芷、白芍、白术、白鲜皮、白茅根等；色紫的中药紫苏叶、紫石英、紫草等；色红的中药红豆蔻、红花、红参、丹参、苍术、赤石脂、朱砂、赭石等；色青的中药青皮、青黛、青连翘；色黄的中药蒲黄、大黄、黄芩、黄柏等；色黑的中药黑豆、玄参、乌梅等。

6. 以植物或药材形态命名

如海马因其头部如马头状而得名；通草因其髓部空心而得名；乌头因其块根形状如乌鸦之头而得名；狗脊因其形如狗之脊而得名；猫爪草因其形如猫爪而得名；钩藤则因其枝节上有两个弯曲的钩而得名；牛膝因其植物茎节膨大如牛的膝关节而得名；白头翁因其植物全株密被白

色长柔毛如老人白头发而得名等。

7.以生长习性、采制特性命名

如夏枯草因其生长至夏天枯萎采收而得名；冬虫夏草因冬天形态似虫而春夏时子座破土而出形似草而得名；半夏因通常为夏之半（农历五月左右）采收而得名；冬桑叶采自秋冬经霜打过的叶而得名；陈皮、陈艾因陈久而质量优而得名。

8.以药材性质命名

如滑石因手感滑腻而得名；磁石因有磁性而得名；急性子即因果实成熟一触易爆裂，其性急猛异常而得名；菟丝子则因将其用热水煮至种皮破裂时可露出黄白色卷旋状形如吐丝的胚而得名；浮海石、浮小麦能浮于水，沉香能沉于水而得名等。

9.以典故传说中的人名或情节命名

如牵牛子、女贞子、使君子、徐长卿、杜仲、刘寄奴、何首乌、当归、黄精、夜交藤、蓖回头等。

10.按译音命名

如诃黎勒（诃子）、曼陀罗为外来语（印度梵语）的音译等。

（二）拉丁名命名

药材的拉丁名是各国学者能够了解和国际上通用的名称，便于统一，防止混乱，有利于对外贸易和国际学术交流。

为了进一步统一中药名称，《中国药典》2010年版起"一部"的中药材拉丁名较前几版药典有了较大的变化。其拉丁学名的主要参照依据为"Flora of China"和《中国高等植物》等。

植物类药材和动物类药材的命名规则基本相同。这两类药材的拉丁名包括药用部位名和动植物两部分。其中药用部位名用名词单数主格形式置于后，药用动植物名用名词单数属格形式置于前，如银柴胡 *Stellariae radix*。

中药拉丁文的命名，有以下几种情况。

（1）以属名命名 对于一属中只有一个种作药用，或一属中有几个种作同一药材使用时，一般采用属名命名，如香附 *Cyperi rhizoma*（一属中只有一个植物种作药用）、党参 *Codonopsis radix*（一属中有几个植物种作同一药材用）；有些中药材的植（动）物来源虽然同属中有几个植物品种作不同的中药材使用，但习惯已采用属名作拉丁名的，一般不改动，应将来源为同属其他植物品种的中药材加上种名，使之区分，如小蓟 *Cirsii herba*、大蓟 *Cirsii japonici herba*。

（2）以属种名命名 同属中有几个品种来源，分别作为不同药材使用时，则以属种名命名。如当归 *Angelicae sinensis radix*、白芷 *Angelicae dahuricae radix*、独活 *Angelicae pubescentis radix* 等。

（3）以种加词命名 为习惯用法，应少用。如人参 *Ginseng radix et rhizoma*、三七 *Notoginseng radix et rhizoma*。

（4）如拉丁名中有形容词用于修饰前面药用部分名词时，则置于最后。如熟地黄 *Rehmanniae radix praeparata* 和制川乌 *Aconiti radix cocta* 中的 *preaparata* 和 *cocta*。

（5）少数中药的拉丁名不加药用部位，直接以属名或种名或俗名命名，这是遵循习惯用法。国际上已有通常用的名称作为拉丁名的中药材，且属种来源与国外相同的，可直接采用。如茯苓 *Poria*、麝香 *Moschus*、芦荟 *Aloe*、儿茶 *Catechu*、乌梢蛇 *Zaocys*、蛤蚧 *Gecko*。

（6）药用部位包括两个不同部位时，把主要的或多数地区习惯用的列在前面，用 et（和）、seu（或）相连接。如白前 *Cynanchi stauntonii rhizoma* et *radix*、羌活 *Notopterygii rhizoma* et *radix* 等。

（7）一种中药材的来源为不同科、属的两种植（动）物或同一植（动）物的不同药用部位，需列为并列的两个拉丁名。如小通草 *Stachyuri medulla helwingiae medulla* 和昆布 *Laminariae thallus eckloniae thallus*。

三、中药的分类

中药品种繁多，来源复杂，根据不同的目的，采用人为的或自然的分类方法将其分类，有利于学习、检索、管理或应用。

（一）古代分类

在古代，最早的本草书籍《神农本草经》是按三品分类，又称功能分类法，即按药材功能和毒性的不同，将药材分为上、中、下三品。上品类中药材无毒，其功效在于养命；中品类中药材无毒或小毒，功效在于养性；下品类中药材有毒，只能用于治病。而以后出现的本草主要为自然属性分类和功效分类两大系统。《本草经集注》首创了自然分类的方法，将730种药物分为玉石、草木、虫兽、果、菜、米食和有名未用7类；《新修本草》按照药物的自然属性分类，分玉、石、人、草、木、禽兽、虫鱼、果、菜、谷米及有名未用共11类；陈藏器的《本草拾遗》以性能来分类，载药692种；《本草纲目》将药材按自然属性分为水、火、金石、土、草、谷、菜、果、木、器、虫、鳞、介、禽、兽、人共16部。

（二）现代分类

1.按动植物的自然系统分类

根据中药的原植物或原动物在自然界的亲缘关系，采用分类学的门、纲、目、科、属、种的分类方法。这种分类方法能帮助我们认识药用植物或药用动物在自然界的位置、形态特征和彼此间的关系，有助于比较中药间的异同点，也有助于同科属种中研究和寻找具有类似化学成分的新药。但对于矿物药则不便归类。

2.按化学成分分类

根据中药材中所含的主要化学成分的化学结构和性质分类。一般将中药分为氨基酸和蛋白质类、苷类和糖类、酚类、萜及挥发油类、甾体化合物类、鞣质类、生物碱类等。这种分类法的特点有利于了解和研究中药材的化学成分与功效的关系，通过化学鉴定、质量评价、寻找和扩大新药源，认识贮存中的变异现象。但是中药材的成分非常复杂，不同中药材的成分也有可能发生变化，而且很多中药材的有效成分或主要成分又尚未研究清楚，因此，很难用这种方法将中药材统一归类。

3.按自然属性或药用部位分类

按自然属性将中药材分为植物类、动物类、矿物类、其他类。按入药部位分为根及根茎类、茎木类、皮类、叶类、花类、果实与种子类、全草类、动物类、矿物类、其他类。这种分类法既有利于中药材的性状比较、鉴定、记忆和学习，还有利于中药的经营管理及存放养护。

4.按中药的功效分类

依照中药材功效的共性分为解表药、清热药、泻下药、芳香化湿药、利水渗湿药、祛风湿药等类。此种分类方法便于学习中药材功效，便于医疗应用。

5.按中药名称首字笔画排列

《中国药典》和《中药大辞典》等工具书就是采用这种分类法。此法的优点是可将全部中药归入笔画索引表中，便于初学者和查阅文献使用。

本教材采用按药用部位分类法。

第二节　中药鉴定的概念、依据与任务

一、中药鉴定的概念

中药鉴定是指在继承祖国医药学遗产和传统鉴别经验的基础上，运用现代自然科学的理论、知识、方法和技术，系统地整理和研究中药的历史、来源、品种、形态、性状、显微特征、理化鉴别、检查、含量测定等，建立规范化的质量标准以及寻找和扩大新药源的理论和实践。

二、中药鉴定的依据

中药鉴定要正常进行，必须有一定的标准作为依据。一般国家颁布的有关药品标准是主要依据，其次是各省（自治区、直辖市）制定的药品标准。《中华人民共和国药典》（简称《中国药典》），是国家药品标准，是一部国家标准法典，由国家组织药典编纂委员会编写，并由政府颁发实施，具有法律约束力，是药物生产、检验、供应及使用的依据。迄今为止，《中国药典》先后颁布了10个版本：1953年版、1963年版、1977年版、1985年版、1990年版、1995年版、2000年版、2005年版、2010年版和2015年版。每当新版药典颁布实施时，新版药典收载品种有效，旧版药典收载的同一品种即停止使用，但未收载的品种继续有效。

《中国药典》2015年版"一部"正文中收载了药材的中文名、汉语拼音名及拉丁名、来源、采收加工、性状、鉴别（包括经验鉴别、显微鉴别、理化鉴别）、检查（杂质、水分、总灰分、有害元素等）、浸出物或含量测定、炮制、性味与归经、功能与主治、用法与用量、注意、贮藏等内容。

《中华人民共和国卫生部药品标准》（简称《部颁标准》），由国务院药品监督管理部门颁布，同样属于国家药品标准，正文体例与药典相同，各有关单位也必须遵照执行。

《七十六种药材商品规格标准》由原国家医药管理局和卫生部于1984年3月联合下发，是全国统一的药材商品规格标准。本标准从药典记载的品种中选择产销量大、流通面广、价值较高、具有统一管理条件的药材商品，分别记载其名称、来源、品别、规格、等级等，规定了各规格等级的性状指标和质量要求，作为全国统一的商品规格标准。其余药材的规格和等级由各省、自治区、直辖市自定。附录对正文中的47个名词、术语做了解释。

省、自治区及直辖市卫生厅（局）批准的药品标准为地方标准，该地区的药品生产、供应、使用和检测等单位必须遵照执行。某地区地方药品标准对其他地区没有约束力，但可参照执行。地方标准所载品种和内容若与《中国药典》或《部颁标准》有重复或矛盾时，应首先按国家标准执行。2015年版《中国药典》规定收载的所有品种均按规定的方法进行检测，如采用其他方法，应将该方法与规定方法做比较，根据试验结果掌握使用，但在仲裁时仍以本版药典规定的方法为准。

除上述标准外，还有《进口药材管理办法（试行）》等标准。也需遵照执行。

因我国中药资源极其丰富、品种繁多，有许多品种在国家标准和地方标准中均没有收载，在鉴定药材时可根据有关的参考资料和书籍，进行分析、鉴定。

三、中药鉴定的任务

中药鉴定的主要任务是鉴别中药的真假优劣。中药材由于来源不一，存在同名异物、同物异名现象；加之用药习惯不同，各地使用不同科属、不同品种的商品药材也较为普遍；一些贵重药材或紧缺品种，时有以假充真、以次充好的现象。因此，必须根据用药要求和国家规定，严格鉴别。中药品种不真或质量低劣，会造成科研成果、药品生产和临床疗效的失败，轻则造成经济损失，重则误病害人。对此，李时珍早就有"一物有谬，便性命及之"的名言。

（一）鉴定真假

1.假药的概念

《中华人民共和国药品管理法》（以下简称《药品管理法》）规定有以下情形之一的，为假药：①药品所含成分与国家药品规定的成分不符的；②以非药品冒充药品或者以他种冒充此种药品的。有下列情形之一者，按假药论处：①国务院药品监督管理部门规定禁止使用的；②依照本法必须批准而未经批准生产、进口，或者依照本法必须检验而未经检验即销售的；③变质的；④被污染的；⑤使用依照本法必须取得批准文号而未取得批准文号的原料药生产的；⑥所标明的适应证或者功能主治超过规定范围的。

《药品管理法》规定"药品必须符合国家标准"，符合药品标准的药品称"法定正品"；有的药材药品标准未收，但本草有载，但经考证质量符合传统质量要求，可归为"传统正品"。总之，凡名实相符、考证有据、质量合格的药材均应视为正品；反之，名不副实、考证无据、质量不符者，均应视为伪品（假药）。

2.假药产生的原因

（1）误种、误采、误收　由于采收者、收购者缺乏相关专业知识，误将非药用物质或非正品当作正品采收、收购。如种大黄时误种为河套大黄；采金钱草（过路黄）时误采风寒草（聚花过路黄）。一些名称相近或外形相似或基原相近的品种之间产生混乱。如木通、川木通、关木通名称或使用相混，关木通为马兜铃科植物，含马兜铃酸，已从药典删除。以滇枣仁充酸枣仁、川射干充射干等。

（2）有意作假　一些不法人员为了牟取暴利，故意用非药用物质冒充正品或者用价格低的药材冒充价格高的药材。如利用亚香棒虫草冒充冬虫夏草；用木薯加工伪充山药；用其他动物的皮（如猪皮）熬制的胶充当阿胶等。

（3）未入标准　有些药材虽然有使用习惯，但其疗效是否确切、使用是否安全，尚未得到科学的证实，因此暂时未被载入药品标准，对这类非标准药材应加强研究，将来一旦肯定其药用价值即载入药品标准，使其进入正品行列。有些药品在某地区标准有收载而在其他地区标准未收载，在此地区为正品而其他地区被视为假药。可见，有些"假药"是相对的、暂时的或有地方性的。

（4）变质或被污染　由于加工贮藏不当，使正品药材的性质发生变化，或被严重污染，使其质量不符合药用标准规定的质量指标，因此成为假药。

3.假药处理

（1）非药品冒充药品或质量不符合药品标准者应全部销毁。变质或被污染不能药用的按假药论处，亦当销毁。

（2）以他种药材冒充或误作此种药者，应按药品标准恢复其正名，继续药用。

（二）鉴定优劣

1.劣药的概念

《药品管理法》规定："药品成分的含量不符合国家标准的，示为劣药。"有下列情形之一者，按劣药论处：①未标明有效期或者更改有效期的；②不注明或者更改生产批号的；③超过有效期的；④直接接触药品的包装材料和容器未经批准的；⑤擅自添加着色剂、防腐剂、香料、矫味剂及辅料的；⑥其他不符合药品标准规定的。目前，药材商品中的劣药主要是药品成分的含量不符合国家药品标准及上述第⑤、⑥种情况的。

2.劣药的产生与处理

凡采收失时、加工不当、炮制过度、保管不当、养护不善，皆可使药材商品的质量下降，以及不符合药品标准规定，成为劣药。劣药一经查出，则应全部销毁，不得使用。

中药鉴定除鉴定真伪优劣，有时还需要鉴别中药的规格、等级，药材商品的规格、等级是其质量优劣的重要标准之一。同一药材生产环境、年限等因素不同，质量差异也很大，常分为不同的规格和等级。商业人员必须熟悉药材商品规格、等级的不同要求，按形状、大小、质地优劣等分等级，按药材商品的规格分档分等，贯彻优质优价的原则，有利于促进药材商品质量的提高。

第三节　中药鉴定技术学习方法

根据中药特点和中药鉴定技术的任务，学习时除运用一般的学习方法之外，应注意以下几点：

（1）手脑并用，注重实践　药材商品鉴定需经实践操作并熟练，单靠看书、背书是不可能真正掌握的。每一种药材必须亲自看、摸、闻、尝，并对照实物性状描述学习，对照描述观察实物，反复实践。同时药材的显微及理化鉴定也只能通过实验操作才能牢固掌握，才能在众多外形相似的混淆品下准确鉴别。

（2）前后对照，分类比较，着重重点药材　药材商品涉及广泛，与植物学、化学、商品贮藏学、商品经营管理学及中医药基础等有着密切关系。因此，学习时要复习有关课程的知识，培养综合应用的能力。只有这样，才会让知识不枯燥。如学习三七时，见其名称要想到典故与采集时间（三年以上的植株才能采挖），其外形性状（狮子头）要与其他药材外形性状进行对比（如党参的狮子盘头、银柴胡的珍珠盘）等。中药鉴定技术的内容比较复杂，学习时要学会抓住中药材的重点特征，并要学习在理解的基础上加强记忆，利用其来源、采制方法、产地加工、药材炮制、贮存保管等内容来对其性状特征进行学习。如清半夏、法半夏、姜半夏等因炮制方法不同而性状不同，只有弄清其炮制过程才能更好地掌握其性状特征。因此只有充分联系各学科相关知识，才能将药材的鉴别知识牢固掌握。对道地药材、大宗常用药材、贵重药材应重点学习。

（3）利用现代网络技术，加入相关的中药材交流群；关注中药现代研究成果，开阔视野。中药鉴定技术近年来发展非常迅速，现有的内容大多数是在长期历史过程中积累起来的。现代科学技术验证了许多传统的经验，有的则推翻了原有经验和结论，国家对中药材的质量标准也在不断更新。因此，课本知识总是落后于现实的发展。另外，市场上大多数药材为经初加工的片，新鲜药材与原条药材较少，而药材与饮片特征却与原植物与新鲜药材联系紧密，药材的产地性则限制了现场学习，因此可以利用强大的网络技术，通过中药材鉴定交流群，与全国的中药材爱好者相互讨论交流，了解药材的种植、采收加工等相关专业知识，提高观察药材的敏锐力，跟上时代的发展。

第二章
中药鉴定技术发展简史

第一节　药物的起源

中药鉴定知识是人类在长期与疾病作斗争的实践中产生和丰富起来的。汉代古书《淮南子》记载："神农尝百草之滋味，水泉之甘苦，令民知所避就，当此之时，一日而遇七十毒。"可以说，有了人类的出现，就有了医疗活动，便有了药物的产生，即所谓医食同源和医药同源。远古时代，我们的祖先为了生存，在觅食充机遍尝各种食物的过程中，常遇到一些具有泻下、致呕、止血、镇痛等作用的物质。当人们产生疼痛、出血、腹胀以及食物中毒等不适时，就会根据自己或前人的体验来治疗。经过长时期的反复实验和经验积累，便逐渐产生了医药，故有医食同源之说。

第二节　本草的沿革

一切真知都来源于实践，药材商品鉴定知识也是在长期的实践中生产和发展起来的。我国人民在同疾病作斗争的过程中，通过不断尝试，逐渐认识了药物的功效，并学会了运用眼、耳、鼻、口、手等感官来识别自然界的植物、动物和矿物的形、色、气、味，从而辨别出哪些可供药用，哪些不可药用及有毒、无毒等。中药鉴定的知识随着中药的发现而产生，在没有文字的时代这些知识只能通过师承口授流传于后世。有了文字以后，这些知识就间接或直接地记录下来了。关于药物的记载，古人们经不断积累、发展，编出了相关著作，古代记载中药的著作称为"本草"。从秦、汉到清代，本草约有400种。这些著作包含着我国人民与疾病斗争的宝贵经验和鉴别中药的丰富史料，是祖国医药学的宝贵财富，有些在国际上产生了重大影响。

1.《神农本草经》

为我国已知最早的药物学专著。此书作者不详，成书年代大约为东汉后期（公元二世纪前后），它总结了汉代以前的药物知识，共载药365种，分为上、中、下三品，认为上品无毒，主养命；中品多无毒，主养性；下品有毒，主疗病。本书主要记载药材的性味、功能、主治和用法等，疗效大多确实。书中有"有毒无毒，阴干暴干，采造时月，生、熟土地所出，真伪陈新，并各有法。"这对药物的产地、采集时间、方法以及辨别药物形态真伪的重要性作了一些原则性的概括。本书记载内容虽然比较简略，但为本草学后来的发展奠定了基础，为我国本草学的启蒙著作。原书早已失传，但原文已收载于后代本草中，现有明代、清代的辑本。

2.《本草经集注》

作者梁代陶弘景，在《神农本草经》的基础上，参考《名医别录》一书的内容编撰而成。共载药物730种。全书以药物的自然属性分类，分为玉石、草木、虫兽、果、菜、米食、有名未用7类，为后世以药物性质分类的本源。本书记载了药物的产地、采制加工、形态、鉴别等内容。原书已遗失，现存敦煌残卷。其主要内容散见于后世本草中。

3.《新修本草》

唐代李绩、苏敬等23人集体编撰，并由政府颁行，又称《唐本草》。可以说是我国最早的一部国家药典，也是世界上最早的一部由国家颁发的药典，比欧洲地方性的《佛洛伦斯药典》早839年，比欧洲第一部全国性的《丹麦药典》早1113年。该书载药850种，其中新增药物114种，附有图经7卷，药图25卷。本书以"征天下郡县所出药物，并书图之"的方式，总结了全国各地的药物知识，在分类方法、内容、体例、图文并茂等方面都达到了新的水平，为后世图文兼备的本草打下了基础，为本草学的发展做了很大的贡献。原书已散失不全，现仅存残卷。

4.《本草纲目》

明代的本草甚多，其中对药学贡献最大者，当推李时珍撰著的《本草纲目》。李时珍参阅了经史百家著作和历代本草800多种，历经近三十年的采访和临床实践，编写成五十二卷，约二百万字，载药1892种，其中新增药物374种，附图1109幅，附方11099首的巨著《本草纲目》。本书以药物自然属性作为分类基础，各药分别以释名、集解、修治、气味、主治、发明、正误、附方等项论述。条理清楚，结构严谨，对药物的形态鉴别方法和内容也较为完善。如描述丹参谓："处处山中有之。一枝五叶，叶如野苏而尖，青色皱毛。小花成穗如娥形，中有细子。其根皮丹而肉紫。"这些描述都比较逼真。对樟脑的记载："状似龙脑，白色如雪，樟树脂膏也。"并介绍了加热升华精制樟脑的方法。可见其观察之细致、准确。

5.《本草纲目拾遗》

清代赵学敏编著。此书是为了拾遗补正李时珍的《本草纲目》而作，载药921种，其中新增药物716种，如冬虫夏草、西洋参、浙贝母、鸦胆子、银柴胡等均系初次记载。它是清代新增中药材品种最多的一部本草。

第三节　近代中药鉴定技术的发展

鸦片战争以后，中国沦为半封建半殖民地国家。大量西药的进入，使得中医药受到了一定抑制，但广大中医药人员的努力还是使中药鉴定工作在此期间有发展的。如《增订伪药条辨》，由曹炳章编著，对110种中药的产地、形态、气味、主治等方面做了真伪对比；如《中药浅说》，由丁福保编著，从化学实验角度分析和解释中药，引进了化学鉴定方法。在传统本草学的基础上，欧洲出现了中药鉴定学的相关学科——生药学。生药学是从药物学中分离出来的独立学科，当时生药学的基本任务是研究生药的来源、鉴定商品药材的真伪优劣（品种和质量）。由于国外医药学传入我国，药物鉴定也受到了现代药学的影响。1934年赵燏黄、徐伯鋆等编著了我国第一本《生药学》上编，接着叶三多广集西欧及日本书籍的有关资料，于1973年编写了《生药学》下编。"生药"是指取自生物体（植物体或动物体）的全部或一部分，或采用其渗出或分泌物，经过简单的加工处理后可供药用的物质。"生物学"则是研究生药的来源、生产、鉴别、成分和功效的科学。上下两编《生药学》的内容，大多着重于介绍外国书中收载的或供西医应用的生药，对我国常用中药则收载甚少。但是它引进了现代鉴定药材的理论和方法，这对后来应用"生物学"的现代鉴定知识和技术整理研究中药，起到了先导作用。

中药传统鉴定技术

新中国成立以后，我国医药卫生事业有了较快的发展和提高，取得了很大成绩，在中药生产、质量检查、教学和科研等方面都取得了可喜的成就。1954年成立了中国药材公司，以后各省、市、自治区也成立了相应的中药管理机构，对中药的产、供、销实行有计划的统一经营。在20世纪50年代，相继出现了《中药材手册》《中药志》《药材学》等书籍，分别从中药材的来源、鉴别特征、质量标志、鉴定方法等方面进行了探讨和研究，为中药鉴定学的形成奠定了基础。

为了保障人民用药安全有效，国家对中药的质量加强了管理，颁布了《中华人民共和国药典》和部颁《药品标准》，各省区也先后出版了地方药品标准。《中国药典》有1953年版、1963年版、1977年版、1985年版、1990年版、1995年版、2000年版、2005年版、2010年版、2015年版等版本。2015年版《中国药典》分为四部，一部收载中药，二部收载化学药，三部收载生物制药，四部为通则和药用辅料。

为了满足生产、科研、医疗等工作对大量中医药人才的需要，我国在1965年创办了中医学院，1959年起又相继设置了中药专业，根据中药专业的培养目标和要求，中药鉴定学为专业课之一。在广大中药鉴定教育工作者的共同努力下，全国中医学院试用教材《中药鉴定学》于1977年首次出版。

20世纪80年代，中药鉴定进入了一个新的发展时期，一大批专业学术著作陆续问世，如《中国常用中药材》《生药学》《中药材及饮片原色图鉴》《中药材粉末显微鉴定》《常用中药材品种整理与质量研究》《中药大辞典》《现代中药材商品通鉴》《天然药物化学》《中国中药资源志要》《中药商品知识》《中药材商品规格质量鉴别》等。

近年来，中药鉴定的方法不断更新，现在已经步入了生命科学时代。DNA 条形码技术（DNA barcoding），即利用标准的、具有足够变异的、易扩增且相对较短的 DNA 片段在物种内的特异性和种间的多样性而创建的一种新的生物身份识别系统，从而实现对物种的快速自动鉴定。中药鉴定正朝着标准化、科学化和信息化的方向发展。

第三章
中药材资源概况

第一节　中药材的来源

丰富的天然资源是中药材的主要来源之一。中药材的来源包括药用植物、动物和矿物资源，又分为纯天然的和人工栽培或饲养的药用植物、动物资源。我国经营的中药材商品中，野生药材品种占总数的80%以上，约占收购量的60%。

一、植物来源

植物来源是中药材最主要的来源，在《中国中药资源志要》中，收载植物药11146种，占全书载药总数的87%。在药用植物中，种子植物占绝大多数，其次为蕨类，裸子植物、菌类较少，藻类、地衣类、苔藓类则更少。在种子植物中，毛茛科、蔷薇科、豆科、伞形科、唇形科、菊科、百合科和姜科的药用植物较多。从入药部位的角度来看，则以根和根茎类最多，果实、种子类次之，全草类再次之，其他如花类、叶类、藤木类、皮类、树脂类、藻菌类、加工制品类（如青黛、神曲等）的种类较少。所有植物来源，又可分为野生和家种两类，以野生为多，但大宗常用植物药人工种植的种类和面积越来越多。目前全国已经有112个通过GAP《中药材生产质量管理规范》验收的药材种植基地，大力发展优质道地药材生产及野生珍稀或濒危动植物药材野生变家种、家养的驯化工作，使中药资源实现可持续利用。

二、动物来源

动物来源是中药材来源的重要组成部分，在《中国中药资源志要》中收载动物药1581种，占全书载药总数的12.3%。其入药部位比较复杂，有以内脏入药者，如狗肾、水獭肝等；有以甲壳入药者，如龟甲、鳖甲等；有以全身入药者，如全蝎、九香虫等；有以皮或肌肉入药者，如象皮、乌梢蛇等；有以分泌物或排泄物入药者，如麝香、五灵脂等；有以动物加工品入药者，如阿胶、龟甲胶等。从动物分类的角度看，动物药多属脊索动物门哺乳动物纲，其次为爬行动物纲；属节肢动物门昆虫纲的亦不少；属软体动物门（如珍珠）、环节动物门（如地龙）、腔肠动物门（如珊瑚等）、海绵动物门（如紫梢花等）的药材则很少。动物药材大多数来自野生，少部分已驯化为家养，如龟、鹿、蝎等已驯化饲养成功。

三、矿物来源

矿物来源的药材较少，《中国中药资源志要》收载矿物药80种，仅占全书载药总数的0.6%。矿物药大部分为天然矿石，少数为其加工品（密陀僧、轻粉等）和动物化石（琥珀等）。

第二节　中药材资源分布

我国历史悠久，土地辽阔，地跨寒、温、热三带，地形错综复杂，气候条件多种多样，为丰富多彩的药材生长提供了有利的环境。从北部寒冷的黑龙江，到南部炎热的南海诸岛，从帕米尔高原到东海之滨；从高山到平原，从陆地到江河湖海，蕴藏着极为丰富的中药天然资源，其种类之多，藏量之大，为世界之冠。药材的种类繁多，《中药大辞典》已经载药5767种。据第三次（1983～1988年）全国中药资源普查表明：我国现有中药资源达12807种，在这些种类中，传统中药约1200种，其中常用药约700余种，民族药1500～2000种，其余为民间草药。

根据自然区划分，我国的中药材资源划分为东北产区、华北产区、华东产区、西南产区、西北产区、华南产区、内蒙古产区、青藏产区以及海洋产区等9个产区。

一、东北产区

包括黑龙江、吉林、辽宁三省东半部和内蒙古自治区的北部。地貌上包括大、小兴安岭和长白山地区，以及三江平原。本区是我国最寒冷地区，热量资源不够充足，大部分地区属于寒温带和中温带的湿润与半湿润地区，森林覆盖率60%～80%。全区的中药资源有2000余种，其中植物类1700种左右，动物类300多种，矿物类50余种。野生资源蕴藏量大，如关升麻、白头翁、牛蒡子、刺五加、桔梗、地榆、防风、朝鲜淫羊藿、辽细辛、槲寄生、赤芍、草乌、关木通、平贝母、关龙胆，以及熊胆、蛤蟆油、鹿茸等；尚有第三纪孑遗植物，如关黄柏、五味子等。为"关药"的道地药材产区。还是我国野山参及种植人参的最主要产地，鹿、黑熊、中国林蛙等的饲养地。

二、华北产区

包括辽东半岛、山东半岛丘陵、华北平原、西部的黄土高原和北部的冀北山地。地貌上西北高，东南低，夏季较热，冬季寒冷，大部分地区属于暖温带。全区的中药资源有1800余种，其中植物类1500种左右，动物类约250种，矿物类约30种。为"北药"道地药材的产区。主要药材野生资源有：酸枣仁、黄芩、北苍术、远志、北柴胡、连翘、葛根、柏子仁、银柴胡、菟丝子、香附、全蝎、龙骨、赭石、磁石等。此外，大面积栽培的中药材有：地黄、金银花、杏仁、牛膝、北沙参、板蓝根、紫菀、党参、大黄、黄芪、沙苑子、知母、瓜蒌等。本区的武陟、博爱、温县及沁阳市是"四大怀药"地黄、山药、菊花、牛膝的传统产地。

三、华东产区

本区是指巫山、雪峰山以东，秦岭（东段）、淮河以南，南岭山脉以北的广大亚热带东部地区。包括江西、浙江二省和上海市的全部，湖南、湖北、安徽、江苏、福建等省的大部和广东、广西北部地区。全区丘陵山地占3/4，平原占1/4，雨量较充沛，属于北亚热带及中亚热带，前者的植被为常绿落叶阔叶混交林，后者主要为常绿阔叶林。全区有中药资源约3000种，其中植物类2500余种，动物类300余种，矿物类约50种。著名的道地药材有浙八味：浙贝母、杭麦冬、浙玄参、白术、杭白芍、杭菊花、延胡索和温郁金。尚有产于安徽的霍山石斛、宣州木瓜、铜陵牡丹皮；江苏的茅苍术；江西的清江枳壳；湖南的平江白术；福建的建泽泻和建莲子。其他较著名的中药还有：山茱萸、柏子仁、乌药、茯苓、射干、半夏、辛夷、芡实、黑三棱、石菖蒲、丹参、益母草、蔓荆子、白前、茵陈、百部、海金沙、百合、天门冬、白芷、芦苇、白茅根、香附、青葙子、夏枯草、蛇床子、榧子、南五味子、葛根、白花前胡、太子参、明党参、淡竹叶、蝉蜕、水蛭、蜈蚣、鳖甲、龟甲等。

四、西南产区

包括秦巴山地、四川盆地、云贵高原及横断山地部分地区。本区属亚热带，地貌类型复杂，山地、丘陵、高原、平原、盆地、河谷交错分布，有不少垂直气候带，形成垂直植物带，中药资源极丰富，是全国药材主要产区，药材年产量占全国1/3以上，全区有中药资源种类5000种以上，其中药用植物约4800种，药用动物约300种，药用矿物约70种。本区是我国道地药材"川药""云药""贵药"的产区。主要有三七、云木香、云当归、重楼、茯苓、猪苓、补骨脂、石斛、草豆蔻、川木香、红花、大黄、郁金、黄连、厚朴、独活、川乌、附子、川芎、麦冬、丹参、枳壳、枳实、白芷、泽泻、佛手、川贝母、川牛膝、川楝子、川木通、川花椒、干姜、黄柏、续断、小通草、羌活、半夏、秦艽、天麻、杜仲、吴茱萸、五倍子、龙胆、桔梗、白及、天南星、朱砂、雄黄、乌梢蛇等。

五、西北产区

包括新疆维吾尔自治区全部、青海及宁夏回族自治区的北部、内蒙古自治区西部以及甘肃西部和北部，本区内高山、盆地及高原相间分布，但高平原占绝大部分，沙漠及戈壁也有较大面积。本区日照时间长，干旱少雨，气温的日差较大。全区中药资源约2000余种，其中植物类近2000种，动物类160种，矿物类约60种。主要中药材有甘草、麻黄、肉苁蓉、锁阳、紫草、阿魏、冬虫夏草、羌活、赤芍、党参、枸杞、黄芪、鹿蹄草、缬草、乌头、大黄、伊贝母、雪莲花、红花、红景天、罗布麻叶、马鹿茸、赛加羚羊等。

六、华南产区

包括海南、台湾及南海诸岛、福建东南部、广东南部、广西南部及云南西南部。本区大陆部分的地势为西北高，东南低。气温较高，湿度也大，属南亚热带及中亚热带。植被为南亚热带常绿阔叶林、热带季雨林以及赤道热带珊瑚岛植被。全区有中药资源近4000种，其中植物类3500种，动物类200多种，矿物药30种左右。植物以桃金娘科、番荔枝科、樟科、龙脑香科、肉豆蔻科、红树科、棕榈科、姜科植物为特色，并保存了大批古老的科属。本区是我国道地药材"广药""南药"的产区。主要中药材有：槟榔、诃子、使君子、儿茶、巴戟天、广豆根、何首乌、白豆蔻、高良姜、益智、阳春砂、草果、草豆蔻、郁金、山柰、干姜、姜黄、莪术、鸦胆子、千年健、广藿香、广金钱草、鸡血藤、肉桂、八角茴香、胡椒、荜茇、马钱子、狗脊、龙脑香、丁香、沉香、降香、檀香、钩藤、金钱白花蛇、地龙、石决明、昆布、海马等。

七、内蒙古产区

包括黑龙江中南部，吉林西部，辽宁西北部，河北北部，山西北部和内蒙古中、东部。东部有山脉及平原，中部有山脉及高坝，南部地势也高，而北部则为大草原。大部分地区冬季干燥寒冷，而夏季凉爽。植物以多年生、旱生、草本植物占优势，多属亚洲中部成分和内蒙古草原成分，植物种类比较贫乏。全区有中药资源1200余种，其中药用植物1000余种，绝大部分为草本植物。药用植物种类虽少，但每种分布广、产量大，主要中药材有：黄芪、关防风、知母、黄芩、赤芍、地榆、龙胆、甘草、黄精、远志、山杏、肉苁蓉、麻黄、升麻、银柴胡、漏芦、党参、柴胡、苍术、白头翁、苦参、狼毒、秦艽、桔梗、郁李仁、菟丝子、熊胆、鹿茸、石膏、芒硝、麦饭石、龙骨、白石英等。

八、青藏产区

包括西藏自治区大部，青海省南部、甘肃省东南部、四川省西北部。本区海拔高，山脉纵横，多高山峻岭，地势复杂。气候属高寒类型，日照强烈，光辐射量大。植被主要有高寒灌丛，高寒草甸，高寒荒漠草原，湿性草原以及温性干旱落叶灌丛。全区有中药资源1100余种，多高山名贵药材。主要药用药材有冬虫夏草、甘松、大黄、胡黄连、川贝母、羌活、天麻、秦艽、黄芩、天南星、黄芪、党参、柴胡、大戟、银莲花、铁线莲、红景天、老鹳草、独活、黄精、松萝、鹿茸、麝香、雄黄、石膏、云母、芒硝。

本区是藏医药的发源地，有一批地产的常用藏药，如乌奴龙胆、翼首花、船盔乌头、尼泊尔黄堇、金球黄堇、轮叶棘豆等，总计300～400种，值得进一步深入研究和开发。

九、海洋产区

包括我国东部和东南部广阔的海岸线，以及我国领海海域各岛屿的海岸线。总面积达420万平方公里。海洋是一个巨大的药库，蕴藏着十分丰富的中药资源，总数近700种，其中海藻类100种左右，药用动物类580种左右，矿物及其他类药物4种。主要的海洋生物中药材有昆布、海藻、石决明、牡蛎、海螵蛸、珍珠、海马、海龙、海麻雀、海狗肾等。

第三节　道地药材

药材的产地是决定药材内在质量最基本的也是最重要的生态地理因素。同时劳动人民对药材多年栽培实践的积累、对药材的精心培植和加工等对药材的质量都有着很大的影响。正如陶弘景所说："诸药所生，皆地有境界。"寇宗奭亦曰："凡用药必须择土地所宜者，则药力具，用之有据。"在长期的历史发展过程中，逐渐形成了行业所公认的道地药材的概念：即指那些历史悠久、品种良好、生产及加工技术成熟、质量优良、疗效显著的著名药材。据初步统计，全国的道地药材约有200种。著名的道地药材有：

云南：云木香、云当归、三七、滇黄芩、茯苓、贝母、猪苓、天麻、黄连、马钱子、儿茶、草果、石斛、诃子、砂仁等；

四川：川芎、附子、郁金、黄连、当归、川贝母、川牛膝、川木通、川楝子、川木香、羌活、冬虫夏草、大黄、白芷、杜仲、厚朴、泽泻、党参、黄柏、使君子、麝香、麦冬、半夏、巴豆等；

西北药材：当归、党参、黄芪、大黄（四大西北药材），甘草等；

东北药材：人参、细辛、五味子（东北三宝），黄柏、龙胆、鹿茸等；

河南：怀地黄、怀牛膝、怀山药、怀菊花（传统四大怀药，现在怀菊花产量较少），山茱萸、全蝎、金银花等；

山东：金银花、北沙参、阿胶、全蝎等；

安徽：白芍、菊花、茯苓、牡丹皮（四大皖药），木瓜等；

浙江：浙贝母、浙玄参、杭麦冬、杭菊花、杭白芍、延胡索、温郁金、白术（浙八味），山茱萸等；

广东：广陈皮、广藿香、广佛手、阳春砂仁、巴戟天、沉香、高良姜、化橘红、益智、广地龙、金钱白花蛇、何首乌、肉桂等；

除此以外，还有贵州的天麻、杜仲、黄精等；宁夏的枸杞子、银柴胡等；新疆的紫草、阿魏等；内蒙古的甘草、防风等；江苏的薄荷等；福建的泽泻等；广西的蛤蚧、肉桂等；湖北的龟甲、鳖甲等；江西的枳壳、栀子等；河北的酸枣仁、板蓝根等；湖南的吴茱萸、莲子等。

第四节　中药材资源可持续发展与保护

一、中药材资源可持续发展

我国药材种类繁多，目前已开发利用的中药材达10000多种。但是，在众多的植物、动物和矿物中，这个数字还是不大的。据统计，全世界植物约40万种，动物约150万种，我国有高等植物约3万种，动物约15万种，可见药材资源开发的潜力是很大的。药材资源开发的途径有以下几个方面。

1.调查药源及寻找新的资源

要充分挖掘我国的资源潜力，首先必须调查药源，摸清资源家底，做到心中有数。过去曾做过多次全国性或地区性的药源普查，但自然资源本身会随着自然历史的变迁和人为因素的影响而发生变化，因此，药材资源普查根据不同的目的要求，分为全面性综合调查、针对某一种或某一类药材进行的专项调查和针对某单一项目进行的专题调查。如为引种或驯化进行的生物学与生态学调查，为制订采收计划进行的分布与蕴藏量调查等。药材资源调查一般先开始准备工作，接着进行自然环境的调查，进行标本及样品采集，进行生境、分布及蕴藏量调查，最后是室内整理工作。室内整理工作需要对标本及记录进行整理、药材资源地图进行绘制、写出总结报告等。总结报告一般应包括：前言、（调查的目的、任务、人员、范围、路线、日期、方法）、自然概况（地理位置、幅员、地形、地貌、土壤、气候、植被）、药材资源（种类、分布、入药部位、蕴藏量、功用）、新发现的资源种类、对本地区药材资源开发利用及保护的意见和建议五个方面。

在野外调查的基础上，进行必要的化学、药理及临床实验，以探索药材新资源，开发新中药。新资源的开发可以利用植物化学分类学原理，借鉴于动、植物亲缘关系-化学成分-医疗效用的关联性原则，或利用已知有效成分的化学预试或药理筛选手段。近年来，我国在寻找进口药材代用品、紧缺药材新资源以及筛选抗疟疾、抗癌药物等方面均取得一定的成绩。

2.野生动植物引种驯化与发展道地药材

野生资源总是有限的。为了得到产量稳定、供应充足、质量可控的药材资源，应当努力开展野生动、植物药材的驯化、引种和规范化种植、养殖研究。野生动物的驯化家养如河南、山东的全蝎；广东的金钱白花蛇；广西的蛤蚧；辽宁的林蛙；浙江的土鳖虫；吉林、青海、新疆、北京、四川的鹿；四川、陕西的林麝；江苏、广东的珍珠、海马；江苏的蜈蚣等均已试验成功。另外，人工体外培育天然牛黄工作也取得了一定成功。野生植物药材进行人工种植的品种日益增多，如半夏、天花粉、续断、丹参、太子参、天麻、茯苓等，其中家种的大宗中药材有150种左右。许多重要的野生药材经过多年栽培技术的改进，由于土壤气候适宜，逐渐成为道地药材，形成了生产基地。全国已经有112个药材种植基地经过GAP认证。

对于已长期家种家养的药材，首先应着力于巩固发展道地药材。道地药材在长期的历史过程中形成了优良的品种、适宜的生长环境和栽培（饲养）技术及加工技术，形成了名优产品，应该得到重视。新中国成立后许多著名道地药材的产区不断发展，栽培面积得到扩大，形成如甘肃岷县的当归，四川江油县的附子，重庆石柱县的黄连，河南武陟县、温县等地的地黄，吉林抚松县的人参等药材主产区。然而药材的"道地"不是一成不变的，随着社会的发展，原来的次产区可以变成主产区，原来的非道地可以变为道地，因此，在巩固发展道地药材的基础上，不能忽视异地引种、试养工作。在引种时，要因地制宜，合理选择品种，学习主产地区的栽培经验，防止药用资源的退化、中药质量下降。

很多药材从资源产地引种，在外地栽培成功，如广西三七、广东砂仁引种到云南，浙江山茱萸、延胡索引种到陕西，新疆伊贝母引种到河北，东北关防风引种到四川等。依靠进口的60余种中药材，其中儿茶、丁香、安息香、西洋参、豆蔻等20多种引种栽培成功。如西洋参原产北美洲、法国等地，吉林、辽宁引种成功，质量一致；爪哇白豆蔻原产印度尼西亚，海南引种栽培生长良好等。

3.综合利用药源，推广趁鲜切片、节约药源

药材通常只选择性地用动物、植物的某一部位，其他则作为非药用部分弃去。为了充分利用资源，变废为宝，应开展综合利用。经研究证明，砂仁叶、黄连须根、贝母花、杜仲叶、麦冬须根等，均含有类似其入药的成分，可根据中医药理论研究其功能主治或提取化学成分供生产成药使用。

药材首先是农副产品，药农采挖后通常只经过简单的净选干燥，然后进入商品流通，销往中药生产厂家，生产厂家在生产过程中对原药进行前处理或加工（如浸润切片、炮制等）后用于配方或制剂。在浸泡软化过程中，既造成人力浪费，又常造成有效成分的损失，这是一种很大的资源浪费，应当根据药材特性推广产地趁鲜加工切片。

4.发展组织培养

组织培养就是将生物的离体组织或细胞放入含有适当培养基的器皿中，在无菌条件下，人为地控制各种条件进行培养，使之快速成长，必要时再诱导其分化器官和再形成植株的现代技术。利用组织培养技术，可以快速繁育幼苗，解决药材生产种源不足的问题；可以培养无病幼苗或植株，解决药材生产中某些病害问题；可以通过严格的人为控制，摸索生长发育的影响因素和规律，解决大田生产的某些技术问题和良种培育问题；可以为药材的工业化生产创造条件，这对那些生长条件苛刻、发育缓慢、产量低、价值贵重的药材更有意义。组织培养是开发利用天然资源并转而进行工业化生产的一种具有巨大潜力的新途径。

此外，有些药材如天竺黄、黄连、冰片、延胡索等的主要有效成分已能进行化学合成，也为工业化生产创造了条件，为扩大中药资源开辟了新的途径。

5.大力开发海洋药物

我国目前常用的海洋药物仅40余种，大量的海洋生物尚需进一步开发利用。我国海域辽阔，海洋药物资源非常丰富，据统计，历代主要本草记载的海洋药物有105种，20世纪70年代编著的《中国药用海洋生物学》共收载海洋药物147种。我国黄海、渤海海洋药物初步调查有130科、171属、253种药用生物及2种无机物，药用海兽有9科、16种，药用海蛇有9属、15种，药用海藻约45属、100多种。在调查研究的基础上，进行了海洋生物的养殖，如海马的人工养殖。同时，对海洋药物活性成分、药理作用、临床实验及应用也做了大量的研究工作。进一步开发利用海洋药物，必将为药材资源开发开辟新的途径。

6.开发民族药

我国各民族大都有其独特的用药，如藏族、蒙古族、傣族、彝族、苗族等，特殊用药较多，应注意研究、开发利用。

二、中药材资源保护

我国中药资源丰富，但由于药材资源长时间的采集开发，而且随着人们对药物需求量的增加，许多资源的采集开发速度和数量已超过天然物种自身更新复苏能力，人们只顾眼前得利，

不顾长远利益，对林木乱砍滥伐，甚至毁林造田，加上部分地区缺乏计划管理，对药材乱采乱捕严重，致使中药材资源受到严重破坏。尤其是对一些紧缺稀有品种采取掠夺采捕方式，"只挖不育，只采不护，只捕不养"，使野生稀有品种如虎、豹、熊、麝等无栖息之地；人参、黄连、杜仲、天麻等野生种植资源日益减少，有些已濒临灭绝。此外，由于森林的过度砍伐，致使水土流失严重，而且气候失调，旱涝灾害日益频繁，使原有的生态系统失去平衡。因此，中药资源的破坏是十分惊人的。为此，医药和农林部门以至整个社会，在制定发展规划时，要把药材资源保护作为重要决策来研究，并采取相应措施，做到合理开发利用，道地药源常在，持续利用，越用越多，越用越好，实现生态和生产的良性循环。

1.制定中药保护法规

我国政府于1984年发布了第一批《珍稀濒危保护植物名录》，共收载植物354种；1987年发布了第二批《中国珍稀濒危保护植物名录》，共收载植物约400种；1987年公布了《野生药材资源保护管理条例》，制定了第一批《国家重点保护野生药材名录》；1989年又公布了《国家重点保护野生动物名录》；现在全国各地建立的植物、动物自然保护区已达近千处。同时开展野生中药材变家种、家养或进行野生抚育；建立中药材种质资源库；应用新技术、新方法对中药资源进行保护与开发；建立中药材现代化产业基地，实现中药材标准化、现代化，实现中药资源可持续利用，国家药品监督管理局2002年发布《中药材生产质量管理规范》（中药材GAP），并从2002年6月1日起正式实施，大力保护和发展了一批优质道地药材。

2.制定药材资源保护区规划，建立资源保护区

在普查药源的基础上，结合国家自然资源利用与保护规划，根据药材资源的特点，制定相应的规划，并建立具有代表性和着重针对濒危珍稀药材的药材资源保护区，是保护中药资源的一项根本性的长远措施。

3.开展种质保存

种质是每一个生物种的种性遗传物质的综合体。种质保存可以是带有遗传物质的植株、种子、花粉、器官组织、细胞甚至是染色体。种质保存的方法分为以下几种。

（1）就地保存 即利用自然保护或原产地自然生态的环境监护，如封山育林、草地围栏等，使物种就地存活，并自然繁殖。

（2）异地种植或饲养 即将物种迁出原产地，于种植场、饲养场、动植物园或新的生产区栽培或饲养。

（3）人工库存 即通过基因库（包括种子库和组织库）认真控制适宜的环境条件，保存各种物种基因。

4.野生药材应适时适度科学采猎

对天然野生药材，要适时适度科学采猎，不能超过生态系统的负荷能力，以免破坏生态平衡。根茎类药材应挖大留小；花、叶、果实、种子类药材采集时应不伤其茎枝；木本药材要长至一定树龄，达到采集标准方可采集，并注意轮采、轮育结合；皮类药材的采集应推广环剥技术；动物类药材要在产卵后捕捉，不影响正常繁殖，并注意捕大留小。对于野生药材资源，要维持其自然再生能力，以便永续利用。

根据各地实际情况，在制定资源保护法规时应把中药材的资源保护列入法规内，对个别单一品种要制定相应的专项法规。国务院1987年颁发了《野生药材资源保护管理条例》的通知规定：在中华人民共和国境内采猎、经营野生药材的任何单位或个人，除国家另有规定外，都必须遵守本条例。国家重点保护的野生药材物种分为三级。一级：濒临灭绝状态的稀有珍贵野生药材物种；二级：分布区域缩小，资源处于衰竭状态的中药野生药材物种；三级：

资源严重减少的主要常用野生药材物种。一级保护野生药材物种为禁止采猎；二级和三级保护野生药材物种，必须按照县以上医药管理部门会同同级野生动物、植物管理部门制定的计划，报上一级医药管理部门批准后执行。《中华人民共和国野生动物保护法》规定，经营利用国家重点保护野生动植物及其产品的，需上报省林业厅申办相应的驯养繁殖许可证方可经营流通。

第四章
中药材的采收与产地加工

第一节 中药材的采收

药材品质的好坏，取决于有效物质含量的多少，有效物质含量的高低除了与药材的品种、产地、栽培技术、药材的生长年限、产地加工和炮制方法有关外，还与采收的季节、时间、方法有着密切的关系。这些因素的变化都可以引起中药的内在成分和外观性状发生较大的变化。

中药材采收的合理性主要体现在采收的时间性和技术性。时间性是指采收季节和时辰及生长年限；技术性是指采收方法和药用部位的成熟程度等。这都反映年限及季节对于采药的重要性。由于药材采收的时间性对药材本身的质量、疗效有直接的影响，因此，自古以来，我国的医学家和劳动人民都很注重采药的季节。唐代孙思邈《千金药方》指出："夫药采取，不知时节，不以阴干暴干，虽有药名，终无药实，故不依时采收，与朽木不殊，虚费人工，卒无裨益。"药材产地的群众对适时采收药材的必要性也深有体会，有"当季是药，过季是草"和"春季茵陈夏季蒿，秋冬季采当柴烧"的说法。

现代科学研究也证明，药材适时采收是非常重要的。如草麻黄中的生物碱，春天含量很低，8～9月含量最高；薄荷在生长初期，挥发油中几乎不含薄荷脑，但至开花末期薄荷脑含量则急剧增加；又如广藿香，采收时间最好为12月份晴天的上午10点左右，且需要阴干；又如三七，产地有一种说法："两年是草，三年是宝。"意思是三七必须生长三年以上质量才好，说明有些药材的有效成分是需要一定的生长年限去积累的，所以适时采收可以提高中药的质量。因此，为了保证药材的质量及产量，应当根据药用植（动）物的生长发育状况及有效成分消长的一般规律，结合毒副作用成分的累积量和药用部位的多少来确定合理的采收期。除有特殊要求的药物外，各类药材一般应按以下原则采收。

一、根及根茎类药材

一般在秋后春前（即秋冬季节及春初发芽前）采收。此时植物地上部分枝叶开始枯萎、翌年芽未发，根或根茎中积累的营养物质较多，有效成分含量最高，质量最好，药效最高。如牛膝、党参、黄连、大黄、防风等。但有些药材由于植株枯萎时间较早，不易寻找，则在夏季采收，如浙贝母、延胡索、半夏、太子参等。也有药材春天采挖较好，如柴胡。

二、茎木类药材

茎木类药材一般在秋冬采收，如苏木、鸡血藤等；若与叶同用，则应在植物生长最旺盛时采收，如槲寄生、桑寄生等；也可结合林木砍伐时采收，如松节等。

三、皮类药材

树皮类药材一般在春末夏初（5~6月）采收，此时树皮养分及汁液较多，形成层细胞分裂较快，皮部和木部容易剥离，伤口较易愈合，如黄柏、杜仲、秦皮、厚朴等。采皮时可采用半环状剥取、条状剥取或砍树剥皮等方法。少数树皮类药材于秋冬两季采取，如海桐皮、合欢皮等，而肉桂宜秋分时节剥取，此时有效成分含量较高。根皮类药材多在秋季采收，先挖取根部，然后剥取根皮或趁鲜抽去木心，如牡丹皮、白鲜皮、桑白皮等。

四、叶类药材

叶类宜在植株生长最旺盛，或花蕾将开放时，或果实未成熟前采收，此时植株已完全长成，光合作用旺盛，有效成分含量高，一旦开花、结实，叶肉内的贮藏物质便转移到花或果实中，影响其质量和产量，如大青叶、艾叶、番泻叶等。但有些叶类宜在秋霜后采收，如桑叶等。

五、花类药材

花类药材一般在花蕾期或花初开时采收，这时花中水分少、香气足。通常选择在晴天上午露水初干时采摘，如金银花、丁香、辛夷等，如已盛开，则花瓣散开，容易造成香气逸散，干燥后也易破碎，如采收不及时花朵开放过度会造成枯黄失色，有效成分含量也会显著减少，影响药材的质量；有的则在花初开时采收，如洋金花等；有的则是在花陆续开放时采摘，如红花由黄变橙红色时采收；有的在花盛开时采收，如菊花、西红花等。而花粉应在花初开时采收，太迟则花粉自然脱落，影响产量，如蒲黄、松花粉等。

六、果实和种子类药材

果实和种子多在自然成熟或接近成熟时采收，因这个阶段果实和种子的内含物最丰富，如砂仁、栀子、王不留行、决明子等；有的在成熟经霜后采摘为佳，如山茱萸经霜变红，川楝子经霜变黄；有的则需采收未成熟的幼果，如枳实、青皮等。如果实成熟期不一致，要随熟随采，采收过早肉薄产量低，采收过迟则果肉松泡，影响质量，如木瓜等。有些种子在果实成熟后容易开裂散落的，应在成熟但未开裂前采收，如急性子、小茴香等。

七、全草类药材

全草类多在植物生长最旺盛花未开时采收，有的仅需采收地上部分，如佩兰、薄荷、败酱草、穿心莲等；有的连根拔起，如半枝莲、紫花地丁；有的宜在花刚开时采收，如马鞭草、益母草等；有的宜在花盛开时采收，如田基黄等；有的宜在果实近成熟时采收，如老鹳草。也有的在春初采其嫩苗，如绵茵陈。

八、动物类药材

动物类药材的采收季节根据动物生长和活动季节的不同而异。一般动物和虫类均应在活动期捕捉，因为此时数量多，如蛤蚧在夏秋两季捕捉；全蝎则春、夏、秋三季均可捕捉。昆虫类药材，必须掌握其孵化发育活动季节，以卵鞘入药的，如桑螵蛸，则在3月中旬前采集，过时则已孵化。一般有翅的虫类大多在早晨露水未干时捕捉，如斑蝥等；壁虎、蟾蜍宜在晚间趁其外出觅食时用强光照射捕捉；对动物的生理、病理产物，主要在捕捉后（如麝香、蟾酥）或在屠宰场（如牛黄、马宝）采收。

九、矿物类药材

矿物类药材四季均可采，也可结合开矿采挖，如石膏、滑石、雄黄、自然铜等；有的在开山掘地或水利工程中获得动物化石类药材，如龙骨、龙齿等。有些矿物药则需经人工冶炼或升华方法制得，如密陀僧、轻粉、红粉等。

第二节　中药材的产地加工

中药材采收后，除少数供鲜用外，大部分应在产地及时进行加工整理并干燥。其目的在于：除去杂质和非药用部分，保持药材的纯净；进行初步处理，如蒸、煮、晒、沸水烫等，使药材易干燥，符合商品的要求；通过整形和分等，筛选出不同规格和等级，方便按质论价；缩小体积，包装成件，便于运输与贮存。由于药材品种繁多，来源不一，其形、色、气、味、质地及含有的物质不完全相同，因而在产地进行加工的要求也不一样。而药材产地加工方法对药材的性状有很大的影响。因此了解药材的产地加工方法对药材的鉴定有着非常重要的意义。常见药材产地加工的方法有：修整（包括挑拣、洗、刷；撞、碾、砸、打光；切、剪、削、刮）；烟熏、蒸、煮、烫；发汗、干燥；分等级。

一、药材产地加工的通则

1.植物类药材

植物类药材除少数如鲜石斛、鲜地黄等鲜用外，大多数药材在采收后要根据不同部位进行适当加工。

（1）根及根茎类、茎木类中药　一般采收后即去净地上茎叶、须根、泥土和杂物等，迅速干燥（晒干、阴干、烘干、发汗等）；有的需先刮去或撞去外皮使色泽洁白，如山药、北沙参等；质地坚硬或个头较大的药材，需趁鲜切片或剖开后干燥，如大黄、土茯苓等；富含黏液质或淀粉类药材，需用开水稍烫或蒸后再干燥，如天门冬、延胡索等。

（2）皮类中药　一般在采收后需修切成一定大小后晒干。有的则加工成单卷筒、双卷筒状，如厚朴、肉桂等；有时则压成板状如杜仲、黄柏等；有的还要削去栓皮，如关黄柏等。有些还需发汗干燥，如厚朴、杜仲。

（3）叶类及全草类中药　这类中药材一般含有挥发油，所以采收后应该置于通风处阴干（在实际工作中，由于阴干空间不够，有些农户或收购商采用晒干的方法干燥含有挥发油的药材，这会影响药材的质量）；有的则需要捆扎成把进行干燥，达到一定的重量或体积后干燥，如薄荷。

（4）花类中药　花类中药材在加工时要注意保持外形完整、色泽鲜艳，一般是直接晒干或烘干，但要注意干燥时间要合理，并根据其自身性质严格控制温度。也有部分品种宜阴干或晾干，不宜日晒或烘干，如红花、款冬花等。

（5）果实种子类中药　果实类一般采后直接干燥，有的要经过烘烤、烟熏等加工过程，如乌梅等，或简单地切剥使之形成一定形状，如广陈皮；有的为了加速干燥，在沸水中稍烫后再捞出晒干，如木瓜等。种子类药材加工分三种情况：一是先将果实干燥，再取出种子，如凤头鸡肉；二是采果实后直接取出种子干燥，如莱菔子、冬瓜子等；三是将果实直接干燥贮存，用时取种子入药，如使君子仁等。

2.动物类药材

品种不同，加工方法各异，一般要求处理及时及处理方法正确，以免影响药效。常要求清洗、去内脏、防腐、蒸煮烫或干燥等。如桑螵蛸、五倍子，采后需蒸或煮后杀死虫卵，防止虫卵孵化影响药材质量；如地龙、乌梢蛇捕捉后需去内脏干燥；如全蝎捕捉后需浸于清水中，待其吐净泥土，置沸盐水中烫死，捞出晒干。

3.矿物类药材

此类药材主要是清除泥土和非药用成分，以保持药材的纯净度。

二、常用的产地加工方法

1.除杂

除杂是指除去杂草、泥沙等杂质和品种来源上的非药用部位。除杂的方法有：

（1）挑拣、洗、刷、刮皮　主要作用是清除药材中的杂质和非药用部位，同时初步分级，以便加工和干燥。除去非药用部分，如牛膝去芦头；牡丹皮去木心；花类去茎叶等；根及根茎类药材一般还需水洗去泥土，但具有芳香气味或易碎或易造成成分流失的药材一般不用水洗，如薄荷、细辛、紫草等。有些药材采收后，需沸水烫后刮去外皮，便于干燥，使颜色洁白，如桔梗、北沙参、白芍、明党参等。

（2）撞、碾、砸　将药材装入特制撞笼、麻袋或特制机械中撞击，以除去须根、泥沙、粗皮等，如黄连、姜黄。碾、砸主要是为了除去硬刺、硬壳、木心等非药用部分，如苍耳子、白果、巴戟天等。

（3）切、剪、削、刮　用刀、剪除去地上植株、须根、较厚的粗皮及其他非药用部分或将不同的药用部位分开，如黄芪、三棱、杜仲、龟甲等。

2.干燥

除少数药材有时要求鲜用外，大多数药材均应及时干燥。干燥的目的是及时除去新鲜药材中的大量水分，避免霉烂以及有效成分的分解破坏，保证药材质量，利于贮藏。对干燥的要求是：干得快，干得透，干燥温度不能破坏有效成分，不改变药材色泽气味。需要特别注意的是，药材干燥后一定要凉透才能包装，否则会因内部温度高而发酵。常用的干燥方法有以下几种。

（1）晒干　利用阳光直接晒干，这是一种方便、经济的干燥方法，但常受天气的影响。多数药材可用晒干法干燥，但需注意：①含挥发油的药材不宜采用此法，以免挥发油散失，如薄荷、当归等；②受日光照射后易变色、变质者，不宜用此法，如红花等。

（2）烘干　利用火热或电热使药材干燥的方法，可在焙炕、烘箱、烘房进行。温度一般以50～60℃为宜，此温度对一般药材成分没有大的影响，同时又能抑制植物体中酶的活动。对于多汁的果实类药材以70～90℃为宜。若药材成分会因加热而变化，干燥温度应在40℃以下，其中以20～30℃为宜。对需保持酶活性或挥发油的药材，一般不宜用烘干法，如薄荷、芥子。烘干法的优点：不受天气的影响，干燥速度快。但要注意在干燥过程中要随时掌握温度，慢慢升温，不要使药材焦煳或枯干。

（3）阴干　将药材放置或悬挂在通风的室内或荫棚下，使水分在空气中自然蒸发而干燥。此法主要适用于含挥发性成分的花类、叶类及全草类药材，如薄荷、玫瑰花、侧柏叶等。此法的缺点是温度低、干燥慢，需经常翻动，以防霉坏及色泽不匀。

不适合用以上方法干燥的药材，则可用装有石灰的干燥器进行干燥，也可用远红外干燥机、微波干燥机等干燥。

（4）发汗　早上将药材摊平日晒，晚间堆积盖覆放置，使其发热"回潮"，内部水分向外蒸发，次日再晒，如此反复至八九成干，再用缓火焙干，这种方法称"发汗"。"发汗"有利于药材干燥，易于药材贮藏，能增强气味或减少刺激性，提升药材的质量。如厚朴、玄参、续断、茯苓等。

（5）蒸、煮、烫　富含浆汁、淀粉或黏液质的药材，用一般方法不易干燥，采收后，需洗净经蒸、煮或烫，以便使细胞内蛋白质凝固、淀粉糊化，破坏酶的活性，促进水分蒸发，如明党参、白及、薤白、延胡索等煮至透心，太子参、栀子等沸水中微烫等；有的花类药材为保持花朵完整不散瓣，经蒸后干燥，如杭菊花。有的需高温蒸煮杀死虫卵，如桑螵蛸。

3.修整

即运用修剪、切削、整形等方法，除去非药用部位和不合规格的部分，或使药材整齐，利于捆扎、包装等。修整的方法则根据中药材的规格等级、质量要求制订。有的在干燥前进行，有的在干燥后进行。较大的根及根茎类，藤木类和肉质的果实类药材大多趁鲜切成片、块，以利于干燥，如大黄、土茯苓、鸡血藤、大血藤、木瓜、山楂等。而剪除残根、芽苞，切削或者打磨表面使其光滑等，一般在干燥后进行。

但是对于某些具挥发性成分或有效成分易氧化的药材，则不宜切成薄片干燥或长期贮存，否则会降低药材质量，如当归、川芎、常山、槟榔等。有些药材需在干燥过程中进行揉搓，使药材饱满、柔软、油润，以防皮肉分离和空枯，如潞党参、砂仁。

第五章
中药鉴定技术

第一节　中药鉴定的一般程序

中药鉴定是依据《中华人民共和国药典》《部颁药品标准》等，对检品的真实性、纯度、质量进行检定和评价的方法。中药鉴定的一般程序是：

1.取样

药材取样是指选取供检定用药材的样品，检品的来源包括送检与抽检两类。送检是中药生产单位或经营单位为保证中药品种和质量而委托本单位化验室、药检部门或有资质的商业检验机构进行鉴定的一种形式；抽检是药品监督部门为保证人民用药安全、有效，保证中药市场规范、有序而进行的随机抽样。所取样品应具有代表性、均匀性，并留样保存。取样的代表性直接影响鉴定结果的准确性，必须按《中国药典》附录中药材取样法规定执行。

（1）取样前　应核对产品名称、产地、规格等级及包装式样，检查包装的完整性、清洁程度以及有无水迹、霉变及其他物质污染等情况，并详细记录。凡有异样情况的包装，应单独检验并拍照。

（2）取样原则　从同批药材包件中抽取，每一件至少在不同部位抽取2～3份供试品。①总包件数不足5件的，逐件取样；②5～99件，随机抽5件取样；③100～1000件，按5%比例取样；④超过1000件的，超过部分按1%取样；⑤贵重药材，不论包件多少均逐件取样；⑥对破碎的、粉末状的或大小在1cm以下的的药材，可用采样器（探子）抽取。

（3）药材的取样量　药材取样总量应不少于实验用量的3倍，所取样品需混匀平均分成3份，1/3供实验分析用，1/3供复核用，其余1/3则为留样保存，保存期限至少1年。①一般药材抽取100～500g；②粉末状药材抽取25g；③贵重药材抽取5～10g；④个体大的药材，根据实际情况抽取有代表性的样品。药材的个体较大时，可在包件不同部位（包件大的应从10cm以下的深处）分别抽取。

2.鉴定

根据检品的不同情况和不同的检测目的，选择相应的鉴定方法进行鉴定。鉴定目的主要可分为3个方面：真伪鉴别，纯度检查（检查异质有机物和一般杂质），品质鉴定。

（1）中药品种（真、伪）的鉴定　包括来源鉴定、性状鉴定、显微鉴定、理化鉴定及生物鉴定等内容。

（2）中药质量（优、劣）的鉴定　包括：①中药纯度的检查，包括杂质、灰分（总灰分、酸不溶性灰分）、重金属、砷盐、农药残留量、浸出物等内容。②中药质量优良度的检查，主要包括有效成分或指标成分含量的测定，药材品质的鉴别。

鉴定的程序可根据具体情况灵活掌握。如：供鉴定的样品为完整药材，一般先按来源鉴定、性状鉴定、显微鉴定、理化鉴定及生物鉴定下的规定进行真伪鉴定。如果根据来源或性状鉴定已经能够鉴定其真伪，则其他鉴定可不再进行。药材经鉴定无误后，再按纯度检查和中药质量优良度检定二项下的规定进行纯度和品质优劣的鉴定。一般情况下，如药材不含纯度检查项下的规定，则可根据具体情况考虑是否有必要进行有效成分含量鉴定。此外，供鉴定用药材的样品在进行各项规定时，凡需粉碎的药材，应尽量切碎或捣碎。药材中如混有他物，在粉碎前应先将杂质拣出。

3.检验记录及检验报告书

（1）检验记录　检验记录是出具报告书的原始依据，应做到记录原始、数据真实、字迹清楚、资料完整。药检工作者接受检品后，应做好登记记录及检验记录，包括抽检和送检单位（或人名）、日期、检品名称、检品数量、药材总量、产地、批号、包装、检验目的、检验依据、鉴定项目及方法、结果、鉴定人、复核人等。其中检验目的、鉴定项目及方法、检验数据及结果为记录的主要部分。在检验过程中的所有数据、现象及结果均应据实详细记录，不得任意涂改。

（2）检验报告书　检验报告书是对药品质量作出的技术鉴定，如是药品检验所出具的检验报告书，则是具有法律效力的技术文件，应长期保存。检验完成后，要及时填写检验报告书，包括鉴定的依据、试验内容、结果、结论及处理意见等。每一个检品检验结束后，应将记录本、剩余检品、留样、检验报告书交主管人员审核，检验结果经复核无异议后，抄送有关部门备案，并由中药鉴定受理部门向送检单位或抽检部门分发报告书，同时将多余实验样品退样。

第二节　中药鉴定的方法

药材鉴定常用的方法有基原（来源）鉴定、性状鉴定、显微鉴定及理化鉴定等。各种方法有其特点和适用的对象，有时需几种方法配合应用。如对完整的药材，首先使用性状鉴定方法，在有困难时，再配合显微鉴定及理化鉴定方法。对带花、果、枝叶或全草的植物类药材，或带皮毛、骨髓的动物类药材，可进行基原鉴定；单一器官外形完整的药材，宜首选性状鉴定，必要时再进行显微或理化鉴定；对粉末类药材，主要采用显微鉴定法。总之，各种鉴定方法，可根据检品的具体情况和要求灵活掌握。

一、基原鉴定

基原鉴定就是应用植（动）物分类学知识，对中药的来源进行鉴定，确定其正确学名；应用矿物学基本知识，确定矿物药的来源，以保证在应用中的品种准确无误。基原鉴定的特点是宏观，主要用于外形完整的药材的真伪鉴别。

现以原植物鉴定为例说明鉴定的步骤与基本方法。

（1）观察及描述植物形态　对具有较完整植物体的中药检品，应注意其根、茎、叶、花和果实等部位的观察，其中对繁殖器官（花、果或孢子囊、子实体等）尤应仔细观察，借助放大镜或解剖显微镜，观察花等的形态构造，抓住检品的特殊本质，掌握检品的具体特征，准确确定检品品种的来源。在实际工作中检品经常是不完整的，常是植物体的一段（或一块）器官，除少数品种的特征十分突出可以鉴定外，一般都要追查其原植物，包括深入到产地调查，采集实物，了解其名称（俗名或土名）、分布、生境、习性、用药习惯、采收加工等情况，确保鉴定的准确性。

（2）核对文献　根据已观察到的植物形态特征和检品的产地、别名、效用等线索，查阅全国性或地方性的中草药书籍和图鉴，加以分析对照。在核对文献时，首先应查看植物分类学著作，如《中国植物志》《中国高等植物图鉴》《中国药用植物志》《中国经济植物志》及有关的地区性植物志等；其次再查阅鉴定中药品种方面的著作，如《全国中草药汇编》《中药大辞典》《中药志》《药材学》《生药学》《中药鉴定学》《中药鉴别手册》等。由于各书记载植物形态的描述会有差异，收集的样板也有采收时节或植物个体差异等因素，因此同一种植物各书的记述有时也会不一致，必要时还需进一步查对原始文献，以便正确鉴定。原始文献，即指第一次发现该种（新种）植物的植物工作者，描述其特征，予以初次定名的文献。身边没有工具书时，可以利用《中国植物志》在线版进行文献核对。

（3）核对标本　当确定检品的科属时，可以到标本室核对已定学名的该科属标本，或根据文献核对已定学名的某种标本。要得到正确的鉴定，必须要求标本室中已定学名的标本正确可靠，在核对标本时，要注意同种植物在不同生长期的形态差异，需要参考更多的标本，才能使鉴定的学名准确，如有条件，能与模式标本（发表新种时所被描述的植物标本）核对，这对正确鉴定更为有利。

对一些难以定名的标本，可寄请专家或植物分类研究单位协助鉴定。中药的原植物鉴定，除了使用经典形态学和分类学的知识外，还可采用现代染色体技术、细胞分类和分子生物学技术（现在最新的DNA barcoding技术）、化学分类方法、数学分析手段等进行。

二、性状鉴定

性状鉴定即传统的经验鉴定法，就是通过眼看、手摸、鼻闻、口尝、水试、火试等手段对药材形、色、气、味、质地、断面六个方面进行鉴别，从而确定药材的真伪优劣。这些方法是从古至今一代代老药工、老师傅，通过数千年的经验积累，流传至今的丰富实践经验，它具有简单易行及快捷迅速的特点。性状鉴定主要适用于药材、饮片的鉴别，必要时可配合其他鉴定方法加以佐证。

性状鉴定的一般方法和内容如下：

1.看外形

外形即形状，观察外形是药材性状鉴定的重要内容，许多容易混淆的中药均可以通过外形的比较而得到区分。如白前与白薇，白前根茎横走，断面中空；而白薇根茎直立，根从生于根茎上，且断面空心，形如马尾。

此处的外形一般指干燥药材的形态。观察时一般不需预处理，但观察皱缩的全草、叶或花类时，可先浸湿使其软化后，展平观察。观察某些果实、种子类时，如有必要可浸湿后，取下果皮或种皮以观察内部特征。根及根茎类药材常有圆柱形、圆锥形、纺锤形或不规则块状等；皮类药材常有卷筒状、板片状等。种子类药材有圆球形、扁球形等。同属或同科的植物形态特征常常是有规律的，如伞形科药材，果实为双悬果，根多呈圆锥形，根茎具有环节，断面常见油点分布等。而姜科药材，根茎多呈环节，根有纵皱纹、环纹明显等。药材形状的鉴别，常用比拟法，通过类比的方式，用形象生动的词语来描述，如黄连呈鸡爪形；三七似猴头；海马外形特点为"马头蛇尾瓦楞身"；川芎形如拳头状等。

2.量大小

大小指药材的长短、粗细（直径）、厚度。每一个药材都有一定大小范围，过大过小有可能是劣质品，药材大小与生长环境、生长年份、是否施用肥料等因素有很大的关系，是判断药材质量的依据。有些药材以大为佳，如大党参、大生地、大白术；也有药材以小为佳，如诃子、松贝母等。要得出比较准确的数值，一般应测量较多的样品，测量的大小与规定有差异时，可允许有少量高于或低于规定的数值，测量时应用毫米刻度尺。有些直径很小的果实种子类药材，如葶苈子、车前子、菟丝子等，可将每10粒种子紧密排成一行，以毫米刻度尺测量后求其平均值。

3.观色泽

色泽指在自然光或日光灯下观察的药材颜色及光泽度。每种中药材都有其固定的着色，代表其品种的真伪与优劣。现代研究也表明，药材颜色与品质密切相关。如枸杞子色泽应鲜红，变红黑则质量差；玄参要黑，丹参要红，黄连要黄等。很多药材是复合色调，在描述药材颜色时，如果用两种以上的色调复合描述时，则应以后一种色调为主，如黄绿色，即以绿色为主。药材具2种不同的颜色，常见的颜色写在前面，少见的颜色写在后面，用"或"连接，如王不留行黑色（成熟）或棕红色（未成熟），则说明王不留行大多数为黑色；药材的颜色变化在一定的范围内时，可将2种颜色用"至"连接，如天冬的表面呈黄白色至黄棕色，是指天冬新货表面颜色黄白色，久放后呈黄棕色。

4.查表面

表面是指药材表面光滑还是粗糙，有无皱纹、皮孔或毛茸等。双子叶植物的根类顶部有的带有根茎；单子叶植物根茎及球茎表面节上有的具膜质鳞叶、根痕；蕨类植物的根茎表面有叶柄残基、鳞片或鳞毛。很多药材，外形相似，但表面性状不一样，如白花前胡与紫花前胡，前者根头部有叶鞘残存的纤维毛状物，而后者没有；香橼与枳实，前者果实顶部有"金钱环"，后者没有；而且很多药材表面特征极具个性，能利用其很好地鉴别药材的真伪，如防风的根头部，常有"蚯蚓头"；南柴胡残茎为"扫把头"；天麻表面有"鹦哥嘴、肚脐眼、点状环"；海桐皮表面具有钉头。

5.验质地

质地指药材的软硬、轻重、坚脆、柔韧、松泡、紧结、粉质、角质、绵性、柴性、黏性、槽状等特征。有些药材因加工方法不同，质地也不一样，如盐附子易吸潮变软，黑附片质硬而脆；含淀粉多的药材，如经蒸煮加工，则因淀粉糊化，干燥后而质地坚实。在经验鉴别中，用于描述药材质地的术语很多，如质轻而松，断面多裂隙，称为"松泡"，如南沙参；药材富含淀粉，折断时有粉尘散落，称"粉性"，如粉葛；质地柔软，含油而润泽，称为"油润"，如熟地黄；药材含多量淀粉因加工而糊化，干燥后质地坚硬，断面半透明或有光泽，称为"角质"，如法半夏等。"柴性"表示纤维性强，木质成分较多，扎扎实实如柴，敲之作响，如柴胡。"黏性"是指有黏液质，如石斛嚼之有黏性。"槽状"表示间有枯朽，呈朽木状，如川木香。

6.看断面

包括自然断面和刀切（或削）面。

自然断面，有折断面与破碎面，观察自然断面的现象，如有无粉尘飞扬或响声、折断时的难易，新鲜的药材有无汁液流出，以及折断面是否平坦、颗粒性、纤维性、裂片状、有无胶丝、能否层层剥离等情况。此法主要用于皮类、长条形的根及根茎类、茎木类药材的鉴别。如茅苍术易折断，断面放置能"起霜"（析出白毛状结晶）；白术不易折断，断面放置不"起霜"。黄芪不易折断，断面显纤维性；杜仲折断时有银白色胶丝相连；黄柏折断面显纤维性，裂片状分层；苦楝皮折断面裂片状分层；肉桂折断面颗粒性，中部有黄棕色的"隔沙线"。

刀切面，用刀横切或削成平面，观察皮部、木部的比例，色泽、射线与维管束的排列形式，有些药材肉眼还可观察到黄棕色小点（分泌组织）等。常见的术语有："菊花心"指根或根茎的横切面的中心部位的放射状纹理，形如开放的菊花，如黄芪、甘草、白芍等；"车轮纹"是指药材的断面木质部射线呈均匀放射状排列的纹理，如北豆根、广防己等；"云锦花纹"是指何首乌的块根断面除了正常的维管束外，还具有许多异型的复合维管束排列在周边的皮层，形如云朵；"星点"是指大黄根茎的髓部异型复合维管束；"朱砂点"是指具有红色或红棕色的油细胞或油室，如茅苍术等；"筋脉点"即药材组织内的纤维束或维管束，药材折断后其纤维束或维管束呈参差不齐的纤维状，犹如人体的筋脉，其在整齐的药材切面上所表现出的点状痕迹称为"筋脉点"，如千年健。此法主要适于不易折断或折断面不平坦的药材。

7.嗅气

每种药材都有自己固有的气，用鼻子嗅闻即可分辨。含有挥发油的药材，香气明显。如当归、木香、白术气芳香，香加皮气香浓厚，丁香气香强烈，薄荷气香清凉等；有些药材气臭，如雄黄等；有些药材气特异，如鸡屎藤嗅闻如鸡屎味，白鲜皮有羊膻气，鱼腥草揉搓后有鱼腥气，阿魏有强烈的蒜臭气等；有些药材气酸，如乌梅、木瓜、山茱萸；也有相当一部分药材气微、气无。中药经验鉴别中，常用比较形象的名称形容各种气，如黄芪豆腥气、青黛青草气、大青叶菜干气、厚朴姜辣气、瓜蒌焦糖气、败酱草败酱气等。种子类如散发出败油气则是变质的表现。

8.尝味

中药材有辛、酸、甘、苦、咸、甜、淡等味，除少数药材（如矿物类的朱砂、代赭石、自然铜、滑石等）无味外，每种药材都有一种或多种固有的味道。药材的味道与其内含化学成分的种类以及含量密切相关，同一种味道也因成分或含量不同味的表现也不一样。尝味时，宜先用舌尖舔舐，必要时再咬着少许。如乌梅、山茱萸、山楂含有有机酸成分，味酸；甘草、党参、枸杞含有大量糖类成分，味甜；黄连、黄柏味苦，与其所含的生物碱类成分有关，一般来说，味越苦，生物碱含量越高；具有辛味的中药往往含有挥发油类成分，如干姜、细辛等；味咸的中药多含盐类成分，如咸秋石、芒硝等；味涩中药多含鞣质，如何首乌、儿茶等。如有强烈刺激性和剧毒的药材，口尝时需谨慎，以防中毒。

9.水试

利用某些药材在水中各种特殊的变化，作为鉴别特征之一。如秦皮浸入水中，浸出液在日光下可见碧蓝色荧光；红花浸入水中，浸出液呈金黄色；西红花浸入水中，浸出液呈黄色；栀子浸入水中，浸出液呈黄色；黄连浸入水中，浸出液呈鲜黄色；水栀子浸入水中，浸出液呈棕红色；苏木浸入水中，浸出液呈桃红色；玄参浸入水中，浸出液呈黑色；紫草浸入水中，浸出液呈紫色；茜草浸入水中，浸出液呈红色；葶苈子、车前子加水浸泡，则种子黏滑，且体积膨胀；胖大海投入热水中，膨大呈海绵状，可达原体积的5倍以上；菟丝子用热水煮至种皮破裂时可露出黄白色卷旋状的胚；熊胆粉投入清水中，即在水面旋转并呈黄色线下沉而不扩散。

10.火试

有些中药材用火烧或烘焙后，能产生特殊的气味、颜色、烟雾、响声等现象，可用来鉴别药材真伪。如降香灼烧，香气浓烈，有油流出，烧完残留白色灰烬；海金沙易点燃，发出爆鸣声及闪光，无灰渣残留；麝香火烧，香气浓烈，无臭气，灰烬白色；青黛火烧，有紫红色烟雾并放出特异的靛臭气；冰片火烧有浓烟，并有带光火焰，烧后无残留物。

三、显微鉴定

显微鉴定就是利用显微镜技术及显微化学方法观察药材的组织构造、细胞形状、内含物的特征及有效成分在组织中的分布状况，鉴别药材真伪优劣。适用于外形不易鉴定、破碎、粉末状药材及用药材粉末制成的中成药的鉴别。显微化学鉴定方法，对指导中药的采收、加工和贮藏有一定的意义。主要仪器有各类光学显微镜、电子显微镜。这里对完整的药材、切碎的药材和粉末药材的显微鉴定方法进行简单的介绍。

1.完整药材的显微鉴定

完整的药材，首先选择药材的适当部位，然后按需要制成横切片、纵切片或者表面片进行观察。大多数药材可做成横切片，有的还可做成纵切片，如木类药材。而叶类、花类、全草类的叶片、花瓣、萼片等，则可制成表面制片。切片的方法有徒手切片法、滑走切片法、石蜡切片法等。坚硬的动物、矿物类药材，可采用磨片法制片。其中以徒手切片法最为简便、快速，较为常用。为了能清楚地观察组织构造、细胞及其内含物的形状，必须把切片用适当的液体（如水、乙醇、甘油、水合氯醛溶液、5%氢氧化钾溶液）进行适当的处理。如直接加水或稀甘油封藏，适于观察细胞壁颜色及含有的淀粉粒、油滴、树脂等；如加水合氯醛溶液并适当加热处理，有清静、透明作用，使已收缩的细胞膨胀，便于观察组织构造和细胞形状，也适用于叶片、花和花粉粒等的封藏观察，也可作为观察草酸钙结晶的试剂，但可溶解淀粉粒、蛋白质、叶绿体、树脂、挥发油等则不适用。

2.切碎药材的显微鉴定

方法上大体与完整药材的显微鉴定方法相同，但药材的块片较小、难以制成切片时，可用化学试剂把植物组织解剖开，制成解离组织片进行观察或刮取粉末进行观察，也可研成粉末进行观察。对于切碎的草类及叶类中药，仍采取表面制片法。

3.粉末药材的显微鉴定

对于粉末状药材或已经切碎的药材，适宜研成粉末进行显微鉴定，需用适当的试液（如水、乙醇、甘油、水合氯醛溶液、5%氢氧化钾溶液）处理后制成的粉末标本片在显微镜下观察组织碎片和粉末特征，鉴定其真伪和纯度。对于含有原药材粉末的中成药制剂如散剂、片剂、丸剂、丹剂等也可进行粉末鉴定，如二陈丸、六味地黄丸等。

随着科技的发展，电子显微镜的应用也越来越多，这在揭示细胞结构、表面特征和内含物方面有了很大的突破。如运用扫描电镜观察植物的导管、纤维、花粉粒、气孔、毛茸、角质层、腺体等表面构造的微观特征，比光学显微镜效果好很多。

四、理化鉴定

理化鉴定就是利用药材所含的化学成分的物理或化学性质，用物理的、化学的或仪器分析方法，鉴定药材的真实性、纯度和品质优良程度的方法。本法对于同名异物药材，含不同化学成分的药材，尤其适合。理化鉴定的方法有很多，如物理常数的测定、水分测定、灰分测定、浸出物测定、化学定性、化学定量、仪器分析等。这些操作方法均按照药典附录的方法进行。现将有关的理化鉴定方法分述如下。

1.微量升华法

中药中某些成分具有升华的性质，可将药材粉末进行微量升华，收集升华物于显微镜下观察结晶形状。如大黄粉末升华物有黄色针状（低温时）、片状和羽状（高温时）结晶，在结晶上加碱液则呈红色，可进一步证实其为蒽醌类成分。牡丹皮中的牡丹酚、安息香中的香脂酸等均可利用升华法检查。

2.化学鉴别反应

指利用药材中的化学成分能与某些试剂产生特殊的颜色、沉淀、结晶、气味等，来鉴别中药的真伪。可直接在药材切片或断面上进行，亦可取药材粉末适量于试管中，加适当溶剂试验。如柴胡横切片，加无水乙醇-浓硫酸等量混合液后则在含有皂苷的组织开始显黄绿色，渐至绿色、蓝绿色，最终显蓝色；钟乳石表面滴加醋酸，会产生大量的气泡；浙贝母粉末醋酸提取液，加碘化铋钾试液则生成橙黄色沉淀；含皂苷的药材如人参，其水溶液振摇后能产生持久性的泡沫。

3.荧光试验

中药的某些成分能在常光或紫外灯光下产生荧光。如黄连含有小檗碱成分，折断面在紫外灯光下显金黄色荧光，木质部尤为显著。含有伞形花内酯成分的药材，新鲜切片显亮绿色荧光，如常山等。秦皮的热水浸出液在常光下显碧蓝色荧光。有的药材浸出液需加一定的试剂才能产生荧光，如芦荟水溶液加硼砂共热则有绿色荧光。不同来源的石决明粉末水浸液，加酸醋锌乙醇饱和液2～3滴，则杂色鲍贝壳粉末显草绿色荧光，皱纹盘鲍贝显浅黄绿色荧光，可资区别。

药材表面如附有地衣或有某些霉菌和霉菌霉素时，也可能出现荧光，因此荧光分析还可用于检查某些中药的变质情况。

一般观察荧光的紫外光波长为365nm，如用254～265nm时，应加以说明，因为两者荧光现象不同。

4.分光光度法

分光光度法是通过测定被测物质在特定波长处或一定范围内的吸光光度或发光强度，对该物质进行定性和定量分析的方法。常用的波长范围为：200～400nm的紫外光区，400～760nm的可见光区，2.5～25μm（按波数计为4000～400cm^{-1}）的红外光区。所用仪器为紫外分光光度计、可见分光光度计（或比色计）、红外分光光度计和原子吸收分光光度计。

（1）紫外分光光度法　对所含成分在200～400nm处有最大吸收波长的中药，常可选用此法。测定时一般应以配制样品的同批溶剂为空白。此法具有灵敏、简便、准确，既可作定性分析又可作含量测定等优点。

（2）可见分光光度法　可见分光光度法是比较溶液颜色深度以确定物质含量的方法。在可见光区400～760nm处，有些物质对光有吸收，有些物质本身并没有吸收，但在一定条件下加入显色试剂或经过处理使其显色后，可用此法测定。显色时由于影响呈色深浅的因素较多，所以测定时需用标准品或对照品同时比较。

（3）红外分光光度法　此法主要用于物质的鉴别和结构分析。进行鉴别时，所得吸收光谱应与对照图谱一致，进行含量测定时，样品溶液与标准品溶液先后分别装入同一液体吸收池，在规定的波数范围测定吸收图谱，并按规定方法计算含量。

（4）原子吸收分光光度法　本法的特点为专属性强，检测灵敏度高，测定快速，是目前用于测定中药中微量元素最常用的方法之一。

（5）荧光分光光度法　荧光分光光度法是利用物质吸收较短波长的光能后发射较长波长特征光谱的性质，对物质进行定性或定量分析的方法。可以从发射光谱或激发光谱进行分析。该法灵敏度高（通常比紫外分光光度法高2～3个数量级），选择性好。

5.色谱法

色谱法是一种物理或化学分离分析方法，也是中药化学成分分离和鉴别的重要方法之一。其基本原理是利用物质在流动相与固定相两相中的分配系数差异而被分离，当两相相对运动时，样品中的各组分将在两相中多次分配，分配系数大的组分迁移速度慢，分配系数小的组分迁移速度快而被分离。色谱法根据分离方法分为：纸色谱法、薄层色谱法、柱色谱法、气相色谱法、高效液相色谱法及毛细管电泳法等。现将常用的方法简介如下。

（1）薄层色谱法（TLC）　薄层色谱法是将适当的吸附剂或载体涂布于玻璃板、塑料或铝板上，使成一均匀薄层，待点样、展开后，与适宜的对照物（对照品或对照药材）按同法在同板上所得的色谱图作对比，用以进行中药的鉴别。在薄层色谱鉴别中，一般选用已知主要成分的对照品或对照药材的相同提取物相对比，经薄层展开后，用一定方法显色，样品色谱应与对照物色谱在相应的位置上，有相同颜色的斑点或主斑点稳定的薄层色谱可作为中药的鉴别特征，目前薄层色谱法已成为中药鉴别最常用的重要方法之一。薄层色谱法既可做定性鉴别，又可做含量测定。用于主成分含量测定具有用量少、方法简便的特点。除刮取薄层上主要成分斑点，经溶剂洗脱后进行测定外，也可在薄层板上直接测定含量，当前应用较多的是薄层扫描法。薄层扫描法是用一定波长的光照射在展开后的薄层色谱板上，测定其对光的吸收或所发出的荧光进行定量分析的方法。将扫描得到的图谱及积分数据用于中药的鉴别、杂质检查或含量测定。常用的仪器为薄层扫描仪。由于不必经洗脱等操作，因而方便、快速、灵敏度高。如人参、三七、大黄等均可使用薄层色谱法鉴定。

（2）气相色谱法（GC） 因其流动相为气体，所以称为气相色谱法。其固定相有两种，一种为固体吸附剂，另一种为涂在化学惰性载体表面的液膜，后者比较常用。样品注入进样器被加热汽化，在色谱柱内，样品中各组分在气、液两相中进行反复分配，因分配系数的不同而达到分离目的，先后由柱出口进入检测器，产生信号，由记录仪、积分仪或数据处理系统记录色谱图。根据组分的量与检测响应值或峰高成正比，进行定性和定量分析，气相色谱法可以分析气体及有一定挥发性的液体和固体样品。最适合用气相色谱法分析的是含挥发油及其他挥发性成分的中药。一般用于易混淆中药品种鉴别，如对海南广藿香、石牌广藿香挥发油的测定。

（3）高效液相色谱法（HPLC） 高效液相色谱法是采用高压输液泵将规定的流动相泵入具有填充剂的色谱柱进行分类测定的色谱方法。注入的供试品，由流动相带入柱内，各成分在柱内被分离，并依次进入检测器，由记录仪、积分仪或数据处理系统记录色谱信号。高效液相色谱法只要求样品能制成溶液而不需要汽化，因此不受样品挥发性的约束。对挥发性低、热稳定性差、分子量大的高分子化合物以及离子型化合物尤为有利，如氨基酸、蛋白质、生物碱、核酸、甾体、类脂、维生素以及无机盐类等都可以利用高效液相色谱法进行分离和分析。例如，应用高效液相色谱法可对黄连、功劳木、金莲花等药材所含的生物碱进行测定。高效液相色谱法有"三高一广一快"的特点：①高压。流动相为液体，流经色谱柱时，受到的阻力较大，为了能迅速通过色谱柱，必须对载液加高压。②高效。分离效能高。可选择固定相和流动相以达到最佳分离效果，比工业精馏塔和气相色谱的分离效能高出许多倍。③高灵敏度。紫外检测器可达0.01ng，进样量在微升分数量级。④应用范围广。70%以上的有机化合物可用高效液相色谱分析，特别适合高沸点、大分子、强极性、热稳定性差的化合物的分离分析。⑤分析速度快、载液流速快。较经典液体色谱法速度快得多，通常分析一个样品在15～30min，有些样品甚至在5min内即可完成，一般小于1h。此外，高效液相色谱的色谱柱具有可反复使用、样品不被破坏、易回收等优点，但也有缺点，与气相色谱相比各有所长，相互补充。

（4）毛细管电泳法（CE） 毛细管电泳法是以弹性石英毛细管为分离通道，以高压直流电场为驱动力，依据供试品中各组分的淌度（单位电场强度下的迁移速度）和（或）分配行为的差异而实现各组分分离的一种分析方法。毛细管电泳和高效液相色谱一样，同是液相分离技术，它们可以互为补充，但无论从效率、速度、样品用量还是成本来说，毛细管电泳都显示了一定的优势。毛细管电泳柱效更高，可达$10^5 \sim 10^6$块/m，故也称为高效毛细管电泳（high performance capillary electrophoresis，HPCE），其分离速度快，几十秒至几十分钟内即可完成一个式样的分析；溶剂和试样的消耗极少，试样用量仅为纳升级；毛细管电泳没有高压泵输液，因此仪器成本更低；通过改变操作模式和缓冲溶液的成分，毛细管电泳可以很大的选择性，可以对性质不同的各种分离对象进行有效的分离。毛细管电泳的特点可以概括为"高效、低耗、快速、应用广泛"。如利用毛细管电泳法测定中药槐米中芦丁的含量、大黄及青海野生大黄中3种主要活性蒽醌成分含量。

（5）纸色谱法（PC） 又称纸上层析、纸上层离，是液相色谱的一种。是使用滤纸作为载体的色谱法。在滤纸的一端，用毛细管或微量注射器滴上样品，置于密闭容器中，流动相借助于滤纸的毛细管渗透作用而在纸上移动，达到色谱分离的目的。随流动相运动方向的不同，有上行法和下行法两种。通常纸色谱的分离机理是分配。经过分离后的样品，如有紫外吸收则直接在紫外灯下观察，如无紫外吸收则经显色剂显色后观察。纸色谱的设备简单，操作方便，也很灵敏，同时色谱图可保存。

第六章
中药的质量

第一节　中药质量的概念

中药质量是指中药商品使用价值的优劣程度。对药材商品质量的基本要求是有效、无害、安全和质量可控，即在常规用量用法时，应具有确实的预防或治疗作用，同时不应损害正常组织和正常生理功能，其安全性和质量稳定、可控。

药材的品质和规格是衡量药材质量的准则。品质是指药材品种质量的原则要求；规格是划分质量、分级分等的具体标准。

药材是用来防治疾病的特殊物质，必须重视药材的质量，才能确保人民用药安全有效。同时，药材作为一种商品，它在流通领域里必须执行按质论价的原则，制定合理的品质规格和相应的价格，有利于药材生产、收购和经营工作的顺利开展。

第二节　影响中药质量的因素

药材绝大部分来自天然植物和动物，所以，自然或人为的多种因素对药材的有效成分影响极大，致使药材的质量不稳定。因此，应当认真研究影响药材质量的因素，找出产生低质药材的根源，掌握变化规律，从根本上提高药材的质量。

影响药材质量的因素很多，概括起来主要有以下几个方面。

一、动物、植物的生长环境

动物、植物的生长发育与生长环境如地形、气候、土壤、周围的生物、病虫害等有着密切关系，家养、家种的动物、植物还受饲料或栽培技术的影响。动物、植物生长发育的各个阶段，体内有效成分的产生和积累情况不相同，当自然因素或人工条件有利于其生长发育时，体内有效成分含量增高，药材的品质优良。道地药材之所以质优，就是因为有适合它生长的良好环境和栽培技术。因此，如何控制自然因素或人工条件，增加有效成分的积累，提高药材质量，是一个值得重视的问题。栽培条件不当，会严重影响药材的量，如黄芪木质化程度增高，栽培的防风分枝等。

二、药材的采收

中药材采收的时间和方法是否适宜，对质量的影响是很大的。由于动物、植物各部位生长旺盛期不同，因此，入药部位不同，采收的时间也不同，过早过迟都会影响质量。如茵陈，过去只用幼苗，后来通过研究发现，茵陈的三个主要利胆有效成分以秋季的花前期和花果期含量为高，为此，药典规定茵陈有两个采收期，春季幼苗高 6 ~ 10cm 时或秋季花蕾长成时采收，前者称"绵茵陈"，后者称"茵陈蒿"；甘草在开花前甘草苷含量为 10%，若已开花则其含量降为 3% ~ 4.5%；再如鹿茸从幼角长成三叉茸的过程中，质量变化极大，再后则老化成角，就只能作鹿角入药了。

三、药材的加工

中药材采收后，一般需在原产地进行适当的加工处理，如去除杂质、干燥及必要的切制等。这些操作如果不当，必然降低质量。如金银花采用阴干、晒干和蒸后晒干的方法，绿原酸的含量不同，以蒸晒法加工者含量高。

四、药材的包装贮存

包装贮存不当，不仅会造成药材数量上的损失，而且会引起虫蛀、发霉、走油、变色等变质现象，造成药材质量的下降，甚至完全失去药用价值。如荆芥的挥发油含量随贮藏时间的延长而减少；新鲜细辛的镇咳作用强，当贮存 6 个月后则无镇咳作用。因此，合理包装、妥善养护是保证药材质量的重要方面。

此外，影响中药质量的因素还有：

① 运输中如受到有害物质污染，影响质量。

② 非药用部位去除不干净，如沉香掺入大量不含树脂的木材；山茱萸掺入大量果核；山楂不去核入药等。

③ 人为掺伪掺假，薏苡仁中掺入高粱米，海马腹中填入鱼粉，冬虫夏草中插入铁丝，天麻中掺入铁块，全蝎中掺入泥土、食盐，用桔梗冒充人参等。黄芩、红花、丹参等染色，均影响药材的质量。

④ 不法商贩利用提取成分后的药材再流入市场，如人参、西洋参、三七、五味子、黄柏等。

第三节 中药质量鉴定方法

为了进一步提高药材质量标准的客观性、准确性、可控性，使之易于操作，《中国药典》（2015 年版）规定了一些纯度检查方法，如杂质检查法、水分测定法、灰分测定法等。在优良度测定方面收载了多种含量测定方法、浸出物测定法、物理常数测定法、鞣质含量测定法、挥发油测定法等。现将药材商品质量鉴定常用的方法介绍如下。

一、杂质检查法

1.杂质的种类

药材中混杂的杂质通常包括下列种类：①来源与规定不同的物质；②来源与规定相同，但其部位与规定不符的物质；③无机杂质，如砂石、泥块、尘土等。如《中国药典》（2015 年版）规定菟丝子为旋花科植物菟丝子（*Cuscuta chinensis* Lam.）的干燥成熟种子。若混有青葙子或其他种子，即为来源与规定不同的杂质；若桃仁混有外壳，即为来源与规定相同，但其入药部位与规定不符的杂质。各类药材杂质限量请以《中国药典》（2015 年版）通则为标准。

2.杂质检查方法

① 取规定量的供试品，摊开，用肉眼或放大镜（5 ~ 10倍）观察，将杂质拣出；如有可以筛出的杂质，则通过目数适当的筛，将杂质分出。

② 将各类杂质分别称重，计算其在供试品中的含量（%）。

3.注意事项

① 药材中混杂的杂质如与正品相似，难以从外观鉴别，可称取适量，进行显微鉴别、理化鉴别，证明其为杂质后，计入杂质重量中。

② 个体大的药材，必要时可破开，检查有无虫蛀、霉烂或变质情况。

③ 杂质检查所用的供试品量，除另有规定外，按药材取样法称取。

二、水分测定法

中药材含过量的水分，不仅在重量上影响商品价格和处方用量，而且可能引起发霉、水解等变质现象。但完全失水，不仅造成挥发性成分损失，而且过干枯的药材不易保持其体形和结构，如干枯的花、叶、全草类极易破碎。植物、动物药材在干燥过程中，要求除去过多的水分，而保留合理的存留水分，使之干而不枯。一般药材水分含量7% ~ 13%，属合理水分。

测定中药中水分的方法，《中国药典》规定的方法有烘干法（干燥失重法）、甲苯法、减压干燥法和气相色谱法。烘干法适用于不含或少含挥发性成分的中药；甲苯法适用于含挥发性成分的中药；减压干燥法适用于含挥发性成分的贵重中药；气相色谱法适用于含挥发性成分的药材，具有迅速方便、精密度较高的优点，缺点是检测费用较高，操作需具备一定专业水平。具体测定方法见《中国药典》。

三、灰分测定法

1.灰分与质量的关系

将中药粉碎加热至高温灼烧至灰化，则细胞组织及其内含物灰化成为灰分而残留所得灰分称为"生理灰分"或"总灰分"（不挥发性无机盐类）。各种中药的生理灰分应在一定范围内，如所测灰分数值高于正常范围时，有可能在加工或运输贮存等环节中有其他无机物污染或掺杂。有些中药的总灰分本身差异较大，特别是组织中含草酸钙较多的中药，如大黄，需测其酸不溶性灰分，即加稀盐酸处理，得到不溶于稀盐酸的灰分，这样就使总灰分中的钙盐等溶去，而泥土、砂石等主要是硅酸盐因不溶解而残留，这样就能较准确地反映大黄的质量。《中国药典》（2015年版）规定中药材总灰分或酸不溶性灰分的最高限量，如阿胶总灰分不得超过1.0%，阿魏总灰分不得超过5.0%，甘草酸不溶性灰分不得超过2.0%。

2.灰分测定方法

（1）总灰分测定方法　适用于一般中药，大多数中药可通过测定总灰分的含量检测无机物杂质。

（2）酸不溶性灰分测定法　适用于组织中含草酸钙较多的中药。

测定方法详见《中国药典》（2015年版）。

四、浸出物测定法

浸出物与药材质量的关系：对指标成分尚未清楚或有效成分尚无精确定量方法的中药，浸出物的含量测定是最常用的质量指标。中药中的成分在水或不同浓度的乙醇中，在一定的条件下其浸出物的含量大致有一定的范围。因此，测定浸出物的含量控制中药的质量，具有一定的

中药传统鉴定技术

实际意义。因此，设计各类水溶性、醇溶性或醚溶性浸出物含量测定方法，以衡量指标成分不明或尚无定量方法的药材质量。

《中国药典》（2015年版）收载了水溶性浸出物测定法、醇溶性浸出物测定法及挥发性醚浸出物测定法。

五、物理常数测定法

包括相对密度、旋光度、折射率、硬度、黏稠度、沸点、凝固点、熔点等的测定，这对挥发油类、油脂类、树脂类、液体类药（如蜂蜜等）和加工品类（如阿胶等）药材的真实性和纯度的鉴定，具有特别重要的意义。药材中如掺有其他物质，物理常数就会随之改变，所以药典对有些药材的物理常数做了规定，如蜂蜜的相对密度应在1.349以上；天竺黄则规定检查体积比，即取天竺黄粉末10g，轻轻装入量筒内，体积不得少于24mL，这是一种类似测定固定相对密度的方法，特别是对经验鉴别习用"质轻"或"质重"术语时，就比较容易掌握轻重的标准。

六、膨胀度测定法

药材中含有黏液、果胶、树脂等成分，有吸水膨胀的性质，如葶苈子、车前子等果实种子类药材，种皮含有丰富的黏液质，其吸水膨胀的程度和其所含的黏液量成正比关系。葶苈子有南葶苈子和北葶苈子之分，外形不易区分，如测定其膨胀度就能帮助区分，因为北葶苈子膨胀度明显大于南葶苈子。《中国药典》（2015年版）规定北葶苈子膨胀度不得低于12，南葶苈子膨胀度不得低于3。膨胀度测定方法详见《中国药典》（2015年版）。

七、酸败度的测定

酸败是指油脂或含油脂的种子类药材，在贮藏过程中发生化学变化，产生游离脂肪酸过氧化物和低分子醛类、酮类等分解产物，因而出现特异气味，从而影响药材的感观和内在质量。本方法通过测定酸值、羰基值和过氧化值，以检查药材的酸败程度。其测定方法详见《中国药典》（2015年版）。

八、色度检查

含挥发油类成分的中药，常易在贮藏过程中氧化、聚合而致变质，经验鉴别称为"走油"。《中国药典》（2015年版）规定检查白术的色度，就是了解和控制其走油变质的程度。

九、有害物质的检查

（1）有机农药残留量的测定　农药的种类很多，常见的有有机氯类农药中的滴滴涕（DDT）和六六六（BHC）和有机磷类农药及拟除虫菊酯类农药。其中2015年版《中国药典》规定了人参、西洋参、甘草、黄芪的农药残留量。

农药残留量测定法按2015年版《中国药典》（通则2341）有：一法（色谱法）测定有机氯类；二法（色谱法）测定有机磷类；三法（色谱法）测定拟除虫菊酯类；四法（质谱法）适合农药多残留测定法，又分气相色谱-质谱法和液相-质谱法。

（2）黄曲霉毒素的检查　世界各国对食品和药品中黄曲霉毒素的限量作了严格的规定。目前，检测的方法是以黄曲霉毒素中毒性最大的成分黄曲霉毒素 B_1、黄曲霉毒素 B_2、黄曲霉毒素 G_1 和黄曲霉毒素 G_2 的总量计，用高效液相色谱法测定。

2015年版《中国药典》需检查黄曲霉毒素的品种有陈皮、胖大海、僵蚕、酸枣仁、桃仁、柏子仁、莲子、使君子、槟榔、麦芽、肉豆蔻、决明子、远志、薏苡仁、大枣、地龙、蜈蚣、水蛭、全蝎共19味药材。其中要求黄曲霉毒素 B_1 不得超过5μg/kg；黄曲霉毒素 G_1、黄曲霉毒素 G_2、黄曲霉毒素 B_1、黄曲霉毒素 B_2 总量不得超过10μg/kg。

黄曲霉毒素测定法（通则2351）有：第一法，液相（碘衍生法；光化学衍生法，荧光检测器检测法）；二法，液相色谱-质谱。用第一法检测超限量时，用二法验证。

（3）重金属的检测　重金属系指在规定实验条件下能与硫代乙酰胺或硫化钠作用显色的金属杂质，如铅、镉、铜、汞等。《中国药典》（2015年版）收载的进行重金属检查的中药品种有丹参、水蛭、甘草、白芍、阿胶、金银花、山楂、西洋参、枸杞子、黄芪、蜂胶、珍珠、牡蛎、蛤壳、昆布、海藻、海螵蛸、石膏等。如：珍珠按照铅、镉、砷、汞、铜测定法测定，铅不得超过5mg/kg；镉不得超过0.3mg/kg；砷不得超过2mg/kg；汞不得超过0.2mg/kg；铜不得超过20mg/kg。

（4）砷盐检查　《中国药典》（2015年版）用古蔡氏法或二乙基二硫代氨基甲酸银法。《中国药典》（2015年版）规定，芒硝含砷盐不得超过百万分之十；石膏含砷盐不得超过百万分之二；阿胶含砷盐不得超过百万分之二。

（5）二氧化硫残留测定　2015年版《中国药典》规定除另有规定外，中药材及饮片（除矿物药外）二氧化硫残留量不得超过150mg/kg。山药、党参、天麻、天冬、天花粉、白术、白芍、白及、粉葛、牛膝等10味药材及饮片，不得超过400mg/kg。其中酸碱滴定法作为第一法，还有碘滴定法、气相色谱法、离子色谱法。

（6）药材染色　2015年版《中国药典》规定，中药材、中药饮片不能使用色素增加中药的颜色。常见的用来对中药进行染色的色素有：苋菜红、亮蓝、日落黄、金胺O、新品红、柠檬黄、胭脂红、孔雀石绿、胭脂红、金橙Ⅱ、赤藓红、酸性红73、808猩红、苏丹红Ⅳ等。

十、含量测定

含量测定的方法很多，常用的有经典分析方法（容量法、重量法）、分光光度法、气相色谱法、高效液相色谱法、薄层扫描法、薄层-分光光度法等。

具体品种含量测定详见《中国药典》（2015年版）正文。

下篇：各论

第七章
藻类、真菌类中药

藻类、菌类植物合称为低等植物，在形态上无根、茎、叶的分化，无胚胎，是单细胞或多细胞的叶状体或菌丝体，可以分枝或不分枝，在构造上一般无组织分化，无维管束。

第一节　藻类中药

藻类植物共有八个门，根据其植物形态、所含色素、细胞内贮藏物、细胞壁结构及其繁殖方式进行分类。植物体含有各种不同的色素，能进行光合作用，为自养型生物，绝大多数是水生的。植物体大小不一，有的极小，而有的长达100m以上。

藻类药材多属于红藻门和褐藻门，少数在绿藻门。海水中的藻类多具有选择性吸收碘质的能力，故含碘较多。如昆布、海藻。

第二节　真菌类中药

菌类一般不含具有光合作用的色素，不能进行光合作用，属异养型生物。菌类有细胞壁，与药物密切相关的是细菌门和真菌门。药用主要为真菌，真菌的菌体由菌丝组成，菌丝的细胞壁大多由果胶质或几丁质组成，少数含有纤维素。

菌类药材多来自真菌门子囊菌纲和担子菌纲，药用的主要为真菌的子实体和菌核体。子实体是真菌在繁殖时共同形成的有一定性状和结构，能产生孢子的菌丝体；菌核是由菌丝体所组成的坚硬的休眠体；子座是容纳子实体的菌丝褥座。子囊菌的主要特征是在特殊的子囊中形成子囊孢子，药用者如冬虫夏草、竹黄等；担子菌的主要特征是不形成子囊，而依靠担子形成它们的子实体来繁殖，药用者如灵芝、银耳、猪苓、茯苓等。

❧ 昆布Kunbu ❧
LAMINARIAE THALLUS
ECKLONIAE THALLUS

【别名】黑昆布、海带根、海茜。

【来源】海带科植物海带 *Laminaria japonica* Aresch.或翅藻科植物昆布 *Ecklonia kurome* Okam. 的干燥叶状体。

【产地】主产于山东、辽宁、浙江、福建、广东等沿海地区，野生及人工养殖。

【采收加工】夏、秋二季采捞，晒干。

【商品类别】海带、昆布。

【性状鉴别】**海带** 干燥叶状体卷曲折叠成团状，或缠结成把。全体呈黑褐色或绿褐色，表面附有盐霜，类革质。用水浸软则膨胀成扁平长带状，半透明，可见叶柄和固着器，叶片长50～150cm，宽10～40cm，中部较厚，边缘较薄而呈波状。残存柄部扁圆柱状。气腥，味咸。见图7-1（a）。

昆布 干燥叶状体卷曲皱缩成不规则团状。全体呈黑色，较薄。用水浸软则膨胀呈扁平的叶状，长、宽为16～26cm，厚约1.6mm；两侧呈羽状深裂，裂片呈长舌状，边缘有小齿或全缘。质柔滑，手捻可分层。气腥，味咸。见图7-1（b）。

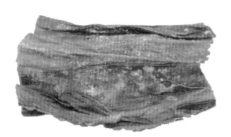
（a）海带药材图

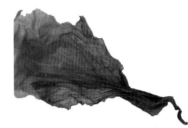
（b）昆布药材图

图7-1 海带及昆布药材图

【品质要求】以叶状体完整、无泥沙杂质、盐霜少者为佳。按干燥品计算，海带含碘（I）不得少于0.35%；昆布含碘（I）不得少于0.20%。

【饮片特征】宽丝，表面光亮，无盐霜。

【理化鉴别】取本品约10g，剪碎，加水200mL，浸泡数小时，滤过，滤液浓缩至约100mL。取浓缩液2～3mL，加硝酸1滴与硝酸银试液数滴，即生成黄色乳状沉淀，在氨试液中微溶解，在硝酸中不溶解。

【主要成分】含藻胶酸、昆布素，半乳聚糖等多糖类，海带氨酸、谷氨酸、天门冬氨酸、脯氨酸等氨基酸，维生素B_1、维生素B_2、维生素C、维生素P及胡萝卜素，碘、钾、钙等无机盐。

【性味功效】咸，寒。消痰软坚散结，利水消肿。

【附注】昆布品种繁多，各地用药习惯各有不同，广东地区常有用石莼科植物石莼和孔石莼的叶状体入药，前者商品称青昆布，后者称绿昆布。各地还有用翅状科的裙带菜当昆布使用的。

ᘒ海藻Haizao ᘓ

SARGASSUM

【来源】马尾藻科植物海蒿子*Sargassum pallidum*（Turn.）C. Ag.或羊栖菜*Sargassum fusiforme*（Harv.）Setch.的干燥藻体。前者习称"大叶海藻"，后者习称"小叶海藻"。

【产地】海蒿子主产于辽宁、山东沿海；羊栖菜主产于福建、广东、浙江沿海。

【采收加工】夏、秋二季采捞，除去杂质，洗净，晒干。

【商品类别】大叶海藻、小叶海藻。

【性状鉴别】**大叶海藻** 皱缩卷曲，黑褐色，有的被白色盐霜，长30～60cm。主干呈圆柱状，具圆锥形突起，主枝自主干两侧生出，侧枝自主枝叶腋生出，具短小的刺状突起。初生叶披针形或倒卵形，长5～7cm，宽约1cm，全缘或具粗锯齿；次生叶条形或披针形，叶腋间有着生条状叶的小枝。气囊黑褐色，球形或卵圆形，有的有柄，顶端钝圆，有的具细短尖。质脆，潮润时柔软；水浸后膨胀，肉质，黏滑。气腥，味微咸。见图7-2（a）。

　　小叶海藻　全体卷曲成团，较小，长15～40cm。分枝互生，无刺状突起。叶条形或细匙形，先端稍膨大，中空。气囊腋生，纺锤形或球形，囊柄较长。肉质（肉海藻），干燥时质较硬，受潮变软，水浸后膨胀，具黏滑质。气腥，味微咸。见图7-2（b）。

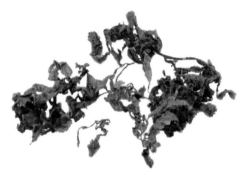
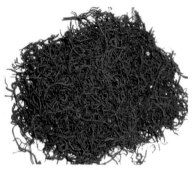

（a）海蒿子药材图　　　　　　　　　　　　　　（b）羊栖菜药材图

图7-2　海蒿子和羊栖菜药材图

　　【品质要求】以色黑褐、质干、无泥沙杂质、盐霜少者为佳。两者又以羊栖菜质量为好。本品按干燥品计算，含海藻多糖不得少于1.70%。

　　【饮片特征】切段。

　　【理化鉴别】取本品1g，剪碎，加水20mL，冷浸数小时，滤过，滤液浓缩至3～5mL，加三氯化铁试液3滴，生成棕色沉淀。

　　【主要成分】含褐藻酸、甘露醇、碘、氧化钾、粗蛋白等。

　　【性味功效】苦、咸，寒。消痰、软坚散结，利水消肿。

　　【附注】查询相关资料，海藻品种繁多，目前已知有100多种，均与正品海藻有相似功放，常见的有闽粤马尾藻、鼠尾藻、海黍子等，但均非正品海藻，应注意鉴别。

冬虫夏草 Dongchongxiacao
CORDYCEPS

　　【别名】虫草。

　　【来源】为麦角菌科真菌冬虫夏草菌 *Cordyceps sinensis*（BerK.）Sacc.寄生在蝙蝠蛾科昆虫幼虫上的子座和幼虫尸体的干燥复合体。

　　【产地】主产于西藏、青海、四川、云南等地。

　　【采收加工】夏初子座出土、孢子未发散时挖取，晒至六七成干，除去似纤维状的附着物及杂质，晒干或低温干燥。

　　【商品类别】西藏虫草、青海虫草、四川虫草。

　　【性状鉴别】由虫体与从虫头部长出的真菌子座相连而成。虫体似蚕，长3～5cm，直径0.3～0.8cm；表面深黄色至黄棕色，有环纹20～30个，近头部的环纹较细；头部红棕色；腹部有足8对，头部3对，尾部1对，中部4对较明显；质脆，易折断，断面略平坦，充实，微有弹性，淡黄白色，中心常见黑色V形花纹。子座单生，基部包被虫头，细长圆柱形，长4～7cm，直径约0.3cm；表面深棕色至棕褐色，有细纵皱纹，上部稍膨大；质柔韧，断面类白色，中空。气微腥（菌香气），味微苦。见图7-3。

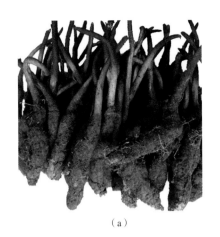
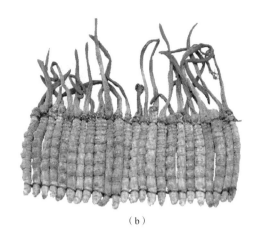

（a）　　　　　　　　　　　　　（b）

图7-3　冬虫夏草药材图

【品质要求】以全体完整，虫体饱满肥大、色黄亮，断面充实，色白，子座短，气香浓者为佳。其中又以西藏虫草和青海虫草为最佳。本品含腺苷（$C_{10}H_{13}N_5O_4$）不得少于0.010%。

【商品规格】散虫草、把虫草。

【理化鉴别】①取粉末1g，用乙醚溶出杂质后，用氯仿提取，滤过，滤液挥去氯仿，滴加冰醋酸2滴，再加醋酸酐2滴，最后加浓硫酸1～2滴，显棕黄色→红紫色→污绿色。②取上述氯仿提过的粉末，再用20%乙醇回流提取，滤液浓缩至适量。取浓缩液各1mL，分置2支试管中，一管加稀盐酸数滴，再加碘化铋钾试液数滴，放置10min后，产生黄色絮状沉淀。另一支试管中滴加碘-碘化钾试液，产生混浊。

【主要成分】氨基酸、虫草酸（D-甘露醇）、虫草素、麦角甾醇、虫草多糖等。

【性味功效】甘，平。补肾益肺，止血化痰。

【附注】① 西藏虫草和青海虫草的特点是虫体粗、子座短，色泽黄，特别是青海虫草色泽金黄；四川虫草虫体细而色泽较暗，子座长，质逊。

② 冬虫夏草价格昂贵，市面上有较多的伪劣品和混淆品，常见的有：

a.亚香棒虫草。虫体比冬虫夏草瘦小，灰黄色或灰褐色，有环纹和足，头壳发亮，子座从头顶部长出，基部没有包裹整个头部，可见复眼和嘴，有时双子座。

b.凉山虫草。虫体较冬虫夏草粗大，干瘪，表面褐色或棕褐色，环纹和皱纹较多，足不明显，子座长而纤细，扭曲，分枝。

c.新疆虫草。虫体较小，表面砖红色，环纹较多，头部红棕色，足8对，带子座者罕见，子座细圆珠状。

d.湖北虫草。虫体比冬虫夏草粗大，足8对，子座表面黑褐色，基部深黄至黄棕色，没有包裹整个虫头，可见红棕色复眼和嘴，顶端时有分叉。

e.虫草花。学名虫草菌丝体，利用蛹虫草菌种在培养基上进行人工培养，采收的蛹虫草子实体，又名蛹虫草，或北虫草，或金虫草，品种上分为子实体和孢子头。品质上取决于培植的技术、菌种和营养基。

f.地蚕。唇形科植物地蚕的干燥根茎。纺锤形，表面淡黄色至灰黄色，长2～4cm，两头略尖，具4～15个环节，节上可见点状牙痕及须根痕。

g.人造虫草。用淀粉、米面、石膏等经压模染色而成。外形以虫草，体重，表面光滑，环纹明显，质硬而脆，断面无花纹，无虫草香味。

h.掺杂增重。在正品虫草表面黏附泥粉、金属粉末或浸泡硫酸铝钾，或在内部插入铁丝、竹枝以增加虫草的重量。

灵芝 Lingzhi
GANODERMA

【别名】菌灵芝。

【来源】为多孔菌科真菌赤芝 *Ganderma lucidum*（Leyss.ex Fr.）Karst. 或紫芝 *Ganoderma sinense* Zhao，Xu et Zhang 的干燥子实体。

【产地】赤芝主产于华东、西南及河北、广东、海南等省；紫芝主产于华东、华南。

【采收加工】全年采收，除去杂质，剪除附有朽木、泥沙或培养基质的下端菌柄，阴干或在40～50℃烘干。

【商品类别】赤芝、紫芝、栽培品。

【性状鉴别】赤芝 呈伞状，菌盖肾形、半圆形或近圆形，大不不等，厚1～2cm，皮壳坚硬，木栓质，黄褐色至红褐色，有光泽，具环状环纹和辐射状皱纹，边缘薄而平截，常稍内卷。菌肉白色至淡棕色，密生针状菌管小孔。菌柄圆柱形，生于菌中间或一边，长7～15cm，直径1～3.5cm，红褐色至紫褐色，光亮。气微香，味较苦。见图7-4（a）。

紫芝 形状与赤芝相似，皮壳紫黑色，有漆样光泽。菌肉锈褐色。菌柄多侧生。见图7-4（b）。

栽培品 子实体较粗壮、肥厚，直径12～22cm，厚1.5～4cm。皮壳外常被有大量粉尘样的黄褐色孢子。

【品质要求】以个大，肉厚，光泽，菌柄粗壮者为佳。传统认为紫芝优于赤芝，野生优于栽培。本品含灵芝多糖以无水葡萄糖（$C_6H_{12}O_6$）计，不得少于0.50%。

【饮片特征】薄片，皮壳硬，有光泽，木栓质，菌肉松软有弹性，密布针状菌管小孔。见图7-4（c）。

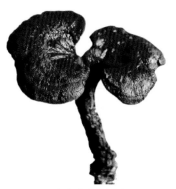 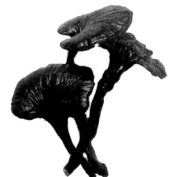 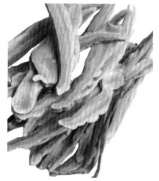

（a）赤芝药材图　　　　　（b）紫芝药材图　　　　　（c）灵芝饮片图

图7-4　灵芝药材和灵芝饮片图

【显微鉴别】粉末浅棕色、棕褐色至紫褐色。

① 菌丝散在或黏结成团，无色或淡棕色，细长，稍弯曲，有分枝，直径2.5～6.5μm。

② 孢子褐色，卵形，顶端平截，外壁无色，内壁有疣状突起，长8～12μm，宽5～8μm。

【理化鉴别】①取粉末1g，加蒸馏水15mL，水浴加热约20min，浸泡48h，滤过，将滤液滴于滤纸上，100℃烘干，加茚三酮试液1～2滴，在100℃烘箱中加热5～10min，显深紫色斑点。②取粉末1g，加无水乙醇15mL，浸渍48h，取滤液7mL，蒸干，残渣加冰醋酸3滴，再加醋酐1～2滴，后加浓硫酸1滴，显棕黄色→红色→嫩绿色（久置呈暗绿色）。

【主要成分】灵芝多糖、麦角甾醇、硬脂肪酸及多种氨基酸等。

中药传统鉴定技术

【性味功效】甘，平。补气安神，止咳平喘。

【附注】灵芝品种繁多，市场上常有用树舌、无柄赤芝、薄树芝等当灵芝销售，应注意鉴别。

云芝 Yunzhi

CORIOLUS

【别名】杂色云芝、灰芝、千层菌。

【来源】为多孔菌科真菌彩绒革盖菌 *Coriolus versicolor*（L. ex Fr.）Quel 的干燥子实体。

【产地】分布于全国各地。

【采收加工】全年均可采收，除去杂质，晒干。

【性状鉴别】菌盖单个呈扇形、半圆形或贝壳形，常数个叠生成覆瓦状或莲座状；直径1～10cm，厚1～4mm。表面密生灰、白、褐、蓝、紫、黑等颜色的茸毛（菌丝），构成多色的狭窄同心形环带，边缘薄；腹面灰褐色、黄棕色或淡黄色，无菌管处呈白色，菌管密集，管口近圆形至多角形，部分管口开裂成齿，每1mm间3～5个。革质至半纤维质，不易折断，断面菌肉类白色，厚约1mm；菌管单层，长0.5～2mm，多为浅棕色。气微，味淡。见图7-5。

【品质要求】以个大、肉厚、无杂质、菌丝丰富者为佳。本品含云芝多糖以无水葡萄糖（$C_6H_{12}O_6$）计，不得少于3.2%。

【理化鉴别】取本品粗粉2g，加水20mL，置水浴中加热10min，滤过，取滤液2mL，加碱性酒石酸铜试液4～5滴，置水浴上加热5min，生成红色沉淀。（检查还原糖）

【主要成分】糖蛋白。

【性味功效】甘，平。健脾利湿，清热解毒。

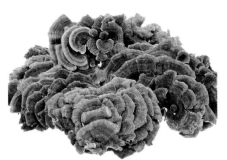

图7-5 云芝药材图

茯苓 Fuling

PORIA

【别名】云苓、安苓、白茯苓。

【来源】为多孔菌科真菌茯苓 *Poria cocos*（Schw.）Wolf 的干燥菌核。

【产地】多栽培，主产于云南、安徽、湖北、陕西等地。

【采收加工】多于7～9月采挖，挖出后除去泥沙，堆置"发汗"后，摊开晾至表面干燥，再"发汗"，反复数次至现皱纹、内部水分大部散失后，阴干，称为"茯苓个"；或将鲜茯苓按不同部位切制，阴干，分别称为"茯苓皮""白茯苓""赤茯苓""茯神"和"茯神木"。

【商品类别】茯苓个、茯苓块、茯神。

【性状鉴别】**茯苓个** 类球形、椭圆形、扁圆形或不规则团块，大小不一。外皮（称"茯苓皮"）薄而粗糙，棕褐色至黑褐色，擦之显光泽，有明显的皱缩纹理（蟾蜍皮或砂纸皮）。体重，质坚实，断面颗粒性，有的具裂隙，外层淡棕色，内部白色，少数淡红色，有的中间抱有松根（抱松根部分习称"茯神"，单纯的松根习称"茯神木"）。气微，味淡，嚼之粘牙。见图7-6。

【饮片特征】**茯苓块** 为去皮后切制的茯苓，呈立方块状或方块状厚片，大小不一。白色（习称"白茯苓"）、淡红色或淡棕色（习称"赤茯苓"），体重，质坚实，颗粒性。气微，味淡，

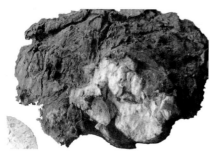
图7-6 茯苓药材图

嚼之粘牙。见图7-7（a）。

茯苓片 为去皮后切制的茯苓，呈不规则厚片，厚薄不一。白色、淡红色或淡棕色，体重，质坚实，颗粒性。气微，味淡，嚼之粘牙。见图7-7（b）。

【品质要求】以质坚实、色白（赤苓则色绯红）、无沙粒、嚼之粘牙力强者为佳。

【商品规格】个茯苓、茯苓块、茯苓片、茯苓卷。

【显微鉴别】茯苓粉末特征：灰白色，气微，味淡，嚼之粘牙。

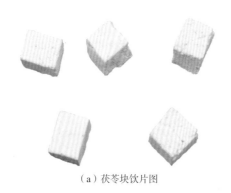

（a）茯苓块饮片图　　　　　　　　（b）茯苓片饮片图

图7-7 茯苓块饮片和茯苓片饮片图

（1）团块 甘油-水制片观察，不规则颗粒状团块和分枝状团块无色，分枝的末端钝圆，遇水合氯醛液则黏化成胶冻状、溶化。

（2）菌丝 5%氢氧化钾溶液制片观察，菌丝无色（内层菌丝）或淡棕色（外层菌丝），细长，稍弯曲，有分枝，直径3～8μm，少数至16μm。见图7-8。

【理化鉴别】① 取本品粉末少量，加碘化钾碘试液1滴，显深红色。

② 取粉末1g，加稀盐酸10mL，置水浴上煮沸15min，搅拌，呈黏胶状。另取本品粉末少量，加氢氧化钠溶液（1→5）适量，搅拌，呈悬浮状，不溶成黏胶状。

③ 取本品数片，加20%氢氧化钠溶液适量，在103.4kPa下加热半小时，取出，用蒸馏水洗净碱液，一部分残渣加5%硝酸共热，应全部溶解；另一部分残渣加入碘液中，10min后取出，加50%硫酸1滴，显紫红色（甲壳反应）。

【主要成分】茯苓多糖、茯苓素等。

【性味功效】甘、淡，平。利水渗湿，健脾，宁心。

【附注】①茯苓为用量极大的品种之一，有野生与栽培品，栽培以安徽、湖北产量最大，野生以云南质最优，习称云苓。

② 市场上发现有用淀粉压模制成茯苓块或片伪品，表面白色，光滑细腻，嚼之无沙粒感，有甜味。遇稀碘液变蓝色。

③ 市场上出现有人为在茯苓块上插入松木根充当茯神，应注意鉴别。

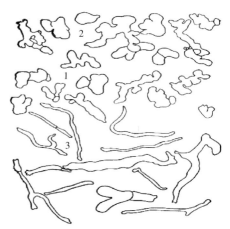

图7-8 茯苓粉末图
1—分枝状团块；2—颗粒状团块；
3—无色菌丝

猪苓 Zhuling

Polyporus

【别名】朱苓。

【来源】为多孔菌科真菌猪苓 *Polyporus umbellatus*（Pers.）Fries 的干燥菌核。

【产地】主产于陕西、山西、云南、河南等地。野生或人工栽培。

【采收加工】春、秋二季采挖，除去泥沙，晒干。

【性状鉴别】呈条形、类圆形或扁块状，表面黑色、灰黑色或棕黑色，皱缩或有瘤状突起，形如"野猪粪"。长5～25cm，直径2～6cm。体轻，质致密而不实，轻若软木，能浮于水。断面类白色或黄白色，略呈颗粒状。气微，味淡，嚼之绵软而不易碎。见图7-9（a）。

【品质要求】个大，体结，质重，皮黑，肉白（俗称"铁结白肉"），不带砂石。本品含麦角甾醇不得少于0.070%。

【饮片特征】类圆形或不规则的厚片，皮黑肉白，切面略呈颗粒状，气微，味淡。见图7-9（b）。

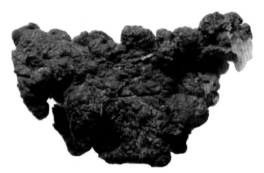 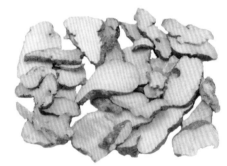

（a）猪苓药材图　　　　　　　　　　（b）猪苓饮片图

图7-9　猪苓药材和饮片图

【显微鉴别】粉末：灰黄白色，味淡。

① 菌丝：散在或团块黏结，内层菌丝无色，外层菌丝棕色，量少。散在的菌丝细长、弯曲，直径2～10μm，有的可见横隔，有分枝及结节状膨大部分。

② 草酸钙结晶：极多，正八面体形、规则的双锥八面体形或不规则多面体形，直径3～60μm，长至68μm，有时数个结晶聚合。见图7-10。

【理化鉴别】① 取粉末1g，加稀盐酸10mL，置水浴上煮沸15min，搅拌，呈黏胶状。另取本品粉末少量，加氢氧化钠溶液（1→5）适量，搅拌，呈悬浮状，不溶成黏胶状。

② 取本品数片，加20%氢氧化钠溶液适量，在103.4kPa下加热半小时，取出，用蒸馏水洗净碱液，一部分残渣加5%硝酸共热，应全部溶解；另一部分残渣加入碘液中，10min后取出，加50%硫酸1滴，显紫红色（甲壳反应）。

【主要成分】水溶性多聚糖化合物猪苓聚糖，粗蛋白，麦角甾醇等。

【性味功效】甘、淡、平。利水渗湿。

【附注】① 猪苓隐生于地下，地上无苗。

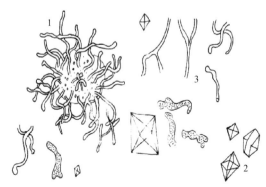

图7-10　猪苓粉末图

1—菌丝团；2—草酸钙方晶；3—无色菌丝、棕色菌丝

夏季雨后，在桦、柞、槭、枫等树根处发现地面有凸起、泥土发黑且干燥的地下，常有猪苓生长。

② 猪苓商品常分"西北猪苓"和"云南猪苓"。产于陕西者，习称"西北猪苓"，质优；产于云南者，习称"云南猪苓"，量大。

③ 近来市场上出现用冬菇菌柄切片充当猪苓片出售，应注意区别。

雷丸 Leiwan
OMPHALIA

【别名】雷丸菌、竹苓。

【来源】为白蘑科真菌雷丸 *Omphalia lapidescens* Schroet. 的干燥菌核。

【产地】四川、云南、陕西、贵州、湖南、湖北、广西等地。

【采收加工】秋季采挖，洗净，晒干。

【性状鉴别】类球形或不规则团块，大小不等，直径1～3cm。表面黑褐色或灰褐色，有略隆起的不规则网状细纹。质坚实，不易破裂，断面不平坦，白色或浅灰黄色，呈颗粒状集结，常有黄白色半透明与不透明的层纹相交错（大理石纹）。气微，味微苦，嚼之有颗粒感，微带黏性，久嚼无渣。见图7-11（a）。

【品质要求】以个大、质重坚实、断面色白、颗粒状集结明显者为佳。断面褐色呈角质样者，不可供药用。本品含雷丸素以牛血清白蛋白计，不得少于0.60%。

【饮片特征】圆片状，外皮黑褐色，切面白色，颗粒状集结，气微，味微苦，嚼之有颗粒感，微带黏性，久嚼无渣。见图7-11（b）。

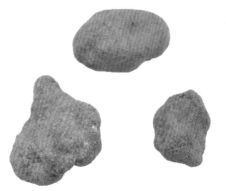
（a）雷丸药材图

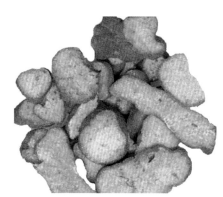
（b）雷丸饮片图

图7-11　雷丸药材和雷丸饮片图

【显微鉴别】粉末灰黄色、棕色或黑褐色。气微，味微苦。

菌丝黏结成大小不一的不规则团块，无色，少数黄棕色或棕红色。散在的菌丝较短，有分枝，直径约4μm。草酸钙方晶细小，直径约至8μm，有的聚集成群。加硫酸后可见多量针状结晶。

【理化鉴别】刮去本品外层黑褐色菌丝体少量，加氢氧化钠试液1滴，即显樱红色，再加盐酸使呈酸性，则变黄色。

【主要成分】主含蛋白酶（雷丸素）等。

【性味功效】微苦，寒。杀虫消积。

【附注】① 市场上曾出现用大风子或吕宁果的种子充当雷丸出售，应注意鉴别。

② 雷丸应用不宜入煎剂。

马勃 Mabo

LASIOSPHAERA CALVATIA

【别名】马屁勃、马粪包、灰包、灰包菌。

【来源】为灰包科真菌脱皮马勃 *Lasiosphaera fenzlii* Reich.、大马勃 *Calvatia gigantea* (Batsch ex Pers.) Lloyd 或紫色马勃 *Calvatia lilacina* (Mont.et Berk.) Lloyd 的干燥子实体。

【产地】内蒙古、青海、辽宁、安徽、江苏、湖北、广西等地。

【采收加工】夏、秋二季子实体成熟时及时采收，除去泥沙，干燥。

【商品类别】浮马勃（脱皮马勃、紫色马勃），硬马勃（大马勃）。

【性状鉴别】**脱皮马勃**　呈扁球形或类球形，无不孕基部，直径15～20cm。包被纸质，灰棕色至黄褐色，常破碎呈块片状，或已全部脱落。孢体灰褐色或浅褐色，紧密，有弹性，用手撕之，内有灰褐色棉絮状的丝状物。弹之则孢子呈尘土样飞扬（粉尘），手捻有细腻感。气似尘土，无味。

大马勃　不孕基部小或无。残留的包被由黄棕色的膜状外包被和较厚的灰黄色的内包被所组成，光滑，质硬而脆，易成块脱落。孢体浅青褐色，絮状而松散，手捻有润滑感。味微苦涩。

紫色马勃　呈陀螺形，或已压成扁圆形，直径5～12cm，不孕基部发达。包被薄，纸质，两层，紫褐色，粗皱，有圆形凹陷，外翻，上部常裂成小块或已部分脱落。孢体紫色。气味微弱。见图7-12。

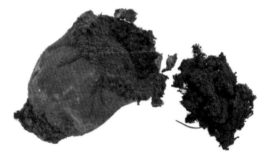

图7-12　马勃药材图

取马勃置火焰上，轻轻抖动，即可见微细的火星飞扬，熄灭后，发生大量白色浓烟。

【品质要求】以个大、皮薄、饱满、松软有弹性、内藏菌丝丰满细腻者为佳。商品上浮马勃优于硬马勃。

【理化鉴别】①取本品碎块1g，加乙醇与0.1mol/L氢氧化钠溶液各8mL，浸湿，低温烘干，缓缓炽灼，于700℃使完全灰化，放冷，残渣加水10mL使溶解，滤过，做以下检验：a.加氯化铵镁试液，产生白色沉淀；b.加钼酸铵试液与硝酸后，加热即发生黄色沉淀，分离沉淀，加氨试液，沉淀即溶解。②取本品碎块0.5g，加50%乙醇10mL，煮沸5min，滤过，滤液点于滤纸上，喷0.2%茚三酮乙醇溶液后，烘烤片刻，显蓝紫色斑点。

【主要成分】脱皮马勃含马勃素、亮氨酸、尿素、麦角甾醇等，大马勃含大秃马勃素、氨基酸等，紫色马勃含马勃酸、氨基酸等。

【性味功效】辛，平。清肺利咽，止血。

【附注】过去广东、广西习惯使用灰包菌科真菌马勃菌的子实体，称为"土马勃"。该品轻浮，质松软似海绵，气微酸，有呛鼻感。除此外，一些地区也用灰包科真菌大口静灰球、长根静灰球、栓皮马勃的子实体当马勃使用。

第八章
花类中药

花类中药是以植物花入药的药材的总称。花类中药常因干燥、破碎等而改变原有的形状，但一般均较特异，常呈圆锥状、棒状、团簇状、丝状和粉末状等，水浸后展开可恢复原有的形态，并有明显的颜色和香气。花类中药的药用部位主要包括干燥的单花、花序和花的一部分。完整的花多数药用花蕾，如辛夷、金银花；少部分为开放的花和花序，如菊花、旋覆花；花的一部分包括柱头，如西红花；花粉，如蒲黄等。

在鉴定花类药材时，首先要辨明花类药材的入药部位，是花序、单花还是花的个别部分。观察时应注意花的全形、大小、花的各部分形状、颜色、数目、排列、有无毛茸以及气味特征。如果花或花序很小，则需将干燥药材放入水中浸泡后，再用放大镜或解剖镜进行观察。

花类药材一般以身干、无枝叶、无杂质、无虫蛀、无霉坏为合格。以朵大、完整、色泽正常及特有气味明显者为佳。贮藏中应防潮、防重压、避光。

丁香 Dingxiang
CARYOPHYLLI FLOS

【别名】公丁、公丁香、丁子香。

【来源】为桃金娘科植物丁香 *Eugenia caryophyllata* Thunb. 的干燥花蕾。

【产地】主产于坦桑尼亚、马来西亚、印度尼西亚，我国海南与广东有引种。

【采收加工】秋季至翌年春季，当花蕾由绿色转红时采摘，晒干。

【商品类别】公丁香、母丁香。

【性状鉴别】公丁香花蕾略呈研棒状，长 1 ～ 2cm。花冠圆球形，直径 0.3 ～ 0.5cm，花瓣 4，复瓦状抱合，红棕色或棕褐色，纵剖花蕾，可见雄蕊、花柱和子房，雄蕊花丝向中心内弯曲。萼筒圆柱状，略扁，基部渐狭小，长 0.7 ～ 1.4cm，直径 0.3 ～ 0.6cm，红棕色或棕褐色，上部有 4 枚三角状的萼片，十字状分开。质坚实，富油性，放入水中，萼筒垂直向下。气芳香浓烈，味辛辣、有麻舌感。见图 8-1。

【品质要求】以个大、完整、饱满、红棕色、香气浓、油性足、入水下沉者为佳，本品含丁香酚（$C_{10}H_{12}O_2$）不得少于 11.0%。

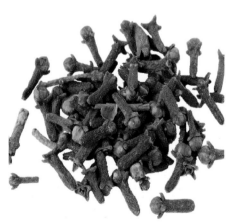

图 8-1　丁香药材图

【显微鉴别】粉末特征：暗红棕色，气芳香浓烈，味辛辣、有麻舌感。见图8-2。

① 纤维大多单个散在，也有2～3个成束，淡黄色或黄色。呈梭形，顶端钝圆，边缘平整或稍波状弯曲，有的呈不规则连珠状突起并扭曲，壁较厚，微木化。

② 花粉粒众多，极面观三角形，赤道表面观双凸镜形，具3副合沟，无色或淡黄色。

③ 草酸钙簇晶众多，大多存在于较小的薄壁细胞中，油室周围的薄壁细胞中常有多个簇晶聚集，偶有形成晶纤维。簇晶大小不一，棱角大多尖锐，少数角较钝，有的似方晶状。

④ 油室呈类圆形或椭圆形，直径约150μm，多破碎，分泌细胞界限不清，有的含黄色油状物。

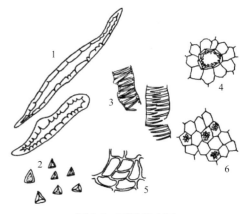

图8-2　丁香粉末图

1—木纤维；2—花粉粒；3—导管；
4—油室；5—花冠表皮细胞；
6—草酸钙簇晶

【理化鉴别】①氯仿提取液加三氯化铁试剂，呈绿色至蓝色。②取本品粉末1g，置试管中，加氯仿3mL，浸渍5min，吸取氯仿液2～3滴于载玻片上，加3%氢氧化钠溶液1滴，加盖玻片，片刻即有簇状细针形丁香酚钠结晶产生。

【主要成分】主含挥发油：丁香酚、β-丁香烯、乙酰基丁香酚等。

【性味功效】辛，温。温中降逆，补肾助阳。

【附注】①市场上曾出现拿已提取了挥发油成分的丁香晒干再出售，为劣质产品，其入水平躺浮于水面，应注意鉴别。

② 丁香以坦桑尼亚桑给巴尔岛和奔巴岛产量最大，以马来西亚的槟榔屿产者质量最佳。

③ 丁香一般是指公丁香，以丁香的花蕾入药，芳香气味浓烈，质佳；母丁香是以丁香的果实入药，芳香味淡，质差于公丁香。

母丁香 Mudingxiang

CARYOPHYLLI FRUCTUS

【别名】鸡舌香。

【来源】为桃金娘科植物丁香 Eugenia caryophyllata Thunb.的干燥近成熟果实。果将熟时采摘，晒干。

【性状鉴别】呈卵圆形或长椭圆形，长1.5～3cm，直径0.5～1cm。表面粗糙，黄棕色或褐棕色，有细皱纹；顶端有四个宿存萼片向内弯曲成钩状；基部有果梗痕；果皮薄壳状，可与种仁剥离，种仁由两片子叶合抱而成，子叶形如鸡舌（鸡舌香），棕色或暗棕色，显油性，中央具一明显的纵沟；内有胚，呈细杆状。质较硬，难折断。气香，味麻辣。见图8-3。

本品含丁香酚（$C_{10}H_{12}O_2$）不得少于0.65%。

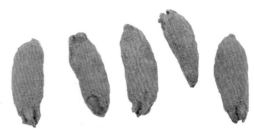

图8-3　母丁香药材图

【性味功效】功能主治与丁香同，但效力稍逊。

辛夷 Xinyi

MAGNOLIAE FLOS

【别名】辛夷花、迎春花、望春花、木笔花、会春花。

【来源】为木兰科植物望春花 *Magnolia biondii* Pamp.、玉兰 *Magnolia denudata* Desr. 或武当玉兰 *Magnolia sprengeri* Pamp. 的干燥花蕾。

【产地】主产于河南、四川、安徽、浙江、江苏、湖北、陕西、云南、贵州等地。

【采收加工】冬末春初花未开放时采收，除去枝梗，阴干。

【商品类别】按产地分：会春花（河南）、安春花（安徽）、杜春花（浙江）；按来源分：望春花、玉兰、武当玉兰。

【性状鉴别】**望春花** 呈倒卵圆锥形，似毛笔头，长1.2～2.5cm，直径0.8～1.5cm。基部常具短花梗，长约5mm，梗上有类白色点状皮孔。苞片2～3层，每层2片，两层苞片间有小鳞芽，苞片外表面密被灰白色或灰绿色茸毛，平伏紧贴，内表面类棕色，无毛。花被片9，棕色，外轮花被片3，条形，约为内两轮长的1/4，呈萼片状，内两轮花被片6，每轮3，轮状排列。雄蕊和雌蕊多数，螺旋状排列。体轻，质脆。气芳香，味辛凉而稍苦。

玉兰 长1.5～3cm，直径1～1.5cm。基部枝梗较粗壮，皮孔浅棕色。苞片外表面密被灰白色或灰绿色茸毛。花被片9，内外轮同型。

武当玉兰 长2～4cm，直径1～2cm。基部枝梗粗壮，皮孔红棕色。苞片外表面密被淡黄色或淡黄绿色茸毛，有的最外层苞片茸毛已脱落而呈黑褐色。花被片10～12（15），内外轮无显著差异。气味较淡。见图8-4。

【品质要求】以花蕾完整花朵紧闭、花被紧贴，花梗短、毛茸细软有光泽、香气浓者为佳。习惯认为望春花质最好，河南的会春花质最佳，其次是玉兰，武当玉兰稍差。本品含挥发油不得少于1.0%（mL/g），含木兰脂素（$C_{23}H_{28}O_7$）不得少于0.40%。

【理化鉴别】取本品乙醚回流提取液（1：6）点于滤纸上，喷洒2%高锰酸钾水溶液，产生黄色斑点，背景为红紫色。

【主要成分】主含挥发油：桉油精、丁香酚、胡椒酚甲醚等。

【性味功效】辛，温。散风寒，通鼻窍。

【附注】同属植物紫花玉兰 *Magnolia liliflora* Desr 及大花玉兰 *Magnolia dive* 的花蕾在商品中也有使用，但非药典品种，应注意区别。紫花玉兰较小，外部紫色，内部白色，先端钝圆；大花玉兰较大，倒卵形或匙形，浅红色。

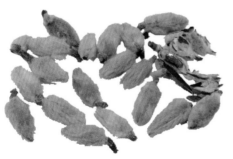

图8-4 辛夷药材图

金银花 Jinyinhua

LONICERAE JAPONICAE FLOS

【别名】银花、忍冬花、二花、双花。

【来源】为忍冬科植物忍冬 *Lonicera japonica* Thunb. 的干燥花蕾或带初开的花。

【产地】主产于河南、山东等地，多为栽培，其中以山东产量最大。

【采收加工】夏初花开放前采收，干燥。

【商品类别】东银花或济银花（山东产）、密银花或怀银花（河南产）。

【性状鉴别】呈棒状，上粗下细，尖端不开口钝圆（习称"尖子银花"）或稍开放，略弯曲，长 2 ～ 3cm，上部直径约 3mm，下部直径约 1.5mm。表面黄白色或黄青色（久贮色渐深），密被短茸毛。偶见叶状苞片。花萼绿色，先端 5 裂，裂片有毛，长约 2mm。开放者花冠筒状，先端二唇形；雄蕊 5，附于筒壁，黄色；雌蕊 1，子房无毛。气清香，味淡微苦。手握之有顶手的感觉。见图 8-5。

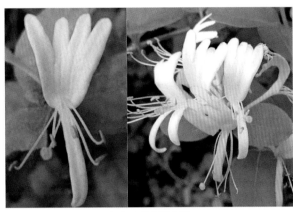
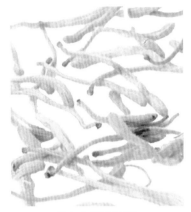

（a）金银花鲜花图　　　　　　　　　　　　　（b）金银花药材图

图 8-5　金银花鲜花和药材图

【品质要求】以花蕾多、色黄白或黄青、气清香、无枝叶者为佳，其中密银花质量最好。本品按干燥品计算，含绿原酸（$C_{16}H_{18}O_9$）不得少于 1.5%，含木犀草苷（$C_{21}H_{20}O_{11}$）不得少于 0.050%。

【显微鉴别】粉末特征：绿白色，微有香气，微甘。见图 8-6。

① 腺毛较多，头部倒圆锥形，顶端平坦，侧面观有 10 ～ 33 个细胞，有的细胞含淡黄色物。

② 非腺毛极多，单细胞。有的细胞壁厚，有的细胞壁薄，表面有微细疣状或泡状突起。

③ 簇晶散在于薄壁细胞中，棱角细尖。

④ 花粉粒众多，黄色，球形或三角形，外壁表面有细密短刺及圆形细颗粒状雕纹，具 3 个萌发孔。

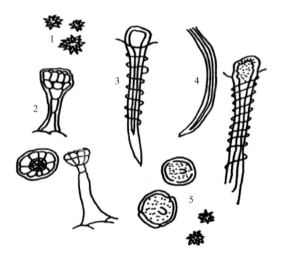

图 8-6　金银花粉末图

1—草酸钙簇晶；2—腺毛；3—厚壁非腺毛；
4—薄壁非腺毛；5—花粉粒

【主要成分】绿原酸、异绿原酸、咖啡酸、木犀草苷等。

【性味功效】甘，寒。清热解毒，疏散风热。

【附注】① 花初开者，蕊瓣俱白色，两三日后，则色变黄，新旧相参，黄白相映，故称金银花。

② 密银花花蕾稍长，有密样香气；济银花花蕾稍短，香气较密银花逊。

③《中国药典》同时收载了金银花同属植物灰毡毛忍冬 *Lonicera macranthoides* Hand.-Mazz.、红腺忍冬 *Lonicera hypoglauca* Miq.、华南忍冬 *Lonicera confusa* DC. 或黄褐毛忍冬 *Lonicera fulvotomentosa* Hsu et S.C.Cheng 的干燥花蕾或带初开的花，作"山银花"药用。

山银花 Shanyinhua

LONICERAE FLOS

【别名】金银花、土银花。

【来源】为忍冬科植物灰毡毛忍冬 *Lonicera macranthoides* Hand.-Mazz.、红腺忍冬 *Lonicera hypoglauca* Miq.、华南忍冬 *Lonicera confusa* DC.或黄褐毛忍冬 *Lonicera fulvotomentosa* Hsu et S.C.Cheng 的干燥花蕾或带初开的花。

【产地】主产于贵州、湖北、湖南、四川、广东、广西等地。

【采收加工】夏初花开放前采收，干燥。

【性状鉴别】**灰毡毛忍冬** 呈棒状而稍弯曲，长 3 ~ 4.5cm，上部直径约 2mm，下部直径约 1mm。表面绿棕色至黄白色。总花梗集结成簇，开放者花冠裂片不及全长之半。质稍硬，手捏之稍有弹性。气清香。味微苦甘。见图8-7（a）。

红腺忍冬 长 2.5 ~ 4.5cm，直径 0.8 ~ 2mm。表面黄白至黄棕色，无毛或疏被毛，萼筒无毛，先端5裂，裂片长三角形，被毛，开放者花冠下唇反转，花柱无毛。

华南忍冬 长 1.6 ~ 3.5cm，直径 0.5 ~ 2mm。萼筒和花冠密被灰白色毛，子房有毛。见图8-7（b）。

黄褐毛忍冬 长 1 ~ 3.4cm，直径 1.5 ~ 2mm。花冠表面淡黄棕色或黄棕色，密被黄色茸毛。

【品质要求】以花蕾多、绿棕色、枝叶少、气清香者为佳，本品含绿原酸（$C_{16}H_{18}O_9$）不得少于2.0%，含灰毡毛忍冬皂苷乙（$C_{65}H_{106}O_{32}$）和川续断皂苷乙（$C_{53}H_{86}O_{22}$）的总量不得少于5.0%。

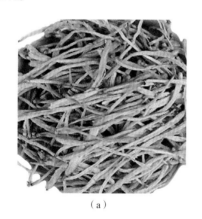
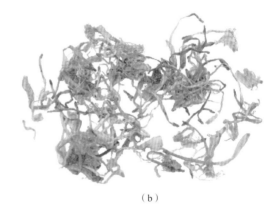

（a）　　　　　　　　　　　　　　（b）

图8-7　山银花药材图

【显微鉴别】粉末特征：绿白色，微有香气，微甘。

① 腺毛较多，头部倒圆锥形，顶端平坦，侧面观20 ~ 60 ~ 100细胞，有的细胞含淡黄色物。

② 非腺毛极多，单细胞。有的细胞壁厚，有的细胞壁薄，表面有微细疣状或泡状突起。

③ 簇晶散在于薄壁细胞中，棱角细尖。

④ 花粉粒众多，黄色，球形或三角形，外壁表面有细密短刺及圆形细颗粒状雕纹，具3个萌发孔。

【主要成分】绿原酸、异绿原酸等。

【性味功效】甘，寒。清热解毒，疏散风热。

【附注】①金银花成对腋生，二瓣，一大一小；而山银花特别是灰毡毛忍冬成簇而长。

② 忍冬品种较多，同属植物中毛花柱忍冬、细苞忍冬、大花忍冬、淡红忍冬、刚毛忍冬等在某些地区也当金银花入药，仅作地区使用品种。

菊花 Juhua

CHRYSANTHEMI FLOS

【别名】药菊、甘菊、白菊花、黄菊花。

【来源】为菊科植物菊 *Chrysanthemum morifolium* Ramat. 的干燥头状花序。

【产地】多栽培，主产于安徽、河南、浙江、湖北、江苏、四川等省，江西、湖南、山东、河北亦产。

【采收加工】9～11月花盛开时分批采收，阴干或焙干，或熏、蒸后晒干。贡菊多炭火焙干；亳菊阴干或焙干；滁菊多阴干，或半阴干后用硫黄稍熏后晒干；杭菊用隔水蒸3～5min后，取出晒干。

【商品类别】药材按产地和加工方法不同，分为"亳菊""贡菊""滁菊""杭菊"。

【性状鉴别】**亳菊**　呈倒圆锥形或圆筒形，有时稍压扁呈扇形，直径1.5～3cm，离散。总苞（花蒂）碟状；总苞片3～4层，卵形或椭圆形，草质，黄绿色或褐绿色，外面被柔毛，边缘膜质。花托半球形，无托片或托毛。舌状花（花瓣）数层，雌性，位于外围，类白色，劲直，上举，纵向折缩，散生金黄色腺点；管状花（花心）多数，两性，位于中央，为舌状花所隐藏，黄色，顶端5齿裂。瘦果不发育，无冠毛。体轻，质柔润，干时松脆。气清香，味甘、微苦。

贡菊　呈扁球形或不规则球形，直径1.5～2.5cm。舌状花，5～8层，白色或类白色，斜升，上部反折，边缘稍内卷而皱缩，通常无腺点；管状花少，金黄色，外露；总苞3～4层，翠绿色。气清香，味甘、微苦。见图8-8（a）。

滁菊　呈不规则球形或扁球形，绒球状，直径1.5～2.5cm。舌状花略短而疏，4～6层，类白色，不规则扭曲，内卷，边缘皱缩，有时可见淡褐色腺点；管状花大多隐藏。总苞淡褐色。

杭菊　呈碟形或扁球形，直径2.5～4cm，常数个相连成片。舌状花3～4层，类白色或黄色，平展或微折叠，彼此粘连，通常无腺点；管状花多数，外露。总苞灰绿色。质柔润。气芳香，味甘微苦。见图8-8（b）。

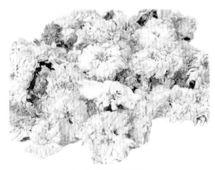
（a）贡菊药材图

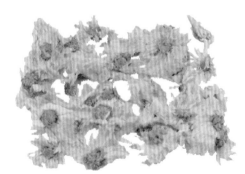
（b）杭菊药材图

图8-8　菊花药材图

【品质要求】以花序完整、颜色新鲜、气清香、梗叶少者为佳，本品含绿原酸（$C_{16}H_{18}O_9$）不得少于0.20%，含木犀草苷（$C_{21}H_{20}O_{11}$）不得少于0.080%，含3,5-*O*-双咖啡酰基奎宁酸（$C_{25}H_{24}O_{12}$）不得少于0.70%。

【理化鉴别】取本品95%乙醇提取液（1：10）1mL于试管中，加镁粉适量，再加入浓盐酸数滴，呈樱红色。

【主要成分】挥发油、腺苷、菊苷、黄酮类化合物，如香叶木素、芹菜素、木犀草素、槲皮素等。

【性味功效】甘、苦，微寒。散风清热，平肝明目，清热解毒。

【附注】① 据相关资料报道，地球上，菊花品种有2.5万多种，但供中医药用的仅10种左右。经长期的使用与筛选，常用的商品菊花有"亳菊""滁菊""贡菊""杭菊"，号称"四大名菊"。

② 传统上，菊花的经营分两大类，一类称"药菊"，包括贡菊、滁菊、亳菊、黄杭菊（又称汤黄菊）、怀菊、川菊、祈菊、苏菊等，其中以贡菊为最好；另一类称"茶菊"，即杭白菊，气清香，苦味少，人们喜好用之泡茶。因杭白菊大量种植，产量大，现也用于配方药用。

③ 菊花商品按性状分白菊、滁菊、贡菊、杭菊，按产地分亳菊、祁菊、怀菊、杭菊、贡菊、川菊、滁菊、济菊、平江菊等，按加工方法分晒菊、烘菊、蒸菊等。

❀ 红花 Honghua ❀
CARTHAMI FLOS

【别名】草红花、红蓝花、生花。

【来源】为菊科植物红花 *Carthamus tinctorius* L. 的干燥花。

【产地】多栽培，主产于河南、四川、云南、浙江、江苏、新疆等地。

【采收加工】夏季花由黄变红时清晨雾露未干时采摘，阴干或晒干。

【商品类别】怀红花、川红花、云红花、杜红花、新疆红花。

【性状鉴别】为不带子房的管状花，长1～2cm。表面红黄色或红色。花冠呈细筒状，细长，先端5裂，裂片呈狭条形；雄蕊5，花药聚合成筒状（聚药雄蕊），黄白色；柱头长圆柱形，顶端微分叉。质柔软。气微香，味微苦。红花水泡后呈金黄色溶液。见图8-9。

【品质要求】以花冠长而宽、色深红或鲜红、无枝刺、质柔软、气香者为佳，以河南怀红花最好，川红花稍次。本品含羟基红花黄色素A（$C_{27}H_{32}O_{16}$）不得少于1.0%，含山奈素（$C_{15}H_{10}O_6$）不得少于0.050%。

【显微鉴别】粉末特征：橙黄色或橙红色，气微香，味微苦。见图8-10。

① 分泌细胞呈长管道状，胞腔内充满黄色

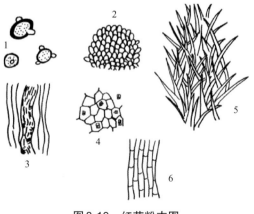

图8-10　红花粉末图

1—花粉粒；2—花冠裂片顶端表皮细胞；
3—长管状分泌细胞；4—草酸钙方晶；
5—柱头及花柱上部表皮细胞；6—花粉囊内壁细胞

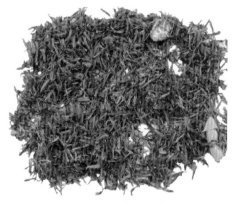

图8-9　红花药材图

中药传统鉴定技术

或红棕色分泌物。

② 花粉粒深黄色。呈类圆形、椭圆形或橄榄形，有3个萌发孔，孔口类圆形或长圆形。

③ 花柱碎片深黄色。表皮细胞分化成单细胞毛，呈圆锥形，平直或稍微弯曲，先端尖。

④ 花冠裂片表皮细胞表面观呈类长方形或长条形，垂周壁薄，波状或微波状弯曲。有的细胞（裂片顶端）深黄色，壁稍厚，外壁突起作短绒毛状。

⑤ 花冠基部细胞类方形，排列较整齐，壁稍厚。

【理化鉴别】①取本品少许浸入水中，水被染成金黄色，而花瓣不退色。②取本品1g，加稀乙醇10mL，浸渍。倾取浸出液，于浸出液内悬挂一条滤纸，5min后把滤纸条放入水中，随即取出，滤纸条上部显淡黄色，下部显淡红色。

【主要成分】含红花苷、红花醌苷和新红花素及红花黄色素、山柰素、槲皮素、脂肪酸等。

【性味功效】辛，温。活血通经，散瘀止痛。

【附注】市场上红花常人为地掺入极细的泥沙、面粉等，或用别的红色花瓣切丝冒充，应注意鉴别。

西红花 Xihonghua

CROCI STIGMA

【别名】番红花、藏红花、西藏红花、西花。

【来源】为鸢尾科植物番红花 *Crocus sativus* L.的干燥柱头。

【产地】多栽培，主产于西班牙、希腊、法国、德国、伊朗、印度等国，我国西藏、上海、浙江、江苏等地有引种栽培品。

【采收加工】秋冬季节花开时采摘花朵，摘下柱头，通风晾干或低温烘干。

【商品类别】干红花、湿红花、上海西红花。

【性状鉴别】呈线形，三分枝，长约3cm。暗红色，上部较宽而略扁平，顶端边缘显不整齐的齿状，展开后柱头呈喇叭状，内侧有一短裂隙，下端有时残留一小段黄色花柱。体轻，质松软，无油润光泽，干燥后质脆易断。气特异，微有刺激性，味微苦。本品浸于水中，可见橙黄色成直线下降，并逐渐扩散，水被染成黄色，无沉淀。见图8-11。

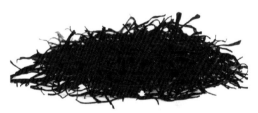

图8-11　西红花

【品质要求】以色紫红、黄色花柱少、无杂质、香气浓者为佳。本品含西红花苷-Ⅰ（$C_{44}H_{64}O_{24}$）和西红花苷-Ⅱ（$C_{38}H_{54}O_{19}$）的总量不得少于10.0%。

【显微鉴别】粉末特征：橙红色，味微苦。

① 表皮细胞表面观长条形，壁薄，微弯曲，有的外壁凸出呈乳头状或绒毛状，表面隐约可见纤细纹理。

② 柱头顶端表皮细胞绒毛状，直径26 ~ 56μm，表面有稀疏纹理。

③ 草酸钙结晶聚集于薄壁细胞中，呈颗粒状、圆簇状、棱形或类方形，直径2 ~ 14mm。

【理化鉴别】①取本品少量，置白瓷板上，加硫酸1滴，酸液显蓝色经紫色缓缓变为红褐色或棕色。②取本品粉末少许，加碘液1滴，真品不变色，若变蓝色、蓝黑色和紫色，则为伪品。

【主要成分】西红花苷、西红花苦苷、脂肪油等。

【性味功效】甘，平。活血化瘀，凉血解毒，解郁安神。

【附注】① 明清时期，西红花多从印度经西藏运入我国，故药材行业中常习惯称为"西藏红花"或"西红花"。

②西红花为贵细中药材，市场上时有伪品出现，曾出现过的伪品有：

a.用玉米须、大红花等切段切丝冒充西红花，浸水中不成喇叭状；

b.用西红花的雄蕊及莲须、黄花菜等切丝染色冒充西红花，浸水中不成喇叭状，水被染成红色；

c.用纸浆做成丝状，染色而成，浸水中不成喇叭状，水被染成红色；

d.将正品西红花掺入食糖、淀粉、糊精，或盐类，或植物油等增加重量。

款冬花 Kuandonghua

FARFARAE FLOS

【别名】款冬、款花、冬花、连三朵。

【来源】为菊科植物款冬 *Tussilago farfara* L.的干燥花蕾。

【产地】主产于河南、山西、甘肃、陕西等地，以河南、山西产量最大，甘肃、陕西质量最好。

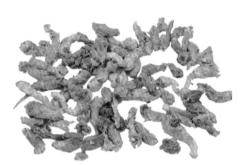

图8-12 款冬花药材图

【采收加工】12月或地冻前当花尚未出土时采挖，除去花梗和泥沙，阴干。

【性状鉴别】呈长圆棒状。单生或2～3个基部连生（俗称"连三朵"），长1～2.5cm，直径0.5～1cm。上端较粗，下端渐细或带有短梗，外面被有多数鱼鳞状苞片。苞片外表面紫红色或淡红色，下部带绿色，顶端没开放的舌状花和管状花呈淡红色（称"绿衣红嘴"），内表面密被白色絮状茸毛。体轻，撕开后可见白色茸毛（称"蜘蛛丝"）。气香，味微苦而辛，带黏性，嚼之棉絮状。见图8-12。

【品质要求】以花蕾大、色紫红、花梗短、无泥块者佳，花梗已木质和已开放者不可药用。本品按干燥品计算，含款冬酮（$C_{23}H_{34}O_5$）不得少于0.070%。

【理化鉴别】①取本品甲醇回流提取液（1：10）1滴，加点在滤纸上，置紫外灯下观察，应显暗蓝紫色，点样处喷以5%三氯化铝试液，则显亮淡蓝色荧光。②取本品甲醇回流提取液（1：10）10mL，蒸干，残渣用1mL氯仿溶解，加1mL浓硫酸，氯仿层显绿色荧光，硫酸层显红色。

【主要成分】款冬二醇、山金车二醇、蒲公英黄色素及三萜皂苷、挥发油、鞣质和黏液质等。

【性味功效】辛、微苦，温。润肺下气，止咳化痰。

【附注】菊科植物蜂斗菜 *Petasites japonicus*（Sieb et Zucc）Maxim.及毛裂蜂斗菜 *Petasites tricholobus* Franch的花蕾在青海、甘肃、陕西等地当款冬花入药，广东地区极少见该产品，但要注意鉴别。

厚朴花 Houpohua

MAGNOLIAE OFFICINALIS FLOS

【别名】朴花。

【来源】为木兰科植物厚朴 *Magnolia officinalis* Rehd.et Wils.或凹叶厚朴 *Magnolia officinalis*

Rehd. et Wils. var. *biloba* Rehd. et Wils. 的干燥花蕾。

【产地】主产于四川、湖北、浙江等，安徽、陕西、江西亦产。

【采收加工】春季花未开放时采摘，稍蒸后，晒干或低温干燥。

【性状鉴别】呈长圆锥形，形似大毛笔头，长4～7cm，基部直径1.5～2.5cm。红棕色至棕褐色。花被多为12片，肉质较厚，外层的呈长方倒卵形，内层的呈匙形。雄蕊多数，花药条形，淡黄棕色，花丝宽而短。心皮多数，分离，螺旋状排列于圆锥形的花托上。花梗长0.5～2cm，密被灰黄色茸毛，偶无毛。质脆，易破碎。气香，味淡。见图8-13。

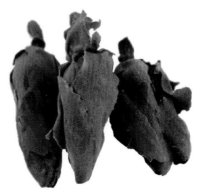

图8-13　厚朴花药材图

【品质要求】以未开放、完整、棕红色、花梗短、香气浓者为佳。本品含厚朴酚（$C_{18}H_{18}O_2$）与和厚朴酚（$C_{18}H_{18}O_2$）的总量不得少于0.20%。

【饮片特征】纵剖成两半，余同药材。

【显微鉴别】粉末特征：红棕色，气香，味淡。

① 花被表皮细胞多角形或椭圆形，表面有密集的疣状突起，有的具细条状纹理。

② 石细胞众多，呈不规则分枝状，壁厚7～13μm，孔沟明显，胞腔大。

③ 油细胞类圆形或椭圆形，直径37～85μm，壁稍厚，内含黄棕色物。

④ 花粉粒椭圆形，长径48～68μm，短径37～48μm，具一远极沟，表面有细网状雕纹。

⑤ 非腺毛1～3细胞，长820～2300μm，壁极厚，有的表面具螺状角质纹理，单细胞者先端长尖，基部稍膨大，多细胞者基部细胞较短或明显膨大，壁薄。

【主要成分】厚朴酚、异厚朴酚、β-谷甾醇、槲皮素等。

【性味功效】苦，微温。芳香化湿，理气宽中。

【附注】厚朴花伪品常有：① 同科四川木莲 *Manglietiv szechuanica* 的花蕾。花蕾卵圆形，距花被下3～6mm处具1苞片脱落痕；花被片9，紫红色外轮3片倒卵形。

② 同科植物山玉兰 *Magnolia delavayi* Franch. 的花蕾。花圆锥形，大，苞片偶脱落，花被片9～12，肉质，肥厚，花托卵圆锥形，较大，花梗较光滑，具稀疏环节，无毛。

③ 同科植物深山含笑花 *Michelia maudiae* Dunn 的花蕾，花蕾小毛笔头状，苞片残存，花被片9，较薄，可见纵向脉纹，花托细长，类圆柱形，花梗较光滑，具稀疏的环节，无毛。

④ 同科植物荷花玉兰 *Magnolia grandiflora* L. 的花蕾。花蕾圆锥形，大，苞片偶脱落，花被片9～13，肉质，外层近方倒卵形，内层呈宽倒卵形。

蒲黄 Puhuang

TYPHAE POLLEN

【别名】香蒲黄、水烛蒲黄、卜黄、蒲花。

【来源】为香蒲科植物水烛香蒲 *Typha angustifolia* L.、东方香蒲 *Typha orientalis* Presl 或同属植物的干燥花粉。

【产地】江苏、浙江、山东、安徽、湖北、贵州、山西等地。

【采收加工】夏季采收蒲棒上部的黄色雄花序，晒干后碾轧，筛取花粉，即为"蒲黄"。剪取雄花后，晒干，成为带有雄花的花粉，即为"草蒲黄"。

【商品类别】草蒲黄、蒲黄。

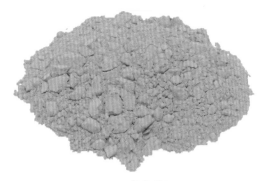

图8-14 蒲黄药材图

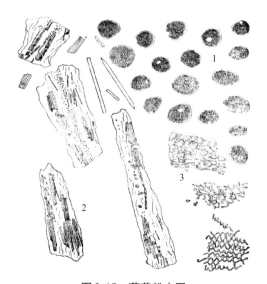

图8-15 蒲黄粉末图

1—花粉粒；2—草酸钙针晶；3—花粉囊内壁细胞

【性状鉴别】蒲黄 黄色粉末。体轻，易飞扬，放水中则漂浮水面，手捻有滑腻感，易附着手指上。气微，味淡。

草蒲黄 为蒲黄花粉、花丝、花药的混合物，呈黄棕色絮状，手捻粗糙，轻泡，气微，味淡。见图8-14。

【品质要求】以无丝、花药、花梗，纯净、粉细、体轻、鲜黄色、滑润强者为佳。本品按干燥品计算，含异鼠李素-3-O-新橙皮苷（$C_{28}H_{32}O_{16}$）和香蒲新苷（$C_{34}H_{42}O_{20}$）的总量不得少于0.50%。

【显微鉴别】粉末特征：黄色，气微，味淡。见图8-15。

① 花粉粒黄色，类球形、长圆形、圆三角形或广卵圆形，直径20～40mm，长约至35mm，外壁厚约1.5mm，内外层近等厚。表面具拟网状雕状，网脊粗而中断，具单孔（远极孔），不甚明显。光切面观花粉轮廓线呈微细的凸波状。

② 草酸钙针晶长，末端尖锐或稍钝。量多。

③ 花粉囊内壁细胞表面观略呈条状，细胞界限不明显，有不规则螺状纹理。

【理化鉴别】①取本品少许，燃烧时应无爆鸣声和闪光现象出现（区别海金沙）。②取本品0.1g，加乙醇5mL，温浸，滤过。取滤液1mL，加镁粉适量，再加入浓盐酸数滴，溶液渐显樱红色。

【主要成分】脂肪油、氨基酸、β-谷甾醇、黄酮类化合物，如：槲皮素、芸香苷、异鼠李素等。

【性味功效】甘、平。止血，化瘀，通淋。

【附注】蒲黄药材粉末状，极易人为地掺杂，常掺的物质有滑石粉、淀粉或黄泥粉等，应注意鉴别。

洋金花 Yangjinhua

DATURAE FLOS

【别名】曼陀罗花。

【来源】茄科植物白花曼陀罗 *Datura metel* L. 的干燥花。

【产地】江苏、浙江、广东等地。以江苏产者为优。

【采收加工】4～11月花初开时采收，晒干或低温干燥。

【性状鉴别】多皱缩成条状，完整者长9～15cm。花萼呈筒状，长为花冠的2/5，灰绿色或灰黄色，先端5裂，基部具纵脉纹5条，表面微有茸毛；花冠呈喇叭状，淡黄色或黄棕色，先端5浅裂，裂片有短尖，短尖下有明显的纵脉纹3条，两裂片之间微凹，雄蕊5，花丝贴生于花冠筒内，长为花冠的3/4；雌蕊1，柱头棒状。烘干品质柔韧，气特异；晒干品质脆，气微，味

中药传统鉴定技术

微苦。见图8-16。

【品质要求】以朵大、质厚、黄棕色、气特异明显者为佳。本品含东莨菪碱（$C_{17}H_{21}NO_4$）不得少于0.15%。

【饮片特征】同药材。

【显微鉴别】粉末特征：淡黄色，气微，味微苦。见图8-17。

① 花粉粒类球形或长圆形，直径42～65mm，表面有条纹状雕纹。

② 花萼非腺毛1～3细胞，壁具疣突；花冠裂片边缘非腺毛1～10细胞，壁微具疣突；花丝基部非腺毛粗大，1～5细胞，基部直径约至128mm，顶端钝圆。

③ 腺毛头部1～5细胞，柄1～5细胞。

④ 花萼、花冠薄壁细胞中有草酸钙砂晶、方晶及簇晶。

【主要成分】东莨菪碱、莨菪碱等多种生物碱。

【性味功效】辛，温；有毒。平喘止咳，解痉定痛。

【附注】洋金花常被误当凌霄花入药，引起中毒反应，应注意鉴别。

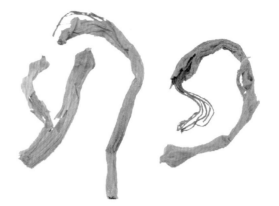

图8-16　洋金花药材图

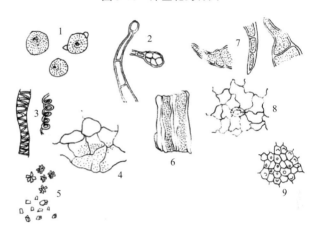

图8-17　白花曼陀罗粉末图

1—花粉粒；2—腺毛；3—导管；4—草酸钙砂晶；5—草酸钙方晶、簇晶；6—黄棕色条块；7—非腺毛；8—花冠下表皮；9—花冠上表皮

本章其他药材

品名	来源	产地	性味	功效
野菊花	菊科植物野菊 *Chrysanthemum indicum* L.的干燥头状花序	吉林、辽宁、河北、河南等	苦、辛，微寒	清热解毒，泻火平肝
槐花	豆科植物槐 *Sophora japonica* L.的干燥花及花蕾。前者习称"槐花"，后者习称"槐米"	河北、山东、河南、辽宁等	苦，微寒	凉血止血，清肝泻火
旋覆花	菊科植物旋覆花 *Inula japonica* Thunb.或欧亚旋覆花 *Inula britannica* L.的干燥头状花序	河南、江苏、浙江等	苦、辛、咸，微温	降气，消痰，行水，止呕
谷精草	谷精草科植物谷精草 *Eriocaulon buergerianum* Koern.的干燥带花茎的头状花序	浙江、湖北、江苏等	辛、甘，平	疏散风热，明目退翳
合欢花	豆科植物合欢 *Albizia julibrissin* Durazz.的干燥花序或花蕾。前者习称"合欢花"，后者习称"合欢米"	河北、河南、陕西、江苏等	甘，平	解郁安神
木棉花	木棉科植物木棉 *Gossampinus malabarica*（DC.）Merr.的干燥花	广东、广西、福建、贵州等	甘、淡，凉	清热利湿，解毒
鸡冠花	苋科植物鸡冠花 *Celosia cristata* L.的干燥花序	河北、安徽、河南、江苏等	甘、涩，凉	收敛止血，止带，止痢
玫瑰花	蔷薇科植物玫瑰 *Rosa rugosa* Thunb.的干燥花蕾	山东、安徽、江苏、浙江等	甘、微苦，温	行气解郁，和血，止痛

品名	来源	产地	性味	功效
月季花	蔷薇科植物月季 *Rosa chinensis* Jacq. 的干燥花	河南、江苏、山东、湖北等	甘，温	活血调经，疏肝解郁
梅花	蔷薇科植物梅 *Prunus mume*（Sieb.）Sieb.et Zucc. 的干燥花蕾	四川、湖北、江苏、广西等	微酸，平	疏肝和中，化痰散结
密蒙花	马钱科植物密蒙花 *Buddleja officinalis* Maxim. 的干燥花蕾和花序	陕西、安徽、河南、四川等	甘，微寒	清热泻火，养肝明目，退翳
凌霄花	紫葳科植物凌霄 *Campsis grandiflora*（Thunb.）K.Schum. 或美洲凌霄 *Campsis radicans*（L.）Seem. 的干燥花	河北、山东、河南、福建、广东、广西等	甘，酸，寒	活血通经，凉血祛风
松花粉	松科植物马尾松 *Pinus massoniana* Lamb.、油松 *Pinus tabulie formis* Carr. 或同属数种植物的干燥花粉	浙江、江苏、辽宁、吉林等	甘，温	收敛止血，燥湿敛疮
芫花	瑞香科植物芫花 *Daphne genkwa* Sieb.et Zucc. 的干燥花蕾	山东、河南、江苏、安徽等	苦、辛，温；有毒	泻水逐饮；外用杀虫疗疮
闹羊花	杜鹃花科植物羊踯躅 *Rhododendron molle* G.Don 的干燥花	江苏、浙江、安徽、湖南等	辛，温；有大毒	祛风除湿，散瘀定痛

中药传统鉴定技术

第九章
叶类中药

　　叶类药材一般以完整而生长茂盛的干燥叶入药。大多数为单叶，如枇杷叶、艾叶；少数为复叶的小叶，如番泻叶；也有用带叶的枝梢，如侧柏叶；也有用叶柄的，如荷梗、棕板。

　　叶类药材由于叶片薄，经过采制、干燥和包装等过程，常皱缩或破碎，观察其特征时，有的需湿润展开后，才能识别。对叶片的观察，一般应注意形状、大小、色泽、叶端、叶基、叶缘、叶脉、上下表面、质地、气味等。此外，叶柄的形状、长短、叶鞘、托叶和附属物的有无等，也需注意。

　　叶类药材一般以身干、无枝梗及杂质、无霉坏为合格，以大张、完整、气味及色泽正常者为佳。贮藏时，干燥叶张大平展者，如枇杷叶、荷叶等，应叠齐扎把后，用硬材料包装；小张或卷缩者，可直接压紧包装。贮藏中应防潮、防重压、防变色。

银杏叶 Yinxingye
GINKGO FOLIUM

【别名】白果叶、公孙树叶。

【来源】银杏科植物银杏 *Ginkgo biloba* L.的干燥叶。

【产地】多栽培，主产于广西、四川、湖北、河南、山东、江苏等地，全国广为栽培。

【采收加工】秋季叶尚绿时采收，及时干燥。

【性状鉴别】多皱折或破碎，完整者呈扇形，长3～12cm，宽5～15cm。黄绿色或浅棕黄色，上缘呈不规则的波状弯曲，有的中间凹入，深者可达叶长的4/5。具二叉状平行叶脉，细而密，光滑无毛，易纵向撕裂。叶基楔形，叶柄长2～8cm。体轻。气微，味微苦。见图9-1。

【品质要求】以色黄绿、完整者为佳。本品含总黄酮醇苷不得少于0.40%，含萜类内酯以银杏内酯A（$C_{20}H_{24}O_9$）、银杏内酯B（$C_{20}H_{24}O_{10}$）、银杏内酯C（$C_{20}H_{24}O_{11}$）和白果内酯（$C_{15}H_{18}O_8$）的总量计，不得少于0.25%。

【理化鉴别】①取本品粉末10g，加水100mL，煮沸15min，滤过，取滤液2mL，加镁粉少量及浓盐酸3～4滴，置水浴中加热数分钟，显红棕色。②取上述滤液适量，点于滤纸上，喷2%三氯化铝-乙醇溶液，干后置紫外灯（365nm）下观察，可见黄绿色荧光。

【主要成分】黄酮类成分：银杏双黄酮、异银杏

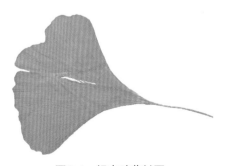

图9-1　银杏叶药材图

双黄酮、去甲基银杏双黄酮、芸香苷、山柰素、槲皮素等；萜类内酯成分：银杏内酯A、银杏内酯B、银杏内酯C及银杏新内酯A；酸类成分：毒八角酸、D-糖质酸、白果酸等。

【性味功效】甘、苦、涩、平。活血化瘀，通络止痛，敛肺平喘，化浊降脂。

【附注】① 银杏树属裸子植物，和它同门的所有其他植物都已灭绝，被称为"孑遗植物"，是生物演化学史上的"活化石"或"长寿树"，又称为植物界的大熊猫。为我国特有树种，具有很高的药用价值。

② 银杏叶含大量的银杏酸，银杏酸有毒性，大量服用或长期服用损害心脏。一般刚采下或买回来的叶子未经深加工不可冲水服用。

番泻叶 Fanxieye
SENNAE FOLIUM

【别名】泻叶。

【来源】豆科植物狭叶番泻 *Cassia angustifolia* Vahl 或尖叶番泻 *Cassia acutifolia* Delile 的干燥小叶。

【产地】多为栽培，主产于印度、埃及、苏丹及我国云南、广东和海南等地。

【采收加工】狭叶番泻在开花前采摘，阴干；尖叶番泻于9月果实将成熟时采摘，晒干。

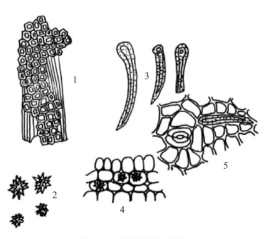

图9-2 番泻叶药材图

图9-3 番泻叶粉末图
1—晶鞘纤维；2,4—簇晶；3—非腺毛；
5—表皮细胞及气孔

【商品类别】狭叶番泻、尖叶番泻。

【性状鉴别】狭叶番泻 长卵形或卵状披针形，长1.5～5cm，宽0.4～2cm，具短叶柄，叶端急尖，叶基稍不对称，全缘。上表面黄绿色，下表面浅黄绿色，无毛或近无毛，叶脉稍隆起。革质。气微弱而特异，味微苦，嚼之稍有黏性。

尖叶番泻 披针形或长卵形，略卷曲，叶端短尖或微凸，叶基不对称，两面均有细短毛茸。质薄而脆，微呈革质状。气微弱而特异，味微苦，嚼之有黏性。见图9-2。

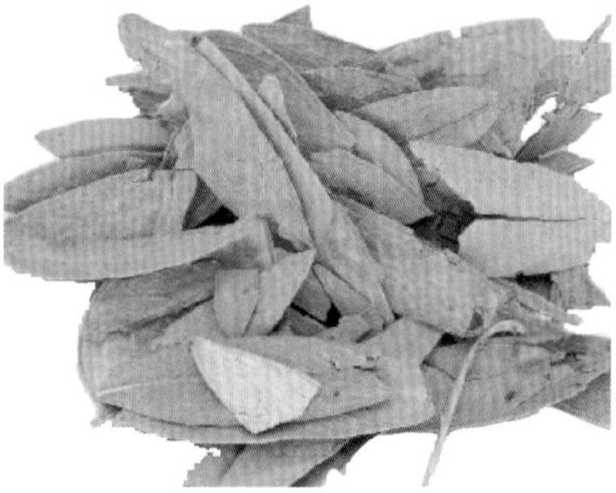

【品质要求】以叶大而厚、完整不碎，色绿、枝梗少者为佳。本品含番泻苷A（$C_{42}H_{38}O_{20}$）和番泻苷B（$C_{42}H_{38}O_{20}$）的总量不得少于1.1%。

【显微鉴别】粉末特征：淡绿色或黄绿色，味甘、苦，气特异。见图9-3。

① 非腺毛单细胞，壁厚，具有疣状突起，木化，基部稍弯曲。

② 薄壁细胞含草酸钙簇晶，个头小。

③ 晶纤维多，草酸钙方晶边长12～15μm。

④ 气孔主为平轴式，副卫细胞大多为2个，少数有3个。表皮细胞呈多角形，垂周壁平直。

⑤ 导管多为具缘纹孔导管。

【理化鉴别】本品粉末遇碱液生成红色。

【主要成分】含番泻苷A、番泻苷B、番泻苷C、番泻苷D及大黄酸、大黄酚、芦荟大黄素等。

【性味功效】甘、苦，寒。泻热行滞，通便，利水。

【附注】混淆品 ① 耳叶番泻叶：同科植物耳叶番泻 *Cassia auriculata*.L 的干燥小叶。常混于进口番泻叶中，该品含蒽醌苷极微，无泻下作用。小叶呈卵圆形或倒卵形，长 1 ~ 2.5cm，宽 0.5 ~ 1cm，先端钝圆或微凹陷，或具刺突，基部对称或不对称，上表面黄绿色，下表面灰绿色，两面具灰白色茸毛，气微，味微苦，嚼之稍有黏性。

② 卵叶番泻叶：同科植物卵叶番泻 *Cassia obovata* Colladon 的干燥小叶。小叶呈倒卵形，具棘尖，被短茸毛。

❖ 大青叶 Daqingye ❖

ISATIDIS FOLIUM

【别名】大蓝叶、菘蓝叶、板蓝根叶。

【来源】十字花科植物菘蓝 *Isatis indigotica* Fort. 的干燥叶。

【产地】多栽培。主产于河北、江苏、安徽、陕西、贵州、湖北、河南等地。

【采收加工】夏、秋二季分 2 ~ 3 次采收，除去杂质，晒干。

【性状鉴别】多皱缩卷曲，有的破碎。完整叶片展平后呈长椭圆形至长圆状倒披针形，似牛舌状，长 5 ~ 20cm，宽 2 ~ 6cm，上表面暗灰绿色，有的可见色较深稍突起的小点（分泌细胞）；先端钝，全缘或微波状，基部狭窄下延至叶柄呈翼状；叶柄长 4 ~ 10cm，淡棕黄色。质脆。气微，如菜干样气。味微酸、苦、涩。见图9-4。

【品质要求】以叶片完整、色蓝绿、无枝梗、无杂质者为佳。本品含靛玉红（$C_{16}H_{10}N_2O_2$）不得少于0.020%。

【饮片特征】为不规则的碎段。叶片暗灰绿色，叶上表面有的可见色较深稍突起的小点（分泌细胞）；叶柄碎片淡棕黄色。质脆。气微，味微酸、苦、涩。

【商品规格】均为统货。

【显微鉴别】粉末特征：深灰棕色，气微，味微苦。见图9-5。

① 靛蓝结晶蓝色，呈细小颗粒状或片状，常聚集成堆，普遍存在于叶肉细胞中。

② 橙皮苷样结晶类圆形或不规则形，淡黄绿色或无色，分布于叶肉或表皮细胞中。

③ 表皮细胞不规则，气孔常圆形、不等式。

【理化鉴别】①本品粉末水浸液在紫外灯（365nm）下有蓝色荧光。②本品粉末进行微量升华，可得蓝色或紫红色细小针状、片状或簇状结晶。

【主要成分】含菘蓝苷、靛蓝、靛玉红等。

【性味功效】苦，寒。清热解毒，凉血消斑。

【附注】①菘蓝的根和叶的加工制品的干燥粉末亦可入药，《中国药典》分别以"板蓝根""青黛"分列条目。

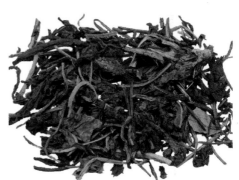

图9-4 大青叶药材图

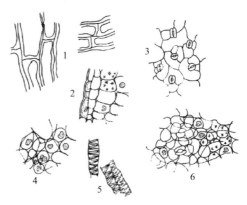

图9-5 大青叶粉末图

1—厚角细胞；2—靛蓝结晶；3—下表皮
4—橙皮苷样结晶；5—导管；6—上表皮

② 历史上，大青叶在各地的用药习惯各不相同。广东、广西、福建、四川等地常以爵床科的马蓝*Baphicacanthus cusia*（Nees）Bremek.的叶当大青叶使用，习称"南大青叶"；甘肃、江西、湖南、广东等地以马鞭草科大青（又称路边青）*Clerodendrum cyrtophyllum* Turcz.的叶当大青叶使用，但仅作为地方习惯品，应注意鉴别。

③《中国药典》同时收载同科植物蓼蓝*Polygonum tinctorium* Ait.的干燥叶。以"蓼大青叶"分列条目。

蓼大青叶 Liaodaqingye
POLYGONI TINCTORII FOLIUM

【别名】蓼蓝叶、靛蓝叶、靛青叶。

【来源】为蓼科植物蓼蓝*Polygonum tinctorium* Ait.的干燥叶。

【产地】多栽培，主产于河北、山东、山西、辽宁、陕西等地。

【采收加工】夏、秋二季枝叶茂盛时采收两次，除去茎枝和杂质，干燥。

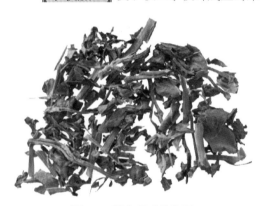

图9-6　蓼大青叶饮片图

【性状鉴别】多皱缩、破碎或不规则卷曲，完整者展平后呈椭圆形，长3～8cm，宽2～5cm。蓝绿色或黑蓝色，先端钝，基部渐狭，全缘。叶脉浅黄棕色，于下表面略突起。叶柄扁平，基部抱茎，偶带膜质托叶鞘。质脆。气微，味微涩而稍苦。见图9-6。

【品质要求】以叶片完整、色蓝绿、无枝梗者为佳。本品按干燥品计算，含靛蓝（$C_{16}H_{10}N_2O_2$）不得少于0.55%。

【饮片特征】为不规则的碎段。

【显微鉴别】粉末特征：深灰蓝色，气微，味微涩稍苦。

① 表皮细胞多角形，垂周壁平直或微波状弯曲；②气孔平轴式，少数不等式；③腺毛头部4～8个细胞；柄2个细胞并列，亦有多细胞构成多列的；④非腺毛多列性，壁木化增厚，常见于叶片边缘和主脉处；⑤草酸钙簇晶多见，直径12～80mm。

【理化鉴别】本品70%的乙醇浸出液滴于滤纸上，在紫外灯（365nm）下观察，荧光斑点为浅棕色。

【主要成分】靛蓝、靛玉红、*β*-谷甾醇等。

【性味功效】苦，寒。清热解毒，凉血消斑。

侧柏叶 Cebaiye
PLATYCLADI CACUMEN

【别名】柏叶、扁柏、喜柏、香柏。

【来源】为柏科植物侧柏*PLatycladus orientalis*（L.）Franco的干燥枝梢和叶。

【产地】我国特产，除新疆、青海外，全国大部分地区均产。

【采收加工】多在夏、秋二季采收，阴干。

【性状鉴别】多分枝，小枝扁平，淡红褐色。叶细小鳞片状，先端钝，交互对生，紧密贴

中药传统鉴定技术

伏于小枝上，深绿色或黄绿色。质脆，易折断。气清香，味苦涩、微辛。见图9-7。

【品质要求】以嫩枝叶、色青绿、无粗枝者为佳。本品含槲皮苷（$C_{21}H_{20}O_{11}$）不得少于0.10%。

【饮片特征】叶细小鳞片状，交互贴伏对生，深绿色或黄绿色。

【商品规格】多为统货。

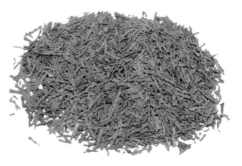

图9-7　侧柏叶药材图

【显微鉴别】粉末特征：黄绿色，气清香，味苦涩、微辛。

①叶上表皮细胞长方形，壁略厚；②下表皮细胞类方形；③气孔甚多，凹陷形，保卫细胞较大，侧面观呈哑铃状；④薄壁细胞含油滴；⑤纤维细长，直径约18μm；⑥具缘纹孔，管胞有时可见。

【理化鉴别】取本品粉末1g，加甲醇10mL，振摇数分钟，滤过，滤液加少许镁粉振摇，再滴加浓盐酸数滴，1～2min后显樱红色。

【主要成分】挥发油：侧柏烯、侧柏酮、小茴香酮、蒎烯、石竹烯等；黄酮类：香橙素、槲皮素、杨梅树皮素、扁柏双黄酮、穗花杉双黄酮等。还含鞣质、树脂、维生素C等。

【性味功效】苦、涩，寒。凉血止血，化痰止咳，生发乌发。

【附注】①常见伪品，同科植物圆柏 *Sabina chinensis*（L.）Ant. 的枝梢与叶。多分枝，不扁平，刺叶或鳞叶，三叶交互轮生。

② 侧柏叶常炒炭使用，称"侧柏叶炭"，增加了止血的功效。

③《中国药典》同时收载侧柏的干燥成熟种仁入药，以"柏子仁"分列条目。

艾叶 Aiye

ARTEMISIAE ARGYI FOLIUM

【别名】艾蒿、蕲艾、祁艾、香艾、野艾、家艾、五月艾。

【来源】为菊科植物艾 *Artemisia argyi* Lévl. et Vant. 的干燥叶。

【产地】主产于山东、安徽、湖北、河北、江苏、湖南等地。

【采收加工】夏季花未开时采摘，除去杂质，晒干。

【商品类别】蕲艾、野艾。

【性状鉴别】多皱缩、破碎，有短柄。完整叶片展平后呈卵状椭圆形，羽状深裂，裂片椭圆状披针形，边缘有不规则的粗锯齿；上表面灰绿色或深黄绿色，有稀疏的柔毛和腺点；下表面密生灰白色茸毛。质柔软。气清香，味苦。见图9-8。

【品质要求】以叶面色青、背面灰白色、茸毛多、叶厚、质柔韧、香气浓郁者为佳。本品含桉油精（$C_{10}H_8O$）不得少于0.050%。

【理化鉴别】取本品提取的挥发油1滴，加60%硫酸数滴，呈棕黄色。加水稀释后，有绿色油状物析出。

【主要成分】挥发油：桉叶精、α-侧柏酮、α-水芹烯、β-丁香烯、莰烯、樟脑、α-松油醇等；尚含黄酮类物质。

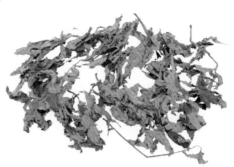

图9-8　艾叶药材图

【性味功效】辛、苦，温；有小毒。温经止血，散寒止痛；外用祛湿止痒。

【附注】①传统认为以湖北蕲州产者质优，习称"蕲艾"。蕲艾叶宽大肉厚，味清香浓而不呛，陈久以后颜色呈深青色，其提取的精油是一般艾叶的两倍。除蕲艾外，各地还以五月艾 *Artemisia indica* Willd.、野艾 *Artemisia lavandulaefolia* DC.等的干燥叶入药。

②艾绒：将艾叶捣碎呈绒团状，灰绿色，质柔软而韧，手捻之如棉絮。一般以三年陈艾加工质优。

淫羊藿 Yinyanghuo

EPIMEDII FOLIUM

【别名】仙灵脾、羊藿叶、野黄连、三枝九叶草。

【来源】为小檗科植物淫羊藿 *Epimedium brevicornu* Maxim.、箭叶淫羊藿 *Epimedium sagittatum*（Sieb.et Zucc.）Maxim.、柔毛淫羊藿 *Epimedium pubescens* Maxim.或朝鲜淫羊藿 *Epimedium koreanum* Nakai 的干燥叶。

【产地】主产于陕西、甘肃、青海、浙江、安徽、江西、东北、山西、湖北、四川。

【采收加工】夏、秋季茎叶茂盛时采收，除去粗梗和杂质，晒干或阴干。

【商品类别】淫羊藿（大叶）、箭叶淫羊藿、柔毛淫羊藿、朝鲜淫羊藿（小叶）。

【性状鉴别】淫羊藿　二回三出复叶；小叶片卵圆形，长3～8cm，宽2～6cm；先端微尖，顶生小叶基部心形，两侧小叶较小，偏心形，外侧较大，呈耳状，边缘具黄色刺毛状细锯齿；上表面黄绿色，略具光泽，下表面灰绿色，主脉7～9条，基部有稀疏细长毛，细脉两面突起，网脉明显；小叶柄长1～5cm。叶片近革质。气微，味微苦。

箭叶淫羊藿　一回三出复叶，小叶片长卵形至卵状披针形，长4～12cm，宽2.5～5cm；先端渐尖，两侧小叶基部明显偏斜，明显不对称，心形深裂，外侧裂片较大，呈箭形。边缘具黄棕色刺毛状细锯齿；上表面棕绿色或黄绿色，有光泽，下表面疏被粗短伏毛或近无毛。叶片较厚、革质。气微，味苦。

柔毛淫羊藿　一回三出复叶，小叶片卵圆形或卵状披针形，叶缘具小锯齿，叶下表面及叶柄密被绒毛状柔毛。

朝鲜淫羊藿　二回三出复叶，小叶较大，卵状心形，长4～10cm，宽3.5～7cm，先端长尖，叶基心形，叶脉突出，疏生棕黄色柔毛。叶片较薄，纸质。

【品质要求】以色黄绿、无枝梗、叶片完整不破碎者为佳。本品含总黄酮以淫羊藿苷（$C_{33}H_{40}O_{15}$）计，不得少于5.0%。含淫羊藿苷（$C_{33}H_{40}O_{15}$）不得少于0.50%。习惯以淫羊藿苷、箭叶淫羊藿质量最好。

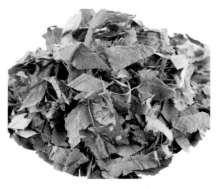

图9-9　淫羊藿饮片图

【饮片特征】呈丝片状。上表面绿色、黄绿色或浅黄色，下表面灰绿色，网脉明显，中脉及细脉凸出，边缘具黄色刺毛状细锯齿。见图9-9。近革质。气微，味微苦。

饮片要求含淫羊藿苷（$C_{33}H_{40}O_{15}$）不得少于0.40%。

【理化鉴别】取粉末5g，加乙醇20mL回流提取1h，滤过，将滤液浓缩至5mL，取浓缩液1mL，置小试管中，加入镁粉少许和盐酸数滴，溶液显红色（必要时加热）。

【主要成分】淫羊藿苷、淫羊藿次苷、淫羊藿新苷、黄酮类。尚含挥发油蜡醇、三十一烷、植物甾醇等。

【性味功效】辛、甘，温。补肾阳，强筋骨，祛风湿。

【附注】①淫羊藿商品中，常常多种互相夹杂使用。

②《中国药典》同时收载同科植物巫山淫羊藿 *Epimedium wushanense* T.S.Ying 的干燥叶。以"巫山淫羊藿"分列条目。本品二回三出复叶，小叶片披针形至狭披针形，长 9 ~ 23cm，宽 1.8 ~ 4.5cm，先端渐尖或长渐尖，边缘具刺齿，侧生小叶基部的裂片偏斜，内边裂片小，圆形，外边裂片大，三角形，渐尖。下表面被绵毛或秃净。近革质。气微，味微苦。本品按干燥品计算，含朝藿定 C（$C_{39}H_{50}O_{17}$）不得少于 1.0%。

③除上述淫羊藿外，尚有几种淫羊藿在个别地区使用，其功效相近，为地方习用品。

粗毛淫羊藿 *Epimedium acuminatum* Franch. 产于湖北、四川、贵州、云南等地。主要鉴别特征为叶背密被短粗毛。

湖南淫羊藿 *Epimedium hunanense*（Hand.-Mazz.）Hand.-Mazz. 产于湖南、湖北、广西等地。主要鉴别特征为叶背面常被白粉。

宝兴淫羊藿 *Mahonia davidii* Franch. 主要鉴别特征为叶背面被白粉，被稀疏柔毛，两面基出脉及网脉显著。产于湖北、四川、云南等地。

黔岭淫羊藿 *Epimedium leptorrhizum* Stearn. 主要鉴别特征为狭卵形或卵形，先端长渐尖，基部深心形，叶上面暗色，无毛，背面沿主脉被棕色柔毛，常被白粉。产于湖北、贵州、湖南等地。

川西淫羊藿 *Epimedium elongatum* Komarov. 主要鉴别特征为卵形或近正圆形，先端圆形或突尖至渐尖，基部深心形，叶表面无毛，背面疏被柔毛或无毛，两面网状脉明显。主产于四川、江西等地。

四川淫羊藿 *Epimedium sutchuenense* Franch. 卵形或狭卵形，先端长渐尖，边缘具密刺齿，基部深心形，基出脉明显隆起，网脉显著。产于湖北、四川、贵州等地。

大花淫羊藿 *Epimedium grandiflorum* Morr. 产于山东、云南等地。

本章其他药材

品名	来源	产地	性味	功效
石韦	水龙骨科植物庐山石韦 *Pyrrosia sheareri*（Bak.）Ching、石韦 *Pyrrosia lingua*（Thunb.）Farwell 或有柄石韦 *Pyrrosia petiolosa*（Christ）Ching 的干燥叶	浙江、湖北、江苏等	甘、苦，微寒	利尿通淋，清肺止咳，凉血止血
罗布麻叶	夹竹桃科植物罗布麻 *Apocynum venetum* L. 的干燥叶	江苏、山东、安徽、河北等	甘、苦，凉	平肝安神，清热利水
枇杷叶	蔷薇科植物枇杷 *Eriobotrya japonica*（Thunb.）Lindl. 的干燥叶	广东、广西、江苏、浙江等	苦，微寒	清肺止咳，降逆止呕
紫苏叶	唇形科植物紫苏 *Perilla frutescens*（L.）Britt 的干燥叶（或带嫩枝）	浙江、江苏、河北等	辛，温	解表散寒，行气和胃
桑叶	桑科植物桑 *Morus alba* L. 的干燥叶	我国大部分地区	甘、苦，寒	疏散风热，清肺润燥，清肝明目
人参叶	五加科植物人参 *Panax ginseng* C. A. Mey. 的干燥叶	吉林、辽宁、黑龙江等	苦、甘，寒	补气，益肺，祛暑，生津
布渣叶	椴树科植物破布叶 *Microcos paniculata* L. 的干燥叶	广东、广西、海南等	微酸，凉	消食化滞，清热利湿
枸骨叶	冬青科植物枸骨 *Ilex cornuta* Lindl. ex Paxt. 的干燥叶	河南、湖北、安徽、江苏等	苦，凉	清热养阴，益肾，平肝

品名	来源	产地	性味	功效
荷叶	睡莲科植物莲 *Nelumbo nucifera* Gaertn. 的干燥叶	河南、安徽、湖北、江苏等	苦，平	清暑化湿，升发清阳，凉血止血
杜仲叶	杜仲科植物杜仲 *Eucommia ulmoides* Oliv. 的干燥叶	陕西、湖北、四川、贵州等	微辛，温	补肝肾，强筋骨
龙脷叶	大戟科植物龙脷叶 *Sauropus spatulifolius* Beille 的干燥叶	福建、广东、广西等	甘、淡，平	润肺止咳，通便
山楂叶	蔷薇科植物山里红 *Crataegus pinnatifida* Bge. var. *major* N. E. Br. 或山楂 *Grataegus pinnatifida* Bge. 的干燥叶	河北、山东、辽宁、河南等	酸，平	活血化瘀，理气通脉，化浊降脂
西河柳	柽柳科植物柽柳 *Tamarix chinensis* Lour. 的干燥细嫩枝叶	河北、河南、山东、安徽等	甘、辛，平	发表透疹，祛风除湿

第十章
果实和种子类中药

果实和种子类中药是指以植物的果实或者种子为入药部位的药材。在药材商品中果实和种子并未严格分开，而是常一起入药，如五味子、枸杞子；也有少数药材以果实的形式贮存、销售，用药时再剥去果皮以种子入药，如巴豆、砂仁。因此这两类药材关系密切，但是这二者又分别属于植物的不同器官，具有不同的形态和组织构造，因此将果实与种子类药材放在同一章节，但分别加以概述。

第一节　果实类中药概述

果实类中药是指以完全成熟、近成熟、幼果或其加工品入药的一类中药。药用部位包括果穗、完整的果实、果实的一部分，如桑葚以整个果穗入药，五味子以完整的果实入药，陈皮以外果皮入药，柿蒂以宿萼入药，山茱萸以果肉入药，而橘络、丝瓜络则以中果皮的维管束入药，谷芽、麦芽则以其果实的加工品入药。

一、性状鉴定

在进行果实类中药的性状鉴定时，应注意观察其形状、大小、颜色、顶端、基部、表面、质地、断面以及气味等特征，必要时浸入水中，待皱缩的果实膨胀复原后，取出观察。其形状常呈类球形或者椭圆形，如乌梅、山楂等；有的呈半球形或半椭圆形，如枳壳；有的呈圆柱形，如小茴香、荜茇；也有一些形状较为特别，如八角茴香。同时还要注意观察：

① 果实表面颜色，有无茸毛、纹理、皱纹、颗粒状突起、棱脊、油点；
② 顶端有无花柱残基等附属物，基部有无果叶柄、宿萼、果柄痕、花被、苞片；
③ 果皮的质地，如果皮各层的质地有显著差异，如核果，则应分别观察及描述；
④ 横断面或破折面的形状、子房室数、每室中的种子数及胎座；
⑤ 果实的气、味等。

二、显微鉴定

果实由果皮及种子组成，果皮的构造可分为外果皮、中果皮及内果皮三部分：

（1）外果皮　为果皮的最外层组织，与叶的下表皮相当。通常为一列表皮细胞，外被角质层。有的具非腺毛，少数具腺毛，如吴茱萸；或具腺鳞，如蔓荆子。偶有气孔存在，如陈皮。有的表皮细胞间嵌有油细胞，如五味子。

（2）中果皮　位于外果皮和内果皮之间，与叶肉组织相当，通常较厚，大多由薄壁细胞组成，在中部有细小的维管束散在，有的可见石细胞、油细胞、油室或油管等。如枳壳的中果皮内有油室，小茴香的中果皮内可见油管。

（3）内果皮　与叶的上表皮相当，是果皮的最内层组织，大多由一列薄壁细胞组成。有的内果皮细胞全为石细胞，如胡椒。有些核果的内果皮则由多层石细胞组成。伞形科植物的内果皮，常以5～8个狭长的薄壁细胞互相并列为一群，各群以斜角联合呈镶嵌状，称为"镶嵌细胞"，如小茴香。

第二节　种子类中药概述

种子类中药是指以成熟种子、种子的一部分或种子的加工品入药的一类中药。多数为完整的种子，如决明子、沙苑子；少数用种子的一部分入药，如肉豆蔻为去掉种皮的种仁，黑豆衣用种皮。有时也用种子的加工品入药，如淡豆豉为种子的发酵品，大豆黄卷用发芽的种子。

一、性状鉴定

在进行种子类中药的性状鉴定时，应注意观察种子的形状、大小、颜色、表面纹理，种脐的形状、合点、种脊、质地、纵横断面及气味等，其中最重要的是观察种皮的外表特征。有的种子表面常有各种纹理，如蓖麻子；有的具有毛茸，如马钱子。种子表面常常可以看到种脐、合点、种脊等特征。剥去种皮可见种仁，有的种子具有发达的胚乳，如马钱子；有的无胚乳，但子叶常常特别肥厚，如苦杏仁、桃仁等。有的种子浸入水后会黏性，如车前子、葶苈子。

二、显微鉴定

种子的构造包括种皮、胚乳和胚三部分，显微鉴定以观察种皮为重点，因为种皮的构造因植物的种类而异，最富有鉴别意义。

1.种皮

种子通常只有一层种皮，但有的种子也有两层种皮，即有内、外种皮的区分。种皮常由下列一种或数种组织组成。

（1）表皮层　多数种子的种皮表皮细胞由1列薄壁细胞组成。有的表皮细胞充满黏液质，如白芥子；有的表皮细胞中含有色素，如青葙子。有的部分表皮细胞形成非腺毛，如牵牛子；有的表皮细胞成为狭长的栅状细胞，其细胞壁常有不同程度的木化增厚，如青葙子。有的表皮细胞中单独或成群地散列着石细胞，如苦杏仁；也有表皮层全由石细胞组成，如天仙子。

（2）栅状细胞层　有些种子的表皮下方有栅状细胞层，由1列或2～3列狭长的细胞排列而成，壁多木化增厚，如决明子；有的内壁和侧壁增厚，而外壁菲薄，如白芥子。在栅状细胞的外缘处，有时可见一条折射率较强的光辉带，如牵牛子、菟丝子等。

（3）色素层　具有颜色的种子，除表皮层可含色素物质外，内层细胞或者内种皮细胞中也可含色素物质，如豆蔻等。

（4）油细胞层　有的种子的表皮层下有油细胞层，内含挥发油，如砂仁、豆蔻等。

（5）石细胞　除种子的表皮有时为石细胞外，也有表皮的内层几乎全由石细胞组成，如瓜蒌仁；或内种皮为石细胞层，如豆蔻。

（6）营养层　多数种子的种皮中，常有数列贮有淀粉粒的薄壁细胞，为营养层。在种子发育过程中，淀粉已被消耗，故成熟的种子营养层往往成为扁缩颓废的薄层。有的营养层中尚包括一层含糊粉粒的细胞。

2.胚乳

胚乳分外胚乳和内胚乳。通常由贮藏大量脂肪油和糊粉粒的薄壁细胞组成，有时细胞中含淀粉粒。胚乳细胞中有时含草酸钙结晶；有时糊粉粒中也有小簇晶存在，如小茴香。少数种子有发达的外胚乳，或外胚乳成颓废组织而残留。也有少数种子的外胚乳或者种皮和外胚乳的折合层不规则地伸入内胚乳中，形成错入组织，如槟榔、肉豆蔻。

3.胚

胚是种子中未发育的幼体，包括胚根、胚茎、胚芽及子叶四部分。子叶通常占胚的大部分。

在植物器官中只有种子含有糊粉粒。糊粉粒是种子中贮藏的颗粒状的蛋白质。糊粉粒的形状、大小及构造常依植物种类而异，在中药鉴定中有着重要的意义，因此糊粉粒是确定种子类型粉末的主要标志。

果实种子类药材一般以身干、无非入药部位、无泥沙杂质、无虫蛀霉变、无泛油败油者为合格。色泽正常、气味浓厚者为佳。

八角茴香 Bajiaohuixiang
ANISI STELLATI FRUCTUS

【别名】八角、大料、大茴香。

【来源】木兰科植物八角茴香 *Illicium verum* Hook. F. 的干燥成熟果实。

【产地】主产于广西及云南等地。

【采收加工】秋、冬二季果实由绿变黄时采摘，置沸水中略烫后干燥或直接干燥。

【性状鉴别】本品为聚合果，多由8个蓇葖果组成，放射状排列于中轴上。蓇葖果长 1 ~ 2cm，宽 0.3 ~ 0.5cm，高 0.6 ~ 1cm；外表面红棕色，有不规则皱纹，顶端呈鸟喙状，上侧多开裂；内表面淡棕色，平滑，有光泽；质硬而脆。果梗长 3 ~ 4cm，连于果实基部中央，弯曲，常脱落。每个蓇葖果含种子1粒，扁卵圆形，长约 6mm，红棕色或黄棕色，光亮，尖端有种脐；胚乳白色，富油性。气芳香，味辛、甜。见图10-1。

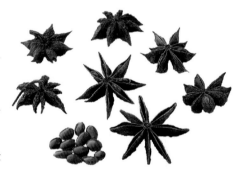

图 10-1 八角茴香药材图

【品质要求】以个大、完整、干燥、瓣肥厚成朵，无梗枝、无黑子、无霉变，香气浓者为佳。本品含挥发油不得少于 4.0%（mL/g）。

【商品规格】商品分为大红、角花、干枝三个规格。

大红八角：呈大红色；角花八角：呈暗红色；干枝八角：呈黑红色。

【理化鉴别】取本品粉末1g，加石油醚（60 ~ 90℃）- 乙醚（1：1）混合液15mL，密塞，振摇15min，滤过，滤液挥干，残渣加无水乙醇2mL使溶解，作为供试品溶液。吸取供试品溶液 2μL，点于硅胶 G 薄层板上，挥干，再点加间苯三酚盐酸试液约 2μL，即显粉红色至紫红色的圆环。

【主要成分】挥发油中主含茴香醚，约占挥发油的85%。

【性味功效】辛，温。温阳散寒，理气止痛。

【附注】八角茴香的伪品或混淆品较多，有的形状与正品相似，甚至有的有毒性，须注意鉴别。

全国各地八角茴香的伪品或混淆品有：

① 红茴香：为木兰科植物红茴香 *Illicium henryi* Deils 的果实。

② 短柱八角：为木兰科植物短柱八角 *Illicium brevistylum* 的果实。

③ 野八角：同科植物大八角 *Illicium majus* Hook. F. Et. Thoms 的干燥成熟果实。

④ 莽草：同科植物披针叶茴香 *Illicium lanceolatum* A. C. Smith 的干燥成熟果实。

八角茴香的4种伪品的性状鉴别见下表。

名称	八角茴香	红茴香	短柱八角	野八角	莽草
外形（单果）	呈小艇形，肥厚，先端钝或钝尖而平直，顶端呈鸟喙状	呈鸟喙状，扁平瘦小，顶端尖长，向上弯成鹰爪状	果扁平，顶端急尖而不弯曲	不规则广锥圆形，先端长尖，略弯曲呈长鸟喙状	呈小艇形，先端有一较长而向后弯曲的钩尖头（较小）
果个数	多为8	7～8	10～13	10～14	10～13
大小	长1～2cm 宽0.3～0.5cm	长1.5cm左右 宽0.4～0.7cm	长1.8～2.3cm 宽1.5～1.8cm	长1.6～2cm 宽0.4～0.6cm	长1.5～2cm 宽0.8～1.2cm
果皮	较厚	较薄	略厚	较薄	较薄
果柄	较粗，弯曲成钩状，长约3cm	较细瘦，弯曲，长3～5cm	弯曲，长2～2.5cm	弯曲，长1.5～2cm	弯曲，长3.5～6cm
气味	气芳香，味辛、甜	具特异香气味，先酸后甜而麻辣	气微，味微辣麻舌	微具特异香气，味淡、麻舌	有特异芳香气，味淡、久尝麻舌
毒性	无毒	有毒	有毒	毒性大	毒性大

小茴香 Xiaohuixiang

FOENICULI FRUCTUS

【别名】小茴、茴香、怀香、谷香。

【来源】伞形科植物茴香 *Foeniculum vulgare* Mill. 的干燥成熟果实。

【产地】主产于山西、内蒙古、东北等地。以山西量大，内蒙古质量最佳。

【采收加工】秋季果实初熟时采割植株，晒干，打下果实，除去杂质。

【商品类别】分西小茴，川谷茴。

【性状鉴定】为双悬果，呈圆柱形，有的稍弯曲，长4～8mm，直径1.5～2.5mm。表面黄绿色或淡黄色，两端略尖，顶端残留有黄棕色突起的柱基，基部有时有细小的果梗。分果呈长椭圆形，背面有纵棱5条，接合面平坦而较宽。横切面略呈五边形，背面的四边约等长。有特异香气，味微甜、辛。见图10-2。

【品质要求】以颗粒均匀，肥满，色黄绿，身干，杂质少（不超4%），气香浓者为佳。本品含挥发油不得少于1.5%（mL/g）。本品含反式茴香脑（$C_{10}H_{12}O$）不得少于1.4%。

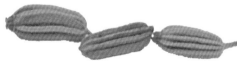

图10-2　小茴香药材图

【显微鉴定】（1）本品分果横切面：外果皮为1列扁平细胞，外被角质层。中果皮纵棱处有维管束，其周围有多数木化网纹细胞；背面纵棱间各有

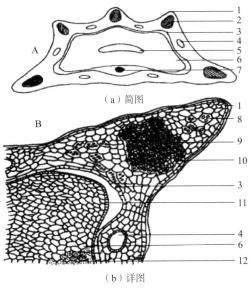

（a）简图

（b）详图

图10-3　小茴香分果横切面

1—外果皮；2—维管束；3—内果皮；4—油管；5—胚；
6—内胚乳；7—种脊维管束；8—网纹细胞；9—木质部；
10—韧皮部；11—种皮；12—糊粉粒

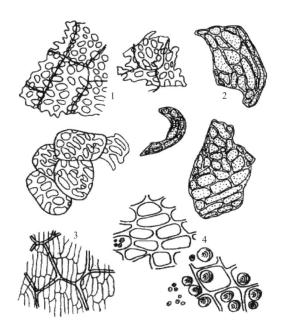

图10-4　小茴香粉末图

1—网纹细胞；2—油管碎片；3—镶嵌状细胞；4—内胚乳细胞

大的椭圆形棕色油管1个，接合面有油管2个，共6个。内果皮为1列扁平薄壁细胞，细胞长短不一。种皮细胞扁长，含棕色物。胚乳细胞多角形，含多数糊粉粒，每个糊粉粒中含有细小草酸钙簇晶。见图10-3。

（2）粉末：黄棕色，有特异香气，味微甘、辛。见图10-4。

① 网纹细胞：棕色，类长方形或类长圆形，壁厚，微木化，具网状纹孔，纹孔大，卵圆形或类矩圆形。

② 油管：显黄棕色至深棕色，常已破碎。可见分泌细胞呈扁平多角形，含深色分泌物。

③ 镶嵌状细胞：为内果皮细胞，5～8个狭长细胞为1组，以其长轴相互做不规则方向嵌列。胞间层不分明，细胞含糊粉粒。

④ 胚乳细胞：多角形，无色，壁颇厚，含多数直径约10μm的糊粉粒，每一糊粉粒中含细小簇晶1个，直径约7μm。

⑤ 外果皮表皮细胞：表面观多角形或类方形，壁稍厚。气孔不定式。

【理化鉴定】 ① 取本品粉末0.5g，加乙醚10mL冷浸1h，滤过，滤液浓缩至约1mL，加0.4%的2,4-二硝基苯肼盐酸液2～3滴，溶液显橘红色。

② 取本品粉末2g，加乙醚20mL，超声处理10min，滤过，滤液挥干，残渣加三氯甲烷1mL使溶解，作为供试品溶液。另取茴香醛对照品，加乙醇制成每1mL含1μL的溶液，作为对照品溶液。照薄层色谱法试验，吸取供试品溶液5μL、对照品溶液1μL，分别点于同一硅胶G薄层板上，以石油醚（60～90℃）-乙酸乙酯（17：2.5）为展开剂，展至8cm，取出，晾干，喷以二硝基苯肼试液。供试品色谱中，在与对照品色谱相应的位置上，显相同的橙红色斑点。

【主要成分】 含挥发油3%～8%，称茴香油。油中主要含茴香醚、α-茴香酮、甲基胡椒酚等。

【性味功效】 辛，温。散寒止痛，理气和胃。

【附注】 ①市场上曾出现以莳萝子当小茴香销售。莳萝子在广西、甘肃等部分地区当小茴香用，但它不是小茴香，并且它们化学成分完全不一样，配方时需要注意区别。本品为伞形科植物莳萝的果实。干燥果实多数裂成分果，呈扁平广椭圆形，长3～4mm，宽2～3mm，厚约

1mm。外表棕色，背面有3条不甚明显的肋线，两侧肋线延伸作翅状，少数未分离的双悬果基部有残存果柄。气微香。

② 此外，曾发现将同科植物孜然芹、防风、毒芹、葛缕子（又称野茴香）的干燥成熟果实作小茴香药用，应注意鉴别。

吴茱萸 Wuzhuyu

EUODIAE FRUCTUS

【别名】吴萸、茶辣、漆辣子。

【来源】芸香科植物吴茱萸 *Euodia rutaecarpa*（Juss.）Benth.、石虎 *Euodia rutaecarpa*（Juss.）Benth.var.officinalis（Dode）Huang 或疏毛吴茱萸 *Euodia rutaecarpa*（Juss.）Benth. var. *bodinieri*（Dode）Huang 的干燥近成熟果实。

【产地】多栽培。主产于贵州、广西、湖南、云南等地。以湖南常德质量最好，以贵州、广西产量最大。

【采收加工】8 ~ 11月果实尚未开裂时，剪下果枝，晒干或低温干燥，除去枝、叶、果梗等杂质。

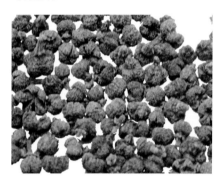

图 10-5　吴茱萸药材图

【商品类别】商品习惯把吴茱萸称为大花吴萸，石虎与疏毛吴茱萸为小花吴萸。

【性状鉴定】呈球形或略呈五角状扁球形，直径2 ~ 5mm。表面暗黄绿色至褐色，粗糙，有多数点状突起（油腺）或凹下的油点。顶端有五角星状的裂隙，基部残留被有黄色茸毛的果梗。质硬而脆，横切面可见子房5室，每室有淡黄色种子1粒。气芳香浓郁，味辛辣而苦。见图10-5。

大花吴萸与小花吴萸的区别：大花吴萸直径3 ~ 5mm，顶端有五角星状裂隙；小花吴萸直径2 ~ 3mm，顶端不开裂。

【品质要求】以粒小、饱满、色绿、香气浓郁者为佳。果实开裂且无香气者不可入药。本品含吴茱萸碱和吴茱萸次碱的总量不得少于0.15%，柠檬苦素不得少于0.20%。

【商品规格】"大花吴萸"（指带果梗者）和"净吴萸"。

【理化鉴定】① 取粉末0.5g，加1%盐酸溶液1mL，用力振摇数分钟，滤过。取滤液2mL，加碘化汞钾试液1滴，振摇后，发生黄白色沉淀；另取滤液1mL，缓缓加入对二甲氨基苯甲醛试液2mL，置水浴上加热，二液接界处生成红褐色环状带。

② 取本品粉末0.4g，加乙醇10mL，静置30min，超声处理30 min，滤过，取滤液作为供试品溶液。另取吴茱萸次碱对照品、吴茱萸碱对照品，加乙醇分别制成1mL含0.2mg和1.5mg的溶液，作为对照品溶液。照薄层色谱法。试验，吸取上述三种溶液各2μL，分别点于同一硅胶G薄层板上，以石油醚（60 ~ 90℃）-乙酸乙酯-三乙胺（7：3：0.1）为展开剂，展开，取出，晾干，置紫外灯（365nm）下检视。供试品色谱中，在与对照品色谱相应的位置上，显相同颜色的荧光斑点。

【主要成分】含挥发油，油中主要成分为吴茱萸烯（evodene）。含吴茱萸碱（evodiamine）、吴茱萸次碱（去甲基吴茱萸碱，rutaecarpine）、去氢吴茱萸碱等多种生物碱。另含吴茱萸内酯（柠檬苦素，limonin，evodine）等。

【性味功效】辛、苦，热；有小毒。散寒止痛，降逆止呕，助阳止泻。

【附注】吴茱萸伪品常有臭辣子、马桑子、三权苦果实等，应注意鉴别。

陈皮 Chenpi

CITRI RETICULATAE PERICARPIUM

【别名】橘皮、贵老、红皮、广皮、新会皮。

【来源】芸香科植物橘 *Citrus reticulata* Blanco 及其栽培变种的干燥成熟果皮。

【产地】均为栽培，主产于广东、福建、四川、重庆、浙江、江西、湖北、湖南等地。其中，以广东新会、四会，广州近郊产者质佳。

【采收加工】采摘成熟果实，剥取果皮，晒干或低温干燥。

【商品类别】分为"陈皮"和"广陈皮"。

【性状鉴定】陈皮　常剥成数瓣，基部相连，有的呈不规则的片状，厚1～4mm。外表面橙红色或红棕色，有细皱纹和凹下的点状油室；内表面浅黄白色，粗糙，附黄白色或黄棕色筋络状维管束。质稍硬而脆。气香，味辛、苦。见图10-6（a）。

　　广陈皮　常3瓣相连，形状整齐，厚度均匀，约1mm。点状油室较大，对光照视，透明清晰。质较柔软。见图10-6（b）。

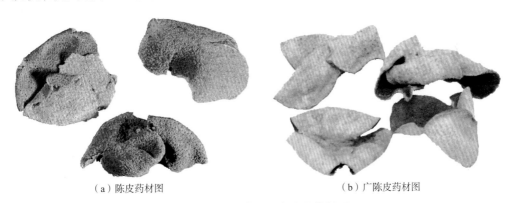

（a）陈皮药材图　　　　　　　　　　　　　　（b）广陈皮药材图

图10-6　陈皮药材和广陈皮药材图

【品质要求】以片大、色鲜艳、油润、质软、气香浓者为佳。本品含橙皮苷（$C_{28}H_{34}O_{15}$）不得少于3.5%。

【饮片特征】呈不规则的条状或丝状。外表面橙红色或红棕色，有细皱纹和凹下的点状油室；内表面浅黄白色，粗糙，附黄白色或黄棕色筋络状维管束；断面外层油细胞清晰可见；气香，味辛、苦。

【商品规格】杂陈皮与广陈皮。

【显微鉴定】粉末黄白色至黄棕色，气清香，味甘辛凉。

① 中果皮薄壁组织众多，细胞形状不规则，壁不均匀增厚，有的成连珠状。

② 果皮表皮细胞表面观多角形、类方形或长方形，垂周壁稍厚，气孔类圆形，直径18～26μm，副卫细胞不清晰；侧面观外被角质层，靠外方的径向壁增厚。

③ 草酸钙方晶成片，存在于中果皮薄壁细胞中，呈多面体形、菱形或双锥形，直径3～34μm，长5～53μm，有的一个细胞内含有由两个多面体构成的平行双晶或3～5个方晶。

④ 橙皮苷结晶大多存在于薄壁细胞中，黄色或无色，呈圆形或无定形团块，有的可见放射状条纹。

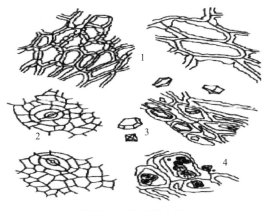

图 10-7　陈皮粉末图
1—中果皮薄壁组织；2—果皮表皮细胞；
3—草酸钙方晶；4—橙皮苷结晶

⑤螺纹导管、孔纹导管和网纹导管及管胞较小。见图10-7。

【理化鉴别】取本品粉末约0.5g，加甲醇10mL，超声提取（或加热回流）10min，滤过，取滤液1mL，加四氢硼钾5mg，摇匀，加盐酸数滴，溶液显樱红色至紫红色。另取滤液2mL，加镁粉少许及盐酸数滴，溶液渐呈红色。

【主要成分】陈皮含挥发油1.5%（压榨法）至2%（蒸馏法），油中主要成分为D-柠檬烯（D-limonene），还含β-月桂烯（β-myrcene）及β-蒎烯（pinene）等，另含黄酮类成分橙皮苷、新橙皮苷、柑橘素、二氢川陈皮素及5-去甲二氢川陈皮素；川陈皮含橙皮苷8.4%，川陈皮素（nobiletin）约0.15%，另含辛弗林（对羟福林）0.28% ～ 2.54%。

【性味功效】苦、辛，温。理气健脾，燥湿化痰。

【附注】① 广陈皮以新会、四会产者质最优，称"新会陈皮"，且越陈越好，市场上常有不法商贩用其他产地的陈皮来充当新会陈皮，或用一些新皮人为地陈化卖高价。

② 广陈皮的栽培变种主要有茶枝柑 *Citrus reticulata* 'Chachi'（广陈皮）、大红袍 *Citrus reticulata* 'Dahongpao'、温州蜜柑 *Citrus reticulata* 'Unshiu'、福橘 *Citrus reticuLata* 'Tangerina'。

❧ 青皮 Qingpi ❧

CITRI RETICULATAE PERICARPIUM VIRIDE

【别名】四花青皮、个青皮、青皮子、青橘皮、青柑皮。

【来源】芸香科植物橘 *Citrus reticulata* Blanco 及其栽培变种的干燥幼果或未成熟果实的果皮。

【产地】主产于福建、四川、广东、广西、江西、湖南等地。

【采收加工】5 ～ 6月收集自落的幼果，晒干，习称"个青皮"；7 ～ 8月采收未成熟的果实，在果皮上纵剖成四瓣至基部，除尽瓤瓣，晒干，习称"四花青皮"。

【商品类别】四花青皮、个青皮。

【性状鉴定】**四花青皮**　果皮剖成4裂片，裂片长椭圆形，长4 ～ 6cm，厚0.1 ～ 0.2cm。外表面灰绿色或黑绿色，密生多数油室；内表面类白色或黄白色，粗糙，附黄白色或黄棕色小筋络。质稍硬，易折断，断面外缘有油室1 ～ 2列。气香，味苦、辛。见图10-8（b）。

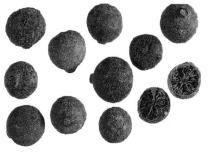

（a）药材个青皮

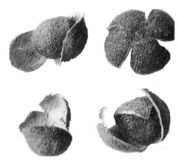

（b）药材四花青皮

图 10-8　个青皮和四花青皮图

个青皮　呈类球形，直径0.5 ~ 2cm。表面灰绿色或黑绿色，微粗糙，有细密凹下的油室，顶端有稍突起的柱基，基部有圆形果梗痕。质硬，断面果皮黄白色或淡黄棕色。厚0.1 ~ 0.2cm，外缘有油室1 ~ 2列。瓤囊8 ~ 10瓣，淡棕色。气清香，味酸、苦、辛。见图10-8（a）。

【品质要求】个青皮：以个匀、坚实、气香、色黑绿者为佳。

四花青皮：以外皮黑绿色、内黄白色、香气浓者为佳。

本品含橙皮苷（$C_{28}H_{34}O_{15}$）不得少于5.0%。

【饮片特征】呈类圆形厚片或不规则丝状。表面灰绿色或黑绿色，密生多数油室，切面黄白色或淡黄棕色，个青皮片可见瓤囊8 ~ 10瓣，淡棕色。气香，味苦、辛。见图10-9。

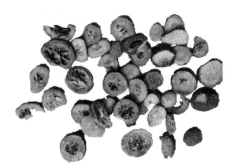 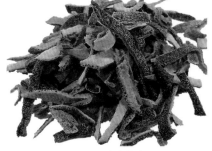

（a）个青皮饮片　　　　　　　　（b）四花青皮饮片

图10-9　个青皮饮片和四花青皮饮片

【理化鉴别】同陈皮。

【商品规格】均为统货。

【主要成分】含柠檬烯、枸橼烯等挥发油，橙皮苷等黄酮类成分。

【性味功效】苦、辛，温。疏肝破气，消积化滞。

❖枳壳Zhiqiao❖

AURANTII FRUCTUS

【别名】川枳壳（酸橙枳壳）、江枳壳（香橼枳壳）、苏枳壳（代代橼枳壳）。

【来源】芸香科植物酸橙 *Citrus aurantium* L.及其栽培变种的干燥未成熟果实。

【产地】主产于四川、江西、湖南等地。

【采收加工】7月果皮尚绿时采收，自中部横切为两半，晒干或低温干燥。

【商品类别】川枳壳、江枳壳、湘枳壳、建枳壳、苏枳壳。

【性状鉴定】呈半球形，直径3 ~ 5cm。外果皮棕褐色至褐色，有颗粒状突起，突起的顶端有凹点状油室；有明显的花柱残迹或果梗痕，花残基周围略有呈环状并微突起的圆圈，形似金钱的环形，习称"金钱环"。切面中果皮黄白色，光滑而稍隆起（习称"反口"），厚0.4 ~ 1.3cm，边缘散有1 ~ 2列油室，瓤囊7 ~ 12瓣，少数至15瓣，汁囊干缩呈棕色至棕褐色，内藏种子。质坚硬，不易折断。气清香，味苦、微酸。见图10-10（a）。

【品质要求】以外果皮色绿褐、中果皮肉厚、色白（习称青皮白口）、质坚硬、香气浓者为佳。本品按干燥品计算，含柚皮苷（$C_{27}H_{32}O_{14}$）不得少于4.0%，新橙皮苷（$C_{28}H_{34}O_{15}$）不得少于3.0%。

【饮片特征】呈不规则弧状条形薄片。切面外果皮棕褐色至褐色，中果皮黄白色至黄棕色，近外缘有1 ~ 2列点状油室，内侧有的有少量紫褐色瓤囊。见图10-10（b）。

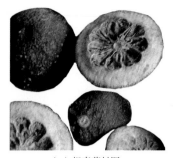
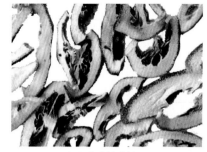

（a）枳壳药材图   （b）枳壳饮片图

图 10-10   枳壳药材和饮片图

【理化鉴别】取本品粉末约0.5g，加甲醇10mL，超声提取（或加热回流）10min，滤过，取滤液1mL，加四氢硼钾5mg，摇匀，加盐酸数滴，溶液显樱红色至紫红色。另取滤液2mL，加镁粉少许及盐酸数滴，溶液渐呈红色。

【主要成分】含挥发油、黄酮类成分。油中主要成分为右旋柠檬烯、枸橼酸等；黄酮类主要是橙皮苷、新橙皮苷。

【性味功效】苦、辛、酸，微寒。理气宽中，行滞消胀。

【附注】① 栽培变种主要有黄皮酸橙 Citrus aurantium 'Huangpi'、代代花 Citrus aurantium 'Daidai'、朱栾 Citrus aurantium 'Chuluan'、塘橙 Citrus aurantium 'Tangcheng'。

② 枳壳混淆品较多，常见的有绿衣枳壳、香橼枳壳、柚、枸橼、甜橙等未成熟果实充当枳壳使用，应注意鉴别。

枳实 Zhishi

AURANTII FRUCTUS IMMATURUS

【别名】川枳实（酸橙枳实）、江枳实（香橼枳实）、湘枳实。

【来源】芸香科植物酸橙 Citrus aurantium L.及其栽培变种或甜橙 Citrus sinensis Osbeck 的干燥幼果。

【产地】主产于四川、江西、福建、江苏等地。

【采收加工】5 ~ 6月收集自落的果实，除去杂质，自中部横切为两半，晒干或低温干燥，较小者直接晒干或低温干燥。

【商品类别】川枳实、江西枳实、湘枳实。

【性状鉴定】呈半球形，少数为球形，直径0.5 ~ 2.5cm。外果皮黑绿色或暗棕绿色，具颗粒状突起和皱纹，有明显的花柱残迹或果梗痕。切面中果皮略隆起（习称反口），厚0.3 ~ 1.2cm，占果实剖面2/3以上，黄白色或黄褐色，边缘有1 ~ 2列油室，瓤囊棕褐色。质坚硬。气清香，味苦、微酸。见图10-11（a）。

【品质要求】无霉变、虫蛀。直径要求不超过2.5cm，超2.5cm者做枳壳使用。本品含辛弗林（$C_9H_{13}NO_2$）不得少于0.30%。

【饮片特征】圆形薄片或半球形。切面外果皮黑绿色至暗棕绿色，中果皮部分黄白色至黄棕色，近外缘有1 ~ 2列点状油室，条片内侧或圆片中央具棕褐色瓤囊。气清香，味苦、微酸。见图10-11（b）。

【商品规格】多为统货。

【理化鉴别】同枳壳。

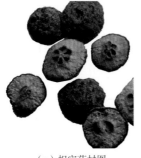
（a）枳实药材图

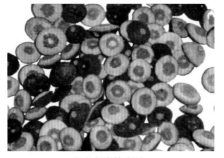
（b）枳实饮片图

图10-11　枳实药材和枳实饮片图

【主要成分】主要含橙皮苷、新橙皮苷、辛弗林、N-甲基酪胺等。

【性味功效】苦、辛、酸，微寒。破气消积，化痰散痞。

【附注】①栽培变种同枳壳。②常见伪品来源同枳壳，市场更多见以个青皮冒充枳实销售。

化橘红 Huajuhong

CITRI GRANDIS EXOCARPIUM

【别名】化州橘红、柚皮橘红、橘红、芸皮。

【来源】芸香科植物化州柚 *Citrus grandis* 'Tomentosa' 或柚 *Citrus grandis*（L.）Osbeck 的未成熟或近成熟的干燥外层果皮。前者习称"毛橘红"，后者习称"光橘红"。

【产地】化州柚主产于广东化州县，此外，广东茂名、电白等县及广西玉林地区亦有栽培。柚主产于广东梅县、广西容县等，四川、湖南、湖北等地有少量生产。

【采收加工】夏季果实未成熟时采收，置沸水中略烫后，将果皮割成5瓣或7瓣，除去果瓤和部分中果皮，压制成形，干燥。

【商品类别】正毛橘红、副毛橘红、光橘红。

【性状鉴定】**化州柚**　呈对折的七角或展平的五角星状，单片呈柳叶形。完整者展平后直径15～28cm，厚0.2～0.5cm。外表面黄绿色，密布茸毛，有皱纹及小油室；内表面黄白色或淡黄棕色，有脉络纹。质脆，易折断，断面不整齐，外缘有一列不整齐的下凹的油室，内侧稍柔而有弹性。气芳香，味苦、微辛。见图10-12（a）。

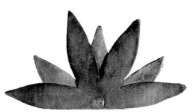
（a）化橘红药材图

柚　外表面青色或黄青色（光青红），黄色至黄棕色（光黄红），无毛，隐约可见凹入的油室点，中果皮质较松。

【商品规格】七爪红、六爪红、五爪红、黄橘红、橘红胎。

【理化鉴别】取本品粉末1g，加甲醇10mL，加热回流20min，滤过，取滤液1mL，加四氢硼钾5mg，摇匀，加盐酸数滴，溶液显樱红色至紫红色。

【品质要求】以片薄、均匀、气味浓者为佳。本品含柚皮苷（$C_{27}H_{32}O_{14}$）不得少于3.5%。

【饮片特征】宽0.5～1cm的丝，外表面黄绿色，可见油室；内表面黄白色或淡黄棕色。质脆，易折断，气芳香，

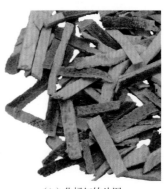
（b）化橘红饮片图

图10-12　化橘红药材和饮片图

味苦、微辛。见图10-12（b）。

【主要成分】含挥发油、黄酮苷类。

【性味功效】辛、苦、温。理气宽中，燥湿化痰。

【附注】橘红，又称芸皮，为芸香科柑橘 *Citrus reticulata* Blanco 果实的干燥外层薄片果皮，现仅四川等地有加工使用，疗效远不如化橘红。本品呈长条形或不规则薄片状，边缘皱缩向内卷曲。表面黄棕色或橙红色，存放后呈棕褐色，密布黄白色突起或凹下的油室。内表面黄白色，密布凹下透光小圆点。质脆易碎。气香，味微苦、辛。功效与化橘红相似。

佛手 Foshou

CITRI SARCODACTYLIS FRUCTUS

【别名】九爪木、五指橘、佛手柑。

【来源】芸香科植物佛手 *Citrus medica* L. var. *sarcodactylis* Swingle 的干燥果实。

【产地】主产于广东肇庆地区，四川、云南、福建等地。

【采收加工】秋季果实尚未变黄或变黄时采收，纵切成薄片，晒干或低温干燥。

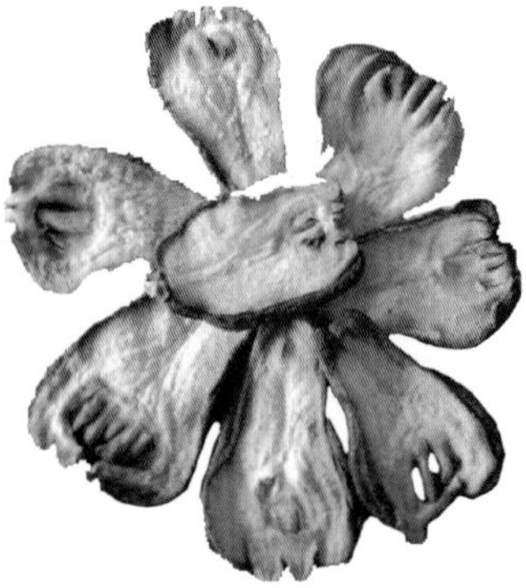

【商品类别】广佛手、川佛手、建佛手。

【性状鉴定】类椭圆形或卵圆形的薄片，常皱缩或卷曲，长6～10cm，宽3～7cm，厚0.2～0.4cm。顶端稍宽，常有3～5个手指状的裂瓣，基部略窄，有的可见果梗痕。外皮黄绿色或橙黄色，有皱纹和油点。果肉浅黄白色，散有凹凸不平的线状或点状维管束。质硬而脆，受潮后柔韧。气香，味微甜后苦。见图10-13。

其中，广佛手，片大，边缘橙黄色，果肉白色（习称"金边白肉"），光亮，质软芳香；川佛手，片小，边缘色青，质硬，香气浓；建佛手，片小，香气淡。

图10-13　佛手药材图

【品质要求】以片大而薄、青皮白肉、香气浓郁者为佳。本品含橙皮苷（$C_{28}H_{34}O_{15}$）不得少于0.030%。

【商品规格】均为统货。

【饮片特征】类椭圆形或卵圆形的薄片，外皮黄绿色或橙黄色，有皱纹和油点。果肉浅黄白色。或经蒸煮后皮肉呈黑色。

【主要成分】含柠檬油、柠檬苦素、橙皮苷、佛手内酯、胡萝卜苷、棕榈酸、琥珀酸。

【性味功效】辛、苦、酸，温。疏肝理气，和胃止痛，燥湿化痰。

【附注】佛手价高或主场缺货时，无良商家曾用葫芦科佛手瓜切片冒充，应注意鉴别。

砂仁 Sharen

AMOMI FRUCTUS

【别名】缩砂蜜、缩砂仁、阳春砂、春砂仁。

【来源】姜科植物阳春砂 *Amomum villosum* Lour.、绿壳砂 *Amomum villosum* Lour. var. *xanthioides* T. L. Wu et Senjen 或海南砂 *Amomum longiligulare* T. L. Wu 的干燥成熟果实。

【产地】阳春砂主产于广东，以阳春、阳江产的最为著名，广西亦产。绿壳砂主产于云南南部临沧、文山、景洪等地。海南砂主产于我国海南省等地。

【采收加工】夏、秋二季果实成熟时采收，晒干或低温干燥。

【商品类别】阳春砂、绿壳砂、海南砂。

【性状鉴定】**阳春砂**　呈椭圆形或卵圆形，有不明显的三棱，长1.5～2cm，直径1～1.5cm。表面棕褐色，密生刺状突起，顶端有花被残基，基部常有果梗。果皮薄而软。种子集结成团，具三钝棱，中有白色隔膜，将种子团分成3瓣，每瓣有种子5～26粒。种子为不规则多面体，直径2～3mm；表面棕红色或暗褐色，有细皱纹，外被淡棕色膜质假种皮；质硬，胚乳灰白色。气芳香而浓烈，味辛凉、微苦。见图10-14（a）。

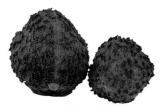

（a）阳春砂药材图

绿壳砂　呈椭圆形或卵圆形，有片状刺突起，有的可见纵棱线，基部常有果梗。果皮稍软，与种子团间有空隙，气芳香，味辛，微凉。

海南砂　呈长椭圆形或卵圆形，有明显的三棱，长1.5～2cm，直径0.8～1.2cm。表面被片状、分枝的软刺，基部具果梗痕。果皮厚而硬。种子团较小，每瓣有种子3～24粒；种子直径1.5～2mm。气味稍淡。见图10-14（b）。

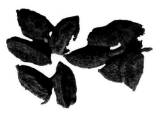

（b）海南砂药材图

图10-14　阳春砂和海南砂药材图

【品质要求】以个大、坚实饱满、气味浓者为佳。习惯认为产于广东阳春的阳春砂仁品质最优。阳春砂、绿壳砂种子团含挥发油不得少于3.0%（mL/g）；海南砂种子团含挥发油不得少于1.0%（mL/g）。本品含乙酸龙脑酯（$C_{12}H_{20}O_2$）不得少于0.90%。

【显微鉴定】（1）阳春砂种子横切面：见图10-15。

① 假种皮有时残存。种皮表皮细胞1列，径向延长，壁稍厚；下皮细胞1列，含棕色或红棕色物。

② 油细胞层为1列油细胞，长76～106μm，宽16～25μm，含黄色油滴。色素层为数列棕色细胞，细胞多角形，排列不规则。

③ 内种皮为1列栅状厚壁细胞，黄棕色，内壁及侧壁极厚，细胞小，内含硅质块。

④ 外胚乳细胞含淀粉粒，并有少数细小草酸钙方晶。内胚乳细胞含细小糊粉粒及脂肪油滴。

（2）粉末：灰色或灰棕色，气芳香浓烈，味辛凉、微苦。见图10-16。

① 内种皮厚壁细胞红棕色或黄棕色，表面观多角形，壁厚，非木化，胞腔内含硅质块；断面观为1列栅状细胞，内壁及侧壁极厚，胞腔偏外侧，内含硅质块。

② 种皮表皮细胞淡黄色，表面观长条形，末端渐尖或钝圆，常与下皮细胞上下层垂直排列；下皮细胞含棕色或红棕色物。

③ 外胚乳细胞类长方形或不规则形，充满细小淀粉粒集结成的淀粉团，有的包埋有细小草酸钙方晶。

④ 内胚乳细胞含细小糊粉粒及脂肪油滴。油细胞无色，壁薄，偶见油滴散在。

⑤ 色素块红棕色，大小不一，散在。

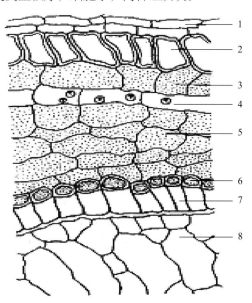

图10-15　阳春砂种子横切面详图

1—假种皮；2—表皮细胞；3—下皮细胞；4—油细胞；
5—色素层；6—硅质块；7—内种皮；8—外胚乳

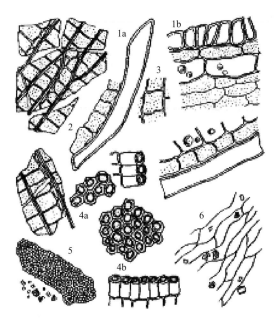

图 10-16　砂仁（阳春砂）粉末图

1a—种皮表皮细胞（表面观）；1b—种皮表皮细胞（断面观）；
2—下皮细胞；3—油细胞；
4a—内种皮细胞（表面观）4b—内种皮细胞（断面观）；
5—外胚乳及淀粉团；6—假种皮及草酸钙结晶

《理化鉴定》取本品粉末1g，加乙醚5mL，浸渍1h，滤过，取滤液少量点于硅胶G薄层板上，挥去乙醚，在紫外灯（365nm）下检视，阳春砂显深棕色荧光，海南砂显淡棕黄色荧光，绿壳砂显淡亮绿色荧光。

《主要成分》含挥发油，主要为乙酸龙脑、樟脑、莰烯等。

《性味功效》辛，温。化湿开胃，温脾止泻，理气安胎。

《附注》砂仁的伪品或混淆品来源于姜科的豆蔻属及山姜属植物。豆蔻属植物花序单独由根茎发出的花葶上，果实（蒴果）表面具刺状或片状的突起，或有纵棱线；种子团钝三棱形，室间隔膜明显，种子团有种子25粒以上；种子纵切面观合点处种皮增厚不明显。山姜属植物花序生于茎的顶端，果实表面光滑或有硬毛，无刺状突起；种子团不为三棱形，种子团种子较少；种子纵切面观合点处种皮增厚明显。

（1）红壳砂仁　为红壳砂仁 *Amomum aurantiacum* H. T. Tsai et S. W. Zhao 的果实。呈球形或卵状球形，长0.8～1.5cm，直径0.8～1.2cm，纵棱线明显，表面疏生较长的刺状突起，长1～3mm，被平贴的黄色柔毛，果皮稍薄，内表面维管束明显；果柄较长。种子团圆球形、卵圆形或锥状卵圆形，三钝棱，每室有种子9～18粒。种子略小，类方形或呈不规则多面体，红棕色或红褐色，表面有纵向细皱纹，略光滑，无鳞状细皱纹。产于云南，曾用作砂仁的代用品。

（2）海南假砂仁（海南土砂）　为海南假砂仁 *Amomum chinense* Chun ex T. L. Wu 的果实。呈瘦长的长卵形，长1.5～2.5cm，直径1～1.5cm，表面土黄色，被短柔毛，疏生片状分枝的柔刺突起，长2～3mm，果皮较厚；种子团长条形，瘦瘪。产于海南。

（3）疣果豆蔻（牛牯缩砂）　为疣果豆蔻 *Amomum muricarpum* Elm. 的果实。呈类球形，直径2～3cm，表面灰棕色，被黄色柔毛，疏生片状分枝的柔刺突起，长3～6mm；种子团锥形，种子类球形。产于广东、海南。

（4）山姜（建砂仁、山姜子）　为山姜 *Alpinia japonica* (Thunb.) Miq. 的果实。呈类圆形或长椭圆形，长1～1.5cm，直径0.6～0.8cm，外表面橙红色，被短柔毛，无刺状突起，上端残留宿萼筒，果皮薄。种子团卵圆形，灰棕色或灰褐色，瘦小，每室有种子3～8粒：种子多角形直径约3mm，一端较平截，皱缩纹不规则。气微，味辛涩而微苦。产于中南、西南地区，福建、江西曾作土砂仁用，并有部分外调。

益智 Yizhi

ALPINIAE OXYPHYLLAE FRUCTUS

《别名》益智仁。

《来源》姜科植物益智 *Alpinia oxyphylla* Miq. 的干燥成熟果实。

《产地》主产于广东、海南、广西、福建等地，为广药之一。

【采收加工】夏、秋果实由绿变红时采收，晒干或低温干燥。

【性状鉴定】呈椭圆形，两端略尖，长1.2～2cm，直径1～1.3cm。表面棕色或灰棕色，有纵向凹凸不平的突起棱线13～20条，顶端有花被残基，基部常残存果梗。果皮薄而稍韧，与种子紧贴，种子集结成团，中有隔膜将种子团分为3瓣，每瓣有种子6～11粒。种子为不规则的扁圆形，略有钝棱，直径约3mm，表面灰褐色或灰黄色，外被淡棕色膜质的假种皮；质硬，胚乳白色。有特异香气，味辛、微苦。见图10-17。

【品质要求】以个大、饱满、香气浓者为佳。本品种子含挥发油不得少于1.0%（mL/g）。

【饮片特征】多切碎或压碎。

【商品规格】为统货。

【主要成分】含挥发油1%～2%，油中含桉油精以及姜烯、姜醇等。

【性味功效】辛，温。暖肾固精缩尿，温脾止泻摄唾。

【附注】野西瓜，锦葵种植物野西瓜的果实与本品极易混淆，应注意鉴别。

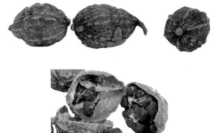

图10-17 益智药材图

五味子 Wuweizi

SCHISANDRAE CHINENSIS FRUCTUS

【别名】北五味、辽五味。

【来源】木兰科植物五味子 *Schisandra chinensis*（Turcz.）Baill.的干燥成熟果实。习称"北五味子"。

【产地】主产于黑龙江、吉林、辽宁、河北等地。

【采收加工】秋季果实成熟时采摘，晒干或蒸后晒干，除去果梗和杂质。

【性状鉴定】呈不规则的球形或扁球形，直径5～8mm。表面红色、紫红色或暗红色，皱缩，显油润，久置后出现"白霜"。果肉柔软，种子多2枚，肾形，表面棕黄色，有光泽，种皮薄而脆。果肉气微，味酸；种子破碎后，有香气，味辛、微苦。见图10-18。

【品质要求】以粒大、肉厚、色紫红、有油润光泽者为佳。本品含五味子醇甲（$C_{24}H_{32}O_7$）不得少于0.40%。

【商品规格】常分二等。

【显微鉴定】（1）北五味子横切面：见图10-19。

① 外果皮为1列方形或长方形细胞，壁稍厚，外被角质层，散有油细胞。

② 中果皮薄壁细胞10余列，含淀粉粒，散有小型外韧型维管束。

③ 内果皮为1列小方形薄壁细胞。

④ 种皮最外层为1列径向延长的石细胞，壁厚，纹孔及孔沟细密；其下为数列类圆形、三角形或多角形石细胞，纹孔较大；石细胞层下为数列薄壁细胞，种脊部位有维管束；油细胞层为1列长方形细胞，含棕黄色油滴；再下为3～5列小形细胞。

⑤ 种皮内表皮为1列小细胞，壁稍厚，胚乳细胞含脂肪油滴及糊粉粒。

（2）粉末：见图10-20。

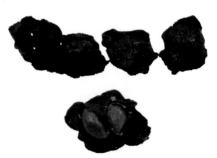

图10-18 五味子药材图

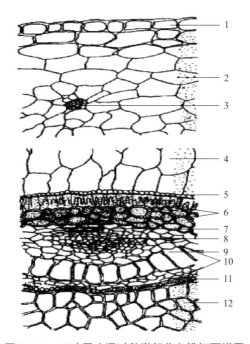

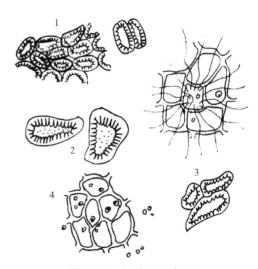

图10-19　五味子（通过种脊部分）横切面详图

1—外果皮；2—中果皮；3—维管束；4—中果皮薄壁细胞；
5—内果皮；6—种皮石细胞；7—纤维束；8—种脊维管束；
9—油细胞；10—薄壁细胞；11—种皮内表皮细胞；12—胚乳组织

图10-20　五味子粉末图

1—种皮外层石细胞；2—种皮内层石细胞；
3—果皮表皮细胞（示油细胞）；4—内胚乳细胞

粉末特征：暗紫色，微有香气，味甚酸、咸。

① 种皮表皮石细胞表面观呈多角形或长多角形，壁厚，孔沟极细密，胞腔内含深棕色物。

② 种皮内层石细胞呈多角形、类圆形或不规则形，壁稍厚，纹孔较大。

③ 果皮表皮细胞表面观多角形，垂周壁略呈连珠状增厚，有角质线纹，表皮中散有油细胞。

④ 油细胞类圆形，壁稍厚，内含挥发油滴。

⑤ 中果皮细胞皱缩，含暗棕色物。

⑥ 内胚乳细胞呈类多角形，壁稍厚，含脂肪油滴。

【理化鉴别】取本品粉末1g，加水10mL，时时振摇，浸10min，滤过，滤液浓缩至小体积，加5倍量95%乙醇，强烈振摇5min，滤过，滤液回收乙醇，加水稀释至10mL，加活性炭少许，振摇后过滤，得无色或浅粉红色澄明液体。①取上述溶液1mL，滴加甲基红指示剂1滴，溶液即变红色（酸性反应）。②取上述溶液1mL，加高锰酸钾试液1滴，紫色立即消退，溶液变浅橙黄色，放置1h后，溶液渐渐变为无色（还原性物质反应）。

【主要成分】五味子含木脂素5%～22%，主要有五味子素、γ-五味子素、去氧五味子素等，种子含挥发油约2%，果肉中约含0.3%。

【性味功效】酸、甘，温。收敛固涩，益气生津，补肾宁心。

南五味子Nanwuweizi

SCHISANDRAE SPHENANTHERAE FRUCTUS

【来源】木兰科植物华中五味子 *Schisandra sphenanthera* Rehd. et Wils. 的干燥成熟果实。

【产地】主产于河南、陕西、甘肃，四川、云南亦产。

【采收加工】秋季果实成熟时采摘，晒干，除去果梗和杂质。

【性状鉴定】呈球形或扁球形，直径4～6mm。表面棕红色至暗棕色，干瘪，皱缩，果肉常紧贴于种子上。种子多1～2枚，肾形，表面棕黄色，微有光泽，种皮薄而脆。果肉气微，味微酸。见图10-21。

【品质要求】无梗枝、杂质、虫蛀、霉变。本品含五味子酯甲不得少于0.20%。

【商品规格】统货。

【主要成分】含五味子甲素，五味子酯甲、乙、丙、丁、戊等成分。

【性味功效】酸、甘，温。收敛固涩，益气生津，补肾宁心。

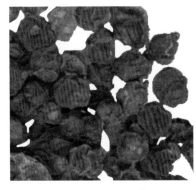

图10-21　南五味子药材图

【附注】除南北五味外，一些地方还以同属多种植物或其他科植物的果实当五味子使用，应注意鉴别：①五月茶 Antidesma bunius（L.）Spreng.，其果实在南方常冒充五味子销售。②翼梗五味子 Schisandra henryi，其果实在四川称川五味子入药。③红花五味子。④毛叶五味子。⑤滇藏五味子。⑥山葡萄，葡萄科山葡萄 Vitis amurensis Rupr.的干燥果实等。

❖ 山楂 Shanzha ❖
CRATAEGI FRUCTUS

【别名】山里红、北山楂。

【来源】蔷薇科植物山里红 Crataegus pinnatifida Bge. var. major N. E. Br. 或山楂 Crataegus pinnatifida Bge. 的干燥成熟果实。

【产地】主产于河北、山东、河南等地。

【采收加工】秋季果实成熟时采收，切片，干燥。

【性状鉴定】类球形，多切圆片，直径1～2.5cm。外皮鲜红，棕红色，具灰白色小斑点。顶有凹陷的宿萼，基有果柄。切片边缘内卷，果肉深黄色至浅棕色。具5粒浅黄色果核，质硬。气微清香，味酸、微甜。见图10-22（a）。

【品质要求】以片大、皮红、肉厚、核少者为佳。本品含有机酸以枸橼酸（$C_6H_8O_7$）计，不得少于5.0%。

【饮片特征】圆形片，皱缩不平，直径1～2.5cm，厚0.2～0.4cm。外皮红色，具皱纹，有灰白色小斑点。果肉深黄色至浅棕色。中片具5粒浅黄色果核，核多脱落而中空。有的片上可见短而细的果梗或花萼残迹。气微清香，味酸、微甜。见图10-22（b）。

【商品规格】统货。

【理化鉴别】取本品粉末1g，加乙醚10mL，振摇混合2min后过滤，将滤液蒸干，残留物加冰醋酸1mL溶解，再加硫酸1～2滴，溶液呈紫红色，渐变成紫色。

【主要成分】含山楂酸、酒石酸、枸橼酸、槲皮素、熊果酸等。

【性味功效】酸、甘，微温。消食健胃，行气散瘀，化

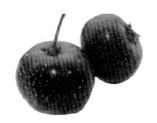

（a）山楂药材图

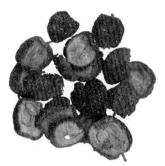

（b）山楂饮片图

图10-22　山楂药材和饮片图

浊降脂。

【附注】伪品：① 棠梨，蔷薇科豆梨 *Pyrus calleryana* Decne.的果实。果圆形，径约1cm，褐色，具淡色皮孔，先端无宿存的萼片。

② 沙梨 *Pyrus serotina* 的幼果。

③ 南山楂，蔷薇科植物野山楂 *Crataegus cuneata* Sieb. et Zucc. 的干燥成熟果实。本品类球形，直径0.8 ~ 1.4cm，有的压成饼状。表面棕色至棕红色，并有细密皱纹，顶端凹陷，有花萼残迹，基部有果梗或已脱落，质硬，果肉薄，无臭，味微酸涩。

苦杏仁 Kuxingren
ARMENIACAE SEMEN AMARUM

【别名】杏仁、北杏。

【来源】本品为蔷薇科植物山杏 *Prunus armeniaca* L. var. *ansu* Maxim.、西伯利亚杏 *Prunus sibirica* L.、东北杏 *Prunus mandshurica*（Maxim.）Koehne 或杏 *Prunus armeniaca* L.的干燥成熟种子。

【产地】我国大部分地区均产。主产于北方各省区，以内蒙古、吉林、辽宁、河北、山东量大。

【采收加工】夏季采收成熟果实，除去果肉和核壳，取出种子，晒干。

【性状鉴定】本品呈扁心形，长1 ~ 1.9cm，宽0.8 ~ 1.5cm，厚0.5 ~ 0.8cm。表面黄棕色至深棕色，一端尖，另一端钝圆，肥厚（习称"膔肚子"），左右不对称，尖端一侧有短线形种脐，圆端合点处向上具多数深棕色的脉纹。种皮薄，子叶2，乳白色，富油性。气微，味苦。见图10-23（a）。

【品质要求】以粒大、饱满、完整者为佳。本品含苦杏仁苷（$C_{20}H_{27}NO_{11}$）不得少于3.0%。

【饮片特征】去种皮的种仁，乳白色，富油性，气微，味苦。见图10-23（b）。

【商品规格】统货。

【理化鉴别】①取本品数粒，加水共研，发生苯甲醛的特殊香气。②取本品数粒，捣碎，即取约0.1g，置试管中，加水数滴使湿润，试管中悬挂一条三硝基苯酚试纸，用软木塞塞紧，置温水浴中，10min后，试纸显砖红色。③取本品数粒，捣碎，称取约0.1g，置小试管中，加蒸馏水2mL，立即取滤纸一片盖试管口，用线扎紧，滤纸上滴加氢氧化钠试液1滴，置40 ~ 50℃的水浴中约10min，取下滤纸，于滤纸上加硫酸亚铁试液1滴，加10%盐酸液1滴酸化，再加三氯化铁试液1滴，滤纸应显蓝色。

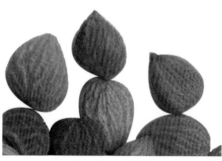

（a）苦杏仁药材图

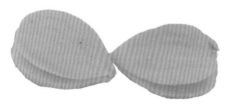

（b）苦杏仁饮片图

图10-23　苦杏仁药材和饮片图

【主要成分】含苦杏仁苷约3%，脂肪油约50%。苦杏仁苷经酶或酸水解产生氢氰酸、苯甲醛及葡萄糖。

【性味功效】苦，微温；有小毒。降气止咳平喘，润肠通便。

【附注】① 内服不宜过量，以免中毒。5 ~ 10g，生品入煎剂后下。

② 甜杏仁，为蔷薇科植物杏或山杏的部分栽培种味甜的干燥种子，又称南杏仁。呈扁心脏形，个头比

苦杏仁大，左右对称，种脊明显，种皮较苦杏仁为厚，淡黄棕色，自合点处分散出许多深棕色脉纹，形成纵向凹纹。子叶接合面常见空隙。气微，味微甜。

桃仁 Taoren
PERSICAE SEMEN

【来源】本品为蔷薇科植物桃 *Prunus persica*（L.）Batsch 或山桃 *Prunus davidiana*（Carr.）Franch. 的干燥成熟种子。

【产地】全国大部分地区均产，主产于四川、云南、河北、山西等地。

【采收加工】果实成熟后采收，除去果肉和核壳，取出种子，晒干。

【商品类别】分桃仁和山桃仁两种。

【性状鉴定】**桃仁**　呈扁长卵形，长1.2～1.8cm，宽0.8～1.2cm，厚0.2～0.4cm。表面黄棕色至红棕色，密布颗粒状突起。一端尖，中部膨大，另端钝圆稍偏斜，边缘较薄。尖端一侧有短线形种脐，圆端有颜色略深不甚明显的合点，自合点处散出多数纵向维管束。种皮薄，子叶2，类白色，富油性。气微，味微苦。见图10-24（a）。

山桃仁　呈类卵圆形，较小而肥厚，长约0.9cm，宽约0.7cm，厚约0.5cm，味较苦。见图10-24（b）。

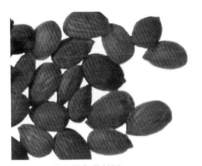
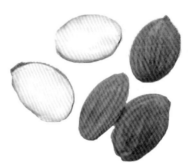

（a）桃仁药材图　　　　　　　　　　　　（b）山桃仁药材图

图10-24　桃仁和山桃仁药材

【品质要求】以饱满、种仁白、完整者为佳。本品含苦杏仁苷（$C_{20}H_{27}NO_{11}$）不得少于2.0%。

【饮片特征】去种皮的种仁，乳白色，富油性，气微，味微苦。见图10-25。

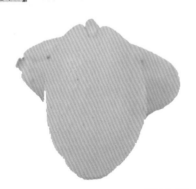
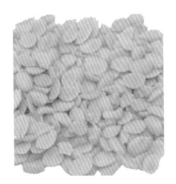

图10-25　桃仁饮片图

【理化鉴别】①取本品少许于乳钵内加水捣碎后，有苯甲醛气味。②取本品粉末少许，于白瓷板上滴加浓硫酸1滴，呈紫红色。③取本品粉末2g，加60%乙醇20mL，回流20min，放冷，滤过，滤液在荧光灯下呈黄褐色；而杏仁的滤液呈淡蓝色荧光。

【主要成分】含苦杏仁苷、苦杏仁酶、维生素B$_1$和脂肪酸等。

【性味功效】苦、甘、平。活血祛瘀，润肠通便，止咳平喘。

郁李仁Yuliren

PRUNI SEMEN

【别名】李仁、山梅子、小李仁、郁子。

【来源】蔷薇科植物欧李 *Prunus humilis* Bge.、郁李 *Prunus japonica* Thunb.或长柄扁桃 *Prunus pedunculata* Maxim.的干燥成熟种子。前二者称小李仁，后者称大李仁。

【产地】欧李主产于黑龙江、辽宁、河北、山东等地，郁李主产于华东及河南、河北、山西等地，长柄扁桃主产于内蒙古。

【采收加工】夏、秋二季采收成熟果实，除去果肉和核壳，取出种子，干燥。

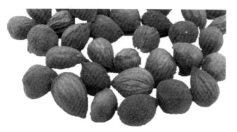

图10-26　郁李仁药材图

【商品类别】小李仁、大李仁。

【性状鉴定】**小李仁**　呈卵形，长5～8mm，直径3～5mm。表面黄白色或浅棕色，一端尖，另一端钝圆。尖端一侧有线形种脐，圆端中央有深色合点，自合点处向上具多条纵向维管束脉纹。种皮薄，子叶2，乳白色，富油性。气微，味微苦。

大李仁　长6～10mm，直径5～7mm。表面黄棕色。见图10-26。

【品质要求】以饱满、完整、色黄白、油性足者为佳。本品含苦杏仁苷（$C_{20}H_{27}NO_{11}$）不得少于2.0%。

【商品规格】统货。

【理化鉴别】①取本品粉末1g，加乙醇5mL，置水浴上加热5min，滤过，取滤液1mL，加3～4滴浓盐酸，再加镁粉少许振摇，溶液呈红色。②取本品粉末1g，加甲醇5mL，置水浴上，在不断振摇下加热5 min，滤过。取滤液1mL，于水浴上蒸干，加入饱和硼酸丙酮溶液及10%柠檬酸丙酮溶液各1mL，再于水浴上蒸干，将残渣置紫外灯下观察，可见亮绿色荧光。③取本品粉末0.5g，置带塞试管中，加5%硫酸溶液3mL，充分混合。试管中悬挂一条三硝基苯酚试纸（勿使滤纸条与溶液接触），塞紧，将试管置40～50℃水浴中，10 min后试纸条由黄色变为红色。

【主要成分】欧李仁含苦杏仁苷、脂肪油；郁李仁含苦杏仁苷、氢氰酸、致泻成分郁李仁苷、脂肪油和挥发性有机酸等；长柄扁桃种子含苦杏仁苷、脂肪油。

【性味功效】辛、苦、甘、平。润肠通便，下气利水。

【附注】郁李仁常见伪品为同属植物李 *Prunus salicina* Lindl.的种子。其外形较长，上部尖端及基部合点常偏向一侧，味不苦。

乌梅Wumei

MUME FRUCTUS

【别名】梅实、熏梅、梅干。

【来源】蔷薇科植物梅 *Prunus mume*（Sieb.）Sieb. et Zucc.的干燥近成熟果实。

【产地】主产于四川、浙江、福建、湖南、贵州。以浙江所产质量最好，四川产量最大。

中药传统鉴定技术

【采收加工】夏季果实近成熟时采收，低温烘干后闷至色变黑。

【性状鉴定】呈类球形或扁球形，直径1.0 ~ 3cm，表面乌黑色或棕黑色，皱缩不平，基部有圆形果梗痕。果核坚硬，椭圆形，棕黄色，表面有凹点；种子扁卵形，淡黄色。气微，味极酸。见图10-27。

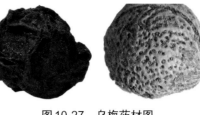

图10-27　乌梅药材图

【品质要求】以个大、肉厚、柔润、味极酸者为佳。本品按干燥品计算，含枸橼酸（$C_6H_8O_7$）不得少于12.0%。

【商品规格】商品分三个等级。

一级（耳梅）：果肉肥厚，似耳形，每千克300 ~ 400粒。

二级（肉梅）：果肉质滋润，每千克400 ~ 500粒。

三级（骨梅）：果肉薄，每千克500粒以上。

【理化鉴别】①取本品粉末1g，加冰醋酸2mL，经振摇混合5min后，滤过，取滤液1mL，缓缓加入硫酸0.5mL，其界面显红棕色，上层显暗绿棕色。②取本品粉末0.5g，加水10mL，经振摇混合5min后，滤过，滤液加稀盐酸使成酸性，倒入分液漏斗中，加乙醚20mL振摇混合后，分取乙醚层，挥去乙醚，其残留物加水溶解，再加醋酸铅试液，此时，生成白色沉淀。

【主要成分】果实含大量枸橼酸，另含少量苹果酸、琥珀酸、齐墩果酸和谷甾醇等。种子含苦杏仁苷、脂肪油。

【性味功效】酸、涩、平。敛肺，涩肠，生津，安蛔。

【附注】市场上常有用同科李树等的果实冒充乌梅出售，应注意鉴别。

金樱子 Jinyingzi

ROSAE LAEVIGATAE FRUCTUS

【别名】糖罐子、山石榴。

【来源】蔷薇科植物金樱子 *Rosa laevigata* Michx.的干燥成熟果实。

【产地】主产于广东、湖南、浙江、江南等地。

【采收加工】10 ~ 11月果实成熟变红时采收，干燥，除去毛刺。

【商品类别】金樱子、金樱子肉。

【性状鉴定】本品为花托发育而成的假果，呈倒卵形，长2 ~ 3.5cm，直径1 ~ 2cm。表面红黄色或红棕色，有突起的棕色小点，系毛刺脱落后的残基。顶端有盘状花萼残基，中央有黄色柱基，下部渐尖。质硬。切开后，花托壁厚1 ~ 2mm，内有多数坚硬的小瘦果，内壁及瘦果均有淡黄色茸毛。气微，味甘、微涩。见图10-28（a）。

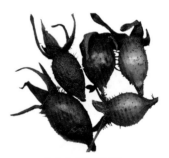

（a）金樱子药材图

【品质要求】以个大、色红黄、肉厚、有光泽、去净毛刺者为佳。本品金樱子肉含金樱子多糖不得少于25.0%。

【饮片特征】呈倒卵形纵剖瓣。表面红黄色或红棕色，有突起的棕色小点。顶端有花萼残基，下部渐尖。花托壁厚1 ~ 2mm，内面淡黄色，残存淡黄色茸毛。气微，味甘、微

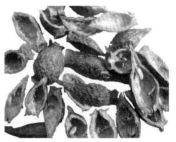

（b）金樱子饮片图

图10-28　金樱子药材和饮片图

涩。见图10-28（b）。

【商品规格】 统货。

【理化鉴别】 取本品粉末5g，加水50mL，置60℃水浴上加热15min，立即过滤。取滤液1mL，加碱性酒石酸铜试液4～5滴，在水浴中加热5min，生成红棕色沉淀；另取滤液1mL，加1%三氯化铁溶液1～2滴，即显暗紫色。

【主要成分】 含金樱子多糖、苹果酸、枸橼酸等。

【性味功效】 酸、甘、涩、平。固精缩尿，固崩止带，涩肠止泻。

【附注】 部分地区曾以美蔷薇 *Rosa bella* Rehd.et Wils.的果实充当金樱子使用，应注意区别。

木瓜 Mugua
CHAENOMELIS FRUCTUS

【别名】 皱皮木瓜、宣木瓜。

【来源】 蔷薇科植物贴梗海棠 *Chaenomeles speciosa*（Sweet）Nakai 的干燥近成熟果实。

【产地】 主产于安徽、四川、浙江、湖北等地。

【采收加工】 夏、秋二季果实绿黄时采收，置沸水中烫至外皮灰白色，对半纵剖，晒干。

【性状鉴定】 呈长圆形，多纵剖成两半，长4～9cm。宽2～5cm，厚1～2.5cm。外表面紫红色或红棕色，有不规则的深皱纹；剖面边缘向内卷曲，果肉红棕色，中心部分凹陷，棕黄色；种子扁长三角形，多脱落。质坚硬。气微清香，味酸。见图10-29（a）。

【品质要求】 以个大、皮皱、肉厚、紫红色为佳。本品含齐墩果酸（$C_{30}H_{48}O_3$）和熊果酸（$C_{30}H_{48}O_3$）的总量不得少于0.50%。

【饮片特征】 呈类月牙形薄片。外表紫红色或棕红色，有不规则的深皱纹。切面棕红色。气微清香，味酸。见图10-29（b）。

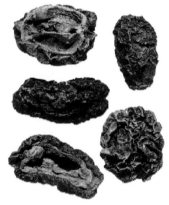
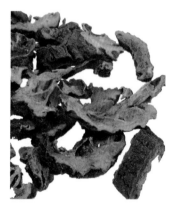

（a）木瓜药材图 　　　　　　　　　（b）木瓜饮片图

图10-29　木瓜药材和木瓜饮片图

【商品规格】 统货。

【理化鉴别】 取本品粉末1g，加70%乙醇10mL，加热回流1h，滤过，滤液照下述方法试验。①取滤液1mL，蒸干，残渣加醋酸1mL使溶解，倾入试管中，沿管壁加硫酸1～2滴，两液接界处显紫红色环；上层液显棕黄色。②取滤液滴于滤纸上，待干，喷洒三氯化铝试液，干燥后，置紫外灯（365nm）下观察，显蓝色荧光。

【主要成分】 果实含皂苷、黄酮类、维生素C和苹果酸、酒石酸等，种子含氢氰酸。

【性味功效】酸，温。舒筋活络，和胃化湿。

【附注】①光皮木瓜，来源于蔷薇科植物木瓜（榠楂）*Chaenomeles Sinensis*（Thouin）Koehne 的近成熟果实。外表红棕色，光滑无皱或稍粗糙，剖开果肉粗糙，显颗粒性；种子多数密集，扁三角形；气微，味微酸涩，嚼之有沙粒感。见图10-30。

②平时我们食用的木瓜是番木瓜，非药用木瓜。

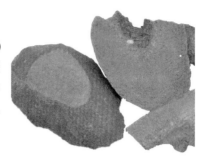

图10-30　光皮木瓜图

连翘 Lianqiao

FORSYTHIAE FRUCTUS

【别名】一串金、大翘子、连翘壳、黄连翘、青连翘。

【来源】木犀科植物连翘 *Forsythia suspensa*（Thunb.）Vahl 的干燥果实。

【产地】山西、陕西、河南等地。

【采收加工】秋季果实初熟尚带绿色时采收，除去杂质，蒸熟，晒干，习称"青翘"；果实熟透时采收，晒干，除去杂质，习称"黄翘"。

【商品类别】青翘、黄翘。

【性状鉴定】呈长卵形至卵形，稍扁，长1.5~2.5cm，直径0.5~1.3cm。表面有不规则的纵皱纹和多数突起的小斑点，两面各有1条明显的纵沟。顶端锐尖，基部有小果梗或已脱落。青翘多不开裂，表面绿褐色，突起的灰白色小斑点较少；质硬；种子多数，黄绿色，细长，一侧有翅。老翘自顶端开裂或裂成两瓣，表面黄棕色或红棕色，内表面多为浅黄棕色，平滑，具一纵隔；质脆；种子棕色，多已脱落。气微香，味苦。见图10-31。

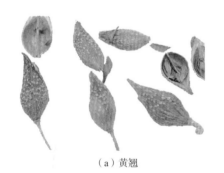
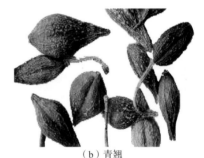

（a）黄翘　　　　　　　　　　　（b）青翘

图10-31　连翘药材图

【品质要求】老翘以色黄、壳厚、无种子、纯净者为佳；青翘以色黑绿、不裂口者为佳。本品含连翘苷（$C_{27}H_{34}O_{11}$）不得少于0.15%。

【商品规格】统货。

【理化鉴别】①取本品粉末3g，加0.5%盐酸乙醇溶液20mL，水浴回流15min，过滤，滤液调pH至中性，蒸干，用5%硫酸5mL溶解残渣，过滤，滤液供下列试验用。a.取滤液1mL，加硅钨酸试液2滴，即发生白色沉淀。b.取滤液1mL，加碘化汞钾试液2滴，即发生白色沉淀。c.取滤液1mL，加碘化铋钾试液2滴，即发生橘红色沉淀。②本品用冰醋酸提取，过滤，在滤液中逐渐滴加浓硫酸，使成两层，两层液体的交界面应显红紫色。③本品用热甲醇提取，提取液加镁粉少许，再加浓盐酸数滴，应显淡红色至黄红色。

【主要成分】果皮含连翘酚、齐墩果酸、连翘苷及苷元、挥发油等。其中连翘酚为抗菌成分。

【性味功效】苦，微寒。清热解毒，消肿散结，疏散风热。

【附注】连翘的伪品常见有秦连翘 *Forsythia giraldiana* Lingelsheim.、卵叶连翘 *Forsythia ovata* Nakai、狭叶连翘（金钟花）*Forsythia viridissima* Lindl.、奇异连翘 *Forsythia mira* M. C. Chang.，因此类果实不含连翘的抗菌成分连翘酚，故不能作连翘使用，应注意鉴别。

⚜ 栀子 Zhizi ⚜

GARDENIAE FRUCTUS

【别名】山栀子、黄栀子。

【来源】茜草科植物栀子 *Gardenia jasminoides* Ellis 的干燥成熟果实。

【产地】主产于湖南、湖北、江西、浙江等地，福建、四川、广西、云南、贵州、江苏等地亦有分布。以湖南量大，浙江品质优。

【采收加工】9～11月果实成熟呈红黄色时采收，除去果梗和杂质，蒸至上气或置沸水中略烫，取出，干燥。

【性状鉴定】呈长卵圆形或椭圆形，长1.5～3.5cm，直径1～1.5cm。表面红黄色或棕红色，具6条翅状纵棱，棱间常有1条明显的纵脉纹，并有分枝。顶端残存萼片，基部稍尖，有残留果梗。果皮薄而脆，略有光泽；内表面色较浅，有光泽，具2～3条隆起的假隔膜。种子多数，扁卵圆形，集结成团，深红色或红黄色，表面密具细小疣状突起。气微，味微酸而苦。其水浸液呈鲜黄色。见图10-32（a）。

【品质要求】以皮薄、饱满、色红黄者为佳。本品含栀子苷（$C_{17}H_{24}O_{10}$）不得少于1.8%。

【饮片特征】呈不规则的碎块。果皮表面红黄色或棕红色，有的可见翅状纵横。种子多数，扁卵圆形，深红色或红黄色。气微，味微酸而苦。见图10-32（b）。

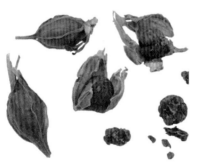 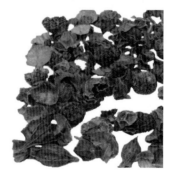

（a）栀子药材图　　　　　　　　　　（b）栀子饮片图

图10-32　栀子药材和栀子饮片图

【商品规格】按照果实成熟的程度分为一等、二等。

一等：饱满，表面橙红色、红黄色、淡红色或淡黄色。

二等：较瘦小，表面橙黄色、暗棕色或带青色，间有怪形果或破碎。

【理化鉴别】①取本品1%的热水浸出液10mL，加乙醚5mL振摇，醚层应无色。②取本品粉末0.2g于试管中，加乙醇5mL，置水浴上加热2min，取上清液2滴点于滤纸上，挥干，在紫外灯下观察，呈蓝色荧光（区别于水栀子）。

【主要成分】含栀子苷、异羟栀子苷、山栀苷等。

〖性味功效〗苦，寒。泻火除烦，清热利湿，凉血解毒；外用消肿止痛。

〖附注〗水栀子：又称大栀子，为茜草科大花栀子 *Gardenia jasminoides* Ellis var. *grandiflora* Nakai 的干燥成熟果实。主要区别为果大，长圆形，长3～7cm，棱高，其水浸液呈棕红色。本品不做内服，仅外敷做伤科药，多做工业染料用。

枸杞子 Gouqizi

LYCII FRUCTUS

〖别名〗地骨子、宁夏枸杞。

〖来源〗茄科植物宁夏枸杞 *Lycium barbarum* L. 的干燥成熟果实。

〖产地〗主产于宁夏的中宁、中卫、灵武等地。甘肃、内蒙古、青海、新疆等地亦产。

〖采收加工〗夏、秋二季果实呈红色时采收，热风烘干，除去果梗，或晾至皮皱后，晒干，除去果梗。

〖性状鉴定〗呈类纺锤形或椭圆形，长6～20mm，直径3～10mm。表面红色或暗红色，顶端有小突起状的花柱痕，基部有白色的果梗痕。果皮柔韧，皱缩；果肉肉质，柔润。种子20～50粒，类肾形，扁而翘，长1.5～1.9mm，宽1～1.7mm，表面浅黄色或棕黄色。气微，味甜。见图10-33。

〖品质要求〗以粒大、肉多、种子少、色红、质柔软者为佳。本品含枸杞多糖以葡萄糖计，不得少于1.8%，含甜菜碱不得少于0.30%。

〖商品规格〗分五等。

一等：呈椭圆形或长卵形。果皮鲜红、紫红或红色，糖质多，质柔软滋润，味甜。每50g 370粒以内。

二等：果皮鲜红或紫红色。每50g 580粒以内。其他同一等。

三等：果皮红褐或淡红色，糖质较少。每50g 900粒以内。其他同一等。

四等：每50g 1100粒以内。油果不超过15%。其他同三等。

五等：色泽深浅不一，每50g 1100粒以外，破子、油果不超过30%。其他同四等。

〖显微鉴定〗粉末特征：黄橙色或红棕色，气微，味甜。

① 种皮石细胞表面观不规则多角形或长多角形，垂周壁深波状弯曲或微波状弯曲，直径37～117μm，长至196μm，壁厚5～27μm；断观类方形或扁方形；侧壁及内壁增厚，内壁稍弯曲，外壁黏液化。

② 外果皮细胞表面观类多角形或长多角形，垂周壁细波状弯曲或平直，外平周壁表面有较细密平行角质条纹。

③ 中果皮薄壁细胞呈类多角形，胞腔内含橙红色或红棕色球形颗粒；有的含草酸钙砂晶。另有内胚乳细胞，含脂肪油滴及糊粉粒。见图10-34。

图10-33 枸杞子药材图

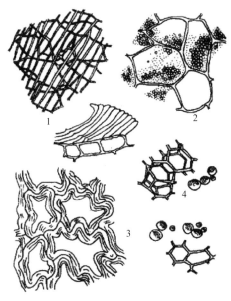

图10-34 枸杞子粉末图

1—果皮表皮细胞；2—中果皮细胞；

3—种皮石细胞；4—内胚乳细胞

【理化鉴别】取本品粉末1g，加乙醚5mL，时时振摇，浸出20min后过滤。取滤液2mL，缓缓加入硫酸2mL，界面显暗蓝绿色。

【主要成分】含甜菜碱、莨菪碱、糖类、蛋白质、多种维生素及酸浆红素等。

【性味功效】甘，平。滋补肝肾，益精明目。

【附注】① 枸杞 *Lycium chinense* Mill 的果实亦供药用，习称土枸杞子。比宁夏枸杞子略瘦小，具有不规则皱纹，黯淡无光泽，多为野生，质量较宁夏枸杞差。

② 市场流通的还有甘枸杞，主产于甘肃、新疆，为同属植物土库曼枸杞 *Lycium turcomanicum* Turcz、西北枸杞 *Lycium potaninii* Pojark、毛蕊枸杞 *Lycium dasystemum* Pojark 的果实。甘枸杞粒小，长不足1cm，直径2～4mm，表面暗红色，无光泽。质略柔软。气微，味甘而酸。

酸枣仁 Suanzaoren
ZIZIPHI SPINOSAE SEMEN

【别名】枣仁、山枣仁。

【来源】鼠李科植物酸枣 *Ziziphus jujuba* Mill.var.*spinosa*（Bunge）Hu ex H. F. Chou 的干燥成熟种子。

【产地】主产于河北、陕西、辽宁、河南等省，以河北邢台产量最大。

【采收加工】秋末冬初采收成熟果实，除去果肉和核壳，收集种子，晒干。

【性状鉴定】呈扁圆形或扁椭圆形，长5～9mm，宽5～7mm，厚约3mm。表面紫红色或紫褐色，平滑有光泽，有的有裂纹。有的两面均呈圆隆状突起；有的一面较平坦，中间或有1条隆起的纵线纹；另一面稍突起；一端凹陷，可见线形种脐；另端有细小突起的合点。种皮较脆，胚乳白色，子叶2，浅黄色，富油性。气微，味淡。见图10-35。

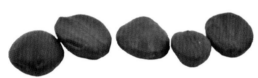

图 10-35　酸枣仁药材图

【品质要求】以粒大、饱满、有光泽、外皮紫红色、种仁色黄白者为佳。本品含酸枣仁皂苷 A（$C_{58}H_{94}O_{26}$）不得少于0.030%。

【饮片特征】用时打碎或炒后打碎使用。

【商品规格】分一等、二等。

一等：呈扁圆形或扁椭圆形，饱满。表面深红色或紫褐色，有光泽。断面种仁浅黄色，有油性。味甘淡。核壳不超过2%，碎仁不超过5%，无黑仁、杂质、虫蛀、霉变。

二等：呈扁圆形或扁椭圆形，瘪瘦。表面深红色或棕黄色。核壳不超过5%，碎仁不超过10%，无黑仁、杂质、虫蛀、霉变。

【理化鉴别】①取本品粉末5g，加水适量，煮沸约30min，滤过，取滤液2mL，加乙醇4mL，摇匀，再加茚三酮试液3滴，煮沸3～4min，应显蓝紫色。②取本品粉末1g，加水10mL，于水浴上加热1h，过滤，取滤液2mL，置试管内，用力振摇，即生成持久性的泡沫（10min以上）。③取本品粉末5g，加乙醚10mL，浸泡过夜，滤过，取滤液分成2份，分别蒸去乙醚，1份加氯仿1mL，再加浓硫酸1mL，氯仿层应显红色；另1份加冰醋酸1mL溶解，再加氯仿乙醚5滴及氯化锌结晶数粒，稍加热应显淡红色至红色。

【主要成分】含酸枣仁皂苷A、酸枣仁皂苷B等。

【性味功效】甘，酸，平。养心补肝，宁心安神，敛汗，生津。

【附注】伪品滇枣仁的鉴别：①鼠李科植物滇刺枣 *Ziziphus mauritiana* Lam.的去壳的种

仁，主产于云南、缅甸等地。干燥的种子其形状与酸枣仁极为相似，呈扁圆形或扁卵形，长4～8mm，宽4～7mm，厚约2mm。腹面较平坦，各个边缘隆起，中间纵线纹不明显，背面微鼓。表面棕黄色至棕红色，有光泽，有的具黄褐色斑点。种皮硬脆，剥去种皮可见淡粉色或类白色的略呈胶质状的胚乳；子叶2，淡黄色，油润。气微，味淡。②此外，亦有人把鼠李科枳椇 *Hovenia acerba* Lindl.的种子混入酸枣仁中冒充使用，应注意鉴别。

菟丝子Tusizi

CUSCUTAE SEMEN

【别名】吐丝子。

【来源】旋花科植物南方菟丝子 *Cuscuta australis* R. Br.或菟丝子 *Cuscuta chinensis* Lam.的干燥成熟种子。

【产地】主产于辽宁、吉林、山东、河北、山西、河南、江苏、黑龙江、内蒙古等地。

【采收加工】秋季果实成熟时采收植株，晒干，打下种子，除去杂质。

【性状鉴定】呈类球形，直径1～2mm。表面灰棕色至棕褐色，粗糙，种脐线形或扁圆形。质坚实，不易以指甲压碎。气微，味淡。见图10-36（a）。

【品质要求】以颗粒饱满、质坚实、灰棕色或黄棕色为佳。本品含金丝桃苷（$C_{21}H_{20}O_{12}$）不得少于0.10%。

【商品规格】统货。

【理化鉴别】取本品少量，加沸水适量浸泡后，表面有黏性；加热煮至种皮破裂时，可露出黄白色卷旋状的胚，形如吐丝。见图10-36（b）。

【主要成分】含树脂苷、糖类、黄酮类、胆甾醇等。

【性味功效】辛、甘、平。补益肝肾，固精缩尿，安胎，明目，止泻；外用消风祛斑。

【附注】伪品：① 千穗谷子，为苋科植物千穗谷 *Amaranthus hypochondriacus* L.的干燥成熟种子。种子近圆形或卵圆形，侧扁，双凸透镜状，直径1～1.5mm，厚0.6～1mm，表面淡黄绿色、黄白色或淡棕色，近平滑，具明显的宽约0.25mm的边缘。种脐位于一端，微小，质坚硬，不易以指甲压碎。加热煮至种皮破裂，露出白色扁平的胚根，似吐丝，但非卷旋状。剥去种皮后，可见胚与胚乳分离为两大部分。胚环形，位于胚乳组织的外围，一端具浅二裂的子叶。气微，味淡。

② 金灯藤，为旋花科植物日本菟丝子 *Cuscuta japonica* Choisy的种子，俗称大粒菟丝子，与菟丝子的主要区别为：种子类圆形，较大，多不饱满，直径3～5mm。表面淡褐色或黄棕色，光滑，质坚实，不易被指甲压碎；放大镜下观察，具不整齐的短线状斑纹，水煮吐丝，气微，味淡。

③ 此外，亦有人为制造大小、颜色和正品近似的泥土球或沙粒掺入正品中使用，应注意鉴别。

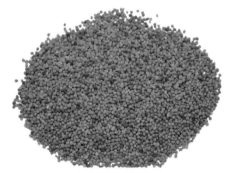

（a）菟丝子药材图

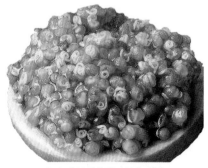

（b）菟丝子药材吐丝实验图

图10-36　菟丝子药材和吐丝实验图

紫苏子 Zisuzi

PERILLAE FRUCTUS

【别名】苏子、香苏。

【来源】唇形科植物紫苏 *Perilla frutescens*（L.）Britt. 的干燥成熟果实。

【产地】主产于湖北、江苏、湖南、浙江、安徽、河南等地。

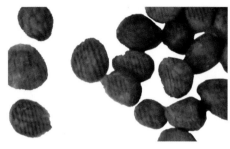

图 10-37　紫苏子药材图

【采收加工】秋季果实成熟时采收，除去杂质，晒干。

【性状鉴定】呈卵圆形或类球形，直径约 1.5mm。表面灰棕色或灰褐色，有微隆起的暗紫色网纹，基部稍尖，有灰白色点状果梗痕。果皮薄而脆，易压碎。种子黄白色，种皮膜质，子叶 2，类白色，有油性。压碎有香气，味微辛。见图 10-37。

【品质要求】以颗粒饱满、色灰棕、油性足者为佳。本品含迷迭香酸（$C_{18}H_{16}O_8$）不得少于 0.25%。

【商品规格】统货。

【理化鉴别】取本品粉末 2g，加乙醚 20mL，温浸 30min 后滤过，取乙醚提取液 2mL，置玻璃皿上，室温挥去乙醚，将残渣与无水硫酸钠 1～2 粒直接加热，产生气泡，并有刺激性特臭的白色气体。

【主要成分】紫苏子种子含蛋白质、油，油中富含不饱和脂肪酸和亚麻酸、亚油酸等。

【性味功效】辛，温。降气化痰，止咳平喘，润肠通便。

【附注】野苏子，玄参科马先蒿属的植物的果实。长圆形，黑褐色，个小。市场常有用此品种充当紫苏子使用，应注意鉴别。

胖大海 Pangdahai

STERCULIAE LYCHNOPHORAE SEMEN

【别名】安南子、通大海、大海子、大洞果、大发、大海榄、洋果。

【来源】梧桐科植物胖大海 *Sterculia lychnophora* Hance 的干燥成熟种子。

【产地】主产于越南、印度、马来西亚、泰国及印度尼西亚等国。现我国广东湛江、广西东兴、海南、云南西双版纳有引种栽培。

【采收加工】4～6 月果实开裂时采取成熟种子，晒干。

【性状鉴定】呈纺锤形或椭圆形，长 2～3cm，直径 1～1.5cm。先端钝圆，基部略尖而歪，具浅色的圆形种脐。表面棕色或暗棕色，微有光泽，具不规则的干缩皱纹。外层种皮极薄，质脆，易脱落。中层种皮较厚，黑褐色，质松易碎，遇水膨胀成海绵状。断面可见散在的树脂状小点。内层种皮可与中层种皮剥离，稍革质，内有 2 片肥厚胚乳，广卵形；子叶 2 枚，菲薄，紧贴于胚乳内侧，与胚乳等大。气微，味淡，嚼之有黏性。见图 10-38。

【品质要求】以个大、表面皱纹细、有光泽、无破皮、核仁无霉者为佳。本品每 1000g 含黄曲霉毒素 B₁ 不得

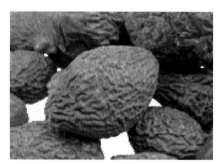

图 10-38　胖大海药材图

中药传统鉴定技术

超过5μg，含黄曲霉毒素 G_2、黄曲霉毒素 G_1、黄曲霉毒素 B_2 的总量不得超过10μg。

【商品规格】统货。

【理化鉴别】①取本品数粒置烧杯中，加沸水适量，放置数分钟即吸水膨胀成棕色半透明的海绵状物。②取本品粉末0.2g，加水10mL，置水浴中加热30min，滤过，取滤液4mL，加氢氧化钠试液3mL、碱性酒石酸铜试液5mL，置水浴中加热，即生成红色沉淀。

【主要成分】含戊聚糖、黏液质、胖大海素。

【性味功效】甘，寒。清热润肺。利咽开音，润肠通便。

【附注】混淆品：梧桐科植物圆粒苹婆 *Sterculia scaphigera* Wall 的干燥成熟种子，其区别见下表：

名称	胖大海	圆粒苹婆
形状	呈长椭圆形，似橄榄状	呈类圆形或卵圆形
表面	深黄棕色，具不规则皱纹，粗而疏	棕色，有细密的网状纹理
胚乳	有	无
子叶	子叶二片，大而菲薄，紧贴在胚乳内侧	子叶二片，肥大
手摇	无响声	有响声
水浸泡	膨胀速度较快，呈海绵状，其体积比干品大2.5～3倍	膨胀速度缓慢，呈海绵状，其体积比干品大1.5～2倍

❧ 瓜蒌 Gualou ❧

TRICHOSANTHIS FRUCTUS

【别名】瓜蒌、瓜楼、药瓜。

【来源】葫芦科植物栝楼 *Trichosanthes kirilowii* Maxim. 或双边栝楼 *Trichosanthes rosthornii* Harms 的干燥成熟果实。

【产地】主产于山东、河南、河北、安徽。以山东所产为优。

【采收加工】秋季果实成熟时，连果梗剪下，置通风处阴干。

【性状鉴定】呈类球形或宽椭圆形，长7～15cm，直径6～10cm。表面橙红色或橙黄色，皱缩或较光滑，顶端有圆形的花柱残基，基部略尖，具残存的果梗。轻重不一。质脆，易破开，内表面黄白色，有红黄色丝络，果瓤橙黄色，黏稠，与多数种子黏结成团。具焦糖气，味微酸、甜。见图10-39（a）。

【品质要求】以完整、果皮厚、表面皱缩、体重、糖分足者为佳。本品含3, 29-二苯甲酰基栝楼仁三醇不得少于0.080%。

【饮片特征】呈不规则的丝或块状。外表面橙红色或橙黄色，皱缩或较光滑；内表面黄白色，有红黄色丝络，果瓤橙黄色，与多数种子黏结成团。具焦糖气，味微酸、甜。见图10-39（b）。

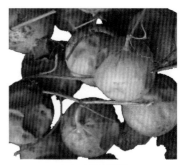

（a）瓜蒌药材图

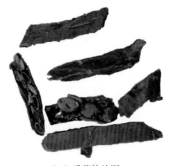

（b）瓜蒌饮片图

图10-39　瓜蒌药材和瓜蒌饮片图

【商品规格】统货。

【理化鉴别】取试管2支，各加入1mL 10%全瓜蒌温水浸液，一管内加入5%氢氧化钠2mL，另一管加入5%盐酸2mL，将两管塞紧，用力振摇1min，两管出现泡沫的高度相同。

【主要成分】含三萜皂苷、有机酸、树脂、糖类和色素。种子含脂肪油。

【性味功效】甘、微苦，寒。清热涤痰，宽胸散结，润燥滑肠。

【附注】① 不宜与川乌、制川乌、草乌、制草乌、附子同用。

② 瓜蒌子：本品为葫芦科植物栝楼 *Trichosanthes kirilowii* Maxim.或双边栝楼 *Trichosanthes rosthornii* Harms 的干燥成熟种子。秋季采摘成熟果实，剖开，取出种子，洗净，晒干。呈扁平椭圆形，表面浅棕色至棕褐色，平滑，沿边缘有1圈沟纹。顶端较尖，有种脐，基部钝圆或较狭。种皮坚硬；内种皮膜质，灰绿色，子叶2，黄白色，富油性。气微，味淡。性味功效：甘、寒。润肺化痰，滑肠通便。

③ 瓜蒌皮：本品为葫芦科植物栝楼 *Trichosanthes kirilowii* Maxim.或双边栝楼 *Trichosanthes rosthornii* Harms 的干燥成熟果皮。本品常切成2至数瓣，边缘向内卷曲，长6～12cm。外表面橙红色或橙黄色，形似蒸熟的蟹壳，习称"蟹壳黄"，皱缩，有的有残存果梗；内表面黄白色。质较脆，易折断。具焦糖气，味淡、微酸。性味功效：甘、寒。清热化痰，利气宽胸。

④ 瓜蒌常见的伪品有王瓜、湖北瓜蒌、南方瓜蒌、大子瓜蒌，使用时应注意鉴别。

地肤子Difuzi

KOCHIAE FRUCTUS

【别名】地葵、地麦、落帚子、扫帚子。

【来源】藜科植物地肤 *Kochia scoparia*（L.）Schrad.的干燥成熟果实。

【产地】主产于河北、河南、山东、江苏等省。

【采收加工】秋季果实成熟时采收植株，晒干，打下果实，除去杂质。

【性状鉴定】呈扁球状五角星形，直径1～3mm。外被宿存花被，表面灰绿色或浅棕色，周围具膜质小翅5枚，背面中心有微突起的点状果梗痕及放射状脉纹5～10条；剥离花被，可见膜质果皮，半透明。种子扁卵形，长约1mm，黑色。气微，味微苦。见图10-40。

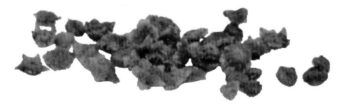

图10-40 地肤子药材图

【品质要求】以五角星状、饱满、色灰绿、无枝叶者为佳。本品含地肤子皂苷 Ic（$C_{41}H_{64}O_{13}$）不得少于1.8%。

【商品规格】统货。

【理化鉴别】①取本品甲醇浸出液2mL，加浓盐酸4～5滴及镁粉少许，水浴加热2min，显浅红色。②取本品10g，加酸性水温浸30min，分别取滤液2mL，置3支试管中，分别加碘化铋钾试剂、硅钨酸试剂、碘化汞钾试剂，均产生沉淀。

【主要成分】含三萜及皂苷。

【性味功效】辛、苦，寒。清热利湿，祛风止痒。

【附注】① 在东北和陕西，常有用同属植物扫帚草和碱地肤的果实当地肤子使用，其外形与正品地肤几乎无区别。

② 西南地区亦用豆科植物草木犀的果实作地肤子使用。

③ 亦有地区以同科植物藜的果实，俗称灰菜子，作地肤子使用，应注意区别。

车前子 Cheqianzi

PLANTAGINIS SEMEN

【别名】车前仁。

【来源】车前科植物车前 *Plantago asiatica* L. 或平车前 *Plantago depressa* Willd. 的干燥成熟种子。

【产地】车前产于全国，平车前主产于东北、华北及西北等地。

【采收加工】夏、秋二季种子成熟时采收果穗，晒干，搓出种子，除去杂质。

【商品类别】大粒车前子，小粒车前子。

【性状鉴定】呈椭圆形、不规则长圆形或三角状长圆形，略扁，长 1 ~ 2mm，宽约 1mm。表面黄棕色至黑褐色，有细皱纹，一面有灰白色凹点状种脐（习称"开眼"）。质硬。遇水有黏液析出，水煎液呈黏稠状。气微，味淡。见图 10-41。

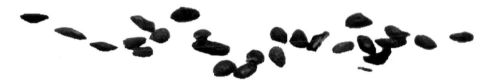

图 10-41 车前子药材图

【品质要求】以颗大、饱满、色黑、纯净者为佳。本品含京尼平苷酸（$C_{16}H_{22}O_{10}$）不得少于 0.50%，毛蕊花糖苷（$C_{29}H_{36}O_{15}$）不得少于 0.40%。按《中国药典》膨胀度测定法，膨胀度应不低于 4.0。

【理化鉴别】①取本品少许，加热水，放置，种子可膨胀，并出现黏液。②取本品 0.1g，加水 3mL，振摇，放置 30min，滤过，滤液中加稀盐酸 3mL，煮沸 1min，放冷，加氢氧化钠试液调至中性，加碱性酒石酸铜试液 1mL，置水浴中加热，生成红色沉淀。

【主要成分】车前种子含车前黏液 A、车前子酸、琥珀酸、腺嘌呤、胆碱及脂肪油等。

【性味功效】甘，寒。清热利尿通淋，渗湿止泻，明目，祛痰。

大枣 Dazao

JUJUBAE FRUCTUS

【别名】红枣、干枣、枣子、泡枣、鸡心枣。

【来源】鼠李科植物枣 *Ziziphus jujuba* Mill. 的干燥成熟果实。

【产地】主产于新疆、陕西、山西、河北、河南、山东、四川、贵州等地。

【采收加工】秋季果实成熟时采收，晒干。

【商品类别】红枣，鸡心枣。

【性状鉴定】呈椭圆形或球形，长 2 ~ 3.5cm，直径 1.5 ~ 2.5cm。表面暗红色，略带光泽，有不规则皱纹。基部凹陷，有短果梗。外果皮薄，中果皮棕黄色或淡褐色，肉质，柔软，富糖

第十章　果实和种子类中药

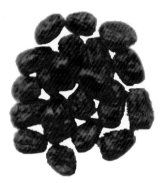
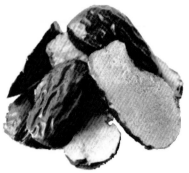

图10-42　大枣药材图

性而油润。果核纺锤形，两端锐尖，质坚硬。气微香，味甜。见图10-42。

【品质要求】以身干、个大、色紫红带光泽、肉厚、味甜而油润者为佳。本品每1000g含黄曲霉毒素B_1不得超过5μg，含黄曲霉毒素G_2、黄曲霉毒素G_1、黄曲霉毒素B_2的总量不得超过10μg。

【主要成分】含有大量的糖类物质，主要为葡萄糖，也含有果糖、蔗糖，以及由葡萄糖和果糖组成的低聚糖、阿拉伯聚糖及半乳醛聚糖等；并含有大量的维生素C、核黄素、硫胺素、胡萝卜素、尼克酸等多种维生素。

【性味功效】甘，温。补中益气，养血安神。

【附注】大枣为药食两用，品种、产地较多，加工方法也各有不同。此书介绍的仅为我们常说的"红枣"，为直接晒干或过沸水后晒干；广东地区常用另一种大枣，称为"黑枣"，需经烟熏炕焙而得，也称"乌枣"或"熏枣"。除此外，还有浙江产的"南枣"，山东产的"马牙枣"等。

女贞子 Nǚzhenzi

LIGUSTRI LUCIDI FRUCTUS

【别名】女贞、冬青子。

【来源】木犀科植物女贞 *Ligustrum lucidum* Ait.的干燥成熟果实。

【产地】主产于湖北、湖南、江苏、浙江、福建、四川。此外，广西、江西、河南等地亦产。

【采收加工】冬季果实成熟时采收，除去枝叶，稍蒸或置沸水中略烫后，干燥；或直接干燥。

【性状鉴定】呈卵形、椭圆形或肾形，长6～8.5mm，直径3.5～5.5mm。表面黑紫色或灰黑色，皱缩不平，基部有果梗痕或具宿萼及短梗。体轻。外果皮薄，中果皮较松软，易剥离，内果皮木质，黄棕色，具纵棱，破开后种子通常为1粒，肾形，紫黑色，油性。气微，味甘、微苦涩。见图10-43。

【品质要求】以粒大、饱满、色灰黑、质坚实，不带果柄者为佳。果实呈肾形，色紫棕如猪腰状者称"猪腰女贞"；呈椭圆形，色蓝黑如豆豉者称"豆豉女贞"。本品含特女贞苷（$C_{31}H_{42}O_{17}$）不得少于0.70%。

【商品规格】统货。

【理化鉴别】取本品粉末1g，加乙醇3mL，振摇5min，滤过，滤液置蒸发皿中，蒸干，残渣加醋酸1mL使

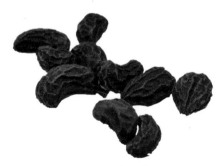

图10-43　女贞子药材图

溶解，加硫酸1滴，先显桃红色，最后显污绿色；置紫外灯（365nm）下观察，显黄绿色荧光。

【主要成分】含女贞子苷、齐墩果苷等。

【性味功效】甘、苦，凉。滋补肝肾，明目乌发。

【附注】女贞子有胖、瘦两种类型的果实，实为同一株植物所产，胖型者多长在向阳一面的枝条上。其果呈宽椭圆豆形不弯，称"豆豉女贞"，表面皱纹较少，内的椭圆形种子2枚。而瘦型的女贞子弯曲，仅一枚种子，称"猪腰女贞"。

决明子Juemingzi
CASSIAE SEMEN

【别名】草决明、决明、马蹄决明。

【来源】为豆科植物决明 *Cassia obtusi folia* L. 或小决明 *Cassia tora* L. 的干燥成熟种子。

【产地】全国大部分地区均有产，以安徽、四川、浙江、广西、广东产量最大。

【采收加工】秋季采收成熟果实，晒干，打下种子，除去杂质。

【商品类别】大决明、小决明。

【性状鉴定】决明　略呈菱方形或短圆柱形，两端平行倾斜，长3～7mm，宽2～4mm。表面绿棕色或暗棕色，平滑有光泽。一端较平坦，另端斜尖，背腹面各有1条突起的棱线，棱线两侧各有1条斜向对称而色较浅的线形凹纹。质坚硬，不易破碎。种皮薄，子叶2，黄色，呈"S"形折曲并重叠。气微，味微苦。见图10-44。

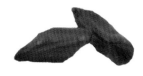

图10-44　决明子药材图

小决明　呈短圆柱形，较小，长3～5mm，宽2～3mm。表面棱线两侧各有1片宽广的浅黄棕色带。

【品质要求】以粒饱满、色绿棕色为佳。本品按干燥品计算，含大黄酚（$C_{15}H_{10}O_4$）不得少于0.20%，含橙黄决明素（$C_{17}H_{14}O_7$）不得少于0.080%。

【商品规格】统货。

【理化鉴别】取本品粉末0.5g，加稀硫酸20mL与氯仿10mL，微沸回流15min，放冷后，移入分液漏斗中，分取氯仿层，加氢氧化钠试液10mL，振摇，放置，碱液层显红色，如显棕色，则分取碱液层加过氧化氢试液1～2滴，再置水浴中加热4min，即显红色。

【主要成分】含蒽醌类衍生物：大黄素、大黄素甲醚、芦荟大黄素、大黄酚及其苷类和大黄酸等。

【性味功效】甘、苦、咸，微寒。清热明目，润肠通便。

【附注】同属植物望江南 *Cassia occidentalis* Linn 的种子和豆科植物刺田青 *Sesbania bispinosa*（Jacq.）W. F. Wight 的种子常冒充决明子使用，应注意区别。

苍耳子Cang'erzi
XANTHII FRUCTUS

【别名】苍耳、卷耳。

【来源】菊科植物苍耳 *Xanthium sibiricum* Patr. 的干燥成熟带总苞的果实。

【产地】全国均产。

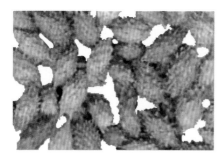

图 10-45 苍耳子药材图

【采收加工】秋季果实成熟时采收，干燥，除去梗、叶等杂质。

【性状鉴定】呈纺锤形或卵圆形，长 1 ～ 1.5cm，直径 0.4 ～ 0.7cm。表面黄棕色或黄绿色，全体有钩刺，顶端有 2 枚较粗的刺，分离或相连，基部有果梗痕。质硬而韧，横切面中央有纵隔膜，2室，各有 1 枚瘦果。瘦果略呈纺锤形，一面较平坦，顶端具 1 突起的花柱基，果皮薄，灰黑色，具纵纹。种皮膜质，浅灰色，子叶 2，有油性。气微，味微苦。见图 10-45。

【品质要求】以粒大、饱满、色黄棕者为佳。本品含羧基苍术苷不得超过 0.35%，含绿原酸不得少于 0.25%。

【商品规格】统货。

【主要成分】含苍耳苷、苍耳醇、异苍耳醇及脂肪油等。

【性味功效】辛、苦，温；有毒。散风寒，通鼻窍，祛风湿。

【附注】① 刺苍耳子：为菊科植物刺苍耳（*Xanthium spinosum* L.）的干燥成熟带总苞的果实。形状与正品很相似，但果实偏小，长 0.9 ～ 1.1cm，直径 0.4 ～ 0.5cm，表面颜色黄绿色或棕黄色，顶端有 2 枚较粗的刺呈倒 "八" 字分开。种皮膜质，浅黄棕色。

② 目前市场有一商品内蒙古苍耳子为外来品，非药典来源，应注意鉴别。

③ 苍耳子有小毒，内服需炒制后使用。

蔓荆子 Manjingzi

VITICIS FRUCTUS

【别名】万荆子、蔓荆子、蔓荆实、蔓青子、荆子。

【来源】马鞭草科植物单叶蔓荆 *Vitex trifolia* L. var. *simplicifolia* Cham. 或蔓荆 *Vitex trifolia* L. 的干燥成熟果实。

【产地】主产于山东、浙江、江西、福建、海南等地。

【采收加工】秋季果实成熟时采收，除去杂质，晒干。

【性状鉴定】呈球形，直径 4 ～ 6mm。表面灰黑色或黑褐色，被灰白色粉霜状茸毛，有纵向浅沟 4 条，顶端微凹，基部有灰白色宿萼及短果梗。萼长为果实的 1/3 ～ 2/3，5齿裂，其中 2 裂较深，密被茸毛。体轻，质坚韧，不易破碎。横切面可见 4 室，每室有种子 1 枚。气特异而芳香，味淡、微辛。见图 10-46。

【品质要求】以粒大、饱满、气芳香者为佳。本品含蔓荆子黄素（$C_{19}H_{18}O_8$）不得少于 0.030%。

【商品规格】统货。

【理化鉴别】取本品 5g，研粗粉，加乙醇 15mL，置水浴中加热约 3min，滤过，取滤液 5mL，加镁粉少许，再加盐酸 2 ～ 3 滴，溶液应呈红紫色。

【主要成分】含挥发油，主要成分为莰烯和蒎烯，并含有微量生物碱和维生素 A，尚含牡荆子黄酮，即紫花牡荆素。

【性味功效】辛、苦，微寒。疏散风热，清利头目。

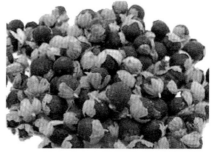

图 10-46　蔓荆子药材图

中药传统鉴定技术

【附注】黄荆子 马鞭草科植物黄荆 *Vitex negundo* L.的果实。呈倒卵状类圆形或近梨形，上端稍大略平圆，基部稍狭尖。长3～5.5mm，直径1.5～2mm。宿萼灰褐色，密被棕黄色或灰白色茸毛，包被整个果实的2/3或更多。气香，味微苦、涩。

槟榔Binglang
ARECAE SEMEN

【别名】大腹槟榔、槟榔子、槟榔玉、椰玉、大白、大花。

【来源】棕榈科植物槟榔 *Areca catechu* L.的干燥成熟种子。

【产地】海南、云南、广东、台湾等地，国外印度尼西亚、印度、菲律宾等亦产。

【采收加工】春末至秋初采收成熟果实，用水煮后，干燥，除去果皮，取出种子，干燥。

【性状鉴别】呈扁球形或圆锥形，高1.5～3.5cm，底部直径1.5～3cm。表面淡黄棕色或淡红棕色，具稍凹下的网状沟纹，底部中心有圆形凹陷的珠孔，其旁有1明显瘢痕状种脐。质坚硬，不易破碎，断面可见棕色种皮与白色胚乳相间的大理石样花纹。气微，味涩、微苦。图10-47（a）。

【品质要求】以个大、体重、质坚、断面颜色鲜艳、无破裂、无败油者佳。

【饮片特征】类圆形薄片，切面呈棕白相间的大理石样纹理，质坚，易压碎，气微，味涩、微苦。图10-47（b）。

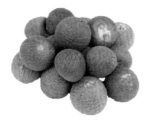 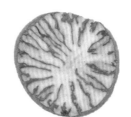 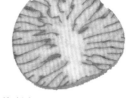

（a）槟榔药材图　　　　　　　　（b）槟榔饮片图

图10-47　槟榔药材和饮片图

【商品规格】一般为统货。

【显微鉴别】粉末特征：棕紫色，气微，味微苦涩。

（1）内胚乳细胞 极多，为粉末的主体，多破碎，无色。完整者呈不规则多角形或类方形，胞间层不甚明显，直径56～112μm，壁半纤维素，厚6～11μm，纹孔较多，甚大，类圆形或矩圆形，直径8～19μm。

（2）外胚乳细胞 呈类长方形、类多角形或作长条状，直径40～72μm，壁厚约8μm，无色，纹孔少数，细小，孔沟可察见，胞腔内大多充满红棕色至深棕色物。

（3）种皮石细胞 呈鞋底形、纺锤形、多角形或长条状，直径24～64μm，壁厚5～12μm，淡黄棕色，纹孔少数，裂缝状，有的胞腔内充满淡红棕色物。

（4）纤维（中果皮） 偶有存在。纤维较细长，大多弯曲，直径8～15μm，壁厚至5μm，微木化，纹孔多而明显。纤维束周围的长圆形或类长方形细胞中，常含圆簇状硅质块，直径约8μm，含硅质块细胞的壁增厚，微木化。

（5）内果皮细胞 偶有存在，一般较大，上下层交叠。呈不规则多角形、类圆形或椭圆形，直径48～88μm，壁厚约3μm。纹孔较多，明显。

此外，偶可见螺纹及网纹导管，直径8～16μm。见图10-48。

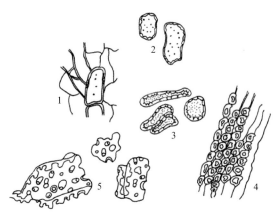

图 10-48　槟榔粉末图

1—外胚乳细胞；2—内果皮细胞；3—种皮石细胞；
4—纤维及含硅质块细胞；5—内果皮细胞

【理化鉴别】① 取本品粉末0.5g，加水4mL、加5%硫酸1滴，微热数分钟后，滤过，取滤液1滴于玻片上，加碘化铋钾试液1滴，即发生棕红色混浊，置显微镜下观察，可见有红色的四面体小方晶或球状结晶。（检查槟榔碱）

② 取本品细粉，加氨水数滴及乙醚10mL，冷浸提取，提取液浓缩后滴于硅胶H薄层板上，以氯仿-甲醇-氨水（90：10：2）展开，碘化铋钾试液显色，以槟榔碱为对照品，样品液在相应位置处有橙红色斑点。

【主要成分】总生物碱，主为槟榔碱，少量为槟榔次碱、去甲槟榔碱、去甲槟榔次碱、异去甲槟榔次碱、槟榔副碱、高槟榔碱等，均与鞣酸结合而存在。还有脂肪油和氨基酸等。

【性味功效】温，苦，辛。杀虫，破积，下气，行气。

【附注】① 棕榈科植物槟榔 *Areca catechu* L.有成熟的果实与未成熟的果实，其中成熟果实各部分商品分别称为：纤维性果肉——大腹毛；种子——槟榔。未成熟果实各部分商品分别称为：果皮——大腹皮；种子——枣槟榔或枣儿槟；幼嫩果实——榔软；近熟果实——榔硬。

② 马槟榔　白花菜植物马槟榔 *Capparis masaikai* Levl 的干燥成熟种子。本品非正品槟榔，应注意鉴别。

补骨脂 Buguzhi
PSORALEAE FRUCTUS

【别名】破故纸、黑固子、破骨纸、婆固脂、黑故子。

【来源】豆科植物补骨脂 *psoralea corylifolia* L. 的干燥成熟果实。

【产地】主产于四川、河南、安徽、陕西等地。

【采收加工】秋季果实成熟时采收果序，晒干，搓出果实，除去杂质。

【商品类别】川故子、怀故子。

【性状鉴别】呈肾形，略扁，长 3 ~ 5mm，宽 2 ~ 4mm，厚约 1.5mm。表面黑色、黑褐色或灰褐色，具细微网状皱纹。顶端圆钝，有一小突起，凹侧有果梗痕。质硬。果皮薄，与种子不易分离；种子1枚，子叶2，黄白色，有油性。气香，味辛、微苦。见图10-49。

【品质要求】以颗粒饱满、色黑色、香气明显、无杂质者为佳。本品含补骨脂素（$C_{11}H_6O_3$）和异补骨脂素（$C_{11}H_6O_3$）的总量不得少于0.70%。

【饮片特征】同原药材。

【商品规格】多为统货。

【显微鉴别】粉末特征：灰黄色，气香，味辛、微苦。

① 种皮栅状细胞侧面观有纵沟纹，光辉带1条，位于上侧近边缘处，顶面观多角形，胞腔极小，孔沟细，底面

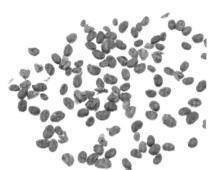

图 10-49　补骨脂药材图

观呈圆多角形，胞腔含红棕色物。

②支持细胞侧面观哑铃形，表面观类圆形。

③壁内腺（内生腺体）多破碎，完整者类圆形，由十数个至数十个纵向延长呈放射状排列的细胞构成。

④草酸钙柱晶细小，成片存在于中果皮细胞中。见图10-50。

【理化鉴别】①取该品粉末0.5g，加乙醇5mL，水浴温浸30min，滤过。取滤液1mL，加新配制的70%盐酸羟胺甲醇溶液2～3滴、20%氢氧化钾甲醇溶液2滴，水浴加热1～2min，加10%盐酸至酸性，再加入10%三氯化铁乙醇溶液1～2滴，溶液呈红色。（检查香豆精）

②取该品粉末少量，进行微量升华，可见针状、簇针状结晶。（检查香豆精）

【主要成分】香豆素类化合物有，如补骨脂素（补骨脂内酯）、异补骨脂素（异补骨脂内酯）等；黄酮类化合物，如补骨脂甲素、补骨脂乙素、补骨脂甲素甲醚等；单萜酚类，如补骨脂酚等；挥发油、树脂及豆甾醇等。

【性味功效】辛、苦，温。温肾助阳，纳气平喘，温脾止泻；外用消风祛斑。

【附注】市场曾出现过以莱菔子染色充当补骨脂销售，应注意鉴别。

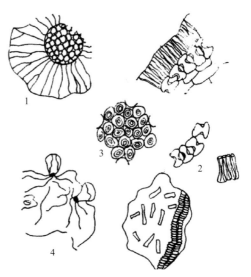

图10-50　补骨脂粉末图

1—壁内腺表面观；2—支持细胞表面观；
3—支持细胞顶面观；4—腺毛

本章其他药材

品名	来源	产地	性味	功效
豆蔻	姜科植物白豆蔻 *Amomum kravanh* Pierre ex Gagnep.或爪哇白豆蔻 *Amomum compactum* Soland ex Maton 的干燥成熟果实	广东、广西	辛，温	化湿行气，温中止呕，开胃消食
肉豆蔻	肉豆蔻科植物肉豆蔻 *Myristica fragrans* Houtt. 的干燥种仁	马来西亚、云南等	辛，温	温中行气，涩肠止泻
草豆蔻	姜科植物草豆蔻 *Alpinia katsumadai* Hayata 的干燥近成熟种子	云南、广东等	辛，温	燥湿行气，温中止呕
毛诃子	藏族习用药材。使君子科植物毗黎勒 *Terminalia bellirica*（Gaertn.）Roxb. 的干燥成熟果实	广东、云南	甘、涩，平	清热解毒，收敛养血，调和诸药
西青果	使君子科植物诃子 *Terminalia chebula* Retz. 的干燥幼果	云南、广东	苦、酸、涩，平	清热生津，解毒
薏苡仁	禾本科植物薏苡 *Coix lacryma-jobi* L.var.mayuen（Roman.）Stapf 的干燥成熟种仁	辽宁、河北、江苏、安徽、浙江等	甘、淡，凉	利水渗透湿，健脾止泻，除痹，排浓，解毒散结
柏子仁	柏科植物侧柏 *Platycladus orientalis*（L.）Franco 的干燥成熟种仁	山东、河南、河北、江苏等	甘，平	养心安神，润肠通便，止汗
牛蒡子	菊科植物牛蒡 *Arctium lappa* 的干燥成熟果实	东北、西北、中南、西南等地	辛、苦，寒	疏散风热，宣肺透疹，解毒利咽
芥子	十字花科植物白芥 *Sinapis alba* L.或芥 *Brassica juncea*（L.）Czern.et Coss. 的干燥成熟种子	安徽、河南、河北、山西、山东等	辛，温	温肺豁痰利气，散结通络止痛
莱菔子	十字花科植物萝卜 *Raphanus sativus* L. 的干燥成熟种子	全国各地普遍栽培	辛、甘，平	消食除胀，降气化痰
覆盆子	蔷薇科植物华东覆盆子 *Rubus chingii* Hu 的干燥果实	辽宁、吉林、内蒙古等	甘、酸，温	益肾固精缩尿，养肝明目

品名	来源	产地	性味	功效
川楝子	楝科植物川楝 *Melia toosendan* Sieb.et Zucc.的干燥成熟果实	四川、贵州和云南等	苦，寒；有小毒	疏肝泄热，行气止痛，杀虫
沙苑子	豆科植物扁茎黄芪 *Astragalus complanatus* R.Br. 的干燥成熟种子	东北、华北、宁夏、甘肃、江苏、四川	甘，温	补肾助阳，固精缩尿，养肝明目
葶苈子	十字花科植物播娘蒿 *Descurainia sophia* (L.) Webb.ex Prantl.或独行菜 *Lepidium apetalum* Willd. 的干燥成熟种子	东北、华北、西北、华东、西南等地	辛、苦，大寒	泻肺平喘，行水消肿
王不留行	石竹科植物麦蓝菜 *Vaccaria segetalis* (Neck.) Garcke的干燥成熟种子	河北、山东、辽宁、黑龙江等地	苦，平	活血通经，下乳消肿，利尿通淋
茺蔚子	唇形科植物益母草 *Leonurus japonicus* Houtt.的干燥成熟果实	以长江流域出产较多	辛、苦，微寒	活血调经，清肝明目
楮实子	桑科植物构树 *Broussonetia papyrifera* (L.) Vent. 的干燥成熟果实	河南、湖北、湖南等	甘，寒	补肾清肝，明目，利尿
南鹤虱	伞形科植物野胡萝卜 *Daucus carota* L.的干燥成熟果实	主产于江苏、河南、湖北、浙江	苦、辛，平；有小毒	杀虫消积
鹤虱	菊科植物天名精 *Carpesium abrotanoides* L.的干燥成熟果实	华北、西北、内蒙古等地	苦、辛，平；有小毒	杀虫消积
胡芦巴	豆科植物胡芦巴 *Trigonella foenum-graecum* L.的干燥成熟种子	主产于安徽、四川、河南	苦，温	温肾助阳，祛寒止痛
马兜铃	马兜铃科植物北马兜铃 *Aristolochia contorta* Bge.或马兜铃 *Aristolochia debilis* Sieb. et Zucc.的干燥成熟果实	分布于中国黄河以南至长江流域以南各省区	苦，微寒	清肺降气，止咳平喘，清肠消痔
木蝴蝶	紫葳科植物木蝴蝶 *Oroxylum indicum* (L.) Vent. 的干燥成熟种子	四川、云南、广西、广东	苦、甘，凉	清肺利咽，疏肝和胃
火麻仁	桑科植物大麻 *Cannabis sativa* L.的干燥成熟种子	中国大部分地区	甘，平	润肠通便
亚麻子	亚麻科植物亚麻 *Linum usitatissimum* L.的干燥成熟种子	内蒙古、甘肃、新疆等	甘，平	润燥通便，养血祛风
水红花子	蓼科植物红蓼 *Polygonum orientale* L.的干燥成熟果实	分布于我国大部分地区	咸，微寒	散血消瘕，消积止痛，利水消肿
韭菜子	百合科植物韭菜 *Allium tuberosum* Rottl. ex Spreng.的干燥成熟种子	分布于我国大部分地区	辛、甘，温	温补肝肾，壮阳固精
青葙子	苋科植物青葙 *Celosia argentea* L.的干燥成熟种子	全国均有栽培	苦，微寒	清肝泻火，明目退翳
龙眼肉	无患子科植物龙眼 *Dimocarpus longan* Lour.的假种皮	广东、广西等	甘，温	补益心脾，养血安神
荔枝核	无患子科植物荔枝 *Litchi chinensis* Sonn.的干燥成熟种子	广东、广西、福建、台湾	甘、微苦，温	行气散结，祛寒止痛
罗汉果	葫芦科植物罗汉果 *Siraitia grosvenorii* (Swingle) C. Jeffrey ex A. M. Lu et Z. Y. Zhang的干燥果实	广西、广东、江西等地	甘，凉	清热润肺，利咽开音，滑肠通便
使君子	使君子科植物使君子 *Quisqualis indica* L.的干燥成熟果实	四川、福建、广东、广西	甘，温	杀虫消积
淡豆豉	豆科植物大豆 *Glycine max* (L.) Merr.的成熟种子的发酵加工品	全国各地	苦、辛，凉	解表，除烦，宣发郁热
黑芝麻	脂麻科植物脂麻 *Sesamum indicum* L. 的干燥成熟种子	主产于江淮区和华南区	甘，平	补肝肾，益精血，润肠燥
白果	银杏科植物银杏 *Ginkgo biloba* L.的干燥成熟种子	主产于河南、山东等地	甘、苦、涩，平；有毒	敛肺定喘，止带缩尿
白扁豆	豆科植物扁豆 *Dolichos lablab* L.的干燥成熟种子	辽宁、河北、陕西等地	甘，微温	健脾化湿，和中消暑

中药传统鉴定技术

品名	来源	产地	性味	功效
芡实	睡莲科植物芡 Euryale ferox Salisb. 的干燥成熟种仁	分布于我国大部分地区	甘、涩，平	益肾固精，补脾止泻，除湿止带
莲子	睡莲科植物莲 Nelumbo nucifera Gaertn. 的干燥成熟种子	湖南、湖北、福建、江苏、浙江等地	甘、涩，平	补脾止泻，止带，益肾涩精，养心安神
莲子心	睡莲科植物莲 Nelumbo nucifera Gaertn. 的成熟种子中的干燥幼叶及胚根	湖南、湖北、福建、江苏、浙江等地	苦，寒	清心安神，交通心肾，涩精止血
莲房	睡莲科植物莲 Nelumbo nucifera Gaertn. 的干燥花托	湖南、湖北、福建等地	苦、涩，温	化瘀止血
莲须	睡莲科植物莲 Nelumbo nucifera Gaertn. 的干燥雄蕊	湖南、湖北、福建等地	甘、涩，平	固肾涩精
娑罗子	七叶树科植物七叶树 Aesculus chinensis Bge.、浙江七叶树 Aesculus chinensis Bge. var. chekiangensis（Hu et Fang）Fang 或天师栗 Aesculus wilsonii Rehd. 的干燥成熟种子	浙江、江苏、陕西、河南	甘，温	疏肝理气，和胃止痛
预知子	木通科植物木通 Akebia quinata（Thunb.）Decne、三叶木通 Akebia trifoliata（Thunb.）Koidz. 或白木通 Akebia trifoliata（Thunb.）Koidz. var. austalis（Diels）Rehd. 的干燥近成熟果实	云南、贵州、四川、湖北、湖南、陕西、安徽、广西、广东等	苦，寒	疏肝理气，活血止痛，散结，利尿
柿蒂	柿树科植物柿 Diospyros kaki Thunb. 的干燥宿萼	华东、中南等	苦、涩，平	降逆止呃
牵牛子	旋花科植物裂叶牵牛 Pharbitis nil（L.）Choisy 或圆叶牵牛 Pharbitis purpurea（L.）Voigt 的干燥成熟种子	全国各地有分布	苦、寒；有毒	泻火通便，消痰涤饮，杀虫攻积
鸦胆子	苦木科植物鸦胆子 Brucea javanica（L.）Merr. 的干燥成熟果实	广东、广西、云南等	苦，寒；有小毒	清热解毒，截疟，止痢；外用腐蚀赘疣
急性子	凤仙花科植物凤仙花 Impatiens balsamina L. 的干燥成熟种子	江苏、浙江、河北等	微苦、辛，温；有小毒	破血软坚，消积
香橼	芸香科植物枸橼 Citrus medica L. 或香圆 Citrus wilsonii Tanaka 的干燥成熟果实	浙江、江苏、广东、广西等地	辛、苦、酸，温	疏肝理气，宽中，化痰
刀豆	豆科植物刀豆 Canavalia gladiata（Jacq.）DC. 的干燥成熟种子	北京及长江以南地区	甘，温	温中，下气，止呃
赤小豆	豆科植物赤小豆 Vigna umbellata Ohwi et Ohashi 或赤豆 Vigna angularis Ohwi et Ohashi 的干燥成熟种子	全国各地普遍栽培	甘、酸，平	利水消肿，解毒排脓
沙棘	蒙古族、藏族习用药材。胡颓子科植物沙棘 Hippophae rhamnoides L. 的干燥成熟果实	河北、内蒙古等	酸、涩，温	健脾消食，止咳祛痰，活血散瘀
余甘子	藏族习用药材。大戟科植物余甘子 Phyllanthus emblica L. 的干燥成熟果实	江西、广东、广西、四川等地	甘、酸、涩，凉	清热凉血，消食健胃，生津止咳
槐角	豆科植物槐 Sophora japonica L. 的干燥成熟果实	南北各地普遍栽培	苦，寒	清热泻火，凉血止血
大皂角	豆科植物皂荚 Gleditsia sinensis Lam. 的干燥成熟果实	河北、山西、河南、山东	辛、咸，温；有小毒	祛痰开窍，散结消肿
猪牙皂	豆科植物皂荚 Gleditsia sinensisi Lam. 的干燥不育果实	四川、贵州、云南、山东	辛、咸，温；有小毒	祛痰开窍，散结消肿
丝瓜络	葫芦科植物丝瓜 Luffacylindrica（L.）Roem. 的干燥成熟果实的维管束	浙江、江苏、江西等	甘，平	祛风，通络，活血，下乳
大腹皮	棕榈科植物槟榔 Areca catechu L. 的干燥果皮	海南、云南、福建等地	辛，微温	行气宽中，行水消肿

第十章 果实和种子类中药

品名	来源	产地	性味	功效
石榴皮	石榴科植物石榴 *Punica granatum* L.的干燥果皮	我国大部分地区均有分布	酸、涩，温	涩肠止泻，止血，驱虫
核桃仁	胡桃科植物胡桃 *Juglans regia* L.的干燥成熟种子	华北、西北、西南、华中、华南和华东	甘，温	补肾，温肺，润肠
冬瓜皮	葫芦科植物冬瓜 *Benincasa hispida*（Thunb.）Cogn.的干燥外层果皮	全国各地广泛栽培	甘，凉	利尿消肿
甜瓜子	葫芦科植物甜瓜 *Cucumis melo* L.的干燥成熟种子	全国各地广泛栽培	甘，寒	清肺，润肠，化瘀，排脓，疗伤止痛
榧子	红豆杉科植物榧 *Torreya grandis* Fort.的干燥成熟种子	江苏、浙江、福建、江西、安徽等地	甘，平	杀虫消积，润肺止咳，润燥通便
榼藤子	民族习用药材。豆科植物榼藤子 *Entada phaseoloides*（Linn.）Merr.的干燥成熟种子	福建、广东、广西、云南	微苦，凉；有小毒	补气补血，健胃消食，除风止痛，强筋硬骨
蕤仁	蔷薇科植物蕤核 *Prinsepia uniflora* Batal. 或齿叶扁核木 *Prinsepia uniflora* Batal. var. *serrata* Rehd.的干燥成熟果核	陕西、甘肃等地	甘，微寒	疏风散热，养肝明目
路路通	金缕梅科植物枫香树 *Liquidambar formosana* Hance 的干燥成熟果序	陕西、河南、湖北等地	苦，平	祛风活络，利水，通经
锦灯笼	茄科植物酸浆 *Physalis alkekengi* L. var. *franchetii*（Mast.）Makino的干燥宿萼或带果实的宿萼	主产于东北三省及内蒙古地区	苦，寒	清热解毒，利咽化痰，利尿通淋
橘红	芸香科植物橘 *Citrus reticulata* Blanco 及其栽培变种的干燥外层果皮	四川、浙江、福建等	辛、苦，温	理气宽中，燥湿化痰
橘络	芸香科植物橘 *Citrus reticulata* Blanco 及其栽培变种的干燥成熟果实的中果皮与内果皮之间的干燥筋络（维管束群）	四川、浙江、福建、广东、广西等	甘、苦，平	通络，理气，化痰
红豆蔻	姜科植物大高良姜 *Alpinia galanga* Willd.的干燥成熟果实	广东、广西、云南等	辛，温	散寒燥湿，醒脾消食
花椒	芸香科植物青椒 *Zanthoxylum schinifolium* Sieb. et Zucc. 或花椒 *Zanthoxylum bungeanum* Maxim.的干燥成熟果皮	山西、陕西、四川、山东、河北等地	辛，温	温中止痛，杀虫止痒
胡椒	胡椒科植物胡椒 *Piper nigrum* L.的干燥近成熟或成熟果实	广西、云南、海南等地	辛，热	温中散寒，下气消痰
荜茇	胡椒科植物荜茇 *Piper longum* L.的干燥近成熟或成熟果穗	云南、广西、广东等	辛，热	温中散寒，下气止痛
荜澄茄	樟科植物山鸡椒 *Litsea cubeba*（Lour.）Pers.的干燥成熟果实	我国南方大部分地区均产	辛，温	温中散寒，行气止痛
麦芽	禾本科植物大麦 *Hordeum vulgare* L.的成熟果实经发芽干燥的炮制加工品	全国均产	甘，平	行气消食，健脾开胃，回乳消胀
稻芽	禾本科植物稻 *Oryza sativa* L.的成熟果实经发芽干燥的炮制加工品	南方各地为多	甘，温	消食和中，健脾开胃
谷芽	禾本科植物粟 *Setaria italica*（L.）Beauv.的成熟果实经发芽干燥的炮制加工品	河北、山东等	甘，温	消食和中，健脾开胃
苘麻子	锦葵科植物苘麻 *Abutilon theophrasti* Medic.的干燥成熟种子	四川、湖北、河南、江苏	苦，平	清热解毒，利湿，退翳
冬葵果	蒙古族习用药材。锦葵科植物冬葵 *Malva erticillata* L.的干燥成熟果实	四川、云南、贵州等地	甘、涩，凉	清热利尿，消肿
广枣	蒙古族习用药材。漆树科植物南酸枣 *Choerospondias axillaris*（Roxb.）Burtt et Hill 的干燥成熟果实	安徽、浙江、江西、福建等	甘、酸，平	行气活血，养心，安神
夏枯草	唇形科植物夏枯草 *Prunella vulgaris* L.的干燥果穗	河南、河北、安徽等	辛、苦，寒	清肝泻火，明目，散结消肿

第十一章
茎木树脂类中药

第一节　茎木类中药概述

茎木类药材是茎类药材和木类药材的总称，主要指药用植物地上茎或茎的一部分。

茎类药材药用部位包括药用茎藤的，如关木通、大血藤等；药用茎枝的，如桂枝、桑枝等；药用茎刺的，如皂角刺；或仅用茎的髓部，如灯心草、通草等。药用草本植物的茎，则列入全草类中药，如麻黄、石斛等。

木类药材药用部位主要采用木本植物茎的形成层以内的部分，通称木材。一般木材可分为边材和心材两部分。

茎木类药材的性状鉴别一般应注意观察形状、大小、表面纹理、颜色、质地、断面、气、味以及水浸、火烧等特点。带叶的茎枝则按叶类药材的要求进行观察。观察时要特别注意其表面纹理和色泽、横切面上的年轮、射线的颜色及密度、导管的大小及分布状态等，从这些共同点中寻找不同点。

茎木类药材的商品规格多为统货，少数划分等级。而木类药材常含有树脂，一般通过测定其浸出物的含量等来控制质量。

茎木类一般呈长条形、棍棒状，多捆扎后再用软料包裹成件。茎髓和茎枝较脆，应防重压、防尘、防潮、防变色。木材内常含有芳香性物质，有的为进口或贵重药材，应注意依其性质和价值妥善保管。

🏵 鸡血藤 Jixueteng 🏵
SPATHOLOBI CAULIS

【别名】血风藤、猪血藤、密花豆藤。

【来源】豆科植物密花豆 *Spatholobus suberectus* Dunn 的干燥藤茎。

【产地】主产于广西、广东。云南、福建、贵州亦产。

【采收加工】秋、冬二季采收，除去枝叶，切片，晒干。

【性状鉴别】茎呈扁圆柱形，通常为椭圆形斜切片。栓皮灰棕色，有的可见灰白色斑，栓皮脱落处显红棕色。切面木部红棕色或棕色，导管孔多数；韧皮部有树脂状分泌物呈红棕色至黑棕色，与木部相间排列呈 3～8 个偏心性半圆形环，仅最内圆为完整圆；髓部偏向一侧。质坚硬。气微、味涩。见图 11-1（a）。

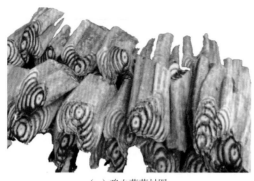

（a）鸡血藤药材图

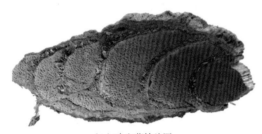

（b）鸡血藤饮片图

图 11-1　鸡血藤药材和饮片图

【品质要求】以色棕、树脂状分泌物多、有3偏心性半圆形环以上者为佳。

【饮片特征】椭圆形、长矩圆形或不规则的斜切片，厚0.3～1cm。见图11-1（b）。

【主要成分】含鞣质，多种异黄酮、二氢黄酮、查耳酮、拟雌内酯类、三萜类和甾醇类成分。

【性味功效】苦、甘，温。活血补血，调经止痛，舒筋活络。

【附注】① 市场上鸡血藤的伪品植物来源较多，各地地方使用情况有所不同，如豆科植物香花崖豆藤 *Millettia dielsiana* Harms 的藤茎，又名丰城鸡血藤、山鸡血藤。在福建、江西、广东、广西、云南等地有作鸡血藤使用。藤茎呈圆柱形，表面灰褐色，有纵纹。横断面皮部占半径的1/4，有一圆形的棕色树脂状物，木质部黄色，导管呈细孔状。亦有以豆科植物油麻藤、崖豆藤、过岗龙等植物藤茎充当鸡血藤使用的情况，应注意鉴别。

② 滇鸡血藤，为木兰科植物内南五味子 *Kadsura interior* A. C. Smith 的干燥藤茎。呈圆形、椭圆形或不规则的斜切片，直径1.8～6.5cm。表面灰棕色，栓皮剥落处呈暗红紫色，栓皮较厚，粗者具多数裂隙，呈龟裂状。横切面皮部窄，红棕色，纤维性强，木部宽，浅棕色，有多数细孔状导管。髓部小，黑褐色，呈空洞状。具特异香气，味苦而涩。本品《中国药典》有收载。

大血藤 Daxueteng

SARGENTODOXAE CAULIS

【别名】五花血通、血藤、红藤。

【来源】木通科植物大血藤 *Sargentodoxa cuneata*（Oliv.）Rehd. et Wils. 的干燥藤茎。

【产地】主产于湖北、四川、江西、河南、江苏、湖南等地。

【采收加工】秋、冬二季采收，除去侧枝，截段，干燥。

【性状鉴别】呈现圆片状或圆柱形，略弯曲，切段者长约30cm，直径1～3cm。表面灰棕色，粗糙，有浅纵沟和明显的横裂纹及疣状突起（小疙瘩），外皮常呈鳞片状剥落，剥落处显暗红棕色，有的可见膨大的节及略凹陷的枝痕或叶痕。质硬，折断面裂片状，断面皮部红棕色，有数处（多为6处）向内嵌入木部，木部黄白色，有多数细孔状导管，射线红棕色，呈放射状排列，与木质部形成棕黄相间的放射状花纹（车轮纹）。气微，味微涩。

【品质要求】以条匀、断面色棕红、纹理明显、片匀、粗如拇指者为佳。

【饮片特征】呈类椭圆形的厚片。外表皮灰棕色，粗

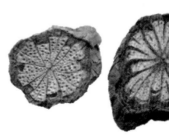

图 11-2　大血藤饮片图

糙。切面皮部红棕色，有数处向内嵌入木部，木部黄白色，有多数导管孔，射线呈放射状排列（车轮纹）。气微，味微涩。见图11-2。

【主要成分】主含鞣质，另含有大黄素、大黄素甲醚、胡萝卜苷、毛柳苷等。

【性味功效】苦，平。清热解毒，活血，祛风止痛。

【附注】注意本品在某些地区曾误作"鸡血藤"入药。

❧ 木通 Mutong ❧
AKEBIAE CAULIS

【别名】通草、附支。

【来源】木通科植物木通 *Akebia quinata*（Thunb.）Decne.、三叶木通 *Akebia trifoliata*（Thunb.）Koidz. 或白木通 *Akebia trifoliata*（Thunb.）Koidz. var. *australis*（Diels）Rehd. 的干燥藤茎。

【产地】木通主产于江苏、浙江、安徽、江西等省；三叶木通主产于浙江省；白木通主产于四川省。

【采收加工】秋季采收，截取茎部，除去细枝，阴干。

【性状鉴别】呈圆柱形，常稍扭曲，长30~70cm，直径0.5~2cm。表面灰棕色至灰褐色，外皮粗糙而有许多不规则的裂纹或纵沟纹，具突起的皮孔。节部膨大或不明显，具侧枝断痕。体轻，质坚实，不易折断，断面不整齐，皮部较厚，黄棕色，可见淡黄色颗粒状小点，木部黄白色，射线呈放射状排列，髓小或有时中空，黄白色或黄棕色。气微，味微苦而涩。

【品质要求】以条均匀、外皮完整、切面黄棕色、无黑心者为佳。

【饮片特征】呈圆形、椭圆形或不规则形片。外表皮灰棕色或灰褐色。切面射线呈放射状排列，髓小或有时中空。气微，味微苦而涩。见图11-3。

【主要成分】主含齐墩果酸、常春藤苷元、白桦脂醇，木通皂苷St_a、St_b、St_c、St_d、St_e、St_f、St_{g1}、St_{g2}、St_h、St_i、St_k等。

【性味功效】苦，寒。利尿通淋，清心除烦，通经下乳。

【附注】木通类药材的地方习用品主要有：单叶铁线莲，重庆南川地区作木通；山木通，四川、湖南作木通；黄藤通，湖南称木通，四川称毛木通，云南称大木通；小蓑衣藤，云南亦称木通。

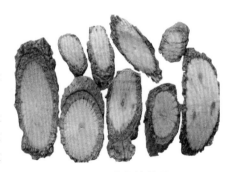

图11-3 木通饮片图

❧ 川木通 Chuanmutong ❧
CLEMATIDIS ARMANDII CAULIS

【别名】淮木通、油木通、白木通。

【来源】毛茛科植物小木通 *Clematis armandii* Franch. 或绣球藤 *Clematis montana* Buch.-Ham 的干燥藤茎。

【产地】主产于四川、湖南、湖北、贵州及陕西等地。

【采收加工】春、秋二季采收，除去粗皮，晒干，或趁鲜切薄片，晒干。

【性状鉴别】呈长圆柱形，略扭曲，长50~100cm，直径2~3.5cm。表面黄棕色或黄褐色，有纵向凹沟及棱线；节处多膨大，有叶痕及侧枝痕。残存皮部易撕裂。质坚硬，不易折断。切片厚2 ~ 4mm，边缘不整齐，残存皮部黄棕色，木部浅黄棕色或浅黄色，有黄白色放射状纹理及裂隙，其间布满导管孔，髓部较小，类白色或黄棕色，偶有空腔。气微，味淡。见图11-4（a）。

【品质要求】以条匀、切面色黄白、无黑心者为佳。

【饮片特征】呈类圆形厚片。切面边缘不整齐，残存皮部黄棕色，木部浅黄棕色或浅黄色，有黄白色放射状纹理及裂隙，其间密布细孔状导管，髓部较小，类白色或黄棕色，偶有空腔。气微，味淡。见图11-4（b）。

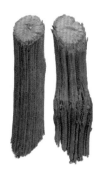 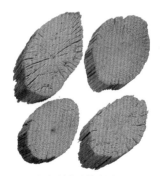

（a）川木通药材图　　　　　　　　（b）川木通饮片图

图11-4　川木通药材及饮片图

【理化鉴别】取本品粉末1g，加乙醇10mL，浸泡1h，加热3min，放冷，滤过。取滤液0.5mL，置小瓷皿中，蒸干，残渣加2%磷钼酸溶液2滴使溶解，加浓氨试液1滴，显蓝色。

【主要成分】主含齐墩果酸、皂苷、甾醇、内酯类、香豆素类及糖类。

【性味功效】苦，寒。利尿通淋，清心除烦，通经下乳。

【附注】关木通　马兜铃科植物东北马兜铃 *Aristolochia manshuriensis* Kom. 的干燥藤茎。横切面导管与射线排列成"蜘蛛状网状"，外皮摩擦有樟脑样臭气。历代本草未见记载，清《通化县志略》称木通。1963年药典予以收载，曾是中成药龙胆泻肝丸的主要成分，因关木通中的马兜铃酸等成分具有肾毒性，因此自2005年版药典始，不再收载关木通。

络石藤 Luoshiteng

TRACH ELOSPERMI CAULIS ET FOLIUM

【别名】石鲮、明石、悬石、云珠、云丹、红对叶肾、白花藤。

【来源】夹竹桃科植物络石 *Trachelospermum jasminoides*（Lindl.）Lem. 的干燥带叶藤茎。

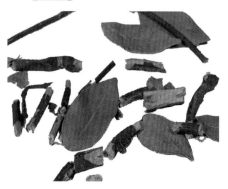

图11-5　络石藤饮片图

【产地】主产于华东、华北、华南等地区。

【采收加工】冬季至次春采割，除去杂质，晒干。

【性状鉴别】茎呈圆柱形，弯曲，长短不一，直径1 ~ 5mm；表面红褐色，有点状皮孔和不定根；质硬，断面淡黄白色，常中空。叶对生，有短柄；展平后叶片呈椭圆形或卵状披针形，长1 ~ 8cm，宽0.7 ~ 3.5cm；全缘，略反卷，上表面暗绿色或棕绿色，下表面色较淡；革质。气微，味微苦。见图11-5。

【品质要求】以叶多而色绿者为佳。本品含络石苷不得少于0.45%。

【饮片特征】呈不规则的段。茎圆柱形，表面红褐色，可见点状皮孔。切面黄白色，中空。叶全缘，略反卷；革质。气微，味微苦。

【主要成分】主含牛蒡苷、络石苷、去甲基络石苷、穗罗汉松树脂酚苷。

【性味功效】苦，微寒。祛风通络，凉血消肿。

【附注】除正品外，在广东地区络石藤还有两个地方习用品：①匍匐九节，为茜草科植物匍匐九节 *Psychotriaserpens* L.的干燥带叶茎枝。②薜荔，为桑科植物薜荔 *Ficus pumila* Linn.的干燥带叶茎枝。

❧ 海风藤 Haifengteng ❧

PIPERIS KADSURAE CAULIS

【别名】满坑香、老藤、大风藤、岩胡椒。

【来源】胡椒科植物风藤 *Piper kadsura*（Choisy）Ohwi的干燥藤茎。

【产地】主产于福建、浙江、广东、台湾等地。

【采收加工】夏、秋二季采割，除去根、叶，晒干。

【性状鉴别】呈扁圆柱形，微弯曲，长15～60cm，直径0.3～2cm。表面灰褐色或褐色，粗糙，有纵向棱状纹理及明显的节，节间长3～12cm，节部膨大，上生不定根。体轻，质脆，易折断，断面不整齐，皮部窄，木部宽广，灰黄色，导管孔多数，射线灰白色，放射状排列，皮部与木部交界处常有裂隙，中心有灰褐色髓。气香，味微苦、辛。见图11-6。

【品质要求】以条匀、质坚实、香气浓者为佳。

【饮片特征】圆柱形斜切薄片。表面灰褐色或褐色，可见膨大的节，节上有不定根。体轻，质脆，皮部窄，木部宽广，灰黄色，导管孔多数，射线灰白色，放射状排列，皮部与木部交界处常有裂隙，中心有灰褐色髓。气香，味微苦、辛。

【主要成分】主含细叶青蒌藤素、细叶青蒌藤烯酮、细叶青蒌藤醌醇、细叶青蒌藤酰胺。

【性味功效】辛、苦，微温。祛风湿，通经络，止痹痛。

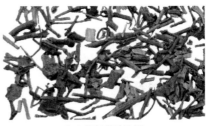

（a）海风藤饮片图

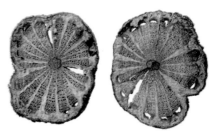

（b）海风藤横切面图

图11-6　海风藤饮片和横切面图

【附注】除正品外，广东地区亦用木兰科植物异型南五味子 *Kadsura longipedunculata* Finet et Gagnep.的藤茎作海风藤使用，习称"广东海风藤"。本品粗大，栓皮松而厚，除去外皮显红色，断面射线不明显，气香似樟木，味淡微涩。

❧ 钩藤 Gouteng ❧

UNCARIAE RAMULUS CUM UNCIS

【别名】大钩丁、双钩藤。

【来源】茜草科植物钩藤 *Uncaria rhynchophylla*（Miq.）Miq. ex Havil.、大叶钩藤 *Uncaria macrophylla* Wall.、毛钩藤 *Uncaria hirsuta* Havil.、华钩藤 *Uncaria sinensis*（Oliv.）Havil.或无柄

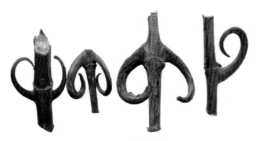

图 11-7　钩藤饮片图

果钩藤 *Uncaria sessilifructus* Roxb. 的干燥带钩茎枝。

【产地】钩藤主产于广西、广东、湖北、湖南等地。大叶钩藤主产于广西、广东、云南等地。华钩藤主产于广西、贵州、湖南、湖北等地。毛钩藤主产于福建、广东、广西、台湾等地。无柄果钩藤主产于广东、广西、云南等地。

【采收加工】秋、冬二季采收，去叶，切段，晒干。

【性状鉴别】茎枝呈圆柱形或类方柱形，长 2 ～ 3cm，直径 0.2 ～ 0.5cm。表面红棕色至紫红色者具细纵纹，光滑无毛；黄绿色至灰褐色者有的可见白色点状皮孔，被黄褐色柔毛。多数枝节上对生两个向下弯曲的钩（不育花序梗），形似船锚，或仅一侧有钩，另一侧为突起的疤痕；钩略扁或稍圆，先端细尖，基部较阔；钩基部的枝上可见叶柄脱落后的窝点状痕迹和环状的托叶痕。质坚韧，断面黄棕色，皮部纤维性，髓部黄白色或中空。气微，味淡。见图 11-7。

【品质要求】以双钩、茎细、钩结实，光滑、色紫红，无枯枝钩者为佳。

【饮片特征】带钩茎枝，有双钩，有单钩，表面红棕色，断面有黄白色髓部。

【理化鉴别】取本品粉末 1g，加浓氨试液使湿润，加氯仿 30mL，振摇提取 30min 滤过，滤液蒸干，残渣加盐酸溶液（1→100）5mL 使溶解，滤过，滤液分置 3 支试管，一管加碘化铋钾试液 1 ～ 2 滴，即生成黄色沉淀；一管加碘化汞钾试液 1 ～ 2 滴，即生成白色沉淀；另一管加硅钨酸试液 1 ～ 2 滴，即生成白色沉淀。

【主要成分】主要有钩藤碱、异钩藤碱、去氢钩藤碱、异去氢钩藤碱、柯南因等。

【性味功效】甘，凉。息风定惊，清热平肝。

【附注】除上述五种钩藤外，尚有披针叶钩藤 *Uncaria lancifolia* Hutch.、攀茎钩藤 *Uncaria scandens*（Smith）Hutch.、平滑钩藤 *Uncaria laevigata* Wall. 为非正品钩藤，有时亦可在钩藤的商品中见到，应注意鉴别。

沉香 Chenxiang

AQUILARIAE LIGNUM RESINATUM

【别名】沉水香、蜜香、海南香、伽南香。

【来源】瑞香科植物白木香 *Aquilaria sinensis*（Lour.）Gilg 含有树脂的木材。

【产地】主产于海南、广东，广西、福建亦有少量出产。

【采收加工】全年均可采收，割取含树脂的木材，除去不含树脂的部分，阴干。

【性状鉴别】呈不规则的块、片状或盔帽状，有的为小碎块。表面凹凸不平，有刀痕，偶有孔洞，可见黑褐色树脂与黄白色木部相间的斑纹，孔洞及凹窝表面多呈朽木状。质较坚实，多不沉于水或半沉于水，断面刺状。气芳香，味苦。燃烧时发出浓烟及强烈香气，有黑色油状物渗出，并有浓郁香气。见图 11-8（a）。

【品质要求】以色黑、质坚硬、油性足、香气浓而持久、能沉水者为佳。本品含沉香四醇不得少于 0.10%。

【饮片特征】除去白木，劈成小块。用时捣碎或研成细粉。见图 11-8（b）。

【理化鉴别】取本品的 95% 乙醇热浸液（1：25）1mL 蒸干，进行微量升华，得黄褐色油状物，香气浓郁；于油状物上加盐酸 1 滴与香草醛少量，再滴加乙醇 1 ～ 2 滴，渐显樱红色，放置后颜色加深。

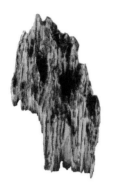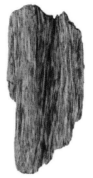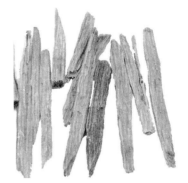

（a）沉香药材图　　　　　　　　　　　　（b）沉香饮片图

图 11-8　沉香药材和饮片图

【主要成分】主含挥发油及树脂，油中含沉香螺萜醇、白木香酸、白木香醇等。

【性味功效】辛、苦，微温。行气止痛，温中止呕，纳气平喘。

【附注】同属植物沉香 *Aquilaria agallocha* Roxb. 含有树脂的木材亦供药用，主产于印度尼西亚、马来西亚、柬埔寨及越南等地，习称"进口沉香"。药材呈圆柱形、盔帽形或不规则棒状，表面黄棕色或灰黄褐色，密布断续的棕黑色细纵纹；质坚硬而重，能沉水或半沉水；气味较浓，燃烧时发浓烟，香气更浓，味微苦。一般认为进口质优于国产沉香。

苏木 Sumu

SAPPAN LIGNUM

【别名】苏方、苏方木、棕木、赤木、红柴。

【来源】豆科植物苏木 *Caesalpinia sappan* L. 的干燥心材。

【产地】产于广西、云南、台湾、广东、海南等地，国外主产于印度及马来西亚。

【采收加工】多于秋季采伐，除去白色边材，干燥。

【性状鉴别】呈长圆柱形或对剖半圆柱形，长 10 ～ 100cm，直径 3 ～ 12cm。表面黄红色至棕红色，具刀削痕，常见纵向裂缝。质坚硬。断面略具光泽，年轮明显，有的可见暗棕色、质松、带亮星的髓部。气微，味微涩。其水浸液呈橘红色。见图 11-9（a）。

【品质要求】以心材粗大、坚实而重、色红黄者为佳。

【饮片特征】锯成长约 3cm 的段，再劈小块或碾成粗粉。见图 11-9（b）。

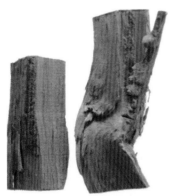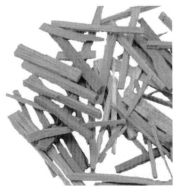

（a）苏木药材图　　　　　　　　　　　　（b）苏木饮片图

图 11-9　苏木药材及饮片图

【理化鉴别】取本品粉末10g，加水50mL，放置4h，时时振摇，滤过，滤液显橘红色，置紫外灯（365nm）下观察，显黄绿色荧光；取滤液5mL，加氢氧化钠试液2滴，显猩红色，置紫外灯（365nm）下观察，显蓝色荧光。再加盐酸使呈酸性后，溶液变为橙色，置紫外灯（365nm）下观察，显黄绿色荧光。

【主要成分】主含巴西苏木素、苏木酚、挥发油、鞣质等。

【性味功效】甘、咸，平。活血祛瘀，消肿止痛。

【附注】苏木常见的伪品有：①豆科植物小叶红豆*Ormosia microphylla*的干燥心材；②用其他木材染色伪制。

第二节　树脂类中药概述

树脂类药材是指供药用的天然树脂，来源于种子植物组织的一类正常代谢产物或分泌物。树脂类药材一般为固体或半固体，无定形，少数为液体。由于它们具有良好的防腐、抗菌、消炎、活血化瘀、消肿止痛等功效，而在医药上被广泛应用。

树脂类药材的性状鉴别应注意观察药材的形状、大小、颜色、表面特征、质地、断面、气味、水试和火试现象。一般常呈颗粒状、不规则块状或加工成特定的形状；久置则颜色变深；表面光滑、粉尘状、多皱或有裂纹；断面或破碎面呈贝壳状、玻璃状、颗粒状等；具蜡样光泽、玻璃样光泽或不同的颜色等。本类药材通常不溶于水或吸水膨胀，部分或完全溶于大多数有机溶剂，加热至一定温度则软化后熔融，燃烧时常发生浓烟，并有特殊香气或臭气。

乳香Ruxiang

OLIBANUM

【别名】熏陆香、马尾香、乳头香、塌香、天泽香、摩勒香、多伽罗香。

【来源】橄榄科植物乳香树*Boswellia carterii* Birdw.及同属植物*Boswellia bhaw-dajiana* Birdw.树皮渗出的树脂。

【产地】主产于索马里、埃塞俄比亚及阿拉伯半岛南部。土耳其、利比亚、苏丹、埃及亦产。

【采收加工】春、夏均可采收。以春季为盛产期。采收时，于树干的皮部由下向上顺序切伤，使树脂从伤口处渗出。数天后，凝结成乳头粒状或块状，将其收集、干燥，为"乳香珠"。如树脂流散地下，或黏附树皮中，捡拾而得者，为"原乳香"。

【商品类别】乳香珠、原乳香。

【性状鉴别】呈长卵形滴乳状、类圆形颗粒或黏合成大小不等的不规则块状物。大者长达2cm（乳香珠）或5cm（原乳香）。表面黄白色，半透明，被有黄白色粉末，久存则颜色加深。质脆，遇热软化。破碎面有玻璃样或蜡样光泽。具特异香气，味微苦。见图11-10（a）。

【品质要求】以颗粒状、半透明、色黄白、质硬而脆、断面具玻璃样光泽、无杂质、气芳香者为佳。索马里乳香含挥发油不得少于6.0%(mL/g)，埃塞俄比亚乳香含挥发油不得少于2.0%(mL/g)。

【饮片特征】醋乳香　呈不规则块状。表面黄白色，半透明。质脆，破碎面有玻璃样或蜡样光泽。具特异香气，略有醋香气，味微苦。见图11-10（b）。

【理化鉴别】①加水研磨呈白色或黄色乳状液。②燃烧时显油性，冒黑烟，有香气（但无松香气）。

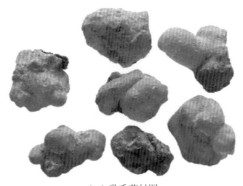
（a）乳香药材图

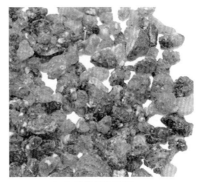
（b）醋乳香饮片图

图 11-10　乳香药材和醋乳香饮片图

【主要成分】主含树脂、树胶、挥发油。

【性味功效】辛、苦，温。活血定痛，消肿生肌。

【附注】① 洋乳香为漆树科植物黏胶乳香树 *Pistacia Lentiscus* L. 的树干或树枝切伤后流出的树脂的干燥品。与乳香相似，但颗粒较小而圆。新鲜品表面有光泽，半透明。质脆，断面透明，玻璃样。咀嚼时先碎成砂样粉末，后软化成可塑性团，不粘牙齿。与水共研，不形成乳状液体。

② 市场上常见以松香等物加工成块状伪充乳香销售，应注意鉴别。

没药 Moyao

MYRRHA

【别名】末药。

【来源】橄榄科植物地丁树 *Commiphora myrrha* Engl. 或哈地丁树 *Commiphora molmol* Engl. 的干燥树脂。

【产地】主产于索马里、埃塞俄比亚、阿拉伯半岛南部及印度等地。以索马里所产没药最佳。

【采收加工】每年11月至次年2月间将树刺伤，树脂由伤口或裂缝口自然渗出（没药树干的韧皮都有多数离生树脂道，受伤后，附近的细胞逐渐破坏，形成大型溶生树脂腔，内含油胶树脂）。初为淡黄白色液体，在空气中渐变为红棕色硬块。采后拣去杂质。

【商品类别】天然没药、胶质没药。

【性状鉴别】**天然没药**　呈不规则颗粒性团块，大小不等，大者直径长达6cm以上。表面黄棕色或红棕色，近半透明部分呈棕黑色，被有黄色粉尘。质坚脆，破碎面不整齐，无光泽。有特异香气，味苦而微辛。

胶质没药　呈不规则块状和颗粒，多黏结成大小不等的团块，大者直径长达6cm以上，表面棕黄色至棕褐色，不透明，质坚实或疏松，有特异香气，味苦而有黏性。见图11-11（a）。

【品质要求】以块大、色红棕、半透明、香气浓而持久、杂质少者为佳。本品含挥发油天然没药不得少于4.0%（mL/g），胶质没药不得少于2.0%（mL/g）。

【饮片特征】**醋没药**　呈不规则小块状或类圆形颗粒状，表面棕褐色或黑褐色，有光泽。具特异香气，略有醋香气，味苦而微辛。见图11-11（b）。

【理化鉴别】①取本品粉末0.1g，加乙醚3mL，振摇，滤过，滤液置蒸发皿中，挥尽乙醚，残留的黄色液体滴加硝酸，显褐紫色。②取本品粉末少量，加香草醛试液数滴，天然没药立即显红色，继而变为红紫色，胶质没药立即显紫红色，继而变为蓝紫色。③加水研磨则成黄棕色乳状液。

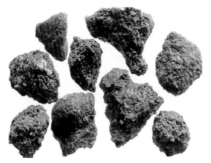
（a）没药药材图

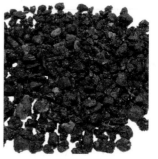
（b）醋没药饮片图

图 11-11   没药药材和醋没药饮片图

【主要成分】 主含树脂、树胶、挥发油。

【性味功效】 辛、苦，平。散瘀定痛，消肿生肌。

血竭 Xuejie

DRACONIS SANGUIS

【别名】 麒麟竭、血竭花。

【来源】 棕榈科植物麒麟竭 *Daemonorops draco* Bl. 果实渗出的树脂经加工制成。

【产地】 主产于印度尼西亚及马来西亚等国。

【采收加工】 采集成熟果实，其外密被硬质小鳞片，由鳞片间分泌的红色树脂几乎将鳞片全部遮蔽，充分晒干，加贝壳同入笼中强力振摇，松脆的树脂块即脱落，筛去果实鳞片杂质，用布包起，入热水中使软化成团，取出放冷，即为原装血竭；加入辅料，如达玛树脂、原白树脂等，称加工血竭。

【商品类别】 加工血竭、原装血竭。

【性状鉴别】 **加工血竭**　略呈扁圆四方形或方砖形，直径6～8cm，厚4cm为多见。表面暗红色或黑红色，有光泽，附有因摩擦而成的红粉。底部平圆，顶端有包扎成形时遗留的纵折纹。质硬脆，破碎面红色，光亮，研粉则成砖红色。气微，味淡。嚼之有沙粒感。在水中不溶，在热水中软化。溶于乙醇、乙醚及苯。

原装血竭　呈扁圆形、圆四方形或不规则块状，大小不等。表面红褐色、红色、砖红色，断面有光泽或无泽而粗糙。因品质不一，常含有多少不等的花序、果实及鳞片等杂质。见图 11-12（a）。

【品质要求】 以外色黑似铁、研粉红似血、火燃呛鼻、有苯甲酸样香气者为佳。本品含血竭素不得少于1.0%。

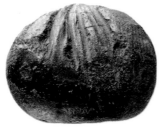
（a）血竭药材图

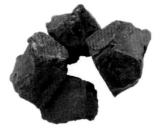
（b）血竭饮片图

图 11-12   血竭药材和饮片图

【饮片特征】为不规则形的小块，长0.5～1cm，表面暗红色至黑红色，微显光泽，手触之易沾染。质坚脆。气微，味淡。或研成细粉，呈红色。见图11-12（b）。

【理化鉴别】①取本品粉末少许，置白纸上烘烤即熔化，但无扩散油迹，对光照视显鲜艳的血红色；若混有其他的油脂，即出现油迹扩散。以火烧之，则发生呛鼻烟气。②取本品10g，加乙醚50mL温浸，浓缩至30mL，加入纯乙醇50mL，应无白色沉淀。

【主要成分】主含红色树脂酯约57%，从中分离出结晶形红色素：血竭素、血竭红素；黄烷类色素：如去甲血竭素、去甲血竭红素、黄烷醇等；三萜类：海松酸、异海松酸等。

【性味功效】甘、咸、平。活血定痛，化瘀止血，生肌敛疮。

【附注】龙血竭（广西血竭）为百合科植物剑叶龙血树含脂木材经提取而得的树脂。呈不规则块状；表面红棕色至黑棕色，有光泽，有的附有少量红棕色的粉末；质脆；断面有空隙；气特异，微有清香，味微涩，嚼之有炭粒感并微粘牙齿。本品在《中国药典》中有收载，其名称与血竭相近，但成分完全不同，不能混淆，应注意鉴别。

本章其他药材

品名	来源	产地	性味	功效
丁公藤	旋花科植物丁公藤 *Erycibe obtusifolia* Benth. 或光叶丁公藤 *Erycibe schmidtii* Craib 的干燥藤茎	主产于广东	辛，温；有小毒	祛风除湿，消肿止痛
桑寄生	桑寄生科植物桑寄生 *Taxillus chinensis*（DC.）Danser 的干燥带叶茎枝	主产于福建、广东、广西等	苦、甘、平	祛风湿，补肝肾，强筋骨，安胎元
槲寄生	桑寄生科植物槲寄生 *Viscum coloratum*（Komar.）Nakai 的干燥带叶茎枝	主产于东北及华北地区。河南、安徽、浙江等亦产	苦，平	祛风湿，补肝肾，强筋骨，安胎元
忍冬藤	忍冬科植物忍冬 *Lonicera japonica* Thunb.的干燥茎枝	主产于河南、山东、安徽、江苏、福建、广东等	甘，寒	清热解毒，疏风通络
青风藤	防己科植物青藤 *Sinomenium acutum*（Thunb.）Rehd. et Wils. 和毛青藤 *Sinomenium acutum*（Thunb.）Rehd. et Wils. var. *cinereum* Rehd. et Wils.的干燥藤茎	主产于江苏、湖北、浙江、安徽等	苦、辛、平	祛风湿，通经络，利小便
首乌藤	蓼科植物何首乌 *Polygonum multiflorum* Thunb. 的干燥藤茎	主产于我国的华东、中南等省区	甘，平	养血安神，祛风通络
黄藤	防己科植物黄藤 *Fibraurea recisa* Pierre.的干燥藤茎	主产于广东东、海南、广西、云南	苦，寒	清热解毒，泻火通便
苦木	苦木科植物苦木 *Picrasma quassioides*（D. Don）Benn. 的干燥枝和叶	陕西、河北、河南、江苏、湖南、广西、云南、四川等	苦，寒 有小毒	清热解毒，祛湿
油松节	松科植物油松 *Pinus tabulieformis* Carr. 或马尾松 *Pinus massoniana* Lamb. 的干燥瘤状节或分枝节	江苏、浙江、福建、广东、广西等	苦、辛、温	祛风除湿，通络止痛
降香	豆科植物降香檀 *Dalbergia odorifera* T. Chen 树干和根的干燥心材	广东、海南等	辛，温	化瘀止血，理气止痛
檀香	檀香科植物檀香 *Santalum album* L.树干的干燥心材	印度、印度尼西亚和南亚等	辛，温	行气温中，开胃止痛
功劳木	小檗科植物阔叶十大功劳 *Mahonia bealei*（Fort.）Carr. 或细叶十大功劳 *Mahonia fortunei*（Lindl.）Fedde 的干燥茎	产于浙江、广西等	苦，寒	清热燥湿，泻火解毒
桂枝	樟科植物肉桂 *Cinnamomum cassia* Presl 的干燥嫩枝	主产于广东、广西、云南等	辛、甘、温	发汗解肌，温通经脉，助阳化气，平冲降气
桑枝	桑科植物桑 *Morus alba* L.的干燥嫩枝	分布于我国广大地区	微苦，平	祛风湿，利关节

品名	来源	产地	性味	功效
紫苏梗	唇形科植物紫苏 *Perilla frutescens*（L.）Britt. 的干燥茎	江苏、浙江、河北等	辛，温	理气宽中，止痛，安胎
皂角刺	豆科植物皂荚 *Gleditsia sinensis* Lam. 的干燥棘刺	吉林、辽宁、河北、山东、江苏、安徽等	辛，温	消肿托毒，排脓，杀虫
通草	五加科植物通脱木 *Tetrapanax papyrifer*（Hook.）K. koch 的干燥茎髓	贵州、云南、四川、湖北、湖南等	甘、淡，微寒	清热利尿，通气下乳
小通草	旌节花科植物喜马山旌节花 *Stachyurus himalaicus* Hook. f.et Thoms.、中国旌节花 *Stachyurus chinensis* Franch.或山茱萸科植物青荚叶 *Helwingia japonica*（Thunb.）Dietr. 的干燥茎髓	主产于陕西、甘肃、江西、四川、湖北、湖南、贵州等	甘、淡，寒	清热，利尿，下乳
竹茹	禾本科植物青秆竹 *Bambusa tuldoides* Munro、大头典竹 *Sinocalamus beecheyanus*（Munro）McClure var. *pubescens* P.F.Li 或淡竹 *Phyllostachys nigra*（Lodd.）Munro var. *henonis*（Mitf.）Stapf ex Rendle 的茎秆的干燥中间层	主产于广东、海南等	甘，微寒	清热化痰，除烦，止呕
灯心草	灯心草科植物灯心草 *Juncus effusus* L. 的干燥茎髓	我国大部分地区均产	甘、淡，微寒	清心火，利小便
枫香脂	金缕梅科植物枫香树 *Liquidambar formosana* Hance 的干燥树脂	南方大部分省区	辛、微苦，平	活血止痛，解毒生肌，凉血止血
安息香	安息香科植物白花树 *Styrax tonkinensis*（Pierre）Craib ex Hart. 的干燥树脂	云南、贵州、印度尼西亚、泰国等	辛、苦，平	开窍醒神，行气活血，止痛
苏合香	金缕梅科植物苏合香树 *Liquidambar orientalis* Mill. 的树干渗出的香树脂经加工精制而成	主产于土耳其南部	辛，温	开窍，辟秽，止痛
阿魏	伞形科植物新疆阿魏 *Ferula sinkiangensis* K. M. Shen 或阜康阿魏 *Ferula fukanensis* K. M. Shen 的树脂	主产于新疆	苦、辛，温	消积，化症，散痞，杀虫

第十二章
皮类中药

皮类药材通常是指来源于木本植物的茎干、枝和根的形成层以外的部分。包括裸子植物和被子植物，大多为茎干的皮，少数为根皮或枝皮。

皮类药材的性状鉴别应注意观察形状、外表面、内表面、折断面、气味等特征。皮类药材的形状，常见的有板状和卷曲状，卷曲状根据卷曲程度不同，可分为弯曲状、槽状、管状、反曲、单卷筒状和双卷筒状。外表面是指皮生长在树上时向外的一面。外表面颜色多为灰黑色、灰褐色等，有的树干皮外表面有斑片状的地衣、苔藓等物附生，呈现不同的颜色。有的外表面有片状剥离的落皮层和纵横深浅不同的裂纹。有时也有各种形状的突起物而使树皮表面显示不同程度的粗糙；多数树皮尚可见皮孔，皮孔的颜色和分布的密度常是鉴别皮类的特征之一。皮类药材的内表面一般较外表面色浅而平滑，常有粗细不等的纵向皱纹，有的内表面显网状皱纹或平滑坚硬，有的可见具有一定形状的结晶性析出物。皮类药材横向折断面的特征有平坦、颗粒状、纤维状、层状等。

皮类药材常按其长度、宽度、厚度或中部直径等划分规格等级。皮类药材一般以皮张大、厚实、所特有的色泽明显、气味浓厚者为佳。也有以皮薄质嫩者为佳。皮类药材可通过水分测定、灰分测定、浸出物测定和含量测定等达到检查其质量优劣的目的。

树干皮多因皮张大而加工成板片状，常重叠后扎捆；树枝皮多呈细条状，则多顺扎捆。皮类药材除肉桂、厚朴、牡丹皮等需要特殊保管、防止香气损失外，其余多数较易保管，主要防止受潮生霉。

꧁ 牡丹皮 Mudanpi ꧂
MOUTAN CORTEX

【**别名**】丹皮、凤丹皮、原丹皮、粉丹皮、刮丹皮。

【**来源**】毛茛科植物牡丹 *Paeonia suffruticosa* Andr. 的干燥根皮。

【**产地**】主产于安徽、湖南、四川、陕西、山东、河南等地。多栽培，以安徽产量最大，其中又以安徽铜陵山产丹皮质量最优，名"凤丹皮"。

【**采收加工**】栽培3～5年，秋季挖取根部，除去细根和泥沙，剥取根皮，晒干，习称"连丹皮"或"原丹皮"，或刮去粗皮，除去木心，晒干，习称"刮丹皮"或"粉丹皮"。

【**商品类别**】凤凰丹皮、瑶丹皮、川丹皮、湘丹皮。

【**性状鉴别**】连丹皮　呈筒状或半筒状，有纵剖开的裂缝，略向内卷曲或张开，长5～20cm，直径0.5～1.2cm，厚0.1～0.4cm。外表面灰褐色或黄褐色，有多数横长皮孔样突起和细根痕，栓皮脱落处粉红色；内表面淡灰黄色或浅棕色，有明显的细纵纹，常见闪亮的点状结晶（亮银星——丹皮酚结晶）。质硬而脆，易折断，断面较平坦，淡粉红色，粉性。有特殊的香气，味微苦而涩，有麻舌感。见图12-1（a）。

刮丹皮 外表面有刮刀削痕，外表面红棕色或淡灰黄色，可见灰褐色斑点状残存外皮。见图12-1（b）。

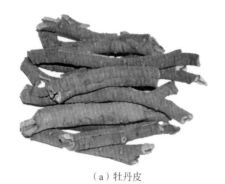 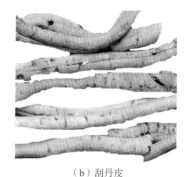

（a）牡丹皮　　　　　　　　（b）刮丹皮

图12-1　牡丹皮药材图

【品质要求】以条粗、皮肉厚、无木心、粉性足、断面粉白、亮银星多、香气浓者为佳。本品含丹皮酚（$C_9H_{10}O_3$）不得少于1.2%。

【饮片特征】呈圆形或卷曲形的薄片。连丹皮外表面灰褐色或黄褐色，栓皮脱落处粉红色；刮丹皮外表面红棕色或淡灰黄色。内表面有时可见发亮的结晶（亮银星）。切面淡粉红色，粉性。气芳香，味微苦而涩。见图12-2。

【商品规格】连丹皮、刮丹皮。

【显微鉴别】粉末特征：淡红棕色，气芳香，味微苦而涩。见图12-3。

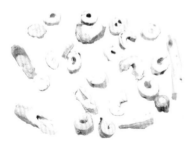 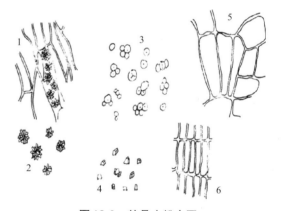

图12-2　牡丹皮饮片图　　　　　图12-3　牡丹皮粉末图

1、2—草酸钙簇晶；3—淀粉粒；4—草酸钙方晶；5、6—木栓细胞

① 淀粉粒甚多，单粒类圆形或多角形，脐点点状、裂缝状或飞鸟状；复粒由2～6分粒组成。

② 草酸钙簇晶排列成行，或一个细胞含数个簇晶。

③ 木栓细胞长方形，壁稍厚，浅红色。

④ 草酸钙方晶稀少。

【理化鉴别】①取本品粉末进行微量升华，升华物在显微镜下观察，可见长柱形结晶或针状及羽状簇晶，于结晶上滴加三氯化铁醇溶液，则结晶溶解而呈暗紫色。②取本品粉末2g，加乙醚20mL，密塞，充分振摇，滤过，残渣加硝酸数滴，先显棕黄色，后变鲜绿色（芍药根皮粉末显黄色）。③取本品粉末2g置50mL的小烧杯中，加蒸馏水15mL，瓶口盖1个带有玻璃导管的橡皮塞，加热煮沸，将产生的蒸气导入盛有氯亚氨基-2,6-二氯苯醌试剂（取氯亚氨基-2,6-二氯苯醌0.1g，加硼砂3.2g，研磨均匀即得）0.1g与蒸馏水1mL的容器中，两分钟内溶液呈蓝色（芍药根皮不显色）。

【主要成分】牡丹酚、牡丹酚苷、牡丹酚原苷、牡丹酚新苷、芍药苷等。

【性味功效】苦、辛，微寒。清热凉血，活血化瘀。

【附注】曾有以赤芍的根皮混充丹皮使用，二者有本质的区别，赤芍木心较大，没亮银星，而丹皮皮厚木心较细，皮与木易分离，可见亮银星。

❧厚朴Houpo❧

MAGNOLIAE OFFICINALIS CORTEX

【别名】川朴、温朴。

【来源】为木兰科植物厚朴 *Magnolia officinalis* Rehd.et Wils. 或凹叶厚朴 *Magnolia officinalis* Rehd.et Wils. var. *biloba* Rehd. et Wils. 的干燥干皮、根皮及枝皮。

【产地】厚朴主产于四川、湖北、湖南等地，习称"川厚朴"；凹叶厚朴主产于浙江、安徽、福建等地，习称"温厚朴"。

【采收加工】4～6月剥取，根皮和枝皮直接阴干；干皮置沸水中微煮后，堆置阴湿处，"发汗"至内表面变紫褐色或棕褐色时，蒸软，取出，卷成筒状，干燥。

【商品类别】川厚朴、温厚朴。

【性状鉴别】干皮 呈卷筒状或双卷筒状，长30～35cm，厚0.2～0.7cm，习称"筒朴"；近根部的干皮一端呈卷筒状，另一端宽大如喇叭口，长13～25cm，厚0.3～0.8cm，似靴形，习称"靴筒朴"或"蔸朴"。外表面灰棕色或灰褐色，有粗糙的栓皮呈鳞片状，较易剥落，有明显椭圆形皮孔和纵皱纹，刮去粗皮者显黄棕色。内表面紫棕色或深紫褐色，较平滑，具细密纵纹，划之显油痕。质坚硬，不易折断，断面外层颗粒性，灰棕色，内层纤维状，紫褐色或棕色，有油性，有时可见多数小亮星（亮银星——厚朴酚、和厚朴酚）。气香，味辛辣（姜辣味）、微苦。

根皮（根朴） 呈卷筒状或不规则块片；有的弯曲似鸡肠，习称"鸡肠朴"。表面土黄色或灰褐色，内表面深紫色，多有小亮星，质柔韧，难折断，断面纤维性，香气浓烈，辛辣味较浓。

枝皮（枝朴） 呈单筒状，长10～20cm，厚0.1～0.2cm。质脆，易折断，断面纤维性。见图12-4（a）。

【品质要求】以皮厚肉细、纤维性小、内表面深紫色、油性大、断面小亮星多、香味浓、辛辣味大者为佳。习惯认为川朴好于温朴，根朴优于干朴，干朴又好于枝朴。本品含厚朴酚（$C_{18}H_{18}O_2$）与和厚朴酚（$C_{18}H_{18}O_2$）的总量不得少于2.0%。

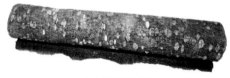

（a）厚朴药材图

【饮片特征】呈弯曲的丝条状或单、双卷筒状。外表面灰褐色，有时可见椭圆形皮孔或纵皱纹。内表面紫棕色或深紫褐色，较平滑，具细密纵纹，划之显油痕。切面颗粒性，有油性，有的可见小亮星。气香，味辛辣、微苦。见图12-4（b）。

【商品规格】干皮、枝皮、根皮。

【显微鉴别】粉末特征：棕黄色，具浓郁香气，味苦辛。见图12-5。

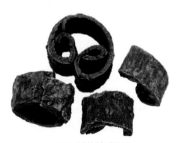

（b）厚朴饮片图

图12-4 厚朴药材和饮片图

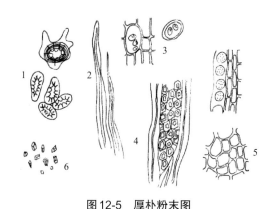

① 石细胞类方形、椭圆形、卵圆形或不规则分枝状，有时可见层纹。

② 纤维甚多，壁甚厚，有的呈波浪形或一边呈锯齿状，木化，孔沟不明显。

③ 油细胞椭圆形或类圆形，含黄棕色油状物。

④ 木栓细胞淡黄色。表面观呈类多角形，壁稍波状弯曲，微木化。

图12-5　厚朴粉末图

1—石细胞；2—纤维；3—油室；4—嵌晶纤维；
5—木栓细胞；6—草酸钙方晶

【理化鉴别】①取本品粗粉的氯仿回流液（1∶10）在紫外灯下顶面观显紫色，侧面观显两层，上层黄绿色，下层棕色。②取本品粗粉的氯仿回流液（1∶10）15mL，蒸去氯仿，残渣加10mL 95%乙醇溶解过滤，取滤液各1mL，分别加5%三氯化铁甲醇溶液（1∶1）1滴，显蓝黑色或棕黑色；加米伦试剂1滴，显棕色沉淀；加间苯三酚的盐酸溶液5滴显红色。

【主要成分】厚朴酚、和厚朴酚、异厚朴酚、四氢厚朴酚等，以及挥发油。

【性味功效】苦、辛，温。燥湿消痰，下气除满。

【附注】① 传统上，又把靠近根部的干皮叫"蔸朴"，把形似耳状的干朴又叫"耳朴"。

② 滇缅厚朴，木兰科植物大叶木兰 *Magnolia rostrata* W. W. Smith 的干皮、根皮、枝皮，主产于云南藤冲地区，为云南地方药材，现已收入部颁标准。表面灰黄色，近光滑，内表面暗褐色，划之有油痕。质坚硬，不易折断，纤维性比川朴、温朴大，苦味亦大。

③ 市场上，厚朴曾出现过很多伪品，多为同科木兰属和木莲属植物的树皮，如武当玉兰 *Magnolia sprengeri* Pamp 的树皮，其纤维性大，油性小。也有用普通的树皮染黑充当姜制厚朴，应注意鉴别。

肉桂 Rougui

CINNAMOMI CORTEX

【别名】玉桂、油桂。

【来源】为樟科植物肉桂 *Cinnamomum cassia* Presl 的干燥树皮。

【产地】广西、广东、云南、福建等，越南、柬埔寨、印度等地。

【采收加工】多于秋季剥取，阴干，称"秋桂"，质好；也有春季剥取，阴干，称"春桂"。

【商品类别】国产肉桂、进口肉桂。

【性状鉴别】呈槽状或卷筒状，长30～40cm，宽或直径3～10cm，厚0.2～0.8cm。外表面灰棕色，稍粗糙，有不规则的细皱纹和横向突起的皮孔，有的可见灰白色的地衣斑；内表面红棕色，略平坦，有细纵纹，划之显油痕。质硬而脆，易折断，断面不平坦，外层棕色而较粗糙，内层红棕色而油润，两层间有1条黄棕色的线纹（石细胞环带）。气香浓烈，味甜、辣。见图12-6（a）。

【品质要求】以不破碎、肉厚、体重、油性大、断面紫、香气浓、嚼之渣少者为佳。其中进口肉桂优于国产肉桂，企边桂优于板桂，板桂优于桂通。进口肉桂又以越南清化产者质优，称"清化肉桂"或"南肉桂"。本品含挥发油不得少于1.2%（mL/g）。含桂皮醛（C_9H_8O）不得少于1.5%。

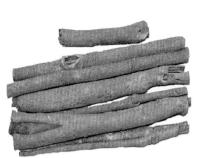
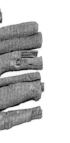
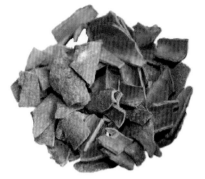

（a）肉桂药材图   （b）肉桂饮片图

图12-6　肉桂药材和饮片图

【饮片特征】肉桂丝或块，红棕色，断面石细胞环带，划之显油痕。气香浓烈，味甜、辣。见图12-6（b）。

【商品规格】企边桂、板桂、桂通（官桂）、桂心、桂碎。

【显微鉴别】粉末特征：红棕色，味甜，气特异芳香。见图12-7。

① 纤维大多单个散在，长梭形，长195 ～ 920μm，直径约至50μm，壁厚，木化，纹孔不明显。

② 石细胞类方形或类圆形，直径32 ～ 88μm，壁厚，有的一面菲薄。

③ 草酸钙针晶细小，多散在于射线细胞中。

④ 木栓细胞多角形，含红棕色物。

⑤ 油细胞类圆形或长圆形，直径45 ～ 108μm。

【理化鉴别】①取本品粉末0.1g，加1mL氯仿浸渍，吸取氯仿浸出液2滴于载玻片上，待干，再滴加10%的盐酸苯肼液1滴，加盖玻片置显微镜下观察，可见桂皮醛苯腙的杆状结晶。②取本品的水煮液或乙醇提取液1滴，滴于滤纸上，再滴1滴新配制的间苯三酚盐酸试剂，则呈橘红色。

【主要成分】挥发油，主含桂皮醛、醋酸桂皮酯。另含苯甲醛、丁香酚、桂皮酸等。

【性味功效】辛、甘，大热。补火助阳，引火归元，散寒止痛，温通经脉。

【附注】① 肉桂根据采收与加工方法不同，有如下规格：

桂通：为剥取5 ～ 6年的树皮或粗枝皮，晒1 ～ 2天，自然卷成圆筒状的。

企边桂：为剥取10年以上的树皮，将两端削成斜面，突出桂心，夹压成两侧向内卷的浅槽状，中间略向内凹陷，呈"弓"字形的。

板桂：为剥取老树最下部近地面的干皮，夹制干燥成扁平板片状的。

桂碎：为肉桂加工过程中的碎块。肉桂碎块削去外部栓皮，称"桂心"。

桂衣：为肉桂嫩枝的皮。

② **进口肉桂** 多加工成企边桂，又分高山肉桂（野生）和低山肉桂（栽培）。高山肉桂皮厚，体重，地衣斑明显，习称"彩皮"，断面石细胞环

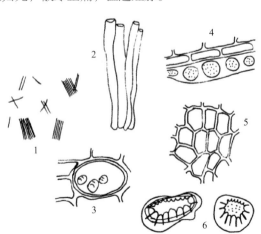

图12-7　肉桂粉末图

1—针晶；2—中柱鞘纤维；

3,4—分泌细胞；5—木栓细胞；

6—石细胞

带不明显，内表面光滑有细纵纹，含挥发油多，香气浓，辛味淡，甜味重，嚼之渣少。**低山肉桂** 外皮粗糙，皮薄，体轻，断面石细胞环带明显，内表面略粗，含挥发油少，香气差，辛味浓，甜味淡。

关黄柏 Guanhuangbo
PHELLODENDRI AMURENSIS CORTEX

【别名】黄檗、檗木、檗皮。

【来源】为芸香科植物黄檗 *Phellodendron amurense* Rupr. 的干燥树皮。

【产地】主产于辽宁、吉林、黑龙江、河北、山西等地。

【采收加工】夏季剥取树皮后，除去粗皮，压平，晒干。

【性状鉴别】呈板片状或浅槽状，长宽不一，厚 2 ~ 4mm。外表面黄绿色或淡棕黄色，较平坦，有不规则的纵裂纹，皮孔痕小而少见，偶有灰白色的栓皮残留；内表面黄色或黄棕色。体轻，质较硬，断面纤维性，有的呈裂片状分层，鲜黄色或黄绿色。气微，味极苦，嚼之有黏性，唾液染成黄色。见图 12-8（a）。

【品质要求】以皮厚、片张均匀、纹细、色鲜黄者为佳。本品含盐酸小檗碱（$C_{20}H_{17}NO_4 \cdot HCl$）不得少于 0.60%，盐酸巴马汀（$C_{21}H_{21}NO_4 \cdot HCl$）不得少于 0.30%。

【饮片特征】呈丝状。外表面黄绿色或淡棕黄色，较平坦。内表面黄色或黄棕色。切面鲜黄色或黄绿色，有的呈片状分层。气微，味极苦。见图 12-8（b）。

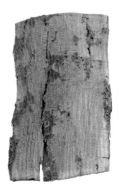
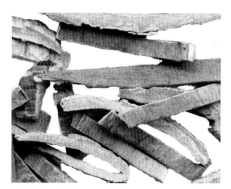

（a）关黄柏药材图　　　　　　　　　（b）关黄柏饮片图

图 12-8　关黄柏药材和饮片图

【商品规格】多为统货。

【显微鉴别】粉末特征：绿黄色或黄色，气微，味极苦。

① 纤维鲜黄色，壁极厚，孔沟明显，常成束，周围细胞含草酸钙方晶，形成晶纤维。

② 石细胞众多，黄绿色，长圆形，类长方形，分枝状，壁厚，层纹明显。

③ 草酸钙方晶极多。

④ 黏液细胞类圆形。

【主要成分】小檗碱、黄柏碱、药根碱、木兰碱等多种生物碱，另含黄柏内酯、黄柏酮、黏液质等。

【性味功效】苦，寒。清热燥湿，泻火除蒸，解毒疗疮。

【附注】关黄柏，与川黄柏比较，质地较松泡，皮孔小见，黄色较淡，苦味不及川黄柏，质量逊于川黄柏。

黄柏Huangbo
PHELLODENDRI CHINENSIS CORTEX

【别名】川黄柏、川柏。

【来源】为芸香科植物黄皮树 *Phellodendron chinense* Schneid. 的干燥树皮。习称"川黄柏"。

【产地】主产于四川、贵州、湖北、广西等地。

【采收加工】夏季剥取树皮后，除去粗皮，压平，晒干。

【性状鉴别】呈板片状或浅槽状，长宽不一，厚1～6mm。外表面黄褐色或黄棕色，平坦或具纵沟纹，可见皮孔痕及残存的灰褐色粗皮；内表面暗黄色或淡棕色，具细密的纵棱纹。体轻，质硬，断面纤维性，呈裂片状分层，深黄色。气微，味极苦，嚼之有黏性，唾液染成黄色。见图12-9（a）。

【品质要求】以皮厚、片张均匀，纹细、色鲜黄者为佳。本品含小檗碱以盐酸小檗碱（$C_{20}H_{17}NO_4 \cdot HCl$）计，不得少于3.0%。含黄柏碱以盐酸黄柏碱（$C_{20}H_{23}NO_4 \cdot HCl$）计，不得少于0.34%。

【饮片特征】呈丝条状。外表面黄褐色或黄棕色。内表面暗黄色或淡棕色，具纵棱纹。切面纤维牲，呈裂片状分层，深黄色。味极苦。见图12-9（b）。

【商品规格】多为统货。

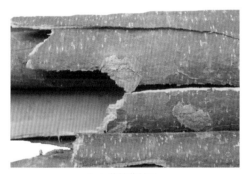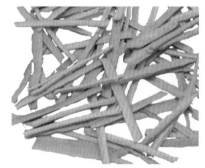

（a）黄柏药材图　　　　　　（b）黄柏饮片图

图12-9　黄柏药材及饮片图

【显微鉴别】粉末特征：粉末鲜黄色，气微，味极苦。

川黄柏　石细胞大多呈不规则分枝状，形大，大约至240mm，草酸钙方晶直径8～24mm，其余特征同关黄柏。见图12-10。

【理化鉴别】①取本品断面，置紫外灯下观察，显亮黄色荧光。②取本品粉末1g，加乙醚10mL，振摇后，滤过，滤液挥干，残渣加冰醋酸1mL使溶解，再加硫酸1滴，放置，溶液显紫棕色。

【主要成分】小檗碱、黄柏碱、药根碱、木兰碱等多种生物碱，另含黄柏内酯、黄柏酮、黏液质等。

【性味功效】苦，寒。清热燥湿，泻火除蒸，解毒疗疮。

【附注】伪品：①市场上曾出现用杨柳科植物山杨 *Populus davidiana* Dode 的树皮染色充当黄

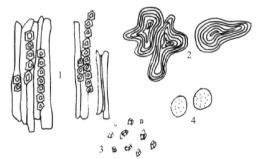

图12-10　黄柏粉末图

1—晶鞘纤维；2—石细胞；3—草酸钙方晶；4—黏液细胞

柏使用，正品黄柏味苦，嚼之有黏性，伪品多无此现象。②芸香科臭辣树 *Evodia fargesii* Dode 的干燥树皮。③紫葳科植物木蝴蝶 *Oroxylum indicum*（L.）Kurz 的干燥树皮。应注意鉴别。

杜仲 Duzhong

EUCOMMIAE CORTEX

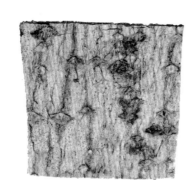

（a）杜仲药材外表面图

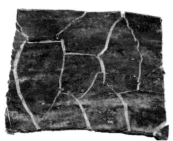

（b）杜仲药材内表面图

图 12-11　杜仲药材图

【别名】川杜仲、丝连皮、扯丝皮。

【来源】为杜仲科植物杜仲 *Eucommia ulmoides* Oliv. 的干燥树皮。

【产地】湖北、四川、贵州、云南、河南、湖南等地。多为栽培。

【采收加工】4～6月剥取，刮去粗皮，堆置"发汗"至内皮呈紫褐色，晒干。

【性状鉴别】呈板片状或两边稍向内卷，大小不一，厚3～7mm。外表面淡棕色或灰褐色，有明显的皱纹或纵裂槽纹，有的树皮较薄，未去粗皮，可见明显的斜方形皮孔。内表面暗紫色，光滑。质脆，易折断，断面有细密、银白色、富弹性的橡胶丝相连，一般可拉至1cm以上。气微，味稍苦，嚼之有胶状感。见图12-11。

【品质要求】以皮厚、块大、无粗皮、断面丝多、内表面紫褐色者为佳。本品含松脂醇二葡萄糖苷（$C_{32}H_{42}O_{16}$）不得少于0.10%。

【饮片特征】呈小方块或丝状。外表面淡棕色或灰褐色，有明显的皱纹。内表面暗紫色，光滑。断面有细密、银白色、富弹性的橡胶丝相连。气微，味稍苦。

【显微鉴别】粉末特征：棕色。气微，味稍苦。

①橡胶丝成条或扭曲成团，表面显颗粒性。②石细胞甚多，大多成群，类长方形、类圆形、长条形或形状不规则，长约至180μm，直径20～80μm，壁厚，有的胞腔内含橡胶团块。③木栓细胞表面观多角形，直径15～40μm，壁不均匀增厚，木化，有细小纹孔；侧面观长方形，壁三面增厚，一面薄，孔沟明显。

【理化鉴别】取本品粉末1g，加三氯甲烷10mL，浸渍2h，滤过。滤液挥干，加乙醇1mL，产生具弹性的胶膜。

【主要成分】杜仲胶、桃叶珊瑚苷、松脂醇二葡萄糖苷。

【性味功效】甘，温。补肝肾，强筋骨，安胎。

白鲜皮 Baixianpi

DICTAMNI CORTEX

【来源】为芸香科植物白鲜 *Dictamnus dasycarpus* Turcz. 的干燥根皮。

【产地】主产于辽宁、河北、山东等地，以辽宁产质优。

【采收加工】春、秋二季采挖根部，除去泥沙和粗皮，剥取根皮，干燥。

【性状鉴别】呈卷筒状，长5～15cm，直径1～2cm，厚0.2～0.5cm。外表面灰白色或淡灰黄色，具细纵皱纹和细根痕，常有突起的颗粒状小点；内表面类白色，有细纵纹。质脆，折断时有粉尘飞扬，断面不平坦，略呈层片状，剥去外层，迎光可见闪烁的小亮点。有羊膻气，味微苦。见图12-12（a）。

【品质要求】以条大、皮厚、灰白色者为佳。本品按干燥品计算，含梣酮（$C_{14}H_{16}O_3$）不得少于0.050%，黄柏酮（$C_{26}H_{34}O_7$）不得少于0.15%。

【饮片特征】呈不规则的厚片。外表皮灰白色或淡灰黄色，具细纵皱纹及细根痕，常有突起的颗粒状小点；内表面类白色，有细纵纹。切面类白色，略呈层片状。有羊膻气，味微苦。见图12-12（b）。

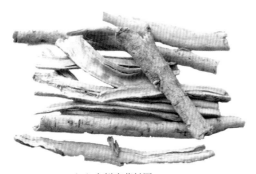
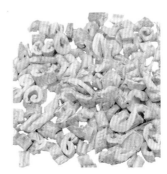

（a）白鲜皮药材图　　　　　　　　（b）白鲜皮饮片图

图12-12　白鲜皮药材和饮片图

【商品规格】统货。

【理化鉴别】①取本品乙醇温浸液（1∶5）数滴，置白瓷板上，于紫外灯下观察，呈天蓝色荧光。②取本品乙醇温浸液（1∶5）2mL，加2,4-二硝基苯肼试液1～2滴，立即混浊，放置后呈橙红色沉淀。

【主要成分】白鲜碱、茵芋碱、前茵芋碱、崖椒碱、葫芦芭碱、白鲜明碱、胆碱、柠檬苦碱、黄柏酮以及皂苷、谷甾醇、挥发油等。

【性味功效】苦，寒。清热燥湿，祛风解毒。

❰合欢皮 Hehuanpi❱

ALBIZIAE CORTEX

【来源】为豆科植物合欢 *Albizia julibrissin* Durazz. 的干燥树皮。

【产地】主产于湖北、江苏、浙江、安徽等地，以湖北产量最大。

【采收加工】夏、秋二季剥取，晒干。

【性状鉴别】呈卷曲筒状或半筒状，长40～80cm，厚0.1～0.3cm。外表面灰棕色至灰褐色，稍有纵皱纹，有的成浅裂纹，密生明显的椭圆形横向皮孔（珍珠疙瘩），棕色或棕红色，偶有突起的横棱或较大的圆形枝痕，常附有地衣斑；内表面淡黄棕色或黄白色，平滑，有细密纵纹。质硬而脆，易折断，断面呈纤维性片状，淡黄棕色或黄白色。气微香，味淡、微涩、稍刺舌，而后喉头有不适感。见图12-13（a）。

【品质要求】以皮细、皮孔明显、刺舌感强者为佳。本品含（-）-丁香树脂酚-4-*O*-β-D-呋喃芹糖基-（1→2）-β-D-吡喃葡萄糖苷（$C_{33}H_{44}O_{17}$）不得少于0.030%。

【饮片特征】呈卷曲的丝或块片状。外表面灰棕色至灰褐色，稍有纵皱纹，密生明显的

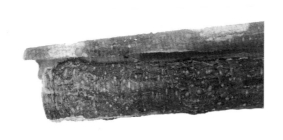
（a）合欢皮药材图

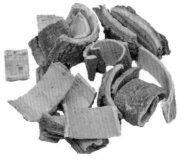
（b）合欢皮饮片图

图12-13 合欢皮药材及饮片图

椭圆形横向皮孔，棕色或棕红色。内表面淡黄棕色或黄白色，平滑，具细密纵纹。切面呈纤维性片状，淡黄棕色或黄白色。气微香，味淡、微涩、稍刺舌，而后喉头有不适感。见图12-13（b）。

【理化鉴别】①取本品碎片2g，加乙醇20mL，回流半小时，过滤。取滤液1滴，待挥发干后，加浓硫酸1滴，初呈黄色，逐渐变红色，最后变成紫红色。②取本品乙醇回流提取液2mL，置水浴上蒸干，加氯仿1mL，溶解，加浓硫酸振摇后，氯仿层呈深红色。

【主要成分】合欢皂苷类、鞣质、木脂素及糖苷吡啶醇衍生物。

【性味功效】甘，平。解郁安神，活血消肿。

【附注】市场上有以同科植物山合欢Albizia kalkora（Roxb.）Prain的干燥树皮冒充合欢皮，使用时注意鉴别。山合欢有的亦可见灰白色斑迹。嫩树皮上有皮孔，在较薄的皮上多而密集，呈横长或点状，棕色，老树皮上不易见；内表面淡黄白色；质坚易折断，亦呈纤维状；闻之气味均较真品弱，无香味，口尝味淡，嚼之稍有刺舌感。

苦楝皮 Kulianpi

MELIAE CORTEX

【别名】川楝皮。

【来源】楝科植物川楝Melia toosendan Sieb.et Zucc.或楝Melia azedarach L.的干燥树皮和根皮。

【产地】川楝主产于四川、贵州、云南、湖北、安徽、河南等地，以四川产量最大。楝主产于江苏、山东、广东、山西等地。

【采收加工】春、秋二季剥取，晒干，或先刮去粗皮再剥取，晒干。

【商品类别】干皮、根皮。

【性状鉴别】干皮 呈不规则板片状、槽状或半卷筒状，长宽不一，厚2～6mm。外表面灰棕色或灰褐色，粗糙，有交织的纵皱纹和点状灰棕色皮孔，除去粗皮者淡黄色；内表面类白色或淡黄色。质韧，不易折断，断面纤维性，呈层片状，层层黄白相间，每层薄片有极细的网纹，易剥离。气微，味苦。见图12-14（a）。

根皮 呈不规则板片状、卷筒状或半卷筒状，厚2～3mm。外表面极粗糙，木栓层常呈鳞片状，剥落后呈砖红色、具须根痕，内表面类白色或淡黄色。质韧，不易折断，断面纤维性，呈层片状，易剥离。气微，味苦。

【品质要求】以皮厚、条大、无粗皮、层片状明显者为佳。以根皮最好，干皮次之。本品含川楝素（$C_{30}H_{38}O_{11}$）应为0.010%～0.20%。

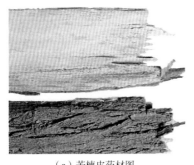
（a）苦楝皮药材图

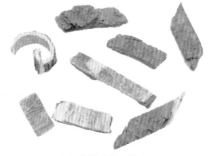
（b）苦楝皮饮片图

图12-14　苦楝皮药材及饮片图

【饮片特征】呈不规则的丝状。外表面灰棕色或灰褐色，除去粗皮者呈淡黄色或砖红色。内表面类白色或淡黄色。切面纤维性，略呈层片状，易剥离。气微，味苦。见图12-14（b）。

【商品规格】统货。

【理化鉴别】取本品乙醚冷浸液（1∶10）点于滤纸上，干后，再滴加饱和的三氯化锑氯仿溶液1滴，于95～105℃烘箱中放置3～5min，取出于荧光灯下观察，呈红色荧光。

【主要成分】川楝素、苦楝萜酮内酯、苦楝萜醇内酯、苦楝子三醇等。

【性味功效】苦，寒；有毒。杀虫，疗癣。

秦皮 Qinpi

FRAXINI CORTEX

【别名】秦白皮、秦树皮、芩皮、桪皮、蜡树皮。

【来源】木犀科植物苦枥白蜡树*Fraxinus rhynchophylla* Hance、白蜡树*Fraxinus chinensis* Roxb.、尖叶白蜡树*Fraxinus szaboana* Lingelsh.或宿柱白蜡树*Fraxinus stylosa* Lingelsh.的干燥枝皮或干皮。

【产地】苦枥白蜡树主产于辽宁、吉林、黑龙江，习称"东北秦皮"；白蜡树主产于四川，习称"四川秦皮"；尖叶白蜡树和宿柱白蜡树主产于陕西，习称"陕西秦皮"，后者还称"陕西白点秦皮"。

【采收加工】春、秋二季剥取，晒干。

【商品类别】枝皮、干皮。

【性状鉴别】**枝皮**　呈卷筒状或槽状，长10～60mm，厚1.5～3mm。外表面灰白色、灰棕色至黑棕色或相间呈斑状，平坦或稍粗糙，有灰白色圆点状皮孔及细斜皱纹，有的具分枝痕，有的可见马蹄形或新月形的叶痕。内表面黄白色或棕色，平滑。质硬而脆，断面纤维性，黄白色。气微，味苦。

干皮　为长条状块片，厚3～6mm。外表面灰棕色，具龟裂状沟纹及红棕色圆形或横长的皮孔。质坚硬，断面纤维性较强，易成层片状剥落。

本品热水浸出液呈黄绿色，日光下显碧蓝色荧光，在紫外荧光灯下尤明显。

四种产地秦皮的性状相似。

【品质要求】以条长、皮薄、外表光滑者为佳。枝皮优于干皮。本品含秦皮甲素（$C_{15}H_{16}O_9$）和秦皮乙素（$C_9H_6O_4$）的总量不得少于1.0%。

【饮片特征】呈长短不一的丝条状。外表面灰白色、灰棕色或黑棕色。内表面黄白色或棕色，平滑。切面纤维性。质硬。气微，味苦。见图12-15。

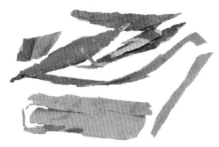
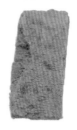
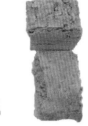

（a）枝皮饮片图　　　　　　　　　　　（b）干皮饮片图

图12-15　秦皮饮片图

【商品规格】统货。

【理化鉴别】取本品加热水浸泡，浸出液在日光下可见碧蓝色荧光。

【主要成分】秦皮甲素、秦皮乙素、秦皮苷、秦皮葶、生物碱及鞣质等。

【性味功效】苦、涩，寒。清热燥湿，收涩止痢，止带，明目。

【附注】过去部分地区曾以胡桃科植物核桃楸*Juglans mandshurica* Maxim的树皮作秦皮使用。药材厚1～3cm，卷筒状或扭曲呈绳状，外表灰棕色或黄棕色，有细纵纹及团圆形突起皮孔，嫩枝皮常有三角状叶痕，习称"猴脸"。内表面淡棕色，平滑，有细纹。质坚韧，不易折断，易纵向撕裂。气微，味微苦，热水浸液浅黄棕色，不显荧光。本品非药典来源品种，不可当秦皮使用，应注意鉴别。

本章其他药材

品名	来源	产地	性味	功效
香加皮	萝藦科植物杠柳*Periploca sepium* Bge.的干燥根皮	山西、河南、河北、山东等	辛、苦，温；有毒	利水消肿，祛风湿，强筋骨
五加皮	五加科植物细柱五加*Acanthopanax gracilistylus* W. W. Smith的干燥根皮	湖北、河南等	辛、苦，温	祛风除湿，补益肝肾，强筋壮骨，利水消肿
地骨皮	茄科植物枸杞*Lycium chinense* Mill.或宁夏枸杞*Lycium barbarum* L.的干燥根皮	山西、河南、江苏、浙江等	甘，寒	凉血除蒸，清肺降火
桑白皮	桑科植物桑*Morus alba* L.的干燥根皮	河南、安徽、浙江、江苏等	甘，寒	泻肺平喘，利水消肿
土荆皮	松科植物金钱松*Pseudolarix amabilis*（Nelson）Rehd.的干燥根皮或近根树皮	江苏、浙江、安徽、福建等	辛，温；有毒	杀虫，疗癣，止痒
地枫皮	木兰科植物地枫皮*Illicium difengpi* K. I. B. et K. I. M.的干燥树皮	广西等	微辛、涩，温；有小毒	祛风除湿，行气止痛
救必应	冬青科植物铁冬青*Ilex rotunda* Thunb.的干燥树皮	广东、广西、云南等	苦，寒	清热解毒，利湿止痛
椿皮	苦木科植物臭椿*Ailanthus altissima*（Mill.）Swingle的干燥根皮或干皮	湖南、湖北、广东等	苦、涩，寒	清热燥湿，收敛止带，止泻，止血

第十三章
根及根茎类中药

第一节　根类中药概述

　　根类中药包括药用为根或以根为主带有部分根茎的药材。根没有节与节间，亦无叶痕，一般无芽痕。根的形状通常为圆柱形或长圆柱形，有的膨大为块根，呈纺锤形或圆锥形。双子叶植物一般主根明显，多为圆柱形、圆锥形等，常有分枝；少数根细长，集生于根茎上，如威灵仙、龙胆等。根的表面常有纹理，有的可见皮孔，双子叶植物根的表面大多较粗糙，多数有木栓、皮孔、支根痕；根顶端有的带有根茎，俗称"芦头"，上有茎痕，如人参等，根顶端有的带有茎基。单子叶植物根多为须根或须根膨大成块状根；表面较光滑，无木栓、皮孔。根的质地和断面特征常因品种而异，有的质重坚实，有的体轻松泡；折断时或有粉尘散落，或呈纤维性、角质状等。另外，应注意根的断面组织中有无分泌物散布，如伞形科植物当归、白芷等含有油点。

　　根类药材一般以身干、无地上茎、无须根及其他非入药部分、无虫蛀霉变者为合格。以个大、肥壮、结实者为佳。

第二节　根茎类中药概述

　　根茎类是一类变态茎，为地下茎的总称，包括根状茎、块茎、球茎及鳞茎等，药材中以根状茎多见。根茎类中药系指地下茎或带有少许根部的地下茎药材，鳞茎则带有肉质鳞叶。在外形上，与根类药材显著不同，与地上茎一样有节和节间，单子叶植物尤为明显；节上常有退化的鳞片状或膜质状小叶、叶柄残基或叶痕；有的可见幼芽或芽痕；根茎上面或顶端常残存茎基或茎痕，侧面和下面有细长的不定根或根痕。鳞茎的地下茎呈扁平状，节间极短。蕨类植物的根茎常有鳞片或密生棕黄色鳞毛。根茎的形状不一，有圆柱形、纺锤形、扁球形或不规则团块状。

　　根茎类药材一般以身干、无地上茎、无须根及其他非入药部分、无虫蛀霉变者为合格，以个大、肥壮、结实者为佳。

❖ 狗脊 Gouji ❖
CIBOTIIRHIZOMA

【别名】金毛狗脊、金毛狗。
【来源】蚌壳蕨科植物金毛狗脊 *Cibotium barometz*（L.）J. Sm. 的干燥根茎。

【产地】主产于福建、四川、湖北、湖南等地。

【采收加工】秋、冬二季采挖，除去泥沙，干燥；或去硬根、叶柄及金黄色茸毛，切厚片，干燥，为"生狗脊片"；蒸后晒至六七成干，切厚片，干燥，为"熟狗脊片"。

【商品类别】生狗脊条、生狗脊片、熟狗脊片。

【性状鉴别】呈不规则的长块状，长10～30cm，直径2～10cm。表面深棕色，残留金黄色茸毛，上部有数个红棕色的叶柄残基，叶柄切面可见30多个"U"字形的分体中柱断续排列成双卷状，下部残存黑色细根。质坚硬，不易折断。断面浅棕色，近边缘1～4mm处有一条棕黄色隆起的木质部环纹或条纹。气微，味淡、微涩。见图13-1。

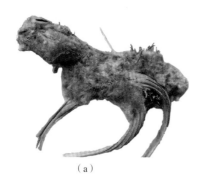
（a）

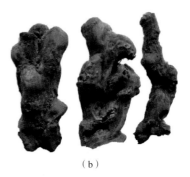
（b）

图13-1　狗脊药材图

【饮片特征】生狗脊片　呈不规则长条形或圆形片状，长5～20cm，直径2～10cm，厚1.5～5mm。切面浅棕色，较平滑，边缘不整齐，偶有金黄色茸毛残留，近边缘1～4mm处有一条棕黄色隆起的木质部环纹或条纹。质坚脆，易折断，有粉性。见图13-2（a）。

熟狗脊片　呈黑棕色，边缘不整齐，偶有金黄色茸毛残留，近边缘1～4mm处有一条棕黄色隆起的木质部环纹或条纹。质坚硬。见图13-2（b）。

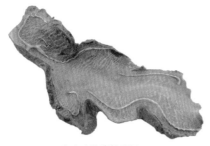
（a）生狗脊饮片图

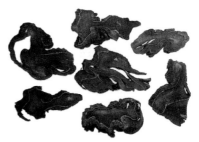
（b）熟狗脊饮片图

图13-2　生狗脊饮片和熟狗脊饮片图

【品质要求】生狗脊条以肥大、质坚实、无空心、外表有金黄色茸毛者为佳；狗脊片以厚薄均匀、坚实无毛、无空心者为佳。本品烫狗脊要求含原儿茶酸（$C_7H_6O_4$）不得少于0.020%。

【商品规格】统货。

【理化鉴别】① 取本品饮片折断，置紫外灯（254nm）下观察，断面显淡紫色荧光，凸起的木质部环显黄色荧光。

② 取本品粉末用甲醇回流提取，滤液点于滤纸上，置紫外灯（254nm）下观察，显亮蓝色荧光。（与各种伪品黑狗脊相区别）

③ 取本品粉末2g，加水30mL，加热15min，滤过。分取滤液各2mL，置两支试管中，一管加1%三氯化铁试液，呈污绿色；另一管加铁氰化钾-三氯化铁试液，呈蓝黑色沉淀。

【主要成分】绵马酚、原儿茶醛、原儿茶酸，鞣质、淀粉、色素等。

【性味功效】温，苦、甘。祛风湿，补肝肾，强腰膝。

【附注】混用品　部分地区用乌毛蕨科植物狗脊蕨 *Woodwardia japonica*（L.f.）Sm.、鳞毛蕨科植物半岛鳞毛蕨 *Dryopteris peninsulae* Kitag. 等的根茎作狗脊药用。此类药材较金毛狗脊瘦小，断面无隆起的木质部环纹。非《中国药典》品种，应注意鉴别。

绵马贯众 Mianmaguanzhong
DRYOPTERIDIS CRASSIRHIZOMATIS RHIZOMA

【别名】贯众，东北贯众。

【来源】鳞毛蕨科植物粗茎鳞毛蕨 *Dryopteris crassirhizoma* Nakai 的干燥根茎和叶柄残基。

【产地】主产于黑龙江、吉林、辽宁、河北、内蒙古等地。

【采收加工】秋季采挖，削去叶柄及须根，除去泥沙，晒干。

【性状鉴别】呈长倒卵形，稍弯曲，上端钝圆或楔形，下端较尖，有的纵剖为两半；长 7～20cm，直径4～8cm。外表黄棕色至黑褐色，密被排列整齐的扁圆柱形叶柄残基和条状披针形的鳞片，每个叶柄残基的外侧常有3条须根。根茎及叶柄残基质地坚硬，断面深绿色至棕色，两者均有5～13个黄白色维管束小点（筋脉纹）环列；根茎断面外侧散有较多的点状叶迹维管束（筋脉点）。气特异，味初淡而微涩，后渐苦、辛。见图13-3（a）。

【品质要求】以个大、质坚实、叶柄残基断面棕绿色者为佳。一般要求采收一年内的品种，贮藏日久，有效成分易分解而失效。本品按干燥品计算，含原儿茶酸 不得少于0.020%。

【饮片特征】呈不规则厚片或碎块；根茎外表面黄棕色至黑褐色，多被有叶柄残基，有的可见棕色鳞片；切面淡棕色至红棕色，有黄白色维管束小点环状排列。气特异，味初淡而微涩，后渐苦、辛。见图13-3（b）。

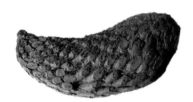
（a）绵马贯众药材图

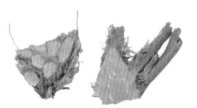
（b）绵马贯众饮片图

图13-3　绵马贯众药材及饮片图

【商品规格】统货。

【显微鉴别】① 叶柄基部横切面：表皮为1列外壁增厚的小型细胞，常脱落。下皮为10余列多角形厚壁细胞，棕色至褐色，基本组织细胞排列疏松，细胞间隙中有单细胞的间隙腺毛，头部呈球形或梨形，内含棕色分泌物；周韧维管束5～13个，环列，每个维管束周围有1列扁小的内皮层细胞，凯氏点明显，有油滴散在，其外有1～2列中柱鞘薄壁细胞，薄壁细胞中含棕色物和淀粉粒。

② 粉末特征：淡棕色至红棕色，味微涩，苦、辛。间隙腺毛单细胞，多破碎，完整者呈椭圆形、类圆形，直径15～55μm，内含黄棕色物。梯纹管胞直径10～85μm。下皮纤维成束或单个散在，黄棕色或红棕色。淀粉粒类圆形，直径2～8μm。

【理化鉴别】①取本品乙醚提取液，加对二甲氨基甲醛试液呈红棕色，放置后逐渐沉淀。
②取叶柄基部或根茎横切面，滴加1%香草醛溶液及盐酸，镜检，间隙腺毛呈红色。

【主要成分】含间苯三酚类化合物，有绵马酸类、黄绵马酸类、白绵马素类、去甲绵马素类等。此外尚含羊齿三萜、绵马三萜、鞣质、挥发油、树脂等。

【性味功效】微寒，苦；有小毒。清热解毒，止血杀虫。

【附注】混用品 全国有多种蕨类植物的根茎及叶柄残基充当贯众使用，分属6科30余种。主要有：

① 乌毛蕨科植物单芽狗脊蕨 *Woodwardia unigemmata*（Makino）Nakai 及狗脊蕨 *Woodwardia japonica*（L. f.）Sm.：呈长圆柱形，表面红棕色至黑褐色，叶柄基部横断面半圆形，无细胞间隙腺毛，单芽狗脊蕨有分体中柱5~8个，狗脊蕨有分体中柱2~4个。

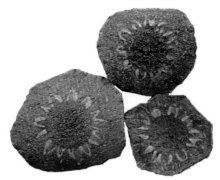

② 球子蕨科植物荚果蕨 *Matteuccia struthiopteris*（L.）Todaro 或蹄盖蕨科植物蛾眉蕨 *Lunath-yrium acrostichoides*（Sw.）Ching：叶柄基部横断面分体中柱2个，"八"字形排列。

③ 乌毛蕨科植物乌毛蕨 *Blecknum orientale* L.：叶柄基部横断面有分体中柱17~21个，环列。

④ 乌毛蕨科植物苏铁蕨 *Brainea insignis*（Hook.）J. Smith [*Boweringia insignis* Hook.]：根茎粗壮，直径3~5cm，密被极短的叶柄残基及须根和少量褐色鳞片，横切面圆形，灰棕色至红棕色，密布黑色小点；边缘呈不规则圆齿形，外皮黑褐色；皮内散布多数黄色点状维管束，中柱维管束10余个，多呈"U""V"字形或短线形，排成一圆圈，形成花纹。叶柄基部横切面近圆形，直径5~8mm，密布小黑点，维管束6~10个，环列。质坚硬。气微弱，味涩。习称"华南贯众""苏铁蕨贯众"。见图13-4。

图13-4 苏铁蕨贯众饮片图

⑤ 紫萁贯众：为紫萁科植物紫萁 *Osmunda japonica* Thunb. 的干燥根茎和叶柄残基。与绵马贯众的主要区别为：根茎无鳞片，折断面多中空，可见1个"U"字形中柱；无细胞间隙腺毛。《中国药典》2010年版已将本品以"紫萁贯众"单列。见图13-5。

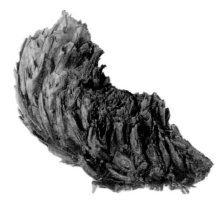

图13-5 紫萁贯众药材图

人参 Renshen

GINSENG RADIX ET RHIZOMA

【别名】黄参、地精、力参、棒槌。

【来源】为五加科植物人参 *Panax ginseng* C. A. Mey. 的干燥根和根茎。栽培者，称"园参"；播种在山林野生状态下自然生长的称"林下参"或称"籽海"；野生者，称"野山参"或"山参"。

【产地】主产于吉林、辽宁、黑龙江及朝鲜、韩国、俄罗斯、日本等地。

【采收加工】多于秋季采挖，洗净，晒干或烘干。园参，新鲜者习称"水参"；直接晒干或烘干者，称"生晒参"；经蒸3h左右，取出晒干或烘干者，称"红参"；置沸水中浸烫六成熟，取出，用竹针将参体扎刺小孔，浸于浓糖溶液中2~3次，每次10~12h，取出干燥，称"白参"或"糖参"。山参直接晒干，称"生晒山参"。

【商品类别】山参、林下参、园参。

【**性状鉴别**】**园参** 主根呈纺锤形或圆柱形，长3～15cm，直径1～2cm。表面灰黄色，上部或全体有疏浅断续的粗横纹及明显的纵皱纹，下部有支根2～3条，并着生多数细长的须根，须根上常有不明显的细小疣状突起。根茎（芦头）长1～4cm，直径0.3～1.5cm，多拘挛而弯曲，具不定根（芋）和稀疏的凹窝状茎痕（芦碗）。质较硬，断面木部淡黄色（金井），皮部黄白色（玉栏），显粉性，形成层环纹棕黄色，皮部有黄棕色的点状树脂道及放射状裂隙（菊花心）。香气特异，味微苦、甘。见图13-6。

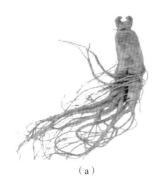 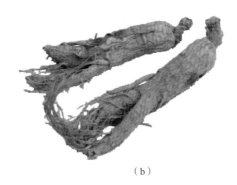

（a）   （b）

图13-6 园参药材图

山参 主根与根茎等长或较短，呈人字形（横灵体或武体）、圆柱形（顺笨体或文体），长2～10cm。表面灰黄色，细腻、平滑，俗称"细结皮"，具纵皱纹，上部有紧密而深陷呈连续螺旋状的横纹（铁线纹）。支根多为2条，须根多而细长，清晰不乱，质韧，有较明显的疣状突起（珍珠点），或称"珍珠疙瘩"。根茎细长（芦头），上部有密集交互着生（对花芦）而深陷的茎痕（芦碗），习称"马牙芦"，中部芦碗较密，习称"堆花芦"，下部呈细圆柱形（圆芦），上中下三种芦称"三节芦"或形如大雁的脖子称"雁脖芦"；不定根1～3条，较粗，有形似枣核状的，称"枣核芋"。

林下参 其性状因产地、生长环境、生长年限等的不同而有较大差异，多与山参相似。主根多与根茎等长或较短，呈圆柱形、菱角形或人字形，长1～6cm。表面灰黄色，具纵皱纹，上部或中下部有环纹（铁线纹）。支根多为2～3条，须根少而细长，清晰不乱，有较明显的疣状突起（珍珠疙瘩）。根茎（芦头）细长，少数粗短，中、上部具稀疏或密集而深陷的茎痕（芦碗）；不定根（芋）较细，多下垂。见图13-7。

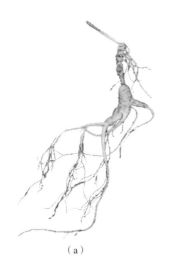 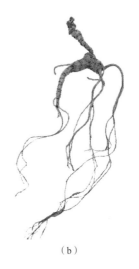

（a）   （b）

图13-7 林下参药材图

【品质要求】均以条粗、芦长、完整、无抽沟及破痕者为佳。以山参质量最好,林下参次之。本品含人参皂苷Rg_1($C_{42}H_{72}O_{14}$)和人参皂苷Re($C_{48}H_{82}O_{18}$)的总量不得少于0.30%,人参皂苷Rb_1($C_{54}H_{92}O_{23}$)不得少于0.20%。

【饮片特征】园参片 圆形薄片,淡黄白色,显粉性,形成层环纹棕黄色,皮部有黄棕色的点状树脂道及放射状裂隙。香气特异,味微苦、甘。或用时粉碎、捣碎。见图13-8。

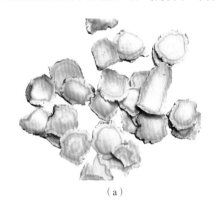
（a）

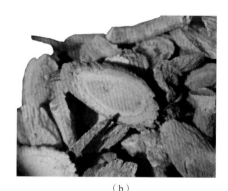
（b）

图13-8 园参饮片图

【商品规格】

（1）生晒园参

生晒参:除去须根直接干燥者;

全须生晒参:全形不去须根直接干燥者;

白参须:芦、支根和须根直接干燥者,又称"白混须"。根据粗细又分为白直须和白弯须。参芦或支根为白直须;须根为白弯须。

（2）林下参 根据参体好坏、重量大小分8个等级。

（3）生晒山参 根据参体好坏、重量大小分8个等级。

【显微鉴别】粉末特征:米黄色,味微甘、辛,有香气。见图13-9。

① 树脂道碎片易见,含黄色块状分泌物。

② 草酸钙簇晶棱角多锐尖。

③ 淀粉粒甚多,单粒类球形、半圆形或不规则多角形,脐点点状或裂缝状;复粒由2～6分粒组成。

④ 导管大多为网纹、梯纹导管,少数为螺纹导管。

【理化鉴别】取本品粉末0.5g,加乙醇5mL,振摇5min,滤过。取滤液少量,置蒸发皿中蒸干,滴加三氯化锑饱和的氯仿溶液,再蒸干,显紫色。

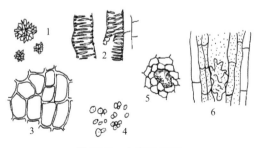

图13-9 人参粉末图

1—草酸钙簇晶;2—导管;3—木栓细胞;
4—淀粉粒;5—树脂道;6—树脂道侧面

【主要成分】三萜皂苷类:人参总皂苷30余种,含量2%～12%,须根和支根含量高于主根,分别为人参皂苷R_0、Ra_1、Ra_2、Rb_1、Rb_2、Rb_3、Rc、Rd、Re、Rf、20-glc-Rf、Rg_1、Rg_2、Rg_3、Rh等,以及丙二酰基人参皂苷Rb_1、Rb_2、Rc、Rd。挥发油:含量约0.12%,油中成分有β-榄香烯、人参炔醇等。人参多糖:含水溶性多糖38.7%,碱溶性多糖7.8%～10%,人参果胶20%。其他:尚含低分子肽、氨基酸类、单糖、双糖、三聚糖、有机酸、维生素(B_1、B_2、C)。β-谷甾醇及其葡萄糖苷以及多种无机元素（如铁、锌、铜、钼、铬、铅、镁）等。

【性味功效】微温，甘、微苦。大补元气，复脉固脱，补脾益肺，生津养血，安神益智。

【附注】

（1）人参原植物简介　为多年生草本，高60余厘米。主根圆柱形或纺锤形，多斜生，末端多分枝，主根顶端有一段根状茎，俗称"芦头"，根茎上有地上部分枯萎留下的圆盘状茎痕，俗称"芦碗"，可以根据"芦碗"的多少来确定人参的年龄，芦碗越多，表示人参的生长年限越久。茎直立，圆柱形，光滑无毛；因生长年限不同，叶有所不同：初生叶为三出复叶，称"三花"；第二年变为由五小叶组成的掌状复叶，俗称"巴掌"；三年生为两枚掌状复叶，对生，通称"二甲子"；以后随年龄增加叶数随之增加，三叶轮生者称"灯台子"，四叶轮生者称"四匹叶"，五叶、六叶轮生者分别称为"五匹叶""六匹叶"，再以后年限增加叶数却不再增多，成株多具3～6叶，叶柄长，小叶片掌状5出，偶为3出，基部一对小叶片最小，上部三片小叶片几乎相等，长圆状椭圆形、长圆状卵形或近于卵形，先端渐尖；基部楔形，表面绿色，沿叶脉具稀疏刚毛，背面光滑，边缘具细锐锯齿。人参生长3年后开始开花，顶生，小花淡黄绿色，呈伞形花序。果实为浆果状核果，扁球形，成熟时鲜红色，内含半圆形种子2枚。喜生于山地的针阔混交林或杂木林下。

（2）野山参　又称"天然野山参"或"山参"，是指在原始的深山密林中自然分布、自然繁衍、自然生长几十年以上的人参。由于多年的滥采滥挖及原始森林破坏，目前其资源已濒临枯竭，在东北产区一年都难觅几棵。因此，国家将野山参列为一类保护濒危物种，《中国药典》也从2005年版开始将其从中药条目中删除。当前市场上常有由园参或移山参伪制的野山参销售，应注意鉴别。

（3）白参　又称"糖参"。表面淡黄白色，全体可见加工时的点状针刺痕；味较甜。因加工时易造成成分损失，现已少见。

（4）人参的综合利用　①人参花蕾：含七种人参皂苷，含量高于叶和根，主要用其制作饮料。②人参果实：为浆果状核果，果实成熟采收后，搓洗种子时所得的果肉、果汁，统称为"人参果浆"，含十种人参皂苷，可用于制造药物、饮料及化妆品。③人参露：在蒸制红参过程中产生的具有芳香气味的蒸气，经冷凝后回收而得。含人参挥发油及少量的人参皂苷。主要用于生产饮料、酒类及化妆品。④人参糖浆：为加工糖参过程中，经多次浸渍糖参而剩余的浅黄色糖液。含人参的多种成分，可直接稀释分装出售，也可作为生产人参果的原料。

（5）伪品　曾发现有人以商陆科植物商陆 *Phytolacca acinosa* Roxb. 或垂序商陆 *Phytolacca americana* L.，马齿苋科植物栌兰（锥花土人参）*Talinum paniculatum*（Jacq.）Gaertn.；豆科植物野豇豆 *Vigna vexillata*（L.）Rich，茄科植物华山参（漏斗泡囊草）*Physochlaina infundibularis* Kuang，桔梗科植物桔梗 *Platycodon grandiflorus*（Jacq.）A. DC.、轮叶沙参 *Adenophora tetraphylla*（Thunb.）Fisch.，沙参 *Adenophora stricta* Miq.，菊科植物山莴苣 *Laqedium sibiricum*（L.）Sojak.、华北鸦葱 *Scorzonera albicaulis* Bge.；紫茉莉科植物紫茉莉 *Mirabilis jalapa* L.，茄科植物莨菪 *Hyoscyamus niger* L. 等的根加工冒充人参出售，现已少见，应注意鉴别。

（6）人参叶　为五加科植物人参 *Panax ginseng* C.A.Mey. 的干燥叶。秋季采收，晾干或烘干。商品常扎成小把，呈束状或扇状，长12～35cm；掌状复叶带有长柄，暗绿色，3～6枚轮生；小叶通常5枚，偶有7枚或9枚，呈卵形或倒卵形，基部楔形，先端渐尖，边缘具细锯齿及刚毛，上表面叶脉生刚毛，下表面叶脉隆起；叶纸质，易碎；气清香，味微苦而甘。含多种与人参相同的皂苷类成分。本品含人参皂苷Rg_1和人参皂苷Re的总量不得少于2.25%。性微寒，味苦、甘，补气、益肺、祛暑、生津；多作为提取人参皂苷的原料。

（7）刺五加　为五加科植物刺五加 *Acanthopanax senticosus*（Rupr. et Maxim.）Harms的干燥

根和根茎或茎。根茎呈结节状不规则圆柱形，直径1.4～4.2cm，有分枝，下部与根相连；根呈圆柱形，多扭曲，长3.5～12cm，直径0.3～1.5cm，表面灰褐色或黑褐色，粗糙，有细纵沟和皱纹，皮较薄，有的剥落，剥落处呈灰黄色；质硬，不易折断，断面黄白色，纤维性；气香特异，味微辛、稍苦、涩。茎呈长圆柱形，多分枝，长短不一，直径0.5～2cm；表面浅灰色，老枝灰褐色，具纵裂沟，无刺；幼枝黄褐色，密生细刺；质坚硬，断面皮部薄，黄白色，木部宽广，淡黄色，中心有髓；气微，味微辛。含刺五加苷、紫丁香苷、异秦皮啶等成分。性温，味辛、微苦；益气健脾，补肾安神。本品所含苷类成分有类似人参皂苷的生理活性。按高效液相色谱法测定，本品含紫丁香苷（$C_{17}H_{24}O_9$）不得少于0.050%。

红参 Hongshen
RADIX GINSENG RUBRA

【来源】五加科植物人参 *Panax ginseng* C.A. Mey. 的栽培品（园参）经蒸制后的干燥根及根茎。

【产地】主产于吉林、辽宁、黑龙江及朝鲜、韩国等地。

【采收加工】秋季采挖，洗净，将参芦支根须根剪下，分别蒸制后，干燥。

【商品类别】国产红参、高丽红参。

【性状鉴别】主根呈纺锤形、圆柱形或扁方柱形，长3～10cm，直径1～2cm；表面红棕色，半透明，偶有不透明的暗黄褐色斑块（习称"黄马褂"）；具纵沟、皱纹及细根痕；上部有时具断续的不明显环纹，下部有2～3条扭曲交叉的支侧根，并有弯曲的须根或须根痕；根茎（芦头）上有数个凹窝状茎痕（芦碗），有的带1～2条完整或折断的不定根（艼）；质硬而脆，断面平坦，角质样，有光泽，显菊花心；气微香而特异，味甘、微苦。见图13-10（a）。

【品质要求】以条粗、质硬、有光泽、无破疤、完整、有"黄马褂"、气味浓者为佳。本品药材含人参皂苷Rg₁（$C_{42}H_{72}O_{14}$）和人参皂苷Re（$C_{48}H_{82}C_{18}$）的总量不得少于0.25%，饮片不得少于0.20%，药材人参皂苷Rb₁（$C_{54}H_{92}O_{23}$）不得少于0.20%，饮片不得少于0.18%。

【饮片特征】红参片　斜切片，长椭圆形，红棕色，角质样半透明，有光泽，显菊花心，质硬而脆；气微香而特异，味甘、微苦。见图13-10（b）。

【商品规格】边条红参：形态较好，芦长、身长、侧根长者，具有"三长"特征；

普通红参：不具边条红参特征的，主根粗短；

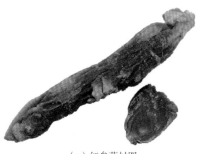
（a）红参药材图

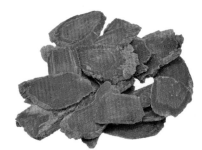
（b）红参饮片图

图13-10　红参药材和饮片图

红参须：参芦、支根须根的蒸制品，又称"红混须"。其中参芦、支根称"红直须"，须根称"红弯须"。

【显微鉴别】照人参的显微鉴别，除淀粉粒糊化轮廓模糊外，其他特征应相同。

【理化鉴别】同人参理化特征。

中药传统鉴定技术

【主要成分】含人参皂苷 Rg_1 和人参皂苷 Re 等。

【性味功效】温，甘，微苦。大补元气，复脉固脱，益气摄血。

【附注】**高丽参**　为朝鲜产的人参，其原植物与国产人参相同。因加工方法不同，分为"朝鲜红参"和"朝鲜白参"。朝鲜红参主要特征为：呈长柱状，上半部均压制成不规则的方柱形，长 7 ~ 16cm，直径 1 ~ 2cm；表面红棕色，上部常呈黄棕色，习称"着黄袍"；下部呈红棕色，习称"红裤腿"，有光泽，略透明，皮细腻显油润，有黄色与红棕色交错的不规则细纵纹，习称"蟋蟀纹"；根茎（芦头）短而粗，芦碗大而明显，常有双芦（习称蝴蝶芦），芦头与参体连接处平直，习称"将军肩"或"平肩"；根的上部有横环纹，下部支根（参腿）1 ~ 3 支，较粗；质坚硬，不易折断，断面较平坦，红棕色，有光泽，角质样，形成层明显；气香特异，味微苦后甘甜。朝鲜红参分天、地、人、翁四个规格；韩国红参分天、地、良、切四个规格。

<h1 style="text-align:center">西洋参 Xiyangshen</h1>

<h2 style="text-align:center">PANACIS QUINQUEFOLII RADIX</h2>

【别名】花旗参、洋参、泡参。

【来源】五加科植物西洋参 *Panax quinquefolium* L. 的干燥根。

【产地】主产于美国、加拿大，我国东北、华北、西北等地。多栽培，习称"种洋参"。

【采收加工】秋季采挖，洗净，晒干或低温干燥。

【商品类别】进口西洋参、国产西洋参。

【性状鉴别】主根呈纺锤形、圆柱形或圆锥形，长 3 ~ 12cm，直径 0.8 ~ 2cm。表面浅黄褐色或黄白色，可见横向环纹、线状皮孔、细密浅纵皱纹及须根痕；主根中下部有一至数条侧根，多已折断。有的上端有根茎（芦头）、茎痕（芦碗）。体重，质坚实，不易折断，断面平坦，浅黄白色，略显粉性，皮部厚，为切面半径1/3左右，有黄棕色点状树脂道，形成层环纹棕黄色，木部略呈放射状纹理。气微而特异，味微苦、甘。见图13-11（a）。

【品质要求】以条粗、完整、皮细、横纹多、质地坚实、味浓者为佳。本品含人参皂苷 Rg_1（$C_{42}H_{72}O_{14}$）、人参皂苷 Re（$C_{48}H_{82}O_{18}$）和人参皂苷 Rb_1（$C_{54}H_{92}O_{23}$）的总量不得少于2.0%。

【饮片特征】呈长圆形或类圆形薄片。外表皮浅黄褐色。切面淡黄白至黄白色，形成层环棕黄色，皮部有黄棕色点状树脂道，近形成层环处较多而明显，木部略呈放射状纹理。气微而特异，味微苦、甘。见图13-11（b）。

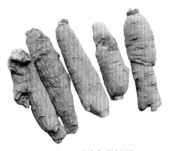 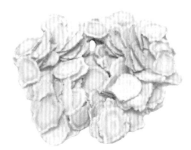

（a）西洋参药材图　　　　　　　　　（b）西洋参饮片图

图 13-11　西洋参药材及饮片图

【商品规格】长枝种洋参、短枝种洋参。

【主要成分】含皂苷类、挥发油类、氨基酸类、酯类、微量元素、果胶、多糖、胡萝卜苷等成分。皂苷类主要有人参皂苷 R_0、Bb_1、Rb_2、Rb_3、Rc、Rd、Be、Rf、Rg_1、Rg_2、Rg_3、Rh_1、

Rh$_2$、Ra$_0$，西洋参皂苷L$_1$、R$_1$，以及拟人参皂苷F$_{11}$、F$_3$、X$_1$等。西洋参野生品与栽培品，以及不同部位总皂苷的含量有较大差异，通常西洋山参（主根，约11.94%）>栽培品（主根，约6.49%），芦头（约11.62%）>须根（约8.80%）>侧根（约7.87%）>主根（约6.49%），花蕾（约13.27%）>叶（约11.08%）>果实（约9.06%）>茎（约2.29%）。

【性味功效】凉、甘、微苦。补气养阴，清热生津。

【附注】伪劣品：① 近年来，有人将西洋参提取成分后再干燥出售。劣质西洋参外形同西洋参，但折断面灰白色，形成层环扩散成暗棕红色，韧皮部红棕色小点干枯不显油性；质地僵硬；气味清淡，嚼之初先苦后甘，久嚼即淡而无味。

② 生晒参冒充西洋参出售，选取浆足纹好的生晒参，用开水稍烫，使参体重质坚。其特点有质地稍松软，切面黄白色，皮部较薄，为切面半径1/4左右，棕红色树脂道稀疏，木部与皮部颜色相近，略有细裂隙。无西洋参特有的"葛凉"味。

③ 目前，进口"野洋参"少见，主根呈短圆柱形或短圆锥形，完整者具芦头、支根及须根，有的已除去；芦头上部具有多数凹窝状茎痕（芦碗）；主根横向环纹明显而密集，须根稀疏而细长；断面平坦，有细微菊花纹理；气特异，味苦兼甜，口感持久；进口"种洋参"（栽培品）主根呈长圆锥形、纺锤形或圆柱形，上部横环纹密集或稀疏，较细而清晰，横长皮孔样疤痕较细长，呈线状，微隆起；气微而特异，味微苦而后甘，口感较持久。国产西洋参均系栽培，性状因产地不同而有较大差异，主根多呈长圆柱形、纺锤形或圆锥形；表面浅黄褐色或淡黄色，皮细腻，上部有密集横环纹，全体有纵皱纹，皮孔样疤痕一般较细长，微隆起；折断面平坦，淡黄白色，形成层环附近颜色较深，并散有多数红棕色小点，放射状纹理明显；气微香，味微苦，回甜。

三七 Sanqi

NOTOGINSENG RADIX ET RHIZOMA

【别名】田七、田三七、参三七、人参三七、血参。

【来源】五加科植物三七 *Panax notoginseng*（Burk.）F. H. Chen 的干燥根及根茎。

【产地】主产于云南、广西等地，多系栽培。

【采收加工】秋季开花前采挖，洗净，分开主根、支根及根茎，干燥。支根习称"筋条"，根茎习称"剪口"。

【商品类别】三七、筋条、剪口、绒根。

【性状鉴别】三七 主根呈类圆锥形或圆柱形，顶端有茎痕，周围有瘤状突起（习称"狮子头"），形似"猴头"，习称"猴头三七"；长1~6cm，直径1~4cm。表面灰褐色（铁皮）或灰黄色（铜皮），有断续的纵皱纹、支根痕及少数皮孔。体重，质坚实（铁骨），击碎后皮部与木部常分离（骨肉分离），断面灰绿色、黄绿色或灰白色，皮部散有棕色树脂道小点，木部微呈放射状排列（略显菊花心）。气微，味苦回甜。见图13-12（a）。

剪口 呈不规则的皱缩块状或条状，表面有环纹及数个明显的茎痕，断面中心灰绿色或白色，边缘深绿色或灰色。

筋条 呈圆柱形或圆锥形，上端直径约0.8cm，下端直径约0.3cm。

【品质要求】以个大、体重质坚、断面灰绿或黄绿色、无裂隙、气味浓厚者为佳。本品含人参皂苷Rg$_1$（C$_{42}$H$_{72}$O$_{14}$）、人参皂苷Rb$_1$（C$_{54}$H$_{92}$O$_{23}$）和三七皂苷R$_1$（C$_{47}$H$_{80}$O$_{18}$）的总量不得少于5.0%。

【饮片特征】三七片，厚度不超过1mm的薄片，表面灰褐色（铁皮）或灰黄色（铜皮），皮部与木部间形成层环明显，断面灰绿色、黄绿色。气微，味苦回甜。见图13-12（b）。

中药传统鉴定技术

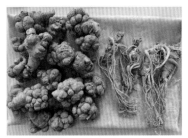
（a）三七药材图

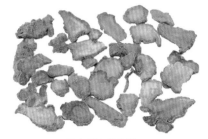
（b）三七饮片图

图13-12　三七药材和饮片图

〖商品规格〗春三七、冬三七，各有13个等级。

〖显微鉴别〗粉末特征：灰黄色，气微，味苦回甜。

①淀粉粒甚多，单粒圆形、半圆形或圆多角形，直径4～30μm；复粒由2～10余分粒组成。②树脂道碎片含黄色分泌物。③梯纹导管、网纹导管及螺纹导管直径15～55μm。④草酸钙簇晶少见，直径50～80μm。

〖理化鉴别〗取本品粉末2g，加甲醇15mL，温浸30min（或冷浸振摇1h），滤过。取滤液1mL，蒸干，加醋酐1mL与浓硫酸1～2滴，显黄色、渐变为红色、紫色、青色、污绿色（甾类反应）；另取滤液数滴点于滤纸上，晾干后置紫外灯（365nm）下观察，显淡蓝色荧光，滴加硼酸饱和的丙酮溶液与10%枸橼酸溶液各1～2滴，干后置紫外灯（365nm）下观察，有强烈的黄绿色荧光。

〖主要成分〗主含多种皂苷，总含量9.75%～14.90%，与人参所含皂苷类似，但主要为达玛脂烷系皂苷，如人参皂苷Rb_1、Rb_2、Rc、Rd、Re、Rg_1、Rg_2、Rh_1及三七皂苷R_1、R_2、R_3、R_4、R_6。另含止血活性成分田七氨酸、三七素。尚含挥发油、氨基酸、无机元素及少量黄酮类成分。

〖性味功效〗温，甘、微苦。散瘀止血，消肿定痛。

〖附注〗

（1）三七的药用部位及规格等级　三七的药用部位在2000年版及以前的《中国药典》中均只收载根入药，而实际根及根茎均入药，如血塞通注射液、颗粒剂、片剂、滴丸剂等使用的原料均为三七的根茎，因此，自2005年版《中国药典》开始增加根茎作为药用部位。

（2）三七在种后第3～4年秋季开花前采挖者，称"春七"，根饱满，质佳；冬季结籽后采挖者，称"冬七"，根较松泡，质次。

（3）三七的等级按每斤（500g）三七包含的个数，分为一等"20头"、二等"30头"、三等"40头"、四等"60头"、五等"80头"、六等"120头"、七等"160头"、八等"200头"、九等"250头"、十等"300头"、十一等"无数头"、十二等"筋条"、十三等"绒根"（指三七的须根）等。据报道，三七的"剪口""筋条"与"绒根"的醇浸出物含量较主根为高。

（4）常见伪品：

① 菊科植物菊三七*Gynura segetum*(Lour.)Merr.的根茎，民间习称"土三七"。呈拳形块状，表面灰棕色或棕黄色，全体有瘤状突起；质坚实，断面淡黄色，环纹不明显，皮部与木部不易分离，中心有髓部；韧皮部有分泌道，薄壁细胞含菊糖。

② 落葵科植物落葵薯*Anredera cordifolia*（Tenore）Steenis的块茎，习称"藤三七"。呈类圆柱形，珠芽呈不规则的块状；断面粉性，经水煮者角质样；味微甜，嚼之有黏性。

③ 姜科植物蓬莪术*Curcuma phaeocaulis* Val.、广西莪术*Curcuma kwangsiensis* S. G. Lee et C. F. Liang或温郁金*Curcuma wenyujin* Y. H. Chen et C. Ling的根茎加工品。呈卵形或圆锥形，表面有环节；切面具蜡样光泽，有内皮层环纹，环内维管束散列；气香，味辛，微苦。

桔梗 Jiegeng
PLATYCODONIS RADIX

【别名】苦桔梗、西桔梗、北桔梗、津桔梗。

【来源】桔梗科植物桔梗 *Platycodon grandiflorum*（Jacq.）A. DC. 的干燥根。

【产地】全国多数地区均产。

【采收加工】春、秋二季采挖，洗净，除去须根，趁鲜刮去外皮或不去外皮，干燥。

【商品类别】津桔梗、西桔梗、北桔梗。

【性状鉴别】呈圆柱形或纺锤形，下部渐细，有的有分枝，略扭曲，长7～20cm，直径0.7～2cm。表面白色或淡黄白色，未去外皮的表面黄棕色至灰棕色；有纵皱、横长皮孔样斑痕及支根痕，上部有横纹，有的顶端有较短的根茎（芦头），其上有数个半月形茎痕（芦碗）。质硬脆，易折断，断面不平坦，有裂隙，皮部类白色，形成层环棕色，木部淡黄色（金井玉栏或金心玉栏），有放射状纹理（菊花心）。气微，味微甜后苦。见图13-13（a）。

【品质要求】以根粗大、色白、质坚实、菊花心明显、味苦者为佳。本品含桔梗皂苷D（$C_{57}H_{92}O_{28}$）不得少于0.10%。

【饮片特征】斜切片或圆片。皮部类白色，较窄；形成层环纹明显，棕色；木部宽，有较多裂隙。气微，味微甜后苦。见图13-13（b）。

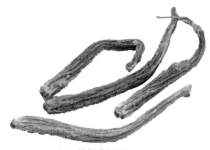
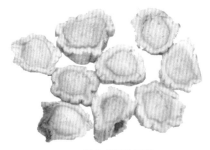

（a）桔梗药材图　　　　　　　　　　　　　（b）桔梗饮片图

图13-13　桔梗药材及饮片图

【商品规格】常为统货。

【显微鉴别】粉末特征：米黄色，味微甘后苦。

① 菊糖极多，呈扇形。

② 乳汁管中含有细小淡黄色油滴及细颗粒状物。

③ 导管为梯纹、网纹及具缘纹孔导管。

④ 木薄壁细胞纵断面观呈长方形，末端壁细波状弯曲。

【理化鉴别】①本品粉末或药材断面，滴加5% α-萘酚乙醇溶液1滴和浓硫酸1～2滴，立即呈现明显的紫堇色。②取粉末0.5g，加水10mL，于水浴中加热10min，放冷，取上清液，置带塞试管中，用力振摇，产生持久性蜂窝状泡沫。

【主要成分】含皂苷类、甾醇类、菊糖及多种氨基酸等。

【性味功效】平，苦、辛。宣肺，利咽，祛痰，排脓。

【附注】有的地区以石竹科植物霞草 *Gypsophila oldhamiana* Miq. 的根伪充桔梗药用，应注意鉴别。霞草又名"丝石竹"，其根呈圆锥形，表面黄棕色或淡黄色，有残存的棕色外皮及扭曲的纵沟纹；质坚硬，难折断；断面可见3～4轮同心性环纹（异型维管束）；味苦、涩，嚼之麻舌；薄壁细胞中含草酸钙簇晶及砂晶。

中药传统鉴定技术

党参 Dangshen

CODONOPSIS RADIX

【别名】潞党、台党、东党、西党、纹党、岷党、川党、上党人参。

【来源】桔梗科植物党参 *Codonopsis pilosula*（Franch.）Nannf.、素花党参 *Codonopsis pilosula* Nannf. var. *modesta*（Nannf.）L. T. Shen 或川党参 *Codonopsis tangshen* Oliv. 的干燥根。前者习称"潞党参"，后两种分别习称"西党参"和"条党参"。

【产地】主产于山西、甘肃、四川等地。

【采收加工】秋季采挖，洗净，晒干。

【商品类别】东党、西党、潞党、条党（川党）。

【性状鉴别】党参（潞党参）　呈长圆柱形，稍弯曲，长10～35cm，直径0.4～2cm。表面黄棕色至灰棕色，根头部膨大，有多数疣状突起的茎痕及芽，习称"狮子盘头"，每个茎痕的顶端呈凹下的圆点状；根头下有致密的环状横纹，向下渐稀疏，有的达全长的一半，栽培品环状横纹少或无，根头也较小；全体有纵皱纹及散在的横长皮孔样突起，支根断落处常有黑褐色胶状物（豆豉尾）。质稍硬或略带韧性，断面稍平坦，有裂隙及放射状纹理（菊花心），皮部淡黄白色至淡棕色，木部淡黄色。有特殊香气，味微甜。见图13-14。

素花党参（西党参）　长10～35cm，直径0.5～2.5cm。表面黄白色至灰黄色，根头下致密的环状横纹常达全长的一半以上。断面裂隙较多，皮部灰白色至淡棕色。见图13-15（a）。

川党参（条党参）　长10～45cm，直径0.5～2cm。表面灰黄色至黄棕色，有明显不规则纵沟，顶端有稀疏横纹，大者亦有"狮子盘头"，但其茎痕较少，小者根头部小于正身，称"泥鳅头"。质较软而结实，断面裂隙较少，皮部黄白色。

【品质要求】均以条粗壮、狮子盘头大、横纹多、质柔润、气味浓，嚼之无渣者为佳。

【饮片特征】3～5cm段，呈类圆形，外表皮灰黄色至黄棕色，有时可见根头部有多数疣状突起的茎痕和芽。切面皮部淡黄色至淡棕色，木部淡黄色，有裂隙或放射状纹理。有特殊香气，味微甜。见图13-15（b）。

【商品规格】分多个等级。

【显微鉴别】粉末特征：黄白色，味微甘，有特殊香气。见图13-16。

① 菊糖团块呈扇形，表面现放射状线纹。

② 石细胞较多，呈方形、长方形或多角形，木化，纹孔稀疏，孔沟明显，有的胞腔内含棕色物。

③ 导管多为具缘纹孔、网纹导管。

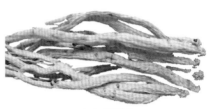

（a）药材图

（b）饮片图

图13-14　潞党药材及饮片图

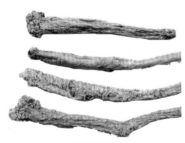

（a）药材图

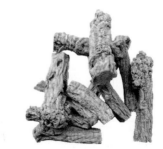

（b）饮片图

图13-15　素花党药材及饮片图

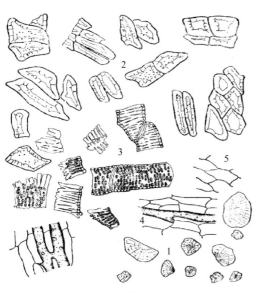

图 13-16　党参粉末图

1—菊糖；2—石细胞；3—导管；4—乳汁管；5—木栓细胞

④ 节状乳汁管碎片甚多，含淡黄色颗粒状物。

⑤ 木栓细胞表面观呈类多角形，垂周壁薄，微弯曲。

【理化鉴别】①取本品粉末，滴加浓硫酸，初显黄棕色，继而变红，最后变蓝色。②取本品粉末 0.5g，加水 10mL，于水浴中加热 10min，放冷，倾出上清液，置带塞试管中，用力振摇，产生持久性蜂窝状泡沫。

【主要成分】含皂苷、菊糖、果糖、微量生物碱、多种氨基酸及微量元素等。

【性味功效】平，甘。健脾益肺，养血生津。

【附注】

（1）习用品　同属植物管花党参 *Codonopsis tubulosa* Kom. 的根，称"白党"或"叙党"，部分地区亦作党参入药。其根常有分枝，长 12～25cm，直径 0.5～1.8cm；芦头呈狮子盘头状，但芦下略狭缩，表面黄白色，较光洁，有环状横纹或无，全体有突出的纵棱及纵皱，散在点状突起的皮孔；质硬，易折断，断面皮部类黄白色，木部黄色；气微，味微甜而带酸。

（2）易混品　防风切片后极易与党参饮片混淆，但党参外皮多灰白色，防风为灰黄色；二者横切断面都带菊花心，但党参的形成层为淡黄色环，防风的形成层为棕黄色环；党参味甘甜，嚼之无渣，防风味先甜后带苦麻味，嚼之柴性。

北沙参 Beishashen

GLEHNIAE RADIX

【别名】东沙参、辽沙参、莱阳参、条沙参。

【来源】伞形科植物珊瑚菜 *Glehnia littoralis* Fr. Schmidt ex Miq. 的干燥根。

【产地】主产于山东、河北、辽宁、内蒙古等地，以山东莱阳胡城一带为道地产区，习称"莱胡参"。

【采收加工】夏、秋二季采挖，除去须根，洗净，稍晾，置沸水中烫后，除去外皮，干燥；或洗净后直接干燥。

【性状鉴别】呈细长圆柱形，上端稍细，中部略粗，下部渐细，顶端常留有黄棕色根茎残基，下部偶有分枝，长 15～45cm，直径 0.4～1.2cm。表面淡黄白色，稍粗糙，偶有残存外皮，不去外皮的表面黄棕色；全体有细纵皱纹和纵沟，并有棕黄色点状细根痕。质硬而脆，易折断，断面皮部浅黄白色，木部黄色。气特异，味微甜。见图 13-17。

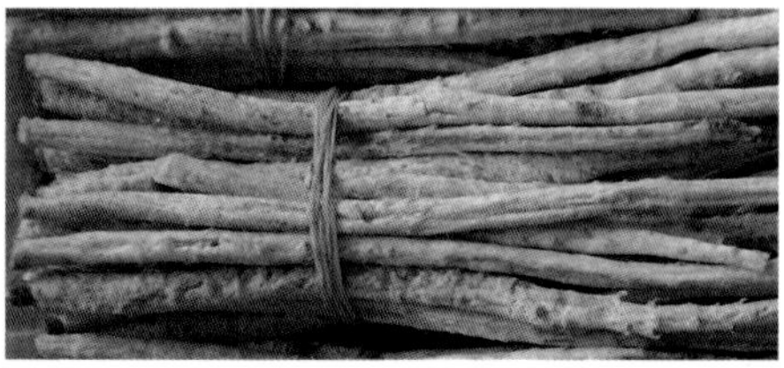

【品质要求】以条细长、圆柱形、均匀、外皮色黄白、质坚者为佳。

【饮片特征】3～5mm 的厚片或长段，外表淡黄白色，切面形成层环明显，有黄心，中心有网纹，半透明，革质。见图 13-18。

图 13-17　北沙参药材图

中药传统鉴定技术

【商品规格】按大小长短分三等。

【理化鉴别】取本品粉末3g，加乙醇20mL，加热回流30min，放冷，滤过，取滤液2mL于试管中，蒸干，残渣加三氯化铁冰醋酸溶液2mL溶解，沿管壁缓缓加入浓硫酸1mL，两液交界处初显棕色，继而上层显蓝紫色。

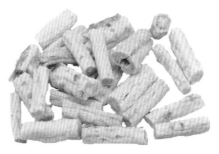

图13-18 北沙参饮片图

【主要成分】含香豆精类化合物、有机酸、生物碱、微量挥发油、磷脂、多糖等。香豆精类成分主要有欧前胡素、佛手柑内酯、补骨脂内酯、花椒毒酚、花椒毒素等；有机酸主要有伞形花子酸、异伞形花子油酸、棕榈酸、亚油酸等。

【性味功效】微寒，甘、微苦。养阴清肺，益胃生津。

【附注】常见伪品：

① 同科植物田葛缕子 *Carum buriaticum* Turcz. 及硬阿魏 *Ferula bungeana* Kitagawa 的根：根呈圆柱形或纵剖成条形，根头部有明显凹陷的茎基痕，断面皮部土黄色，木部鲜黄色。

② 石竹科植物麦瓶草 *Silene conoidea* L. 的根：根多为单支，外皮已除去，表面光洁而细腻，有灰棕色的须根痕。

③ 桔梗科植物石沙参 *Adenophora polyantha* Nakai 的根：根常因加工而呈扭曲状，多单一；根头部有盘节状的茎痕。

④ 迷果芹：呈长圆柱形，表面黄白色，根头顶端钝圆，可见茎残基，其四周有紫色鳞叶残基环绕。颈部具密环纹，体部有明显纵皱和横长皮孔样突起，质硬易折断，断面乳白色，气微，具胡萝卜样香气，味淡，微甜。

🐟 大黄Dahuang 🐟

RHEI RADIX ET RHIZOMA

【别名】将军、川军、锦纹、香大黄、蛋吉。

【来源】蓼科植物掌叶大黄 *Rheum palmatum* L.、唐古特大黄 *Rheum tanguticum* Maxim. ex Balf. 或药用大黄 *Rheum officinale* Baill. 的干燥根及根茎。

【产地】前二者主产于甘肃、青海、西藏等地，产量占大黄的大部分，习称"西北大黄"；后者主产于四川、贵州、云南等地，习称"南大黄"。

【采收加工】秋末茎叶枯萎或次春发芽前采挖，除去细根，刮去外皮（忌用铁器），切瓣或段，绳穿成串干燥或直接干燥。

【商品类别】西北大黄、南大黄。

【性状鉴别】呈类圆柱形、圆锥形、卵圆形或不规则块状；长3～17cm，直径3～10cm。除尽外皮者表面黄棕色至红棕色，有的可见类白色网状纹理，习称"锦纹"（系类白色薄壁组织与红棕色射线所形成），或有部分棕褐色栓皮残留，多具绳孔及粗皱纹。质坚实，有的中心稍松软；断面淡红棕色或黄棕色，显红白相间纹理，习称"槟榔渣或高粱渣"，显颗粒性；根茎髓部宽广，有"星点"（异常维管束）环列或散在；根形成层环明显，木部发达，具放射状纹理，无髓部及星点。气清香，味苦而微涩，嚼之粘牙，有沙粒感，唾液被染成黄色。见图13-19（a）。

【品质要求】以个大、质坚实、气清香、味苦而微涩者为佳。本品含芦荟大黄素（$C_{15}H_{10}O_5$）、大黄酸（$C_{15}H_8O_6$）、大黄酚（$C_{15}H_{10}O_4$）和大黄素甲醚（$C_{16}H_{12}O_5$）的总量不得少于1.5%。

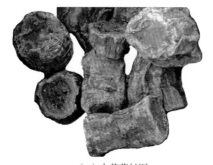
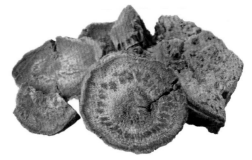

（a）大黄药材图　　　　　　　　　　　　（b）大黄饮片图

图13-19　大黄药材及饮片图

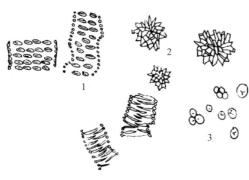

图13-20　大黄粉末图

1—导管；2—草酸钙簇晶；3—淀粉粒

【饮片特征】圆片或斜切厚片，黄棕色，质坚实，显颗粒，根茎可见"星点"，根无星点，形成层环明显，具放射状纹理。气清香，味苦而微涩，嚼之粘牙，有沙粒感，唾液被染成黄色。见图13-19（b）。

【商品规格】分多个规格与等级。

【显微鉴别】粉末特征：淡黄棕色，味苦，气清香。见图13-20。

① 草酸钙簇晶多，棱角大多短钝。

② 导管非木化，多为网纹，并有具缘纹孔及细小螺纹导管。

【理化鉴别】①取本品粉末少量，进行微量升华，可见菱状针晶或羽状结晶，加碱液溶解并显红色。②取生药新折断面或粉末，在紫外灯（365nm）下显棕色荧光。

【主要成分】含蒽醌衍生物及鞣质等。游离蒽醌衍生物有芦荟大黄素、大黄酸、大黄酚、大黄素甲醚及大黄素等，为抗菌有效成分；结合性蒽醌衍生物包括游离蒽醌的葡萄糖苷及其双蒽酮苷（如番泻苷A、B、C、D等），为大黄的主要泻下成分；鞣质有止泻、收敛作用。

【性味功效】寒，苦。泻下攻积，清热泻火，凉血解毒，逐瘀通经，利湿退黄。

【附注】正品大黄为大黄属掌叶组植物。同属波叶组植物藏边大黄 Rheum australe D. Don.、河套大黄（波叶大黄）Rheum hotaoense C. Y. Cheng et C. T. Kao、天山大黄 Rheum wittrockii Lundstr. 等的根和根茎，在部分地区以"山大黄"或"土大黄"入药，亦常混入大黄商品中。这些伪品不含或仅含少量结合性蒽醌类成分，故泻下作用很差。因含土大黄苷（为二苯乙烯苷类物质），在紫外灯下显亮紫色荧光；除藏边大黄根茎横切面有少数星点外，其他均无星点。

何首乌 Heshouwu

POLYGONI MULTIFLORI RADIX

【别名】首乌、赤首乌、红内消。

【来源】蓼科植物何首乌 Polygonum multiflorum Thunb. 的干燥块根。

【产地】主产于河南、湖北、贵州、广西、广东等地。

【采收加工】秋、冬二季茎叶枯萎时采挖，削去两端，洗净，个大的切成块，干燥。

【性状鉴别】呈团块状或不规则纺锤形，长6～15cm，直径4～12cm。表面红棕色或红褐色，皱缩不平，有浅沟、横长皮孔样突起及细根痕。体重，质坚实，不易折断，断面浅黄棕色或浅红棕色，显粉性，皮部有4～11个类圆形异型维管束环列，似云朵状（习称"云锦状花纹"），中央木部较大，有的呈木心。气微，味微苦而甘涩。见图13-21。

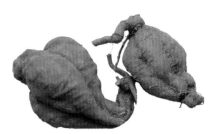
（a）何首乌药材图

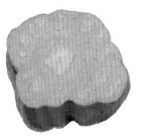
（b）何首乌药材切面图

图13-21　何首乌药材及切面图

【品质要求】以个大、质坚实、断面显云锦花纹、粉性足者为佳。本品含2,3,5,4'-四羟基二苯乙烯-2-O-β-D-葡萄糖苷（即二苯乙烯苷，$C_{20}H_{22}O_9$）不得少于1.0%；含结合蒽醌以大黄素（$C_{15}H_{10}O_5$）和大黄素甲醚（$C_{16}H_{12}O_5$）的总量计，不得少于0.10%。

【饮片特征】呈不规则的厚片或块。外表皮红棕色或红褐色，皱缩不平，有浅沟，并有横长皮孔样突起及细根痕。切面浅黄棕色或浅红棕色，显粉性；横切面有的皮部可见云锦状花纹，中央木部较大，有的呈木心，气微，味微苦而甘涩。见图13-22。

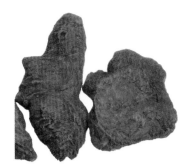
（a）何首乌饮片图（生品）

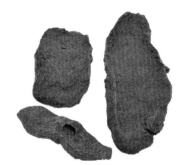
（b）何首乌饮片图（制品）

图13-22　何首乌饮片图

【商品规格】统货。

【显微鉴别】粉末棕色，气微，味苦涩。

① 草酸钙簇晶较多，大小悬殊。

② 淀粉粒极多。单粒大多类球形，脐点星状或三叉状，大粒层纹隐约可见。

③ 木纤维大多成束。细长，木化，有的胞腔内含有淡黄棕色物。

④ 木栓细胞表面观呈类多角形，壁薄，有的细波状弯曲，胞腔内充满红棕色或黄棕色物。

⑤ 棕色块随处散在，形状、大小及色泽深浅不一。

【理化鉴别】①取本品粉末少量，进行微量升华，得黄色柱状或针簇状结晶，在结晶上滴加碱性溶液1滴显红色。②取本品粉末约0.1g，加10%氢氧化钠溶液10mL，煮沸3min，不断振摇，趁热滤过，放冷。取滤液2滴，置蒸发皿中蒸干，趁热加三氯化锑的氯仿饱和溶液1滴，即显紫红色。

【主要成分】含卵磷脂（约3.7%）、蒽醌衍生物（约1.1%）、芪类成分、氨基酸及多种微量元素。蒽醌衍生物主要为大黄酚、大黄素、大黄酸、大黄素甲醚、蒽酮等；微量元素主要为锰、钙、锌、铁等，含铁量是补血药中最高者，含锌量高于48种补血药中含锌量的平均值；芪类成分为何首乌的水溶性成分。

【性味功效】微温，苦、甘、涩。生用解毒，消痈，润肠通便；制用补肝肾，益精血，乌须发，强筋骨，化浊降脂。

【附注】（1）混用品

① 红药子：为蓼科植物翼蓼 *Pteroxygonum giraldii* Dammer et Diels 的块根。外皮棕褐色，有多数小疙瘩和须根，断面红色，粉性，无云锦花纹，味涩微苦。

② 朱砂七（又称"黄药子"）：为蓼科植物毛脉蓼 *Polygonum cillinerve*（Nakai）Ohwi 的块根。外皮棕褐色，断面棕黄色或土黄色，无"云锦花纹"。

（2）白首乌　为萝藦科植物牛皮消 *Cynanchum auriculatum* Royle ex Wight 的块根。根呈长圆柱形或纺锤形，表面灰黄色，断面白色，粉性，无云锦花纹，味先甜后苦。

（3）何首乌炮制品多见伪品，正品需用黑豆水蒸制，而伪品多为染色或用番薯等切块染色冒充。

地黄 Dihuang

REHMANNIAE RADIX

【别名】地黄根、蜜罐子、地遂。

【来源】玄参科植物地黄 *Rehmannia glutinosa* Libosch. 的新鲜或干燥块根。

【产地】主产于河南、山西。

【采收加工】秋季采挖，除去芦头、须根及泥沙，洗净，鲜用者习称"鲜地黄"；将鲜地黄缓缓烘焙至内部变黑，约八成干，搓成团块，习称"生地黄"。

【商品类别】鲜地黄、生地黄。

【性状鉴别】**鲜地黄**　呈纺锤形或条状，长8～24cm，直径2～9cm。外皮薄，表面浅红黄色，具弯曲的纵皱纹、芽痕、横长皮孔及不规则疤痕。肉质，易折断，断面皮部淡黄白色，可见橘红色油点，木部黄白色，导管呈放射状排列。气微，味微甜、微苦。见图13-23（a）。

生地黄　呈不规则团块状或长圆形，中间膨大，两端稍细；有的细小，长条状，稍扁而扭曲；长6～12cm，直径2～6cm。表面棕黑色或灰棕色，极皱缩，具不规则横曲纹。体重，质较软而韧，不易折断，断面棕黑色或乌黑色，有光泽，具黏性。气微，味微甜。见图13-23（b）。

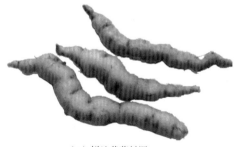
（a）鲜地黄药材图

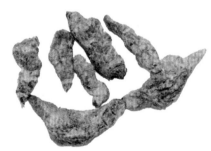
（b）生地黄药材图

图13-23　地黄药材图

【品质要求】鲜地黄以粗壮、色红黄者为佳。生地黄以块大、体重、断面灰黑色者为佳。生地黄含梓醇（$C_{15}H_{22}O_{10}$）不得少于0.20%；含毛蕊花糖苷（$C_{29}H_{36}O_{15}$）不得少于0.020%。

【饮片特征】呈类圆形或不规则的厚片。外表皮棕黑色或棕灰色，极皱缩，具不规则的横曲纹。切面棕黑色或灰黑色，有光泽，具黏性。气微，味微甜。见图13-24（a）。

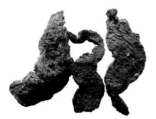
（a）生地黄饮片图

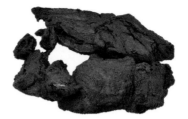
（b）熟地黄饮片图

图 13-24　地黄饮片图

〖商品规格〗常分1 ～ 5等，其他均为统货。

〖显微鉴别〗粉末特征：深棕色，气微，味微甜。

①木栓细胞淡棕色。②薄壁细胞类圆形，内含类圆形核状物。③分泌细胞形状与一般薄壁细胞相似，内含橙黄色或橙红色油滴状物。④具缘纹孔导管和网纹导管直径约至92μm。

〖理化鉴别〗①取粉末约1g，加水10mL，摇匀，浸泡数小时，取上清液1mL于试管中，加入5% α-萘酚乙醇溶液2 ～ 3滴，摇匀，沿管壁缓缓加入硫酸1mL，在两液交界处显紫红色环。②取上项澄清溶液5mL，浓缩后点于圆形普通滤纸上，用甲醇展开，喷以0.2%茚三酮乙醇溶液，于80℃烘干，斑点紫红色。

〖主要成分〗含梓醇、二氢梓醇、毛蕊花糖苷、多种糖类、氨基酸等。

〖性味功效〗鲜地黄：寒，甘、苦；清热生津，凉血，止血；用于热病伤阴、舌绛烦渴、咽喉肿痛等。生地黄：寒，甘；清热凉血，养阴生津。

〖附注〗熟地黄：为生地黄经酒炖或蒸制而得的炮制加工品。呈不规则的块片状；表面乌黑色，有光泽，黏性大；质柔软而带韧性，不易折断，断面乌黑色，有光泽；气微，味甜。老药工对熟地黄的质量讲究，"色黑如漆，味甘如饴。"本品含毛蕊花糖苷（$C_{29}H_{36}O_{15}$）不得少于0.020%。性微温，味甘；补血滋阴，益精填髓。

玄参 Xuanshen

SCROPHULARIAE RADIX

〖别名〗浙玄参、黑参、元参、乌元参。

〖来源〗玄参科植物玄参 *Scrophularia ningpoensis* Hemsl. 的干燥根。

〖产地〗主产于浙江，为浙江省道地药材，"浙八味"之一。

〖采收加工〗冬季茎叶枯萎时采挖，除去根茎、幼芽、须根及泥沙，晒或烘至半干，堆放"发汗"至内部变黑色（3 ～ 6天），反复数次至干燥。

〖性状鉴别〗呈类圆柱形，中部略粗或上粗下细，有的微弯曲似羊角状，长6 ～ 20cm，直径1 ～ 3cm。表面灰黄色或灰褐色，有不规则的纵沟、横向皮孔样突起、稀疏的横裂纹和须根痕。质坚实，不易折断，断面黑色，微有光泽。气特异似焦糖，味甘、微苦。用水浸泡后，水呈墨黑色。见图13-25（a）。

〖品质要求〗以条粗壮、质坚实、断面黑色、无裂隙者为佳。本品含哈巴苷（$C_{15}H_{24}O_{10}$）和哈巴俄苷（$C_{24}H_{30}O_{11}$）的总量不得少于0.45%。

〖饮片特征〗呈类圆形或椭圆形的薄片。外表皮灰黄色或灰褐色。切面灰黑色，微有光泽，有的具裂隙。气特异似焦糖，味甘、微苦。见图13-25（b）。

〖理化鉴别〗①取粉末0.5g，加水20mL，在水浴中加热2 ～ 3min后滤过，取滤液4mL，加斐林试液2mL，在水浴中加热时产生红色沉淀。②取粉末0.1g，加甲醇10mL，在水浴上加热

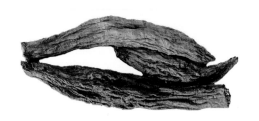
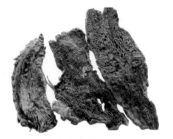

（a）玄参药材图　　　　　　　　　　（b）玄参饮片图

图13-25　玄参药材及饮片图

2 ~ 3min后滤过，滤液蒸干，残留物加冰醋酸4mL，加热2min后滤过，冷却，再往滤液中缓缓加入硫酸1mL，界面呈红棕色。

【主要成分】环烯醚萜苷类成分哈巴苷、哈巴俄苷等。

【性味功效】微寒，甘、苦、咸。清热凉血，滋阴降火，解毒散结。

【附注】同属植物北玄参 *Scrophularia buergeriana* Miq.的根，在华北及东北作玄参用。根呈圆锥形，较小，有纵皱纹，表面灰褐色，有细根及细根痕，质稍硬。

葛根 Gegen

PUERARIAE LOBATAE RADIX

【别名】葛条、葛藤。

【来源】豆科植物野葛 *Pueraria lobata*（Willd.）Ohwi的干燥根，习称"野葛"。

【产地】主产于湖南、河南、广东等地。

【采收加工】秋、冬二季采挖，趁鲜切厚片或小块，干燥。

【性状鉴别】为纵切的长方形厚片或小方块，长5 ~ 35cm，厚0.5 ~ 1cm。外皮淡棕色，有纵皱纹，粗糙，切面黄白色。质韧，纤维性强。气微，味微甜。见图13-26（a）。

【品质要求】以块大、质坚实、色白、粉性足、纤维少者为佳。本品含葛根素（$C_{21}H_{20}O_9$）不得少于2.4%。

【饮片特征】呈不规则的厚片、粗丝或边长为5 ~ 12mm的方块。切面浅黄棕色至棕黄色。质韧，纤维性强。气微，味微甜。见图13-26（b）。

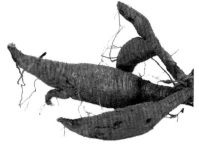
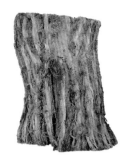

（a）葛根原药材图　　　　　　　　　　（b）葛根饮片图

图13-26　葛根药材及饮片图

【商品规格】多为统货。

【理化鉴别】取本品粗粉10g，加70mL甲醇，在水浴上回流10min，趁热过滤，滤液做以下试验：取滤液1mL，加入浓盐酸4 ~ 5滴及少量镁粉，在沸水浴上加热3 min，呈现橙色反应。

另取滤液滴在滤纸上，喷洒1%三氯化铝乙醇溶液，干燥后，于紫外灯下呈鲜黄绿色荧光。

【主要成分】含黄酮类物质、β-谷甾醇、6,7-二甲氧基香豆素、氨基酸等。黄酮类包括葛根素、黄豆苷、黄豆苷元等。

【性味功效】凉，甘、辛。解肌退热，生津止渴，透疹，升阳止泻，通经活络，解酒毒。

【附注】（1）**粉葛**　为豆科植物甘葛藤*Pueraria thomsonii* Benth.的干燥根。主产于广西、广东等地，多为栽培；秋、冬二季采挖，除去外皮，稍干，截段，或再纵切两半或斜切成厚片，干燥。呈圆柱形、类纺锤形或半圆柱形；有的为纵切或斜切的厚片，大小不一；表面黄白色或淡棕色；体重，质硬，富粉性；横切面可见由纤维形成的浅棕色同心性环纹，纵切面可见纤维形成的数条纵纹；气微，味微甜。本品含葛根素（$C_{21}H_{20}O_9$）不得少于0.30%。由于粉葛与野葛成分含量差异较大，粉葛总黄酮的含量较野葛根为低。故2010年版《中国药典》起将粉葛单列。见图13-27。

（2）商品多见以野葛的藤茎切块冒充正品使用，应注意鉴别。

（3）**葛花**　为野葛未全开放的花，含多种黄酮类成分。性平，味甘，解酒毒，止渴。

（4）**习用品**　尚有同属多种植物的根在部分地区作葛根使用，如峨眉葛藤*Pueraria omeiensis* Wang et Tang、三裂叶葛藤*Pueraria phaseoloides*（Roxb.）Benth.等，前者产于四川、贵州；后者产于浙江。总黄酮含量较低，一般在1.0%以下，质量较差。

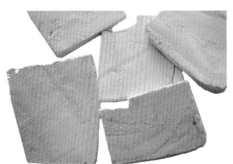

图13-27　粉葛饮片图

❀ 甘草 Gancao ❀

GLYCYRRHIZAE RADIX ET RHIZOMA

【别名】国老、甜甘草、甜草、蜜草、粉甘草。

【来源】豆科植物甘草*Glycyrrhiza uralensis* Fisch.、胀果甘草*Glycyrrhiza inflata* Bat.或光果甘草*Glycyrrhiza glabra* L.的干燥根及根茎。

【产地】甘草产于内蒙古西部、陕西、甘肃、新疆等地者称为"西草"，产于内蒙古东部、东北、河北等地者称为"东草"，通称为"内蒙古甘草"；胀果甘草主产于新疆、陕西、甘肃等地，习称"新疆甘草"或"西北甘草"；光果甘草主产于新疆、甘肃等地，欧洲亦产，习称"欧甘草"或"洋甘草"。

【采收加工】春、秋二季采挖，除去须根，晒干。

【商品类别】内蒙古甘草、新疆甘草、欧甘草。

【性状鉴别】**甘草**　呈圆柱形，长25～100cm，直径0.6～3.5cm。外皮松紧不一，红棕色或灰棕色，有明显的纵皱纹、沟纹及稀疏的细根痕，皮孔横长，两端切面中央稍下陷；根茎表面有芽痕。质坚实，断面略显纤维性，黄白色，粉性，具明显的形成层环纹及放射状纹理（菊花心），有裂隙；根茎断面中央有髓。气微，味甜而特殊。见图13-28。

胀果甘草　根及根茎木质粗壮，有的分枝，表面灰棕色或灰褐色，外皮粗糙。质坚硬，木纤维多，粉性小。根茎不定芽多而粗大。

光果甘草　根及根茎质地较坚实，有的分枝，表面灰棕色，外皮不粗糙。皮孔细小而不明显。

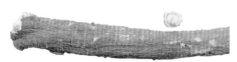

图13-28　甘草药材图

【品质要求】以外皮细紧、色红棕、质坚实、断面黄白色、粉性足、味甜者为佳。

【饮片特征】圆形或椭圆形的厚片。外表皮红棕色或灰棕色，具纵皱纹。切面略显纤维性，中心黄白色，有明显放射状纹理及形成层环。质坚实，具粉性。气微，味甜而特殊。见图13-29。

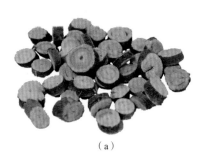

（a）

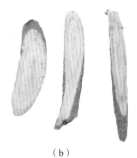

（b）

图13-29　甘草饮片图

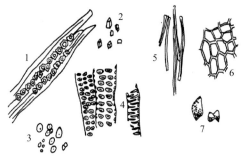

图13-30　甘草粉末图

1—晶鞘纤维；2—方晶；3—淀粉粒；4—导管；
5—纤维；6—木栓细胞；7—棕色块

【商品规格】西草和东草两类，主要以品质区分而不受地区限制，西草质较优。

【显微鉴别】粉末特征：淡棕黄色，气微，味甜而特殊。见图13-30。

① 纤维成束，壁厚，微木化，周围薄壁细胞含草酸钙方晶，形成晶纤维。

② 导管多为具缘纹孔导管，稀有网纹导管。

③ 木栓细胞棕红色，表面观呈多角形，壁薄，微木化。

④ 射线细胞壁薄，非木化，无纹孔。

【理化鉴别】①本品粉末醇浸出液，置紫外灯下观察，呈紫色荧光。②本品粉末遇80%硫酸呈橙黄色。③取本品粉末加水煮沸，滤过，滤液中加10%氢氧化钠，微热，溶液由黄色变成橙红色；原滤液中加入10%硫酸，使呈酸性，则有黄白色絮状沉淀。

【主要成分】三萜类化合物：主要是甘草甜素，含量为5%～11%，系甘草酸的钾、钙盐，为甘草的甜味成分，甘草酸水解得二分子葡萄糖醛酸和一分子甘草次酸。黄酮类化合物：主要有甘草苷、甘草苷元、异甘草苷、异甘草苷元等30多种。生物碱类：主要有5,6,7,8-四氢-2,4-二甲基喹啉-5,6,7,8-四氢-4-甲基喹啉等。无机元素：主要有铝、钾、钙、磷、硅、锰、铁、镁等。其他：尚含中性多糖、挥发性成分、氨基酸等。

【性味功效】平，甘。补脾益气，清热解毒，祛痰止咳，缓急止痛，调和诸药。

【附注】粉甘草：为甘草去外皮切片的加工品，常见于出口商品。

炙甘草：为甘草的炮制加工品。圆形或椭圆形切片，表面红棕色或灰棕色，微有光泽，切面黄色至深黄色；质稍黏；具焦香气，味甜。

黄芪 Huangqi

ASTRAGALI RADIX

【别名】元芪、北芪、绵芪、黄耆、西耆。

【来源】豆科植物蒙古黄芪*Astragalus membranaceus*（Fisch.）Bge. var. mongholicus（Bge.）

Hsiao 或膜荚黄芪 *Astragalus membranaceus*（Fisch.）Bge. 的干燥根。

【产地】主产于山西、内蒙古等地。

【采收加工】春秋二季采挖，除去须根及根头，晒干。

【商品类别】内蒙古黄芪、山西黄芪、甘肃黄芪。

【性状鉴别】呈圆柱形，偶有分枝，上粗下细，长 30 ~ 90cm，直径 1 ~ 3.5cm。表面淡棕黄色或淡棕褐色，有不规则纵皱纹或纵沟。质硬而韧，不易折断，断面纤维性强，并显粉性，皮部疏松，木部较结实（皮松肉紧），皮部黄白色，木部淡黄色（金井玉栏或金心玉栏），有放射状纹理及裂隙（菊花心）；老根中心偶呈枯朽状，黑褐色或呈空洞。气微，味微甜，嚼之有豆腥味。见图 13-31（a）。

【品质要求】以条粗长、质韧、断面色黄白、黄肉白心、粉性足、味甜者为佳。本品含黄芪甲苷（$C_{41}H_{68}O_{14}$）不得少于 0.040%；含毛蕊异黄酮苷（$C_{22}H_{22}O_{10}$）不得少于 0.020%。

【饮片特征】呈类圆形或椭圆形的厚片，外表皮黄白色至淡棕褐色，可见纵皱纹或纵沟。切面皮部黄白色，木淡黄色，有放射状纹理及裂隙。气微，味微甜，嚼之有豆腥味。见图 13-31（b）。

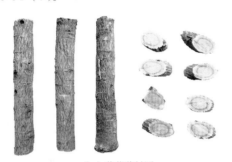 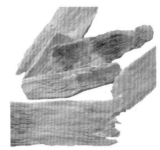

（a）黄芪药材图　　　　　　　　　　　　（b）黄芪饮片图

图 13-31　黄芪药材及饮片图

【商品规格】分多个规格与等级。

【显微鉴别】粉末特征：淡黄白色，气微，味微甜，并有豆腥味。

① 纤维成束或散离，壁厚，表面有纵裂纹，两端常断裂成须状，或较平截。

② 具缘纹孔导管无色或橙黄色，具缘纹孔排列紧密。

③ 石细胞少见，圆形、长圆形或形状不规则，壁较厚。

【理化鉴别】①取本品粉末 3g，加水 30mL，浸渍过夜，滤过，取滤液 1mL，于 60℃水浴中加热 10min，加 5% α-萘酚乙醇溶液 5 滴，摇匀，沿管壁缓缓加入浓硫酸 0.5mL，在两液交界处呈紫红色环。②取本品粗粉 2g，加甲醇 10mL，放置过夜，滤过，取滤液 1mL，在水浴上蒸干，用少量冰醋酸溶解残渣，加入醋酐-浓硫酸试剂（19：1）0.5mL，颜色由黄转变为红色→青色→污绿色。

【主要成分】含三萜皂苷类、黄酮类、多糖类、甜菜碱、β-谷甾醇、氨基酸、多种微量元素等。三萜皂苷类主要有黄芪皂苷 I ~ Ⅷ、异黄芪皂苷、乙酰黄芪皂苷、大豆皂苷等，其中以黄芪甲苷（也称黄芪皂苷Ⅳ）及黄芪皂苷 Ⅱ 为主要成分；黄酮类有毛蕊异黄酮苷、槲皮素等；黄芪多糖具有免疫促进作用；微量元素主要有钾、钠、钙、镁、锰、铁、锌等。

【性味功效】微温，甘。补气升阳，固表止汗，利水消肿，生津养血，行滞通痹，托毒排脓，敛疮生肌。

【附注】（1）红芪　为豆科植物多序岩黄芪 *Hedysarum polybotrys* Hand.-Mazz. 的干燥根。主产于甘肃。春秋二季采挖，除去须根及根头，晒干。药材呈圆柱形，少有分枝，上端略粗；表面灰红棕色，具皱纹、横长皮孔及少数支根痕，栓皮易剥落，剥落处浅黄色；质硬而韧，不易折断，断面纤维性，显粉性，皮部黄白色，木部淡黄棕色，射线放射状，形成层环呈浅棕色；气微，味微甜，嚼之有豆腥味。本品粉末黄棕色。纤维成束，直径5～22μm，壁厚，微木化，周围细胞含草酸钙方晶，形成晶纤维，含晶细胞壁不均匀增厚。按醇溶性浸出物测定法（热浸法）测定，用45%乙醇作溶剂，不得少于25.0%。性味功能同黄芪。

（2）习用品　下列同属多种植物的根，部分地区习作黄芪药用：

① 金翼黄芪 *Astragalus chrysopterus* Bge.，产于河北、青海等地，称为"小黄芪"或"小白芪"。根细小，直径0.5～1cm，上部有细密环纹。

② 多花黄芪 *Astragalus floridus* Benth. ex Bunge，产于四川、西藏等地。表面灰棕色；断面皮部淡黄色，木部淡棕黄色，有棕色形成层环；味淡，微涩。

③ 梭果黄芪 *Astragalus ernestii* Comb.，产于四川。根表面淡棕色或灰棕色；断面皮部乳白色或淡黄白色，木部淡棕黄色；质硬而稍韧，味淡。

④ 塘谷耳黄芪 *Astragalus tongolensis* Ulbr.，产于甘肃、青海，称为"白大芪"或"马芪"。根圆柱形，表面灰棕色至灰褐色，有纵皱纹，栓皮剥落处有棕褐色疤痕；断面粗纤维状，淡棕色，有棕色形成层环；味甜。

（3）伪品

① 豆科植物锦鸡儿 *Caragana sinica*（Buchoz）Rehd的根。根圆柱形，表面有棕色的残存皮孔；断面皮部淡黄色，木部淡黄棕色；质脆，断面纤维状；气微，味淡。

② 锦葵科植物圆叶锦葵 *Malva rotundifolia* L.、欧蜀葵 *Althaea officinalis* L.、蜀葵 *Althaea rosea* Cav. 等的根，嚼之味淡，有黏滑感，无豆腥味，可与正品区别。

苦参 Kushen

SOPHORAE FLAVESCENTIS RADIX

【别名】川参、水槐根、地参、地槐根、苦骨。

【来源】豆科植物苦参 *Sophora flavescens* Ait. 的干燥根。

【产地】主产于山西、河南等地。

【采收加工】春、秋二季采挖，除去根头及小支根，洗净，干燥，或趁鲜切片，干燥。

【性状鉴别】呈长圆柱形，下部常有分枝，长10～30cm，直径1～6.5cm。表面灰棕色或棕黄色，有纵皱纹及横长皮孔样突起，栓皮菲薄，易破裂反卷，剥落处显黄色，光滑。质硬，不易折断，断面纤维性，黄白色，具放射状纹理及裂隙（菊花心），有时可见异型维管束呈同心环状排列或不规则散在。气微，味极苦。见图13-32（a）。

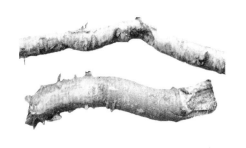
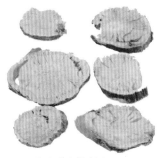

（a）苦参药材图　　　　　　　　（b）苦参饮片图

图13-32　苦参药材及饮片图

【品质要求】以条匀、断面色黄白、无须根、味苦者为佳。本品含苦参碱（$C_{15}H_{24}N_2O$）和氧化苦参碱（$C_{15}H_{24}N_2O_2$）的总量不得少于1.2%；饮片不得少于1.0%。

【饮片特征】呈类圆形或不规则形的厚片。外表皮灰棕色或棕黄色，有时可见横长皮孔样突起，外皮薄，常破裂反卷或脱落，脱落处显黄色或棕黄色，光滑。切面黄白色，纤维性，具放射状纹理和裂隙，有的可见同心性环纹。气微，味极苦。见图13-32（b）。

【商品规格】多为统货。

【理化鉴别】①取本品横切片，加氢氧化钠试液数滴，栓皮即呈橙红色，渐变为血红色，久置不消失。木质部不呈现颜色反应。②取本品粗粉1g，加含0.5%盐酸的乙醇20mL，加热回流1h，滤过，滤液加氨试液使呈中性，蒸干，残渣加1%盐酸溶液10mL，使溶解，滤过，取滤液分置三支试管中，一管中加碘化铋钾试液，生成红棕色沉淀；一管中加碘化汞钾试液，生成黄白色沉淀；另一管中加碘化钾碘试液，生成棕褐色沉淀。

【主要成分】生物碱、黄酮类、皂苷、挥发油、微量元素等。生物碱主要为苦参碱、氧化苦参碱等。

【性味功效】寒，苦。清热燥湿，杀虫，利尿。

牛膝Niuxi

ACHYRANTHIS BIDENTATAE RADIX

【别名】怀牛膝、淮牛膝、牛夕。

【来源】苋科植物牛膝 *Achyranthes bidentata* Bl. 的干燥根。

【产地】主产于河南、河北、山东、江苏等地，为栽培品。

【采收加工】冬季茎叶枯萎时采挖，除去须根及泥沙，捆成小把，晒至干皱后，将顶端切齐，晒干。

【性状鉴别】呈细长圆柱形，上端较粗，长15～70cm，直径0.4～1cm。表面灰黄色或淡棕色，有扭曲的细纵皱纹、横长皮孔样突起及细根痕。质硬脆，易折断；断面平坦，淡棕色，微呈角质样而油润，中心有黄白色小木心，周围有黄白色点状维管束断续排列成2～4轮同心环。气微，味微甜而稍苦涩。见图13-33（a）。

【品质要求】以条长、皮细肉肥、色黄者为佳。本品含β-蜕皮甾酮（$C_{27}H_{44}O_7$）不得少于0.030%。

【饮片特征】呈圆柱形的段。外表皮灰黄色或淡棕色，有微细的纵皱纹及横长皮孔。质硬脆，易折断，受潮变软。切面平坦，淡棕色或棕色，略呈角质样而油润，中心维管束木部较大，黄白色，其外围散有多数黄白色点状维管束，断续排列成2～4轮。气微，味微甜而稍苦涩。见图13-33（b）。

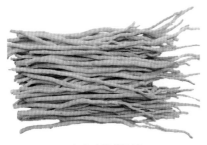
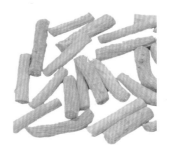

（a）牛膝药材图　　　　　　　　　　　　　（b）牛膝饮片图

图13-33　牛膝药材及饮片图

【显微鉴别】本品横切面：木栓层为数列扁平细胞，切向延伸。栓内层较窄。异型维管束外韧型，断续排列成 2～4 轮，最外轮的维管束较小，有的仅 1 个至数个导管，束间形成层几连接成环，向内维管束较大；木质部主要由导管及小的木纤维组成，根中心木质部集成 2～3 群。薄壁细胞含有草酸钙砂晶。

【理化鉴别】①取本品饮片在紫外灯下观察，显黄白色荧光。滴加 1% 氢氧化铵，显淡黄绿色荧光。②取本品粉末少许，滴加冰醋酸及浓硫酸，显紫红色。③取本品粉末少量，加 10 倍量水，充分振摇，产生大量泡沫，经久不退。

【主要成分】含多种昆虫变态激素（脱皮甾酮、牛膝甾酮等）、β-谷甾醇、豆甾烯醇、红苋甾醇、琥珀酸、三萜皂苷、肽多糖及多种无机元素等。

【性味功效】平，苦、甘、酸。逐瘀通经，补肝肾，强筋骨，利尿通淋，引血下行。

【附注】在少数地区尚有以同属植物柳叶牛膝 *Achyranthes longifolia*（Makino）Makino 和粗毛牛膝 *Achyranthes aspera* L. 的根作土牛膝药用。柳叶牛膝根粗短，新鲜时断面带紫红色，又名"红牛膝"。粗毛牛膝主根较短，分枝较多；广东以全草入药，名"倒扣草（土牛膝）"，根部断面亦有 1～4 轮同心性异型维管束环。以上均非正品。

◆川牛膝 Chuanniuxi ◆

CYATHULAE RADIX

【别名】大牛膝、拐牛膝、甜牛膝。

【来源】苋科植物川牛膝 *Cyathula officinalis* Kuan 的干燥根。

【产地】主产于四川、云南、贵州等地。

【采收加工】秋、冬二季采挖，除去芦头、须根及泥沙，烘或晒至半干，堆放回润，再烘干或晒干。

【性状鉴别】呈类圆柱形，微扭曲，偶有分枝；长 30～60cm，直径 0.5～3cm。表面黄棕色或灰褐色，有纵皱纹、支根痕及多数横长的皮孔样突起。质坚韧，不易折断，断面淡黄色或棕黄色，异型维管束点状，排成 4～11 轮同心环。气微，味甜。见图 13-34（a）。

【品质要求】以条粗壮、质坚韧、断面淡黄色、味甜者为佳。本品含杯苋甾酮（$C_{29}H_{44}O_8$）不得少于 0.030%。

【饮片特征】呈圆形或椭圆形薄片。外表皮黄棕色或灰褐色。切面浅黄色至棕黄色。可见多数排列成数轮同心环的黄色点状维管束。气微，味甜。见图 13-34（b）。

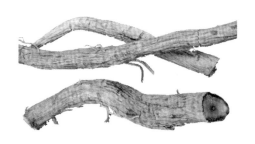

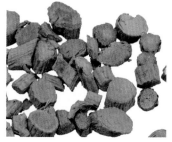

（a）川牛膝药材图　　　　　　　　　　（b）川牛膝饮片图

图 13-34　川牛膝药材及饮片图

【显微鉴别】本品横切面：木栓细胞数列。栓内层窄。中柱大，三生维管束外韧型，断续排列成 4～11 轮，内侧维管束的束内形成层可见；木质部导管多单个，常径向排列，木化；木纤维较发达，有的切向延伸或断续连接成环。中央次生构造维管系统常分成2～9股，有的根中心可见导管稀疏分布。薄壁细胞含草酸钙砂晶、方晶。

【理化鉴别】①根的横断面置紫外灯下观察，显淡蓝色荧光。②取本品粉末少量，加10倍量水，充分振摇，无泡沫产生（与牛膝相区别）。

【主要成分】含甾类成分、甜菜碱等。甾类成分主要为杯苋甾酮、异杯苋甾酮、5-表杯苋甾酮、羟基杯苋甾酮等。

【性味功效】平，甘、微苦。逐瘀通经，通利关节，利尿通淋。

【附注】① 麻牛膝 为同属植物麻牛膝 Cyathula capitata（Wall.）Moq. 的根。较粗短，外皮灰褐色或棕红色，断面纤维性较强；味甘、苦、涩而麻舌。不宜作川牛膝药用。

② 广东土牛膝 为菊科植物华泽兰 Eupatorium chinense L. 的根。根呈须状圆柱形，外表黄棕色。质坚硬而脆，易折断，断面白色。味淡。

板蓝根 Banlangen

ISATIDIS RADIX

【别名】菘青根、兰龙根、大青叶根、菘蓝根、蓝靛根。

【来源】十字花科植物菘蓝 Isatis indigotica Fort. 的干燥根。

【产地】主产于河北、江苏、河南、安徽等地，多栽培。

【采收加工】秋季采挖，除去泥沙，晒干。

【性状鉴别】呈圆柱形，稍扭曲，长10～20cm，直径0.5～1cm。表面淡灰黄色或淡棕黄色，有纵皱纹、支根痕及横长皮孔；根头部略膨大，可见暗绿色或暗棕色轮状排列的叶柄残基和密集的疣状突起。体实，质略软，易折断，断面皮部黄白色，木部黄色（金井玉兰）。气微，味微甜而后苦涩。见图13-35（a）。

【品质要求】以条长、粗大、体实、味浓者为佳。本品含（R, S）-告依春（C₅H₇NOS）不得少于0.020%。

【饮片特征】呈圆形的厚片。外表皮淡灰黄色至淡棕黄色，有纵皱纹。切面皮部黄白色，木部黄色。形成层环明显。气微，味微甜后苦涩。见图13-35（b）。

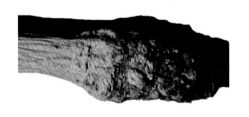

（a）板蓝根药材图

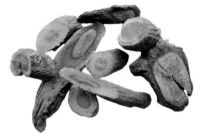

（b）板蓝根饮片图

图13-35　板蓝根药材及饮片图

【显微鉴别】本品横切面：木栓层为数列细胞。栓内层狭。韧皮部宽广，射线明显。形成层成环。木质部导管黄色，类圆形，直径约至80μm；有木纤维束。薄壁细胞含淀粉粒。

【理化鉴别】本品水煎液，置紫外灯（365nm）下观察，显蓝色荧光。

【主要成分】含芥子苷、靛蓝、靛玉红、腺苷、精氨酸、脯氨酸、谷氨酸、β-氨基丁酸、缬氨酸、亮氨酸、含硫类化合物等。其中，含硫类化合物（R,S）-告依春（表告依春）为板蓝根抗病毒的代表性有效成分之一。

【性味功效】寒，苦。清热解毒，凉血利咽。

【附注】（1）南板蓝根 为爵床科植物马蓝*Baphicacanthus cusia*（Nees）Bremek.的根茎及根。根茎呈类圆形，多弯曲，有分枝，长10～30cm，直径0.1～1cm；表面灰棕色，节膨大，节上长有细根或茎残基，外皮易剥落，蓝灰色；质硬而脆，断面皮部蓝灰色，木部灰蓝色至淡黄褐色，中央有髓；根粗细不一，弯曲有分枝；气微，味淡。根茎横切面薄壁细胞中含有椭圆形的钟乳体。

（2）伪品 主要有以下几种：

① 大青根：马鞭草科植物大青*Clerodendrum cyrtophyllum* Turcz.的干燥根。根茎不明显；根呈圆柱形、弯曲结节状，长短不等，直径5～20mm；表面土黄色至棕黄色，具多数须根痕，有纵皱纹。质坚硬，不易折断，断面淡黄白色，皮部薄，木部宽，呈放射状纹理，具髓。气微，味淡。

② 球花马蓝：爵床科植物球花马蓝*Strobilanthes pentstemonoides*（Nees）T. Anders.的干燥根和根茎。根茎表面淡灰棕色，节膨大呈关节状；质硬，断面灰白色，中央有白色的髓；气微，味淡。其他特征与马蓝相似。

③ 疏花马蓝：爵床科植物疏花马蓝*Strobilanthes divaricatus*（Nees）T. Anders.的干燥根和根茎。根茎表面灰棕或灰棕黄色，有膨大的节；质硬，断面灰白色，中央有淡棕色的髓；气微，味淡。其他特征与马蓝相似。

④ 广西马蓝：爵床科植物广西马蓝*Pteracanthus guangxiensis*（S. Z. Huang）C. Y. Wu et C. C. Hu的干燥根和根茎。根茎表面灰棕色，有膨大的节；质硬，断面淡黄色，中央有白色的髓；气微，味淡；其他特征与马蓝相似。

❦ 白芍 Baishao ❦

PAEONIAE RADIX ALBA

【别名】亳白芍、金芍药、东白芍。

【来源】毛茛科植物芍药*Paeonia lactiflora* Pall.的干燥根。

【产地】主产于浙江（杭白芍）、安徽（亳白芍）、四川（川白芍）等地。

【采收加工】夏、秋二季采挖种植3～4年植株的根，洗净，除去头尾及须根，置沸水中煮至透心后除去外皮或去皮后再煮，晒干。

【商品类别】杭白芍、亳白芍、川白芍。

【性状鉴别】呈圆柱形，平直或稍弯曲，两端平截，长5～18cm，直径1～2.5cm。表面类白色或淡棕红色，光滑，隐约可见横长皮孔、纵皱纹、细根痕或残存的棕褐色外皮。质坚实，不易折断，断面较平坦，类白色或微带棕红色，角质样，形成层环明显，有放射状纹理（菊花心）。气微，味微苦、酸。见图13-36（a）。

【品质要求】以根粗、坚实、无白心或裂隙者为佳。本品含芍药苷（$C_{23}H_{28}O_{11}$）不得少于1.6%。

【饮片特征】呈类圆形的薄片。表面淡棕红色或类白色，平滑。切面类白色或微带棕红色，形成层环明显，可见稍隆起的筋脉纹呈放射状排列。气微，味微苦、酸。见图13-36（b）。

【显微鉴别】粉末特征：类白色，气微，味微苦酸。

① 含糊化淀粉粒薄壁细胞单个散在或破碎，无色，呈类圆形。偶见单个散在的淀粉粒。

② 草酸钙簇晶较多。随处散在或存在于薄壁细胞以至细胞间隙中。

③ 木纤维近无色，呈长梭形。

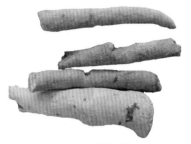
（a）白芍药材图

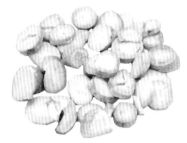
（b）白芍饮片图

图13-36　白芍药材及饮片图

④ 导管主要为具缘纹孔导管。

【理化鉴别】①取本品粉末，微量升华，得黄白色结晶。升华物加水及氢氧化钾和三氯化铁试液，呈淡红褐色。②取本品粉末5g，加乙醚50mL，加热回流10min，滤过，取滤液10mL，置水浴上蒸干，加醋酐1mL与硫酸4～5滴，先显黄色，渐变成红色、紫色，最后呈绿色。

【主要成分】含芍药苷、羟基芍药苷、芍药内酯苷、苯甲酰芍药苷、苯甲酸、鞣质、挥发油等。

【性味功效】微寒，苦、酸。平肝止痛，养血调经，敛阴止汗。

❧ 赤芍 Chishao ❧

PAEONIAE RADIX RUBRA

【别名】川赤芍、赤芍药、山芍药。

【来源】毛茛科植物芍药 *Paeonia lactiflora* Pall. 及川赤芍 *Paeonia veitchii* Lynch 的干燥根。多系野生。

【产地】芍药主产于内蒙古、东北等地；川赤芍主产于四川、甘肃等地。

【采收加工】春、秋二季采挖，除去根茎、须根及泥沙，晒干。

【商品类别】川赤芍、内蒙古赤芍。

【性状鉴别】呈圆柱形，稍弯曲，长5～40cm，直径0.5～3cm。表皮棕褐色，粗糙，易脱落（糟皮粉渣）。有纵沟纹、须根痕及横长皮孔样突起。质硬而脆，易折断，断面粉白色或粉红色，皮部窄，木部有放射状纹理（菊花心），有的具裂隙。气微香，味微苦、酸涩。见图13-37（a）。

【品质要求】以根粗壮、断面粉白色、粉性大、气味浓厚者为佳。本品含芍药苷（$C_{23}H_{28}O_{11}$），药材不得少于1.8%，饮片不得少于1.5%。

【饮片特征】呈类圆形圆片，外表皮棕褐色。切面粉白色或粉红色，皮部窄，木部放射状纹理明显，有的有裂隙。见图13-37（b）。

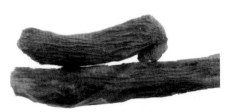
（a）赤芍药材图

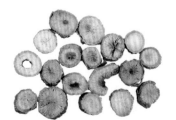
（b）赤芍饮片图

图13-37　赤芍药材及饮片图

【显微鉴别】本品横切面：木栓层为数列棕色细胞。栓内层薄壁细胞切向延长。韧皮部较窄。形成层成环。木质部射线较宽，导管群作放射状排列，导管旁有木纤维。薄壁细胞含草酸钙簇晶，并含淀粉粒。

【理化鉴别】取本品粉末0.5g，加水10mL，煮沸，滤过，滤液加三氯化铁试液1滴，生成蓝黑色沉淀。

【主要成分】含芍药苷、羟基芍药苷、芍药内酯苷、苯甲酸、鞣质等。

【性味功效】微寒，味苦。清热凉血，散瘀止痛。

【附注】（1）易混品

①美丽芍药根：为毛茛科植物美丽芍药 *Paeonia mairei* Levl. 的根。产于云南、贵州等地。呈极不规则形状，有瘤状突起和茎痕，略似狗头，亦称"狗头芍药"。②窄叶芍药根：为毛茛科植物窄叶芍药 *Paeonia anomala* L. 的根。产于甘肃、新疆等地。呈纺锤形或近球形，直径1.2～3cm。③块根芍药：为毛茛科植物块根芍药 *Paeonia anomala* L. var. *intermedia*（C. A. Mey）O. et B. Fedtsh. 的块根。产于新疆等地。主根不发达，侧根纺锤形或块状，长2～3cm，中部直径1～1.5cm；表面棕褐色，粗糙，有皱纹及纵沟，外皮易脱落；质硬而脆，切面浅黄色、浅棕黄色或浅紫色，菊花纹明显，有时具裂隙；味苦微酸。④紫牡丹根：亦称"野牡丹根"，为毛茛科植物紫牡丹 *Paeonia delavayi* Franch. 的根。产于云南等地。呈圆柱形，长10～18cm，直径1～2cm，稍弯曲，二端常平截；外表棕褐色至暗红色，常有纵皱纹及须根痕；质坚实，不易折断；断面不平坦，内皮部红色，木部红黄色，有菊花心；气香，味酸、涩、微苦。⑤草芍药：为毛茛科植物草芍药 *Paeonia obovata* Maxim 或其变种毛叶芍药 *Paeonia obovata* Maxim.var. *willmottiae*（Stapf）Stern 的根。产于山西、四川、贵州、湖南、江西和东北等地。其根着生在横走的根茎上，根不直，较短。

（2）目前市场上较多用栽培的芍药直接晒干冒充赤芍销售。

❦ 黄连 Huanglian ❦

COPTIDIS RHIZOMA

【别名】川连。

【来源】毛茛科植物黄连 *Coptis chinensis* Franch.、三角叶黄连 *Coptis deltoidea* C. Y. Cheng et Hsiao 或云连 *Coptis teeta* Wall. 的干燥根茎，以上三种分别习称"味连""雅连"和"云连"。

【产地】味连主产于重庆、四川、湖北、陕西等地，主要为栽培品，产量占90%以上，销全国各地并出口，为商品黄连的主要来源；雅连主产于四川洪雅［2008年被国家质检总局正式批准为雅连地理标志保护产品，建立雅连基地2000hm²（1hm²=10000m²）］，野生（濒危物种，国家二级重点保护品种）或栽培，产量较小；云连主产于云南、西藏等地，野生（濒危物种，国家二级重点保护品种）或栽培，产量较小。

【采收加工】秋季采挖，除去须根及泥沙，干燥，撞去残留须根。

【商品类别】味连、雅连、云连。

【性状鉴别】味连 多分枝，集聚成簇，常弯曲，形如鸡爪，习称"鸡爪连"，单枝长3～6cm，直径0.3～0.8cm。表面灰黄色或黄褐色，粗糙，有不规则结节状隆起、须根或须根残基，有的节间表面平滑如茎秆，习称"过桥"；上部多残留褐色鳞叶，顶端常有叶柄残基。质硬，断面不整齐，皮部橙红色或暗棕色，木部鲜黄色或橙黄色，呈放射状排列，髓部棕红色或有的中空。气微，味极苦。见图13-38（a）。

雅连 多为单枝，略呈圆柱形，微弯曲似蚕状，长4～8cm，直径0.5～1cm。"过桥"较

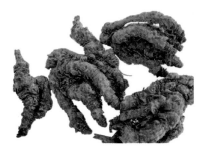
（a）黄连药材图（味连）

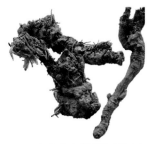
（b）黄连药材图（雅连）

图 13-38　黄连药材图

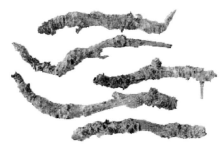
（a）黄连药材图（云连）

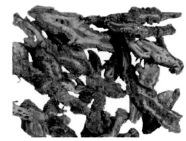
（b）黄连饮片图

图 13-39　黄连药材及饮片图

长；顶端有少许残茎。见图 13-38（b）。

　　云连　多为单枝，较细小，弯曲呈钩状，似蝎尾；长 2 ～ 5cm，直径 0.2 ～ 0.4cm。表面棕黄色或暗黄色，折断面黄棕色。"过桥"较短或无。见图 13-39（a）。

　　【品质要求】均以粗壮、坚实、断面皮部橙红色、木部鲜黄色或橙黄色、味苦者为佳。

　　【饮片特征】呈不规则的薄片。外表皮灰黄色或黄褐色，粗糙，有细小的须根。皮部橙红色或暗棕色，木部鲜黄色或橙黄色，髓部棕红色或有的中空，气微，味极苦。见图 13-39（b）。

　　【显微鉴别】粉末特征：深棕黄色，味极苦，气微。见图 13-40。

　① 石细胞鲜黄色，方形或类多角形，木化或微木化，壁孔明显。

　② 韧皮纤维鲜黄色，多成束，较粗短，呈纺锤形或长梭形，壁厚。

　③ 木纤维鲜黄色，成束，较细长，壁不甚厚，木化。

　④ 鳞叶表皮细胞碎片绿黄色或黄棕色，细胞壁弯曲，多呈长方形。

　⑤ 导管为网纹或孔纹导管，短节状。

　⑥ 草酸钙方晶较少，细小，存在于薄壁细胞中。

　　【理化鉴别】①本品折断面在紫外灯下显金黄色荧光，木质部尤为显著。②取本品粉末少许于载玻片上，加95%乙醇1 ～ 2滴及30%硝酸1滴，放置片刻，镜检，可见黄色硝酸小檗碱针晶簇。③取本品粉末0.1g，加甲醇10mL，浸泡过夜，取上清液1mL，加稀盐酸2mL与漂白粉少许，轻轻振摇，溶液变为樱红色。③本品的酸性乙醇提取液分别加硅钨酸、碘化铋钾、碘化汞钾试剂，产生浅黄色、红棕色及浅黄色沉淀。

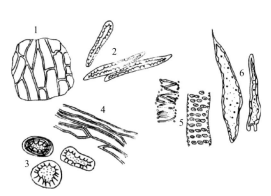

图 13-40　黄连粉末图

1—鳞叶表皮细胞；2—韧皮纤维；3—石细胞；
4,6—木纤维；5—导管

【主要成分】生物碱类：主要为小檗碱，以盐酸盐形式存在，含量5.20% ~ 7.69%，其次为黄连碱、巴马汀、表小檗碱、药根碱等。酚类成分：阿魏酸、绿原酸等。无机元素：钾、磷、镁、钠等。

【性味功效】寒，苦。清热燥湿，泻火解毒。酒黄连善清上焦火热；用于目赤，口疮。姜黄连清胃和胃止呕；用于寒热互结，湿热中阻，痞满呕吐。萸黄连舒肝和胃止呕；用于肝胃不和，呕吐吞酸。外用适量。

【附注】（1）含小檗碱成分的资源植物　①黄连全株均含生物碱，如雅连在9 ~ 10月采收的须根含小檗碱达5%左右，有时比根茎含量还高，7 ~ 10月份枯死前的老叶含小檗碱2.5% ~ 2.8%。②毛茛科唐松草属（*Thalictrum*）多种植物带根茎的根（习称"马尾黄连"）。③小檗科小檗属（*Berberis*）多种植物的根或根皮。④小檗科十大功劳属（*Mahonia*）。多种植物的根或茎。

（2）习用品　除上述三种外，尚有同属多种植物的根茎作黄连用，主要有：产于四川、云南等地的野生峨眉野连 *Coptis omeiensis*（Chen）C. Y. Cheng 和产于广西、广东、福建等地的野生短萼黄连 *Coptis chinensis* Franch. var. *brevisepala* W. T. Wang et Hsiao。前者根茎结节密集，无"过桥"，鳞叶较多，常带有部分叶柄；后者称"土黄连"，根茎略呈连珠状圆柱形，多弯曲，无"过桥"。

（3）味连髓部石细胞的有无　据成都中医药大学贾敏如、吕长宝先生著文《味连根茎髓部石细胞的确认》（中国中药杂志，1990年06期），确认味连根茎髓部有石细胞。我们在实际工作中也常看到其石细胞。因此，对味连髓部无石细胞的说法应予纠正。

白头翁 Baitouweng

PULSATILLAE RADIX

【别名】老翁花、翁草、山棉花、白头草。

【来源】毛茛科植物白头翁 *Pulsatilla chinensis*（Bge.）Regel 的干燥根。

【产地】主产于东北、河北、山东、山西、河南等地。

【采收加工】春、秋二季采挖，除去泥沙，干燥。

【性状鉴别】呈类圆柱形或圆锥形，稍扭曲；根头部稍膨大，有白色茸毛，有的可见鞘状叶柄残基；长6 ~ 20cm，直径0.5 ~ 2cm。表面黄棕色或棕褐色，具不规则的纵皱纹或纵沟，皮部易脱落，露出黄色的木部，有的有网状裂纹或裂隙，近根头处常有朽状凹洞。质硬而脆，断面皮部黄白色或淡黄棕色，木部淡黄色。气微，味微苦涩。见图13-41（a）。

【品质要求】以身干、条粗大、整齐不碎、灰黄色、头部有白色茸毛者为佳。本品含白头翁皂苷B_4（$C_{59}H_{96}O_{26}$）不得少于4.6%。

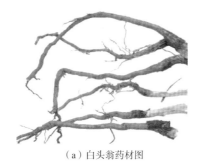

（a）白头翁药材图　　　　　　（b）白头翁饮片图

图13-41　白头翁药材及饮片图

【饮片特征】呈类圆形的片。外表皮黄棕色或棕褐色，具不规则纵皱纹或纵沟，根头部的片有白色茸毛。切面皮部黄白色或淡黄棕色，木部淡黄色。气微，味微苦涩。见图13-41（b）。

【商品规格】一般为统货。

【理化鉴别】取粉末4g，加乙醇20mL，加热回流1h，滤过，滤液置水浴上浓缩至约6mL，放冷，加丙酮适量，则生成沉淀，滤过，取沉淀少量，置试管中，加醋酐1mL使溶解，沿管壁加硫酸1mL，两液交界处显红色或红紫色环。

【主要成分】含原白头翁素（易聚合为白头翁素）、白头翁皂苷、胡萝卜苷等。

【性味功效】寒，苦。清热解毒，凉血止痢。

【附注】（1）地区习用品　同属植物兴安白头翁 *Pulsatilla dahurica*（Fisch.）Spreng.、朝鲜白头翁 *Pulsatilla cernua*（Thunb.）Spreng. 等多种植物的根，在部分地区作白头翁用，市场商品较多，应注意鉴别。

（2）伪品　① 委陵菜：为蔷薇科植物委陵菜 *Potentilla chinensis* Ser. 的根。根呈圆锥形或圆柱形，表面红棕色至暗棕色，粗糙，栓皮易呈片状剥落，根头部有叶柄残基及茎基，有白色毛茸；折断面红棕色；气微，味苦而涩；横切面镜检可见薄壁细胞含草酸钙簇晶及细小方晶，导管旁有木纤维束。见图13-42。

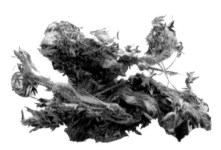

图13-42　委陵菜药材图

② 翻白草：为蔷薇科植物翻白草 *Potentilla discolor* Bunge 的块根。块根呈纺锤形或圆锥状，表面黄棕色或暗棕色，根头部有叶柄残基及幼叶，密被白色毛茸；质坚实，断面黄白色；味微涩。横切面镜检可见薄壁细胞含草酸钙簇晶及方晶，并含淀粉粒。

③ 野棉花：为毛茛科植物野棉花 *Anemone vitifolia* Buch-Ham. 的根。根呈圆柱形，长条状，多扭曲；外皮棕褐色，粗糙，有纵沟纹，或有因朽蚀而残存的黑色空洞；根头部时有叶基残留，且密生白色绵毛；质脆易断，断面呈裂片状；气微，味苦。

④ 祁州漏芦：为菊科植物祁州漏芦 *Rhaponticum uniflorum*（L.）DC. 的根。根呈圆锥形或破裂成片块状，多扭曲；表面灰褐色或棕黑色，粗糙，时有浮皮，具纵沟及菱形的网状裂隙；根头部膨大，并长有朽状凹洞和残茎及鳞片状叶茎，顶端有灰白色茸毛；体轻，质脆，易折断，断面不整齐，灰黄色，有裂隙，中心灰黑或棕黑色；气特异，味微苦。

❧ 升麻 Shengma ❧

CIMICIFUGAE RHIZOMA

【别名】黑升麻、绿升麻、鸡骨升麻。

【来源】毛茛科植物大三叶升麻 *Cimicifuga heracleifolia* Kom.、兴安升麻 *Cimicifuga dahurica*（Turcz.）Maxim、或升麻 *Cimicifuga foetida* L. 的干燥根茎。分别称为"关升麻""北升麻"和"西升麻"。

【产地】前二者主产于东北、河北等地；后者主产于四川、陕西等地。

【采收加工】秋季采挖，除去泥沙，晒至须根干时，燎去或除去须根，晒干。

【商品类别】关升麻、北升麻、西升麻。

【性状鉴别】呈不规则的长块状或结节状，多分枝，长10～20cm，直径2～4cm。表面黑褐色或棕褐色，可见网状纹理，上面有数个圆形、空洞状的茎基痕，洞内壁显网状沟纹（俗称"鬼脸"），下面凹凸不平，具须根痕。体轻，质坚硬，不易折断，断面不平坦，有裂隙，纤维性，黄绿色或淡黄白色。气微，味微苦而涩。见图13-43（a）。

【品质要求】以个大、质坚、外皮黑褐色、断面黄绿色、无须根者为佳。本品含阿魏酸（$C_{10}H_{10}O_4$）不得少于0.10%。

【饮片特征】表面黑褐色或棕褐色，可见空洞状的茎基痕。体轻，质坚硬，切面有裂隙，黄绿色或淡黄白色。气微，味微苦而涩。见图13-43（b）。

【商品规格】均为统货。

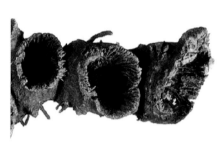 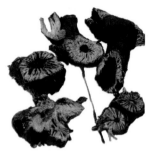

（a）升麻药材图　　　　　　　　　　　　（b）升麻饮片图

图13-43　升麻药材及饮片图

【理化鉴别】①取本品水浸液（1∶10），于紫外灯下观察，呈黄绿色荧光。②取本品乙醚提取液（1∶5）1mL，加7%盐酸羟胺甲醇溶液2～3滴、10%氢氧化钾甲醇溶液2～3滴，在水浴上微微加热，冷却后，加稀盐酸调pH 3～4，加入三氯化铁乙醇溶液1～2滴，显橙红色。

【主要成分】含升麻醇、阿魏酸、异阿魏酸、升麻醇木糖苷、北升麻醇、异北升麻醇、去羟北升麻醇及25-O-甲基异北升麻醇等。

【性味功效】微寒，辛、微甘。发表透疹，清热解毒，升举阳气。

【附注】混用品：①同属植物单穗升麻 Cimicifuga simplex Wormsk. 的根茎：在东北、四川等地习作升麻药用。根茎较小，表面棕黑色或棕黄色，茎基直径0.7～1.5cm，下面有多数须根及根痕。

②菊科植物华麻花头 Serratula chinensis S. Moore 的根：广东、广西等地习用，称"广升麻"。呈圆柱形，稍扭曲，表面灰黄色或浅灰色；质脆，易折断，断面浅棕色或灰白色。

❧ 川乌 Chuanwu ❧

ACONITI RADIX

【别名】川乌头、乌头。

【来源】毛茛科植物乌头 Aconitum carmichaelii Debx. 的干燥母根。

【产地】主产于四川、陕西、湖北等地。

【采收加工】6月下旬至8月下旬采挖，除去子根、须根及泥沙，晒干。

【性状鉴别】呈不规则圆锥形，稍弯曲，顶端常有残茎，中部多向一侧膨大（习称"乌鸦头"），长2～7.5cm，直径1.2～2.5cm。外表棕褐色或灰棕色，皱缩，有小瘤状侧根（习称"钉角"）及除去子根后的痕迹。质坚实，断面类白色或浅灰黄色，粉性，形成层环纹呈多角形。气微，味辛辣而麻舌。见图13-44（a）。

【品质要求】以饱满、质坚实，断面色白、粉性足者为佳。制川乌含双酯型生物碱不得超过0.040%；含苯甲酰乌头原碱（$C_{32}H_{45}NO_{10}$）、苯甲酰次乌头原碱（$C_{31}H_{43}NO_9$）、苯甲酰新乌头原碱（$C_{31}H_{43}NO_{10}$）的总量应为0.07%～0.15%。

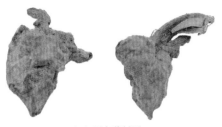
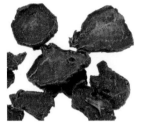

（a）川乌药材图　　　　　　　　　　　　　　（b）川乌饮片图

图13-44　川乌药材及饮片图

【饮片特征】生品多外用，内服需炮制。

制川乌　为不规则或长三角形的片。表面黑褐色或黄褐色，有灰棕色形成层环纹；体轻，质脆，断面有光泽；气微，微有麻舌感。见图13-44（b）。

【理化鉴别】①取粉末5g，加乙醚30mL与氨试液3mL，浸渍1h，时时振摇，滤过。取滤液6mL，蒸干，残渣加7%盐酸羟胺甲醇溶液10滴与0.1%麝香草酚酞甲醇溶液2滴，滴加氢氧化钾饱和的甲醇溶液至显蓝色后，再多加4滴，置水浴中加热1min，用冷水冷却。滴加稀盐酸调节pH值至2～3，加三氯化铁试液1～2滴与氯仿1mL，振摇，下层液显紫色。②取粉末0.5g，加乙醚10mL与氨试液0.5mL，振摇10min，滤过，滤液置分液漏斗中，加硫酸（0.25mol/L）20mL，振摇提取，分取酸液适量，用水稀释后按照分光光度法测定，在231nm波长处有最大吸收。

【主要成分】含生物碱及乌头多糖。总生物碱含量为0.82%～1.56%，其中主要为剧毒的双酯类生物碱：中乌头碱、乌头碱、次乌头碱等。

【性味功效】热，辛、苦；有大毒。祛风除湿，温经止痛。

【附注】《中国药典》2010年版起将乌头的拉丁名由*Aconitum carmichaeli* Debx.更正为*Aconitum carmichaelii* Debx.。

草乌 Caowu
ACONITI KUSNEZOFFII RADIX

【来源】毛茛科植物北乌头*Aconitum kusnezoffii* Reichb.的干燥块根。

【产地】主产于东北、华北各省。

【采收加工】秋季茎叶枯萎时采挖，除去须根及泥沙，干燥。

【性状鉴别】呈不规则长圆锥形，略弯曲，形如乌鸦头；长2～7cm，直径0.6～1.8cm；顶端常有残茎和少数不定根残基，有的顶端一侧有一枯萎的芽，一侧有一圆形或扁圆形不定根残基。表面灰褐色或黑棕褐色，极皱缩，有纵皱纹、点状须根痕和数个瘤状侧根（习称"钉角"）。质硬，断面灰白色或暗灰色，有裂隙，形成层环纹多角形或类圆形，髓部较大或中空。气微，味辛辣、麻舌。见图13-45（a）。

【品质要求】以个大质坚、断面色白、有粉性、残茎及须根少（杂质不得超过5%）者为佳。本品含乌头碱（$C_{34}H_{47}NO_{11}$）、次乌头原碱（$C_{33}H_{45}NO_{10}$）、新乌头碱（$C_{33}H_{45}NO_{11}$）的总量应为0.10%～0.50%。制草乌含双酯型生物碱不得大于0.040%，含苯甲酰乌头原碱（$C_{32}H_{45}NO_{10}$）、苯甲酰次乌头原碱（$C_{31}H_{43}NO_9$）、苯甲酰新乌头原碱（$C_{31}H_{43}NO_{10}$）的总量应为0.020%～0.070%。

【饮片特征】草乌　生品不可内服，均外用。内服需炮制。

制草乌　为不规则圆形或近三角形的片；表面黑褐色，有灰白色多角形形成层环及点状维管束，并有空隙，周边皱缩或弯曲；质脆；气微，味微辛辣，稍有麻舌感。见图13-45（b）。

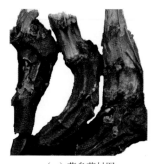 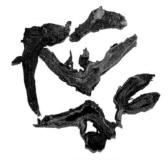

（a）草乌药材图　　　　　　　　　　　　　　　（b）草乌饮片图

图13-45　草乌药材及饮片图

【理化鉴别】取粉末0.5g，加乙醚10mL与氨试液0.5mL，振摇10min，滤过，滤液置分液漏斗中，加硫酸（0.25mol/L）20mL，振摇提取，分取酸液适量，用水稀释后按照分光光度法测定，在231nm与275nm波长处有最大吸收。

【主要成分】根含总生物碱0.70%～1.3%，其中主要为剧毒的双酯类生物碱：中乌头碱、乌头碱、次乌头碱、杰斯乌头碱、异乌头碱及北草乌碱等。

【性味功效】热，辛、苦；生草乌有大毒，制草乌有毒。祛风除湿，温经止痛。

【附注】（1）习用品　全国各地有同属多种植物的块根作草乌用，主要有：①乌头 *Aconitum carmichaelii* Debx：主产于中南、西南各地，野生。根呈纺锤形至倒卵形，表面灰褐色，有皱纹及突起的侧根痕。②黄草乌 *Aconitum vilmorinianum* Kom，主产于云南、贵州等地。表面黑褐色，有多数纵皱纹，末端尖细而稍弯曲。含总生物碱约0.43%。③多根乌头 *Aconitum karakolicum* Rap，主产于新疆。块根3～4个或更多，呈链状合生，表面棕褐色。含总生物碱可达0.6%。④瓜叶乌头 *Aconitum hemsleyanum* Pritz，主产于四川、湖北等地，块根呈圆锥形，直径约1cm，表面深棕色。以上均非正品。

（2）草乌叶　系蒙古族习用药材，为北乌头的干燥叶。清热，解毒，止痛。

附子Fuzi

ACONITI LATERALIS RADIX PRAEPARATA

【别名】附片、铁花、五毒。

【来源】毛茛科植物乌头 *Aconitum carmichaelii* Debx.的子根加工品。

【产地】主产于四川、陕西等地。

【采收加工】6月下旬至8月上旬采挖，除去母根、须根及泥沙，习称"泥附子"，加工成下列规格。盐附子：选择个大、均匀的泥附子，洗净，浸入食用胆巴的水溶液中过夜，再加食盐，继续浸泡，每日取出晒晾，并逐渐延长晒晾时间，直至附子表面出现大量结晶盐粒（盐霜）、体质变硬。黑顺片：取泥附子，按大小分别洗净，浸入食用胆巴的水溶液中数日，连同浸液煮至透心，捞出，水漂，纵切成厚约5mm的片，再用水浸漂，用调色液使附片染成浓茶色，取出，蒸至出现油面光泽后，烘至半干，再晒干或继续烘干。白附片：选择大小均匀的泥附子，洗净，浸入食用胆巴的水溶液中数日，连同浸液煮至透心，捞出，剥去外皮，纵切成厚约3mm的片，用水浸漂，取出，蒸透，晒干。

【商品类别】盐附子、黑顺片、白附片。

【性状鉴别】盐附子　呈圆锥形，顶端宽大，中央有凹陷的芽痕，周围有瘤状突起的支根（习称"钉角"）或支根痕；长4～7cm，直径3～5cm。表面灰黑色，被盐霜。体重质坚实，横切面灰褐色，可见充满盐霜的小空隙及多角形的形成层环纹，环纹内侧导管束小点排列不整齐。气微，味咸而麻，刺舌。见图13-46（a）。

黑顺片　为纵切片，上宽下窄；长1.7～5cm，宽0.9～3cm，厚2～5mm。外皮黑褐色；切面暗黄色，油润，具光泽，半透明状，并有纵向导管束脉纹。质硬而脆，断面角质样。气微，味淡。见图13-47（a）。

白附片　无外皮，黄白色，半透明，厚约3mm。见图13-47（b）。

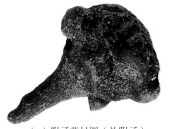
（a）附子药材图（盐附子）

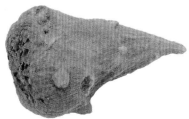
（b）附子药材图

图13-46　附子药材图

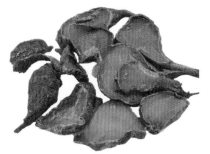
（a）附子饮片图（黑顺片）

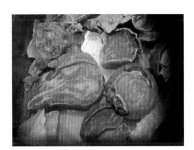
（b）附子饮片图（白附片）

图13-47　黑顺片和白附片饮片图

〖品质要求〗盐附子以个大、坚实、灰黑色、表面起盐霜者为佳；黑顺片以片大、厚薄均匀、表面油润、有光泽者为佳；白附片以片大、色白、半透明者为佳。本品含生物碱以乌头碱（$C_{34}H_{47}NO_{11}$）计，不得少于1.0%；含双酯型生物碱以新乌头碱（$C_{33}H_{45}NO_{11}$）、次乌头碱（$C_{33}H_{45}NO_{10}$）和乌头碱（$C_{34}H_{47}NO_{11}$）的总量计，不得超过0.020%；含单酯型生物碱以苯甲酰新乌头原碱（$C_{31}H_{43}NO_{10}$）、苯甲酰乌头原碱（$C_{32}H_{43}NO_{10}$）和苯甲酰次乌头原碱（$C_{31}H_{43}NO_{9}$）的总量计，不得低于0.010%。

〖理化鉴别〗取粗粉约4g，加乙醚30mL与氨试液5mL，振摇20min，滤过，滤液置分液漏斗中，加硫酸溶液（0.25mol/L）20mL，振摇提取，分取酸液，照分光光度法测定，在231nm与274nm的波长处有最大吸收。

〖主要成分〗生附子主要含剧毒的双酯类生物碱乌头碱、中乌头碱和次乌头碱。在加工炮制过程中双酯类生物碱易水解，失去一分子醋酸，生成毒性较小的单酯类生物碱苯甲酰乌头胺、苯甲酰中乌头胺和苯甲酰次乌头胺。如继续水解，又失去一分子苯甲酸，生成毒性更小的不带酯键的胺醇类生物碱乌头胺、中乌头胺和次乌头胺。因此附子、乌头炮制品的毒性均较其生品小。盐附子的毒性则较蒸煮过的黑顺片、白附片大。

〖性味功效〗大热，辛、甘；有毒。回阳救逆，补火助阳，散寒止痛。

〖附注〗（1）淡附片　盐附子需经清水浸漂去盐分，与甘草、黑豆加水共煮透心，切薄片、晒干等步骤，加工成"淡附片"，方可内服。含双酯型生物碱以新乌头碱（$C_{33}H_{45}NO_{11}$）、次乌头碱（$C_{33}H_{45}NO_{10}$）和乌头碱（$C_{34}H_{47}NO_{11}$）的总量计，不得大于0.010%。

（2）因附子用量大，市场上常见以川乌充当附子销售，应注意鉴别。

白附子Baifuzi

TYPHONII RHIZOMA

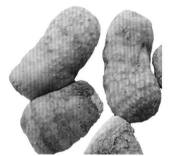

（a）白附子药材图

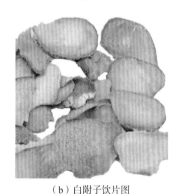

（b）白附子饮片图

图13-48　白附子药材及饮片图

【别名】禹白附、奶白附、竹节白附。

【来源】天南星科独角莲 *Typhonium giganteum* Engl. 的块茎，习称"禹白附"。

【产地】主产于河南禹县（量大质好）、长葛，甘肃及湖北、四川、陕西等地。

【采收加工】9 ~ 10月采挖，割去残茎和须根，撞去或用竹刀削去外皮，洗净，晒干。

【性状鉴别】呈椭圆形或卵圆形；表面白色至黄白色，略粗糙，有环纹及须根痕，顶端有茎痕或芽痕；质坚硬，断面类白色，粉性；气微，味淡，麻辣刺舌。见图13-48（a）。

【品质要求】以个大、均匀、质坚实、色白、粉性足者为佳。

【饮片特征】制白附子　为类圆形或椭圆形厚片，外表皮淡棕色，切面黄色，角质样。味淡，微有麻舌感。见图13-48（b）。

【商品规格】一般为统货。

【理化鉴别】取本品的乙醇冷浸液（1：10）5mL蒸干，残渣加1mL冰醋酸溶解，再加入醋酐-浓硫酸（19：1）混合液1mL，摇匀，静置观察5min以上，溶液逐渐由黄变红，最后呈紫色，并呈胶冻状。

【主要成分】主要含有 β-谷甾醇、β-谷甾醇-D-葡萄糖苷、糖类、黏液质、肌醇、皂苷及有机酸等。

【性味功效】温，辛；有毒。祛风痰，定惊搐，解毒散结，止痛。

【附注】关白附　为毛茛科植物黄花乌头 *Aconitum coreanum*（Levi）Raip. 的块根。母根呈圆锥形，子根呈卵形或椭圆形；表面棕褐色，有明显的纵皱纹及横向突起；断面类白色，母根有蜂窝状空隙，子根充实显粉性，可见成环的筋脉点（维管束）。含次乌头碱、关附素等成分。有毒，祛寒湿，止痛。

天南星Tiannanxing

ARISAEMATIS RHIZOMA

【别名】南星、虎掌南星。

【来源】天南星科植物天南星 *Arisaema erubescens*（Wall.）Schott.、异叶天南星 *Arisaema heterophyllum* Bl. 或东北天南星 *Arisaema amurense* Maxim. 的干燥块茎。

【产地】前二者全国多数地区均产；后者主产于东北、内蒙古、河北等地。

【采收加工】秋、冬二季茎叶枯萎时采挖，除去须根及外皮，干燥。

【性状鉴别】 呈扁球形，高1～2cm，直径1.5～6.5cm。表面类白色或淡棕色，较光滑，顶端有凹陷的茎痕，周围有麻点状根痕，习称"棕眼"，有的块茎周边有小扁球形侧芽，质坚硬，不易破碎，断面不平坦，白色，粉性。气微辛，味麻、辣。见图13-49。

【品质要求】 以个大、色白、粉性足者为佳。

【饮片特征】 **制天南星**：呈类圆形薄片，表面淡黄褐色，半透明，光滑，质坚脆；气微臭，味辛。见图13-50（a）。

胆南星：呈方块状或圆柱状。棕黄色、灰棕色或棕黑色。质硬。气微腥，味苦。见图13-50（b）。

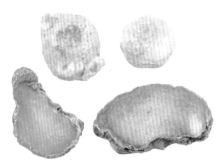

图 13-49　天南星药材图

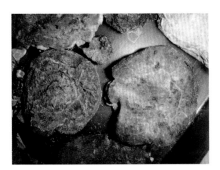

（a）制天南星药材图

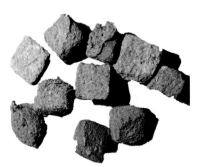

（b）胆南星药材图

图 13-50　制天南星和胆南星药材图

【商品规格】 一般为统货。

【显微鉴别】 粉末特征：类白色，气微辛，味麻、辣。

① 淀粉粒以单粒为主，圆球形或长圆形，直径2～17μm，脐点点状、裂缝状，大粒层纹隐约可见；复粒少数，由2～12分粒组成。②草酸钙针晶散在或成束存在于黏液细胞中，长63～131μm。草酸钙方晶多见于导管旁的薄壁细胞中，直径3～20μm。

【理化鉴别】 取粉末少量，加0.5%盐酸数滴使湿润，放置过夜，进行微量升华，镜检有白色结晶。

【主要成分】 含总黄酮、三萜皂苷、原儿茶醛、安息香酸及多种氨基酸等。

【性味功效】 温，苦、辛；有毒。燥湿化痰，祛风止痉，散结消肿。

【附注】（1）虎掌天南星　为同科半夏属植物掌叶半夏 *Pinellia Pedatisecta* Schott 的干燥块茎，在东北习作天南星用。药材呈扁圆形，直径1.5～5cm；周边生有数个小球状块茎，形似虎掌。

（2）胆南星　为制天南星的细粉与牛、羊或猪胆汁经加工而成，或生天南星细粉与牛、羊或猪胆汁经发酵加工而成。

半夏Banxia

PINELLIAE RHIZOMA

【别名】 野芋头、三步跳、麻芋子。

【来源】 天南星科植物半夏 *Pinellia ternata*（Thunb.）Breit. 的干燥块茎。

【产地】 主产于四川、湖北等地。

【采收加工】夏、秋二季采挖，洗净，除去外皮及须根，晒干。

【性状鉴别】呈类球形，有的稍扁斜，直径1～1.5cm。表面白色或浅黄色，顶端有凹陷的茎痕（习称"棕眼"），周围密布麻点状根痕；下面钝圆，较光滑。质坚实，断面洁白，富粉性。气微，味辛辣、麻舌而刺喉。见图13-51（a）。

【品质要求】以色白、质坚实、粉性足者为佳。本品含总酸以琥珀酸（$C_4H_6O_4$）计，不得少于0.25%。

【饮片特征】生半夏　用时捣碎。

清半夏　为净半夏经8%白矾溶液浸泡、切（或不切）厚片、干燥而得。本品呈类球形或类圆形或不规则的片。切面淡灰色至灰白色，可见灰白色点状或短线状维管束迹，有的残留栓皮处下方显淡紫红色斑纹，质硬脆，易折断，断面略显角质样。气微，味微涩、微有麻舌感。见图13-51（b）。

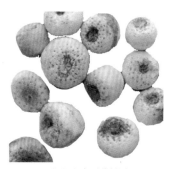
（a）生半夏药材图

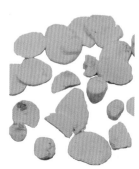
（b）清半夏饮片图

图13-51　生半夏药材和清半夏饮片图

姜半夏　为净半夏经水浸泡，与生姜煎液及白矾共煮透、不切片或切厚片干燥而得。本品呈片状、不规则颗粒状或类球形。表面棕色至棕褐色。质硬脆，断面淡黄棕色，常具角质样光泽。气香，味淡、微有麻舌感，嚼之略粘牙。见图13-52（a）。

法半夏　为净半夏经甘草-石灰液浸泡干燥而得。本品呈类球形或破碎成不规则颗粒状。表面淡黄白色、黄色或棕黄色。质较松脆或硬脆，断面黄色或淡黄色，颗粒者质稍硬脆。气微，味淡略甘、微有麻舌感。见图13-52（b）。

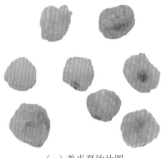
（a）姜半夏饮片图

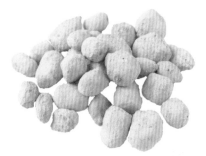
（b）法半夏饮片图

图13-52　姜半夏和法半夏饮片图

【商品规格】商品通常按大小分为三等或统装。

【显微鉴别】粉末特征：类白色，气微，味辛辣、麻舌而刺喉。见图13-53。

① 淀粉粒甚多，为粉末的主体。单粒呈类圆形、半圆形或圆多角形，直径2～20μm，脐点裂缝状、人字状或星状，稍偏心形，大粒层纹隐约可见；复粒多由2～6分粒组成，偶有8

分粒。

② 草酸钙针晶较多，随处散在，或成束存在于椭圆形黏液细胞中，针晶长20 ～ 144μm。

③ 螺纹导管为主，少数为环纹导管。

【理化鉴别】取本品粉末2g，加乙醇20mL，在水浴上回流1h，过滤。取滤液2mL蒸干，残渣中加入1mL醋酐-浓硫酸（19：1）混合均匀，1min后呈现浅绿色或黄绿色反应。另取滤液2mL蒸干，加氯仿1mL溶解残渣，再沿管壁缓缓滴加1mL浓硫酸，硫酸层显绿色荧光。

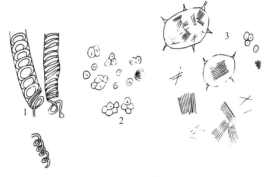

图13-53　半夏粉末图

1—导管；2—淀粉粒；3—针晶

【主要成分】含淀粉、生物碱类、β-谷甾醇-D-葡萄糖苷、黑尿酸、多种氨基酸、半夏蛋白、微量元素、原儿茶醛、鸟嘌呤核苷酸等。

【性味功效】温，辛；有毒。燥湿化痰，降逆止呕，消痞散结。清半夏、法半夏偏于燥湿化痰；姜半夏偏于温中化痰，降逆止呕。内服一般炮制后使用，用量3 ～ 9g；外用适量，磨汁涂或研末以酒调敷患处。不宜与川乌、制川乌、草乌、制草乌、附子同用。生品内服宜慎。

【附注】（1）水半夏　为天南星科植物鞭檐犁头尖 Typhonium flagelliforme（Lodd.）Blume 的干燥块茎。在广东、广西等地曾作半夏用。现以水半夏之名收载入颁布标准。药材呈圆锥形、半圆形或椭圆形，高0.8 ～ 3cm，直径0.5 ～ 1.5cm；表面类白色或浅黄色，常残留有棕黄色外皮，全体有多数隐约可见的点状根痕；上端类圆形，有凸起的叶痕或芽痕，下端略尖；质坚实，断面白色，粉性；气微，味辛辣，麻舌而刺喉。本品有毒。有燥湿化痰功效，无降逆止呕作用。

（2）市场上常见用个头细小的天南星或虎掌南星充当半夏出售，应注意鉴别。

石菖蒲 Shichangpu

ACORI TATARINOWII RHIZOMA

【别名】菖蒲、香菖蒲。

【来源】天南星科植物石菖蒲 Acorus tatarinowii Schott 的干燥根茎。

【产地】主产于四川、浙江、江西等地。

【采收加工】秋、冬二季采挖，除去须根及泥沙，晒干。

【性状鉴别】呈扁圆柱形，多弯曲，常有分枝，长3 ～ 20cm，直径0.3 ～ 1cm。表面棕褐色或灰棕色，粗糙，有疏密不匀的环节，节间长0.2 ～ 0.8cm，具细纵纹，一面残留须根或圆点状根痕，另一面有三角形叶痕，左右交互排列，有的其上有鳞毛状的叶基残余。质硬，不易折断，断面纤维性，类白色或微红色，内皮层环明显，可见多数筋脉小点（维管束）及棕色油点（油细胞），散在。气芳香，味苦，微辛。见图13-54（a）。

【品质要求】以条粗、断面色类白、香气浓者为佳。本品挥发油含量药材不得少于1.0%（mL/g），饮片不得少于0.7%（mL/g）。

【饮片特征】呈扁圆形或长条形的厚片。外表皮棕褐色或灰棕色，有的可见环节及根痕。切面纤维性，类白色或微红色，有明显环纹及油点。气芳香，味苦，微辛。见图13-54（b）。

【商品规格】一般为统货。

【显微鉴别】粉末特征：灰棕色，气芳香，味苦、微辛。

① 淀粉粒较多。单粒球形、椭圆形，有的可见脐点，呈点状、人字状，层纹不明显。

② 晶纤维成束，少数散离，镶嵌的结晶为方晶。

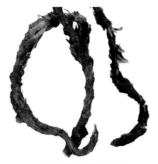
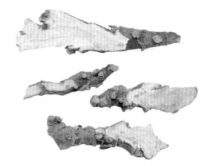

（a）石菖蒲药材图　　　　　　　　　　　（b）石菖蒲饮片图

图13-54　石菖蒲药材及饮片图

③ 方晶呈多面形、类多角形、双锥形。

④ 鳞叶表皮细胞淡棕色或樱红色，表面观呈长方形。

【主要成分】主含挥发油。

【性味功效】温，辛、苦。开窍豁痰，醒神益智，化湿开胃。

【附注】（1）节菖蒲　为毛茛科植物阿尔泰银莲花 *Anemone altaica* Fisch. ex C. A. Mey 的干燥根茎，习称"九节菖蒲"。主产于陕西、山西、河南等地。根茎呈细长纺锤形，表面棕黄色，具多数半环状突起的节，节上有斜向交互排列的鳞叶痕；质坚脆，断面黄白色，粉性；气微，味微酸而稍麻舌。取粉末1g，用10mL乙醚浸泡20min，取浸提液点于滤纸上，干后在紫外灯（254nm）下观察，显浅绿色荧光。功能：开窍，除痰，安神醒脾。与石菖蒲不同，应注意鉴别。

（2）水菖蒲　为天南星科植物菖蒲 *Acorus calamus* L. 的根茎。根茎较粗大，少有分枝，直径1～1.5cm。表面类白色至棕红色，节间长0.2～1.5cm，上侧有较大的类三角形叶痕，下侧有凹陷的圆点状根痕。质硬，折断面海绵状，类白色或淡棕色，横切面内皮层环明显，有多数小空洞及维管束小点。气较浓烈而特异，味辛。

防己 Fangji

STEPHANIAE TETRANDRAE RADIX

【别名】粉防己、汉防己。

【来源】防己科植物粉防己 *Stephania tetrandra* S. Moore 的干燥根。

【产地】主产于浙江、安徽等地。

【采收加工】秋季采挖，洗净，除去粗皮，晒至半干，切段，个大者再纵切，干燥。

【性状鉴别】呈不规则圆柱形、半圆柱形或块状，常弯曲，形似"猪大肠"；长5～10cm，直径1～5cm。表面淡灰黄色，在弯曲处常有深陷横沟。质坚实而重，断面平坦，灰白色，富粉性，有稀疏放射状纹理，习称"车轮纹"。气微，味苦。见图13-55（a）。

【品质要求】以质坚实、粉性足、去净外皮者为佳。本品含粉防己碱（$C_{38}H_{42}N_2O_6$）和防己诺林碱（$C_{37}H_{40}N_2O_6$）的总量不得少于1.6%。

【饮片特征】呈类圆形或半圆形的厚片。外表皮淡灰黄色。切面灰白色，粉性，有稀疏的放射状纹理。气微，味苦。见图13-55（b）。

【商品规格】多为统货。

【理化鉴别】取本品粉末约2g，加0.5mol/L硫酸溶液20mL，加热10min，滤过，滤液加氨试液调节pH值至9，移入分液漏斗中，加苯25mL振摇提取，分取苯液5mL，置瓷蒸发皿中，蒸干，残渣加钼硫酸试液数滴，即显紫色，渐变绿色至污绿色，放置，色渐加深。

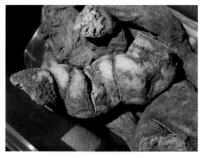
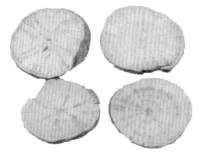

（a）防己药材图　　　　　　　　　　　　（b）防己饮片图

图13-55　防己药材及饮片图

【主要成分】含生物碱、黄酮苷、酚类、有机酸、挥发油等。生物碱主要为粉防己碱（汉防己甲素）、去甲基粉防己碱（汉防己乙素）、轮环藤酚碱、防己诺林碱等多种异喹啉生物碱。

【性味功效】寒，苦。祛风止痛，利水消肿。

【附注】（1）常见混用品、伪品

① 木防己　河南、陕西等地习用防己科植物木防己*Cocculus orbiculatus*（L.）DC.的根。呈圆柱形，屈曲不直，表面黑褐色；质较坚硬，不易折断；断面黄白色，无粉质。含木防己碱、异木防己碱、木兰碱等。

② 湘防己　湖南习用防己科植物秤钩风*Diploclisia affinis*（Oliv.）Diels的根及老茎，称"湘防己"。根横切面镜检，有2～7轮同心性异型维管束。

③ 小果薇花藤　为茶茱萸科植物小果微花藤*Iodes vitiginea*（Hance）Hemsl.的干燥根。圆形或半圆形厚片，直径2.2～5cm，厚0.2～0.5cm，切面浅黄白色，粉性，皮部外侧有黄棕色斑点，其内侧偶见，木部可见明显的放射状纹理。周边棕褐色，具纹皱，除去外皮者可见黄棕色斑点，气微，味淡。

（2）广防己　本品因含马兜铃酸，对肾脏有毒性，自2005年版《中国药典》起已不再收载使用，凡成方制剂中有广防己的改用防己科植物粉防己的根，应注意鉴别。广防己为马兜铃科植物广防己*Aristolochia fangchi* Y. C. Wu ex L. D. Chou et S. M. Hwang的干燥根。主产于广东、广西。呈圆柱形或半圆柱形，略弯曲；表面灰棕色，粗糙，有纵沟纹，除去粗皮的呈淡黄色；体重，质坚实，不易折断，断面类白色，粉性，有灰棕色与类白色相间连续排列的放射状纹理，习称"车轮纹"；气微，味苦。

乌药 Wuyao

LINDERAE RADIX

【别名】天台乌、台乌、矮樟、香桂樟、铜钱柴、班皮柴。

【来源】樟科植物乌药*Lindera aggregata*（Sims）Kosterm.的干燥块根。

【产地】主产于浙江、安徽、湖南、湖北。

【采收加工】全年可采，除去细根，洗净，趁鲜切片，晒干，或直接晒干。

【性状鉴别】多呈纺锤状，略弯曲，有的中部收缩成连珠状，称"乌药珠"，长6～15cm，直径1～3cm。表面黄棕色或黄褐色，有纵皱纹及稀疏的细根痕。质坚硬，切片厚0.2～2mm，切面黄白色或淡黄棕色，射线放射状，可见年轮环纹，中心颜色较深。气香，味微苦、辛，有清凉感。见图13-56（a）。

【品质要求】以个大、质嫩、香气浓者为佳。质老、不呈纺锤状的直根不可供药用。本品含乌药醚内酯（$C_{15}H_{16}O_4$）不得少于0.030%；含去甲异波尔定（$C_{18}H_{19}NO_4$）不得少于0.40%。

【饮片特征】呈类圆形的薄片。外表皮黄棕色或黄褐色，切面黄白色或淡黄棕色，射线放射状，可见年轮环纹。质脆。气香，味微苦、辛，有清凉感。见图13-56（b）。

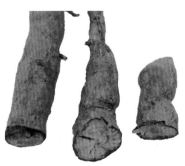
（a）乌药药材图

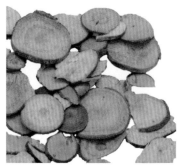
（b）乌药饮片图

图13-56　乌药药材及饮片图

【理化鉴别】取粉末2g，加乙醚10mL，振摇浸渍15min，滤过，分取滤液两份，每份2.5mL，分别置蒸发皿中，待乙醚挥散后，于一蒸发皿中加浓盐酸2滴，显淡红色；另一蒸发皿中加浓硫酸2滴，显深棕色。

【主要成分】含挥发油1.4%，油中主要为乌药醇、乌药醚、乌药烯、乌药酮、乌药醚内酯等；尚含去甲异波尔定。

【性味功效】温，辛。行气止痛，温肾散寒。

【附注】本品市场上伪品多见，常以千打锤或樟树的根充当，应注意鉴别。

柴胡 Chaihu

BUPLEURI RADIX

【别名】地熏、山菜、菇草、柴草、硬柴胡、软柴胡、黑柴胡、红柴胡。

【来源】伞形科植物柴胡 *Bupleurum chinense* DC.或狭叶柴胡 *Bupleurum scorzonerifolium* Willd.的干燥根。前者习称"北柴胡"；后者习称"南柴胡"。

【产地】北柴胡主产于河北、河南、辽宁等地；南柴胡主产于江苏、安徽、黑龙江等地。

【采收加工】春、秋二季采挖，除去茎叶及泥沙，干燥。

【商品类别】南柴胡、北柴胡。

【性状鉴别】北柴胡　呈圆柱形或长圆锥形，根头膨大，顶端残留3～15个茎基或短纤维状叶基，下部常分枝；长6～15cm，直径0.3～0.8cm。表面黑褐色或浅棕色，具纵皱纹、支根痕及皮孔。质硬而韧，不易折断，断面显纤维性，皮部浅棕色，木部黄白色。气微香，味微苦。见图13-57（a）。

南柴胡　呈圆锥形，较细，顶端有多数细毛状枯叶纤维（扫把头），下部多不分枝或稍分枝；表面红棕色或黑棕色，靠近根头处多具细密环纹。质稍软，易折断，断面略平坦，不显纤维性。具败油气。见图13-57（b）。

【品质要求】均以条粗长、须根少者为佳。本品含柴胡皂苷a（$C_{42}H_{68}O_{13}$）和柴胡皂苷d（$C_{42}H_{68}O_{13}$）的总量不得少于0.30%。

【饮片特征】北柴胡片：为不规则厚片；外表皮黑褐色或浅棕色，具纵向皱纹及支根痕；切面淡黄白色，纤维性；质硬；气微香，味微苦。见图13-58（a）。

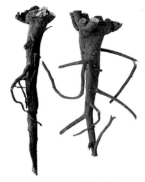
（a）北柴胡药材图

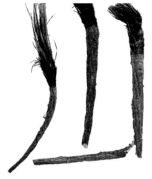
（b）南柴胡药材图

图13-57　北柴胡和南柴胡药材图

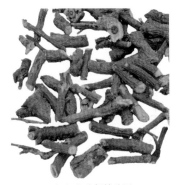
（a）北柴胡饮片图

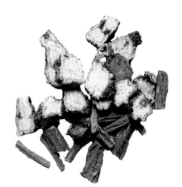
（b）南柴胡饮片图

图13-58　北柴胡及南柴胡饮片图

南柴胡片：为类圆形或不规则片；外表皮红棕色或黑褐色；有时可见根头处具细密环纹或有细毛状枯叶纤维；切面黄白色，平坦；具败油气。见图13-58（b）。

【商品规格】一般均为统货。

【理化鉴别】①取粉末0.5g，加水10mL，用力振摇，产生持久性泡沫。②取粉末0.5g，加甲醇15mL，充分振摇后放置30min，滤过，取滤液0.5mL，加对二甲氨基苯甲醛的甲醇溶液（1→30）0.5mL，振摇混合，再加磷酸2mL，振摇混合后，在70～80℃的水浴中加热，溶液呈淡红色或淡红紫色。

【主要成分】主含挥发油、柴胡皂苷、香豆素、脂肪酸等成分。柴胡皂苷具有解热、抗炎、镇静、抗惊厥、抗病毒、抗肿瘤、调节免疫、保肝护肾等作用。

【性味功效】微寒，辛，苦。疏散退热，疏肝解郁，升举阳气。

【附注】习用品与伪品　①我国分布有柴胡属植物30多种，多习作柴胡药用。如东北和华北地区用兴安柴胡 *Bupleurum sibiricum* Vest.；西南地区用竹叶柴胡（膜缘柴胡）*Bupleurum marginatum* Wall. ex DC.；陕西、甘肃等地用银州柴胡 *Bupleurum yinchowense* Shan et Y. Li，据考证，认为古代本草记载的品质最佳的"银州柴胡"即为此种。

②某些地区将柴胡地上部分或带根全草作"竹叶柴胡"或"苗柴胡"入药，应予纠正。

③同属植物大叶柴胡 *Bupleurum longiradiatum* Turcz.的干燥根茎，分布于东北、河南、陕西、甘肃、安徽等地，表面密生环节；切面黄白色，纤维性，常中空；质坚硬；具芹菜样香气，味微苦，有麻舌感。本品有毒，不可作柴胡使用。

④柴胡是一味常用的大宗商品，市场上伪品较多，常见的还有：藏柴胡、锥叶柴胡、蝇子草根、还阳参根、瞿麦根等。

❦ 前胡 Qianhu ❧

PEUCEDANI RADIX

【别名】西前胡、信前胡、官前胡、淮前胡。

【来源】伞形科植物白花前胡 *Peucedanum praeruptorum* Dunn 的干燥根。

【产地】主产于浙江、江西、四川等地。

【采收加工】冬季至次春茎叶枯萎或未抽花茎时采挖，除去须根，洗净，晒干或低温干燥。

【性状鉴别】呈不规则圆柱形、圆锥形或纺锤形，稍扭曲，下部常有分枝；长3～15cm，直径1～2cm。外表黑褐色至灰黄色，根头部多有茎痕及纤维状叶鞘残基（习称"披蓑衣"），根上部有密集的细环纹（习称"蚯蚓头"），下部有纵沟、纵纹及横向皮孔样突起。质较柔软，干者质硬，可折断，断面不整齐，淡黄白色，可见棕色形成层环及放射状纹理（菊花心），皮部约占根横切面的3/5，淡黄色，散有多数棕黄色油点，木部黄棕色。气芳香，味微苦而辛。见图13-59（a）。

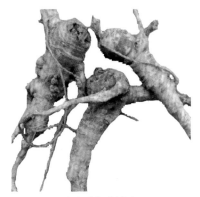

（a）前胡药材图

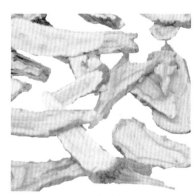

（b）前胡饮片图

图13-59 前胡药材及饮片图

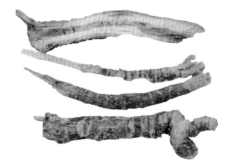

图13-60 紫花前胡饮片图

【品质要求】以根粗壮、皮部厚、质柔软、断面油点多、香气浓者为佳。本品含白花前胡甲素（$C_{21}H_{22}O_7$）不得少于0.90%，含白花前胡乙素（$C_{24}H_{26}O_7$）不少于0.24%。

【饮片特征】呈类圆形或不规则的薄片。外表皮黑褐色或灰黄色，有时可见残留的纤维状叶鞘残基。切面黄白色至淡黄色，皮部散有多数棕黄色油点，可见一棕色环及放射状纹理。气芳香，味微苦、辛。见图13-59（b）。

【商品规格】多为统货。

【理化鉴别】取粉末1g，加乙醚10mL，浸渍2h后，取乙醚液2滴，分别点于两张小滤纸片上，置紫外灯（365nm）下观察，显淡天蓝色荧光。然后滴加15%氢氧化钠溶液数滴，2min后荧光消失。将一张滤纸片避光保存，另一张滤纸片曝光，约3h后，置紫外灯下观察，曝光者天蓝色荧光加强，避光者不显荧光。

【主要成分】含挥发油及香豆素类成分。

【性味功效】微寒，苦，辛。降气化痰，散风清热。

【附注】紫花前胡 为伞形科植物紫花前胡 *Peucedanum decursivum*（Miq.）Maxim.的干燥根。主产于浙江、江西、湖南等地。与白花前胡的主要区别为：①根头部偶有残留茎基，无纤维毛状物，茎基周围常残留有膜状叶鞘。②断面类白色，皮部较窄，油点少，木部占根面积的1/2或更多，放射状纹理不明显。③木质部占根半径的1/2，导管排列不规则，近中心处有纤维束散在，无油室；射线不明显。本品含紫花前胡苷（$C_{20}H_{24}O_9$）不得少于0.90%。性味功能同前胡。2015年版《中国药典》将紫花前胡单列。见图13-60。

中药传统鉴定技术

防风 Fangfeng

SAPOSHNIKOVIAE RADIX

【别名】关防风、东防风、西防风。

【来源】伞形科植物防风 *Saposhnikovia divaricata*（Turcz.）Schischk. 的干燥根。

【产地】主产于东北及内蒙古东部。

【采收加工】春、秋二季采挖未抽花茎植株的根，除去须根及泥沙，晒干。

【商品类别】野生防风、家种防风。

【性状鉴别】呈长圆锥形或长圆柱形，下部渐细，有的略弯曲，长15～30cm，直径 0.5～2cm。表面灰棕色，粗糙；根头部有明显密集的环纹，习称"蚯蚓头"，环纹上有棕褐色毛状残存叶基（"披蓑衣"）；环纹下有纵皱纹、横长皮孔及点状突起的细根痕。体轻，质松，易折断，断面不平坦，皮部浅棕色，有裂隙，木质部浅黄色（"菊花心""凤眼睛"）。气特异，味微甘。见图13-61（a）。

【品质要求】以条粗壮、断面皮部色浅棕、木部浅黄色者为佳。本品含升麻素苷（$C_{22}H_{28}O_{11}$）和5-*O*-甲基维斯阿米醇苷（$C_{22}H_{28}O_{10}$）的总量不得少于0.24%。

【饮片特征】呈圆形或椭圆形的厚片。外表皮灰棕色，有纵皱纹，有的可见横长皮孔样突起、密集的环纹或残存的毛状叶基。切面皮部浅棕色，有裂隙，木质部浅黄色，具放射状纹理。气特异，味微甘。见图13-61（b）。

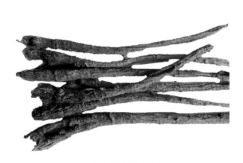
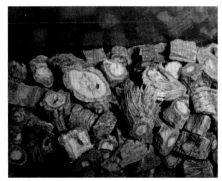

（a）防风药材图　　　　　　　　　（b）防风饮片图

图13-61　防风药材及饮片图

【商品规格】商品分两等。

【理化鉴别】本品饮片置紫外灯下观察，呈黄色荧光。

【主要成分】含挥发油、升麻素苷、5-*O*-甲基维斯阿米醇苷、4种色原酮、升麻素、亥茅酚苷及亥茅酚等。升麻素及亥茅酚苷有镇痛作用；4种色原酮均有降压作用。

【性味功效】微温，辛、甘。祛风解表，渗湿止痛，止痉。

【附注】（1）混用品　除正品防风外，全国各地尚有同科多种植物的根混作防风使用，包括：①水防风类：宽萼岩防风 *Libanotis laticalycina* Shan et Sheh.、华山前胡 *Peucedanum ledebourielloides* K. T. Fu. 等。②云防风类：松叶西风芹 *Seseli yunnanense* Franch.、杏叶防风 *Pimpinella candolleana* Wight et Arn. 等。③川防风类：竹节前胡 *Peucedanum dielsianum* Fadde ex Wolff、华中前胡 *Peucedanum medicum* Dunn 等。④西北防风类：葛缕子 *Carum carvi* L.、绒果芹 *Eriocycla albescens*（Franch.）Wolff等。

（2）野生防风与家种防风性状差异较大，应注意区分。

白芷 Baizhi

ANGELICAE DAHURICAE RADIX

〖别名〗香白芷、杭白芷、川白芷。

〖来源〗伞形科植物白芷 *Angelica dahurica*（Fisch. ex Hoffm.）Benth. et Hook. f. 或杭白芷 *Angelica dahurica*（Fisch. ex Hoffm.）Benth. et Hook. f. var. *formosana*（Boiss.）Shan et Yuan 的干燥根。

〖产地〗白芷主产于河南（禹白芷）、河北（祁白芷）、陕西、东北等地；杭白芷主产于浙江（杭白芷）、四川（川白芷）等地。

〖采收加工〗夏、秋间叶黄时采挖，除去须根和泥沙，晒干或低温干燥。

〖商品类别〗川白芷、杭白芷、禹白芷、祁白芷。

〖性状鉴别〗白芷　呈圆锥形，头粗尾细，长 10～25cm，直径 1.5～2.5cm，顶端有凹陷的茎痕。表面灰棕色或黄棕色，有横向突起的皮孔散生，习称"疙瘩丁"，有多数纵皱纹及支根痕。质硬，断面白色或灰白色，粉性，皮部散有多数棕色油点（分泌腔），形成层环棕色，近圆形，木质部约占断面的 1/3。气芳香，味辛、微苦。见图 13-62（a）。

杭白芷　与白芷的主要区别为：略呈钝四棱形，横向皮孔样突起多排成四纵行，习称"四趟疙瘩"。形成层环略呈方形，木质部约占断面的 1/2。见图 13-62（b）。

〖品质要求〗以条粗壮、体重、粉性足、香气浓郁者为佳。本品含欧前胡素（$C_{16}H_{14}O_4$）不得少于 0.080%。

〖饮片特征〗呈类圆形的厚片。外表皮灰棕色或黄棕色。切面白色或灰白色，具粉性，形成层环棕色，近方形或近圆形，皮部散有多数棕色油点。气芳香，味辛、微苦。见图 13-62（c）。

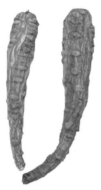 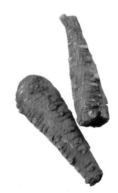 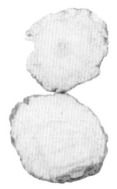

（a）白芷药材图　　　　（b）杭白芷药材图　　　　（c）白芷饮片图

图 13-62　白芷和杭白芷药材及白芷饮片图

〖显微鉴别〗粉末特征：黄白色，气芳香，味辛、微苦。

① 淀粉粒甚多，单粒圆球形、多角形、椭圆形或盔帽形，直径 3～25μm，脐点状、裂缝状、十字状、三叉状、星状或人字状；复粒多由 2～12 分粒组成。

② 网纹导管、螺纹导管直径 10～85μm。

③ 木栓细胞多角形或类长方形，淡黄棕色。

④ 油管多已破碎，含淡黄棕色分泌物。

〖理化鉴别〗①取本品粉末 0.5g，加水 3mL，振摇，滤过。取滤液 2 滴，点于滤纸上，置紫外灯（365nm）下观察，显蓝色荧光。②取本品粉末 0.5g，加乙醚 3mL，振摇 5min，静置 20min，分取上清液 1mL，加 7% 盐酸羟胺甲醇溶液与 20% 氢氧化钾甲醇溶液各 2～3 滴，摇匀，置水浴上微热，冷却后，加稀盐酸调节 pH 值至 3～4，再加 1% 三氯化铁乙醇溶液 1～2 滴，显

中药传统鉴定技术

紫红色。

【主要成分】含欧前胡素、异欧前胡素、珊瑚菜素、花椒毒素等香豆精衍生物；另含挥发油。

【性味功效】温，辛。解表散寒，除风止痛，宣通鼻窍，燥湿止带，消肿排脓。

【附注】无硫白芷与传统打硫白芷性状差别较大。

当归 Danggui

ANGELICAE SINENSIS RADIX

【别名】岷归、秦归、川归、云归。

【来源】伞形科植物当归 *Angelica sinensis* （Oliv.）Diels 的干燥根。

【产地】主产于甘肃岷县、武都等地。

【采收加工】秋末采挖，除去须根及泥沙，待水分稍蒸发并变软后，捆成小把，上棚，以烟火慢慢熏干。

【商品类别】西归、云归。

【性状鉴别】略呈圆柱形，下部有支根3～5条或更多，长15～25cm。表面黄棕色至棕褐色，具纵皱纹及横长皮孔样突起。根头（归头）直径1.5～4cm，具环纹，上端圆钝，或具数个明显突出的根茎痕，有紫色或黄绿色的茎和叶鞘的残基；主根（归身）表面凹凸不平；支根（归尾）直径0.3～1cm，上粗下细，多扭曲，有少数须根痕。质柔韧，断面黄白色或淡黄棕色，皮部厚（皮木比约为1：1），有裂隙及多数棕色点状分泌腔，木部色较淡，形成层环黄棕色。气香浓郁，味甘、辛、微苦。见图13-63（a）。

【品质要求】以主根粗长、油润、断面色黄白、气味浓郁者为佳。柴性大、干枯无油或断面呈绿褐色者不可供药用。

【饮片特征】呈类圆形、椭圆形不规则薄片。外表皮黄棕色至棕褐色。切面黄白色或淡棕黄色，平坦，有裂隙，中间有浅棕色的形成层环，并有多数棕色的油点（朱砂点），香气浓郁，味甘、辛、微苦。见图13-63（b）。

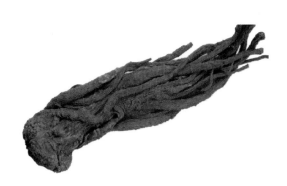
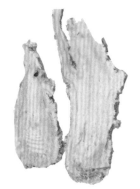

（a）当归药材图   （b）当归饮片图

图13-63 当归药材及饮片图

【商品规格】全当归、当归头、当归身、当归尾。

【显微鉴别】粉末特征：淡黄棕色，香气浓郁，味甘、辛、微苦。见图13-64。

① 韧皮薄壁细胞纺锤形，壁略厚，表面有极微细的斜向交错纹理，有时可见菲薄的横隔。

② 梯纹导管和网纹导管多见，直径约至80μm。

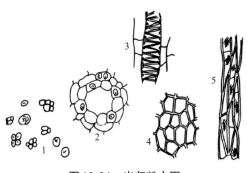

图 13-64　当归粉末图

1—淀粉粒；2—油室；3—导管；
4—木栓细胞；5—纺锤形韧皮薄壁细胞

③ 有时可见油室碎片。

【理化鉴别】①本品饮片置紫外灯下观察，呈黄白色荧光。②取本品挥发油 1 滴，置于白瓷板，加 5% 硫酸液 1 滴和对二甲氧基苯甲醛结晶少许，呈玫瑰红色，最后呈紫色。

【主要成分】含挥发油 0.42%，油中主要为藁本内酯（约 47%）及正丁烯基酞内酯（约 11.3%），为解痉活性成分。另含水溶性成分（如阿魏酸、烟酸、丁二酸、棕榈酸、尿嘧啶、腺嘧啶、胆碱等）、维生素类（如维生素 A、维生素 E、维生素 B_{12} 等）、氨基酸类（如天门冬氨酸、缬氨酸、蛋氨酸、组氨酸等）、糖类（如蔗糖、果糖、葡萄糖、阿拉伯糖等）及多种微量元素（如钾、钠、钙、镁、硅、铝、磷、铁、硒等）。归头中铜和锌的含量较归身、归尾高，而归尾中铁的含量较归头、归身高。

【性味功效】温，甘、辛。补血活血，调经止痛，润肠通便。

【附注】①东北地区习用同属植物东当归 *Angelica acutiloba* Kitag. 的根。主根粗短，有较细的环纹，顶端有茎残基和叶柄基痕，其下有多数支根，表面土黄色、棕黄色或棕褐色；全身有细纵皱纹、隆起的皮孔及根痕。成分、性味功能与当归类似。

② 华北地区习用同科植物欧当归 *Levisticum officinale* Koch. 的根。主根粗长，顶端常有数个根茎痕；表面灰褐色，有纵皱纹和皮孔疤痕；断面黄白色或浅棕黄色；气微，味稍甜，有麻舌感。

③ 因当归用量大，市场常见用独活切片充当当归片销售，应注意鉴别。

独活 Duhuo

ANGELICAE PUBESCENTIS RADIX

【别名】川独活、西独活、香独活、独滑、大活。

【来源】伞形科植物重齿毛当归 *Angelica pubescens* Maxim. f. *biserrata* Shan et Yuan 的干燥根。

【产地】主产于湖北、四川等地。

【采收加工】春初苗刚发芽或秋末茎叶枯萎时采挖，除去残茎、须根及泥沙，烘至半干，堆放 2 ~ 3 天，发软后再烘至全干。

【性状鉴别】主根粗短，略呈圆柱形，根头膨大，有横皱纹，顶端有茎叶残基或凹陷，下部有 2 ~ 3 分枝或更多，长 10 ~ 30cm，直径 1.5 ~ 3cm。表面灰褐色或棕褐色，具纵皱纹、隆起的横长皮孔及稍突起的细根痕。质较硬，受潮则变软，断面皮部灰白色，有多数散在的棕色油室，形成层环棕色，木部灰黄色至黄棕色，皮木比约为 2：3。香气特异，味苦、辛、微麻舌。见图 13-65。

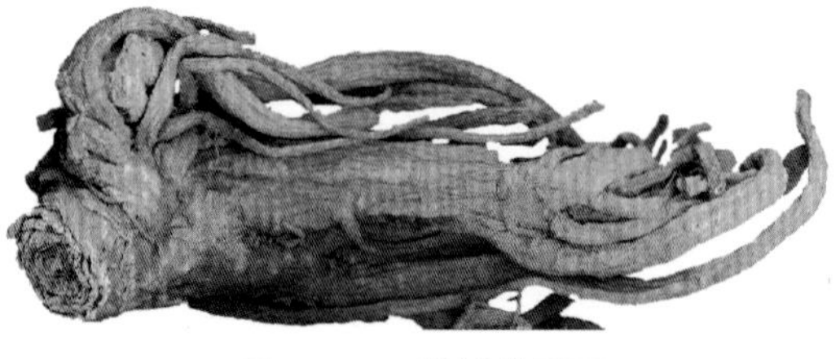

【品质要求】以条粗壮、油润、气味浓厚者为佳。本品含蛇床子素（$C_{15}H_{16}O_3$）不得少于 0.50%；含二氢欧山芹醇当归酸酯（$C_{19}H_{20}O_5$）不得少于 0.080%。

【饮片特征】呈类圆形薄片。外表皮灰褐色或棕褐色，具皱纹。切面皮部灰白色至灰褐

图 13-65　独活药材图

色，有多数散在棕色油点（朱砂点），木部灰黄色至黄棕色，形成层环棕色。有特异香气。味苦、辛、微麻舌。见图13-66。

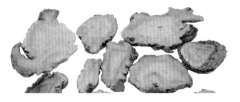

图13-66　独活饮片图

【商品规格】一般为统货。

【显微鉴别】本品横切面：木栓细胞数列。栓内层窄，有少数油室。韧皮部宽广，约占根的1/2；油室较多，排成数轮，切向径约至153μm，周围分泌细胞6～10个。形成层成环。木质部射线宽1～2列细胞；导管稀少，直径约至84μm，常单个径向排列。薄壁细胞含淀粉粒。

【理化鉴别】①取本品粉末3g，加乙醚30mL，加热回流1h，滤过，滤液蒸去乙醚，残渣加石油醚（30～60℃）3mL，振摇，滤过，残渣加乙醇3mL溶解后，置紫外灯（365nm）下观察，显蓝紫色荧光。②取上述乙醇溶液1mL，加新制的7%盐酸羟胺甲醇溶液与10%氢氧化钾甲醇溶液各3滴，置水浴上微热，冷却后，加1%三氯化铁盐酸溶液2滴，摇匀，显橙黄色。

【主要成分】含蛇床子素（甲基欧芹酚）、二氢欧山芹醇当归酸酯等。

【性味功效】微温，辛、苦。祛风除湿，通痹止痛。

【附注】混用品：

（1）山独活　为同科植物山独活 *Heracleum maellendorffii* Hanee 的根。产于四川、陕西等地。根头部短，顶端常残留茎基及棕黄色叶鞘；主根圆锥形或圆柱形，表面淡灰色至黑棕色，皮孔细小，横长排列，稀疏；质坚韧，断面不平坦，粉性；气香，味微苦。

（2）牛尾独活　为同科植物牛尾独活 *Heracleum vicinum* Boiss. 的根。产于湖北、甘肃、四川等地。根头部略膨大，顶端常残留茎基和黄色叶鞘；根单一，少有分枝；质坚硬，易折断，断面不平坦，具粉性；气香，味微甜。

（3）新疆羌活　为同科植物灰绿叶当归 *Angelica glauca* Edgew. 的干燥根。其饮片也为类圆形，直径2～6cm，厚0.4～0.6cm；切面由黄棕色韧皮部与黄色木部组成两者相嵌的花纹状或星状，多裂隙及油点；周边棕褐色或黑褐色，具较密集的环纹、纵沟和疣状突起；体轻质脆，易折断，断面不平坦；气特异，味微甘而苦辛。

（4）九眼独活　为五加科植物短序楤木 *Aralia henryi* Harms 或食用楤木 *Aralia cordata* Thunb. 的根茎。产于陕西、四川、云南等地。药材呈圆条形扭曲状，上有多数圆形凹窝状茎痕6～9个，故称"九眼独活"；质轻泡，易折断，断面纤维性；气微香，味微苦。

❀羌活Qianghuo❀

NOTOPTERYGII RHIZOMA ET RADIX

【别名】黑药、川羌、西羌、竹节羌、大头羌、蚕羌、条羌。

【来源】伞形科植物羌活 *Notopterygium incisum* Ting ex H. T. Chang 或宽叶羌活 *Notopterygium franchetii* H. de Boiss. 的干燥根茎和根。

【产地】主产于四川、青海等地。

【采收加工】春、秋二季采挖，除去须根及泥沙，晒干。

【商品类别】蚕羌、竹节羌、条羌、大头羌。

【性状鉴别】羌活　为根茎。根茎圆柱形，略弯曲，长4～13cm，直径0.6～2.5cm；顶端具茎痕。表面棕褐色至黑褐色，外皮脱落处呈棕黄色；节间缩短，呈紧密隆起的环状，形似蚕，习称"蚕羌"；或节间延长，形如竹节状，习称"竹节羌"；节上有多数点状或瘤状突起的根痕及棕色破碎鳞片。体轻质脆，易折断，断面不平坦，有多数裂隙，皮部黄棕色至暗棕色，油润，有棕色油点（为分泌腔，习称"朱砂点"），木部黄白色，射线明显，髓部黄色至黄棕色。气香，味微苦而辛。见图13-67（a）。

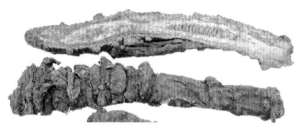 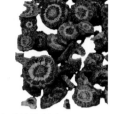

（a）羌活药材图　　　　　　　　　　　　　（b）羌活饮片图

图13-67　羌活药材及饮片图

宽叶羌活　为根茎和根。根茎呈类圆柱形，顶端具茎及叶鞘残基；根呈类圆锥形，有纵皱纹和皮孔。表面棕褐色，近根茎处有较密的环纹，长8～15cm，直径1～3cm，习称"条羌"；有的根茎粗大，不规则结节状，顶部具数个茎基，根较细，习称"大头羌"。质松脆，易折断，断面略平坦，皮部浅棕色，木部黄白色。气味较淡。见图13-68。

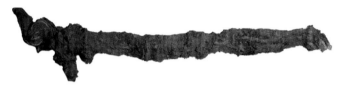

图13-68　宽叶羌活药材图

【品质要求】　均以条粗、外皮棕褐色、断面朱砂点多、香气浓郁者为佳。本品含挥发油不得少于1.4%（mL/g）；含羌活醇（$C_{21}H_{22}O_5$）和异欧前胡素（$C_{16}H_{14}O_4$）的总量不得少于0.40%。

【饮片特征】　呈类圆形、不规则形横切或斜切片，表皮棕褐色至黑褐色，切面皮部棕褐色，可见朱砂点，木部黄白色，有的可见放射状纹理。体轻，质脆。气香，味微苦而辛。见图13-67（b）。

【理化鉴别】　①取本品饮片置紫外灯下观察，呈黄色荧光，间有黄白色荧光。②取本品粉末0.5g，加乙醚适量，冷浸1h，滤过，滤液浓缩至1mL，加7%盐酸羟胺甲醇溶液2～3滴和20%氢氧化钾乙醇溶液3滴，在水浴上微热，冷却后，加稀盐酸调节pH值至3～4，再加1%三氯化铁乙醇溶液1～2滴，于醚层界面处显紫红色。

【主要成分】　主含挥发油；另含非挥发性成分羌活醇、异欧前胡素、紫花前胡苷等；尚含糖类、氨基酸、有机酸等。

【性味功效】　温，辛、苦。解表散寒，祛风除湿，止痛。

【附注】　西北地区尚有以同科牛尾独活属（*Heracleum*）多种植物的根作羌活用，应注意鉴别。依据《中国高等植物》，《中国药典》2010年版起将宽叶羌活的拉丁名由*Notopterygium forbesii* Boiss.更正为*Notopterygium franchetii* H. de Boiss.。

❧ 川芎 Chuanxiong ❧

CHUANXIONG RHIZOMA

【别名】　芎藭。

【来源】　伞形科植物川芎*Ligusticum chuanxiong* Hort.的干燥根茎。

【产地】主产于四川、江西、湖北等地，多为栽培。

【采收加工】夏季当茎上的节盘显著突出，并略带紫色时采挖，除去泥沙，晒后烘干，再去须根。

【性状鉴别】呈不规则结节状拳形团块，直径2～7cm。表面黄褐色，粗糙皱缩，有多数平行隆起的轮节，顶端有凹陷的类圆形茎痕，下侧及轮节上有多数小瘤状根痕。质坚实，不易折断，断面黄白色或灰黄色，散有黄棕色油室小点（朱砂点），形成层环呈波状。香气浓郁，味苦、辛，稍有麻舌感，微回甜。见图13-69（a）。

【品质要求】以个大、质坚实、断面色黄白、油性大、香气浓者为佳。本品含阿魏酸（$C_{10}H_{10}O_4$）不得少于0.10%。

【饮片特征】为不规则厚片，外表皮黄褐色，有皱缩纹。切面黄白色或灰黄色，具有明显形成层波状环纹或多角形纹理，散有黄棕色油点。质坚实。气浓香，味苦、辛，微甜。见图13-69（b）。

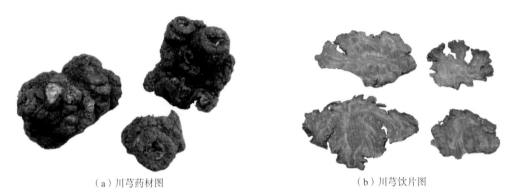

（a）川芎药材图　　　　　　　　　　　（b）川芎饮片图

图13-69　川芎药材及饮片图

【显微鉴别】粉末特征：淡黄棕色或灰棕色，气浓香，味苦、辛，微甜。

① 淀粉粒较多，单粒椭圆形、长圆形、类圆形、卵圆形或肾形，直径5～16μm，长约21μm，脐点点状、长缝状或人字状；偶见复粒，由2～4分粒组成。

② 草酸钙晶体存在于薄壁细胞中，呈类圆形团块或类簇晶状，直径10～25μm。

③ 木栓细胞深黄棕色，表面观呈多角形，微波状弯曲。

④ 油室多已破碎，偶可见油室碎片，分泌细胞壁薄，含有较多的油滴。

⑤ 导管主为螺纹导管，亦有网纹导管及梯纹导管，直径14～50μm。

【理化鉴别】取本品粉末1g，加石油醚（30～60℃）5mL，放置10h，时时振摇，静置，取上清液1mL，挥干后，残渣加甲醇1mL使溶解，再加2% 3,5-二硝基苯甲酸的甲醇溶液2～3滴与甲醇饱和的氢氧化钾溶液2滴，显红紫色。

【主要成分】含挥发油、生物碱类、内酯类、酚类及阿魏酸等。其中生物碱类成分川芎嗪可扩张小动脉，增加冠状动脉血流量，抗血小板聚集，改善微循环和脑血流量，临床用于治疗冠心病、心绞痛。

【性味功效】温，辛。活血行气，祛风止痛。

【附注】（1）栽培于江西的茶芎（抚芎）*Ligusticum chuanxiong* Hort. cv. *Fuxiong*，民间用之与茶叶一起开水泡饮，称"茶芎"，可治疗感冒头痛。药材为扁圆形结节状团块，顶端有乳头状突起的茎痕，略呈一行排列；香气浓，味辛辣、微苦、麻舌。

（2）东北少数地区以东川芎 *Cnidium officinale* Makino作川芎入药。其根茎含挥发油1%～2%，另含川芎内酯、新川芎内酯及尖叶女贞内酯。本品在日本作川芎入药，功能同川芎。

LIGUSTICI RHIZOMA ET RADIX

【别名】西芎、香藁本、藁板、藁茇、蔚香、土芎、香本。

【来源】伞形科植物藁本 *Ligusticum sinense* Oliv. 或辽藁本 *Ligusticum jeholense* Nakai et Kitag. 的干燥根茎及根。

【产地】藁本主产于陕西、甘肃、河南等地；辽藁本主产于辽宁、吉林、河北等地。

【采收加工】秋季茎叶枯萎或次春出苗时采挖，除去泥沙，晒干或烘干。

【商品类别】藁本、辽藁本。

【性状鉴别】**藁本** 根茎呈不规则结节状圆柱形，稍扭曲，有分枝，长 3～10cm，直径 1～2cm。表面棕褐色或暗棕色，粗糙，有纵皱纹，上侧残留数个凹陷的圆形茎基，下侧有多数点状突起的根痕或残根，近似小个川芎形状，故习称"西芎藁本"。体轻，质较硬，易折断，断面黄色或黄白色，纤维状。气浓香，味辛、苦、微麻。见图 13-70。

辽藁本 根茎呈不规则的团块状或柱状，较小，长 1～3cm，直径 0.6～2cm；有多数细长弯曲的根。

【品质要求】均以身干、整齐、气香浓者为佳。本品含阿魏酸（$C_{10}H_{10}O_4$）不得少于 0.050%。

【饮片特征】**藁本片** 呈不规则的厚片。外表皮棕褐色至黑褐色，粗糙。切面黄白色至浅黄褐色，具裂隙或孔洞，纤维性。气浓香，味辛、苦、微麻。见图 13-71。

辽藁本片 外表皮可见根痕和残根突起呈毛刺状，或有呈枯朽空洞的老茎残基。切面木部有放射状纹理和裂隙。

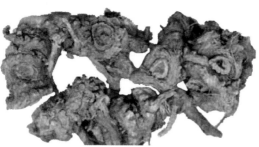

图 13-70　藁本药材图

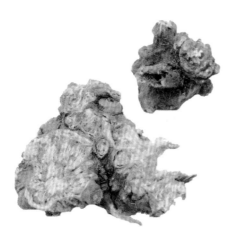

图 13-71　藁本饮片图

【商品规格】统货。

【理化鉴别】取本品粉末 0.5g，加乙醚适量，冷浸 1h，滤过，滤液浓缩至 1mL，加 7% 盐酸羟胺甲醇溶液 2～3 滴、20% 氢氧化钾乙醇液 3 滴，在水浴上微热，冷却后，加稀盐酸调节 pH 值至 3～4，再加 1% 三氯化铁乙醇溶液 1～2 滴，于醚层界面处显紫色。

【主要成分】主含挥发油。油中主成分为 3-正丁基酞内酯、川芎内酯、甲基丁香油酚、阿魏酸等。

【性味功效】温，辛。祛风，散寒，除湿，止痛。

【附注】某些地区习用同科植物姨妈菜 *Conioselinum vaginatum* Thell. 的根茎，称"新疆藁本"。药材呈不规则的块状或扭曲的柱状，长 6～8cm，直径 2～4cm；外表棕褐色，上面有大而深陷的孔洞状茎痕，下面密布较粗而呈纤维状的支根或支根痕；质硬而微韧，折断面不平整，木部露出，呈纤维状，中心色白显空隙；气芳香，味甜、微辛而后麻舌。

中药传统鉴定技术

龙胆 Longdan

GENTIANAE RADIX ET RHIZOMA

【别名】龙胆草、胆草、苦胆草、关龙胆。

【来源】龙胆科植物条叶龙胆 *Gentiana manshurica* Kitag.、龙胆 *Gentiana scabra* Bge.、三花龙胆 *Centiana triflora* Pall. 或坚龙胆 *Gentiana rigescens* Franch. 的干燥根和根茎。

【产地】前三种主产于东北、内蒙古等地，习称"龙胆"或"关龙胆"；后一种主产于云南，习称"坚龙胆"或"云龙胆"。

【采收加工】春、秋二季采挖，洗净，干燥。

【商品类别】龙胆、坚龙胆。

【性状鉴别】龙胆　根茎呈不规则块状，长1~3cm，直径0.3~1cm；表面暗灰棕色或深棕色，上端有茎痕或残留茎基，周围及下端着生多数细长的根。根呈圆柱形，略扭曲，长10~20cm，直径0.2~0.5cm；表面浅黄色或黄棕色，上部具明显的横皱纹，下部较细，有纵皱纹及支根痕。质脆，易折断，断面略平坦，皮部黄白色或淡黄棕色，木部色较浅，有3~10个木质部束呈点状环列。气微，味极苦。见图13-72（a）。

坚龙胆　外表无横皱纹，外皮膜质，易脱落。木部黄白色，易与皮部分离。见图13-72（b）。

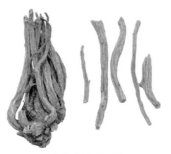 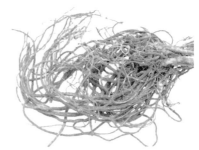

（a）龙胆药材图　　　　　　　　　　　　　　　（b）坚龙胆药材图

图13-72　龙胆和坚龙胆药材图

【品质要求】均以根粗长，味极苦，无茎叶、杂质、霉变者为佳。

【饮片特征】龙胆　本品呈不规则形的段。根茎呈不规则块片，表面暗灰棕色或深棕色。根圆柱形，表面淡黄色至黄棕色，有的有横皱纹，具纵皱纹。切面皮部黄白色至棕黄色，木部色较浅。气微，味极苦。见图13-73（a）。

坚龙胆　本品呈不规则形的段。根表面无横皱纹，膜质外皮已脱落，表面黄棕色至深棕色。切面皮部黄棕色，木部色较浅。见图13-73（b）。

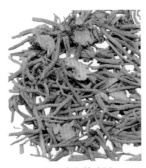 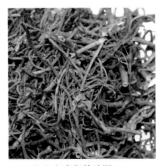

（a）龙胆饮片图　　　　　　　　　　　　　　　（b）坚龙胆饮片图

图13-73　龙胆和坚龙胆饮片图

【商品规格】均为统货。

【理化鉴别】取本品粉末约2g，加甲醇10mL，冷浸过夜，滤过，滤液浓缩至约4mL，取2mL滤液加酸酸化，加碘化铋钾试剂有橘红色沉淀；另取定性滤纸一片，点龙胆甲醇液，干后喷洒改良碘化铋钾试剂，点样处呈橘红色。

【主要成分】主含裂环烯醚萜苷类成分，如龙胆苦苷、当药苦苷、当药苷、苦龙胆酯苷等。

【性味功效】寒，苦。清热燥湿，泻肝胆火。

【附注】伪品：

（1）六角莲　为小檗科植物桃儿七（鬼臼）*Podophyllum emodi* Wall.var.*chinense* Sprague. 的干燥根及根茎。根茎横走成结节状；表面棕黄色或灰黄色，上端有茎痕或残留的茎基，周围和下端着生多数细根；根细长圆柱形，具细纵纹及细根痕；质硬，易折断，断面略平坦，显粉性，皮部类白色，木部细小，淡黄色；气微，味苦，微辛，有毒。

（2）亦有用菊科植物兔儿伞*Syneilesis aconitifolia*（Bunge）Maxim.的根及根茎、龙胆科植物红花龙胆*Gentiana rhodantha* Franch. 的根及根茎或石竹科植物大花剪秋箩*Lychnis fulgens* Fisch.的根及根茎冒充，应注意鉴别。

秦艽 Qinjiao

GENTIANAE MACROPHYLLAE RADIX

【别名】小秦艽、大艽、左扭、左秦艽、左宁根、秦纠、秦胶、秦爪。

【来源】龙胆科植物秦艽*Gentiana macrophylla* Pall.、麻花秦艽*Gentiana straminea* Maxim.、粗茎秦艽*Gentiana crassicaulis* Duthie ex Burk.或小秦艽*Gentiana dahurica* Fisch.的干燥根。

【产地】前三种按性状不同分别习称"秦艽"和"麻花艽"，主产于西北、西南地区；后一种习称"小秦艽"，主产于华北地区。

【采收加工】春、秋二季采挖，除去泥沙；秦艽及麻花艽晒软，堆积"发汗"至表面呈红黄色或灰黄色时，摊开晒干，或不经"发汗"直接晒干；小秦艽趁鲜搓去黑皮，晒干。

【商品类别】秦艽、麻花艽、小秦艽。

【性状鉴别】秦艽　呈类圆柱形，上粗下细，扭曲不直，长10～30cm，直径1～3cm。表面黄棕色或灰黄色，有扭曲的纵皱纹，顶端残存茎基及纤维状叶鞘。质硬而脆，易折断，断面略显油性，皮部黄色或棕黄色，木部黄色。气特异，味苦、微涩。见图13-74（a）和图13-75（a）。

麻花艽　呈类圆锥形，多由数个小根纠聚成发辫状或麻花状，直径可达7cm。表面棕褐色，粗糙，有向左扭曲的纵皱纹及网孔状裂隙。质松脆，易折断，断面多呈枯朽状。

小秦艽　呈类圆锥形或类圆柱形，主根通常单一，下部多分枝或数个根纠聚在一起，长8～15cm，直径0.2～1cm。表面棕黄色，可见纵向扭曲沟纹；顶端常有残存茎基及纤维状叶鞘。质轻脆，易折断，断面黄白色。

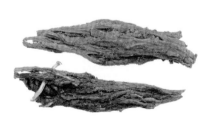

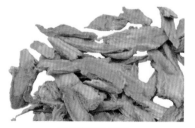

（a）秦艽药材图　　　　　　　　　　　　（b）秦艽饮片图

图13-74　秦艽药材及饮片图

中药传统鉴定技术

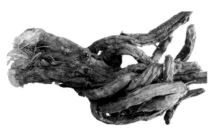
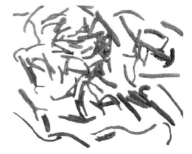

（a）秦艽药材图（栽培品）　　　　　　　　　（b）小秦艽饮片图

图13-75　秦艽栽培品药材及小秦艽饮片图

【品质要求】以粗壮、质实、色棕黄、气味浓者为佳。本品含龙胆苦苷（$C_{16}H_{20}O_9$）和马钱苷酸（$C_{16}H_{24}O_{10}$）的总量不得少于2.5%。

【饮片特征】呈类圆形的厚片。外表皮黄棕色、灰黄色或棕褐色，粗糙，有扭曲纵纹或网状孔纹。切面皮部黄色或棕黄色，木部黄色，有的中心呈枯朽状。气特异，味苦、微涩。见图13-74（b）和图13-75（b）。

【理化鉴别】①本品横断面，置紫外灯（365nm）下观察，显黄白色或金黄色荧光。②取粗粉2g，加氯仿-甲醇-浓氨试液（75：25：5）混合液30mL，浸泡2h滤过，滤液置水浴上浓缩至约1mL，加1mol/L盐酸溶液2mL，继续蒸去氯仿，放冷，滤过，滤液分为两份：一份中滴加碘化铋钾试液，生成棕红色沉淀；另一份中滴加碘化钾试液，生成淡黄白色沉淀。

【主要成分】含生物碱、龙胆苦苷、马钱苷酸等。

【性味功效】平，辛、苦。祛风湿，清湿热，止痹痛，退虚热。

【附注】近年来，由于市场需求量增大，出现了不少伪品冒充秦艽或将伪品掺入秦艽饮片中。常见的有：①唇形科植物甘西鼠尾（红秦艽）*Salvia przewalskii* Maxim的根及根茎：根呈圆锥形，主根上部明显，下部数根纠集成麻花状，根头顶端有单一或多个并列茎痕；表面红褐色，有纵向沟纹，栓皮脱落处可见木质维管束呈绞丝状；质松脆，易折断，断面不整齐，疏松，多数黄色；气微，味淡微涩。②龙胆科植物西藏黑秦艽*Gentiana waltonii* Burkill的干燥根：根呈类圆锥形或圆柱形，根头部分枝，中部绞合成麻花状，下部又分枝。表面棕黑色，有纵向扭曲的沟纹和裂隙，外包被棕黑色类胶质状物；质松脆，易折断，断面棕或棕黑色，可见淡棕色小点；气微，味苦涩。③毛茛科植物黑大艽（牛扁）*Aconitum barbatum* Pers. var. *puberulum* Ledeb：根呈类圆锥形，根头部由数个小根纠集合生而膨大，略似麻花状；表面黑褐色，有纵沟和裂隙，表皮易脱落，脱落处黄白色；质松脆，体轻，易折断，断面不整齐，中心腐朽，有黑色残渣；分枝皮部黑色，木心有淡黄色菊花纹；气微，味苦而麻，有毒。④高乌头*Aconitum sinomontanum* Nakai的干燥根：根呈类圆形，或不规则形，稍扁而扭曲，有分枝；表面棕色或棕褐色，有明显网状纹及裂隙；质松脆，易折断，断面不整齐，呈蜂窝状或中空；气微，味苦；有毒。⑤近来市场有秦艽饮片浸泡白矾，以增加重量。仔细观察表面可见小亮星，口尝具涩味，亦有以当归须根混入正品，味甘辛，苦味弱。

✤ 白前 Baiqian ✤

CYNANCHI STAUNTONII RHIZOMA ET RADIX

【别名】鹅管白前、空白前。

【来源】萝藦科植物柳叶白前 *Cynanchum stauntonii*（Decne.）Schltr. ex Levl. 或芫花叶白前

Cynanchum glaucescens（Decne.）Hand.-Mazz. 的干燥根茎及根。

【产地】主产于浙江、江苏、安徽等地。

【采收加工】秋季采挖，洗净，晒干。

【商品类别】柳叶白前、芫花叶白前。

【性状鉴别】**柳叶白前**　根茎呈细长圆柱形，有分枝，稍弯曲；长 4 ~ 15cm，直径 1.5 ~ 4mm；表面黄白色或黄棕色，节明显，节间长 1.5 ~ 4.5cm，顶端有残茎；质脆，断面中空；节处簇生纤细弯曲的根。根长可达 10cm，直径不及 1mm，多次分枝呈毛须状，常盘曲成团。气微，味微甜。见图 13-76（a）。

芫花叶白前　根茎较短小或略呈块状。表面灰绿色或灰黄色，节间长 1 ~ 2cm；质较硬。根稍弯曲，直径约 1mm，分枝少。

【品质要求】均以根茎粗、须根长、无泥土及杂质者为佳。

【饮片特征】不规则的细圆柱形段，表面黄白色或黄棕色，节明显，节间长 1.5 ~ 4.5cm，质脆，断面中空；节处簇生纤细弯曲的根。气微，味微甜。见图 13-76（b）。

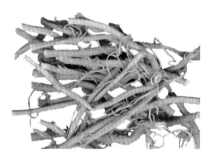 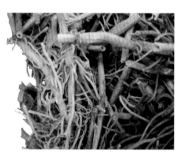

（a）白前药材图　　　　　　　　　　　　　　（b）白前饮片图

图 13-76　白前药材及饮片图

【商品规格】均为统货。

【理化鉴别】取本品粗粉 1g，加 70% 乙醇 10mL，加热回流 1h，滤过。取滤液 1mL，蒸干，残渣加醋酐 1mL 使溶解，再加硫酸 1 滴，柳叶白前显红紫色，放置后变为污绿色；芫花叶白前显棕红色，放置后不变色。

【主要成分】含三萜皂苷等。

【性味功效】微温，辛、苦。降气，消痰，止咳。

【附注】混用品：① 白前与白薇外形相近似，有些地区将二者混用。白前为止咳祛痰药。而白薇为清退虚热药，二者功用迥异，应予区别。其简易鉴别法是：折断面中空、须根柔软、生于水边者为白前。俗称"鹅管白前"（指根茎中空似鹅毛管）、"空白前""软白前""水白前"，而根簇生状如龙胆、质硬、折断面实心，生于山地者为白薇，俗称"实白薇""龙胆白薇""硬白薇""山白薇"。

② 百合科植物龙须菜 *Asparagus schoberioides* Kunth 的根及根茎，在河南、山西个别地区误作白前应用。其根茎较粗大，须根也较粗长；灰褐色，质柔韧，不易折断，切面中央有小木心，木心与外皮间有放射状空隙；味微苦。

③ 弯尾科植物白射干 *Iris dichotoma* Pall. 的根及根茎在江苏等省误作白前使用。其根茎横生，呈不规则结节状，灰褐色，有圆形茎痕或残留茎基，茎基具叶鞘；须根细长，有纵皱及纤细的茸毛；质空虚软韧或硬脆，断面中央有小木心，味淡微苦。

④ 同属植物竹灵消 *Cynanchum inamoenum*（Maxim.）Loes、徐长卿 *Cynanchum paniculatum*（Bunge）Kitag. 的根及根茎个别地区误作白前使用，应注意鉴别。

白薇 Baiwei

CYNANCHI ATRATI RADIX ET RHIZOMA

【来源】萝藦科植物白薇 *Cynanchum atratum* Bge.或蔓生白薇 *Cynanchum versicolor* Bge.的干燥根和根茎。

【产地】主产于安徽、辽宁、湖北等地。

【采收加工】春、秋二季采挖，洗净，干燥。

【性状鉴别】根茎粗短，有结节，多弯曲，上面有圆形凹陷的茎痕，下面及两侧簇生多数细长的根，状如马尾，根长10～25cm，直径0.1～0.2cm。表面棕黄色，平滑或有细皱纹。质脆，易折断，断面皮部黄白色，中央有一黄色小木心。气微，味微苦。见图13-77（a）。

【品质要求】以根粗长、色棕黄、杂质少（不得超过4%）者为佳。

【饮片特征】不规则的段，可见结节状根茎，上面有圆形凹陷的茎痕，根表面棕黄色，平滑或有细皱纹。质脆，易折断，断面皮部黄白色，中央有一黄色小木心。气微，味微苦。见图13-77（b）。

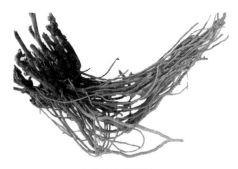 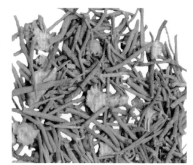

（a）白薇药材图　　　　　　　　　　　（b）白薇饮片图

图13-77　白薇药材及饮片图

【商品规格】均为统货。

【理化鉴别】①本品乙醇回流提取液（1∶5）2mL，加浓盐酸3滴及镁粉少许，置水浴中加热呈樱红色。②取本品乙醇回流提取液（1∶5）2mL，加6滴5%亚硝酸钠溶液，放置2min，再加6滴10%硝酸铝，放置2min，用1mol/L氢氧化钠调至强碱性，呈深红色。

【主要成分】含挥发油、强心苷及白薇醇等。

【性味功效】寒，苦、咸。清热凉血，利尿通淋，解毒疗疮。

【附注】混用品：

① 龙须菜：为百合科植物龙须菜 *Asparagus schoberioides* Kunth.的干燥根及根茎。根茎粗长，表面粗糙，上端具多数圆形茎痕或卵形的芽，纵向伏生灰褐色膜质鳞片；根茎一端常残留一段草质的茎基；须根细长弯曲，密集丛生，呈圆柱形或扁缩；灰褐色，有时可见密生灰白色的茸毛；质空虚软韧，不易折断，断面中心有小木心，横切面有放射状空隙；气微弱，味淡微苦。

② 徐长卿：为萝藦科植物徐长卿 *Cynanchum paniculatum*（Bunge.）Kitag.的干燥根和根茎。根茎斜生或横生，节间短或细长，节处膨大，上端可见圆形茎痕。须根丛生，纤细，较平直；表面灰黄色至灰褐色，具细纵纹；质轻脆，易折断，断面平坦，皮部黄白色，中心有黄棕色小木心，有粉性；具浓厚的丹皮香气，味辛，微有麻舌感。

③ 白射干：为鸢尾科植物白花射干（扁蒲扇）*Iris dichotomo* Pall.的干燥根及根茎。根茎呈

不规则结节状；表面灰褐色，粗糙，可见圆形的茎痕或残留的茎基；须根细长弯曲；表面黄棕色，有明显的纵皱纹及疏生的细根，有时可见纤细的葺毛；质空虚软韧或硬而脆；横切面中心有小木心，木心与外皮间为空隙或黄白色的皮层；气微，味淡微苦。

④ 竹灵消：为萝藦科植物竹灵消 *Cynanchum inamoenum*（Maxim.）Loes. 的干燥根及根茎。本品根茎粗短，多分枝，略呈块状；上端可见密集的茎痕或残留茎；须根丛生，细长圆柱形，多弯曲；表面黄棕色，稍有皱缩；质脆，易折断，断面略平坦，黄白色，中心有细小的黄色小木心；气微，味淡。

❧ 徐长卿 Xuchangqing ❧

CYNANCHI PANICULATI RADIX ET RHIZOMA

【别名】寮刁竹、一枝香。

【来源】萝藦科植物徐长卿 *Cynanchum paniculatum*（Bunge.）Kitag. 的干燥根及根茎。

【产地】全国大部地区均产。

【采收加工】秋季采挖，除去杂质，阴干。

【性状鉴别】根茎呈不规则柱状，有盘节，长0.5～3.5cm，直径2～4mm；有的顶端带有细圆柱形的残茎，断面中空；根茎节处周围着生多数根。根呈细长圆柱形，弯曲，长10～16cm，直径1～1.5mm；表面淡黄白色至淡棕黄色，具微细纵皱纹，并有纤细的须根。质脆，易折断，断面粉性，皮部黄白色，形成层环淡棕色，木部细小，黄棕色。具特异香气，味微辛凉。见图13-78（a）。

【品质要求】以香气浓、残茎及杂质少者为佳。本品含丹皮酚（$C_9H_{10}O_3$）不得少于1.3%。

【饮片特征】呈不规则的段。根茎有节，四周着生多数根。根圆柱形，表面淡黄白色至淡棕黄色或棕色，有细纵皱纹。切面粉性，皮部类白色或黄白色，形成层环淡棕色，木部细小。气香，味微辛凉。见图13-78（b）。

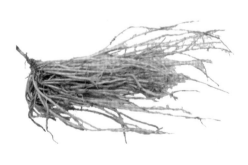

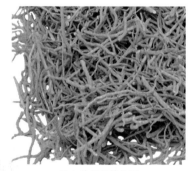

（a）徐长卿药材图　　　　　　　　　　（b）徐长卿饮片图

图13-78　徐长卿药材及饮片图

【显微鉴别】粉末特征：淡红棕色。气香，味微辛凉。

淀粉粒甚多，单粒类圆形或多角形，直径3～16μm，脐点点状、裂缝状或飞鸟状；复粒由2～6分粒组成，草酸钙簇晶直径9～45μm，有时含晶细胞连接，簇晶排列成行，或一个细胞含数个簇晶。连丹皮可见木栓细胞长方形，壁稍厚，浅红色。

【理化鉴别】①取粉末0.5g，置试管中，加水2mL，管口盖一块用水湿润的滤纸，滤纸上加氯亚氨基-2,6-二氯醌1份与四氢硼钠32份的混合试剂少量，铺匀，将试管加热至微沸，滤纸即显蓝色。②取粉末1g，加乙醚10mL，密塞振摇15min，滤过，取滤液5mL置蒸发皿中，挥去乙醚，残渣加硝酸数滴，初显棕黄色，后显蓝绿色。

【主要成分】含丹皮酚（牡丹酚）、黄酮苷、氨基酸、糖类、微量生物碱等。丹皮酚是牡丹皮、徐长卿等中药的主要活性成分之一，具有镇静、催眠、抗菌、抗炎、抗氧化、镇痛、抗心律失常、抗动脉粥样硬化、改善微循环、保护缺血组织、增强免疫力、抗肿瘤和抑制皮肤色素合成的作用。

【性味功效】温，辛。祛风，化湿，止痛，止痒。

【附注】近年来，由于临床用量大，资源紧，价格高，一些经营者为牟取暴利，用白薇充当徐长卿或掺入徐长卿中，应注意鉴别。徐长卿气香，味辛；白薇气微，味微苦。

细辛 Xixin

ASARI RADIXET RHIZOMA

【别名】金盆草、山人参、渥那根、希衣日。

【来源】马兜铃科植物北细辛 *Asarum heterotropoides* Fr. Schmidt var. mandshuricum（Maxim.）Kitag.、汉城细辛 *Asarum sieboldii* Miq. var. *seoulense* Nakai 或华细辛 *Asarum sieboldii* Miq. 的干燥根及根茎。

【产地】前二者主产于东北地区，习称"辽细辛"；后者主产于陕西、河南等地。

【采收加工】夏季果熟期或初秋采挖，除净地上部分及泥沙，阴干。

【商品类别】北细辛、汉城细辛、华细辛。

【性状鉴别】北细辛　常卷缩成团。根茎横生呈不规则圆柱形，具短分枝，长 1 ~ 10cm，直径 0.2 ~ 0.4cm；表面灰棕色，粗糙，有环节，节间长 0.2 ~ 0.3cm，分枝顶端有碗状的茎痕。根细长，密生节上，长 10 ~ 20cm，直径约 0.1cm；表面灰黄色，平滑或具纵皱纹，有须根及须根痕。质脆，易折断，断面平坦，黄白色或白色。气辛香，味辛辣、麻舌。见图 13-79（a）。

汉城细辛　根茎直径 0.1 ~ 0.5cm，节间长 0.1 ~ 1cm。

华细辛　根茎直径 0.1 ~ 0.2cm，节间长 0.2 ~ 1cm；气味较弱。

【品质要求】以根细长饱满、色灰黄、杂质少、气味浓者为佳。本品含挥发油不得少于 2.0%（mL/g）；含细辛脂素（$C_{20}H_{18}O_6$）不得少于 0.05%。

【饮片特征】呈不规则的段。根茎呈不规则圆形，外表皮灰棕色，有时可见环形的节。根细，表面灰黄色，平滑或具纵皱纹。切面黄白色或白色。气辛香，味辛辣、麻舌。见图 13-79（b）。

【商品规格】一般为统货。

【理化鉴别】取粉末 1g，加乙醚 5mL，振摇提取 15min，滤过。取滤液 1mL，置蒸发皿中，待乙醚挥散后，加 1% 香草醛浓硫酸试剂，溶液由浅棕色变为棕紫色。

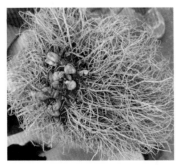
（a）细辛药材图

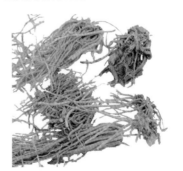
（b）细辛饮片图

图 13-79　细辛药材及饮片图

【主要成分】主含挥发油及木脂素类成分。油中主成分为甲基丁香酚、细辛醚、*N*-异丁基十二烷四烯酰胺和去甲乌药碱等；木脂素类成分主要为细辛脂素和芝麻脂素。

【性味功效】温，辛。祛风散寒，止痛，通窍，温肺化饮。

【附注】据考证，《雷公炮炙论》有"凡使细辛，拣去双叶，服之害人"的记载，现代研究证实，细辛地上部分含有具肾毒性的马兜铃酸，而根及根茎则不含此类成分。因此，《中国药典》自2005年版始将其药用部分修订为根及根茎；《中国药典》2015年版规定了马兜铃酸Ⅰ的限量。本品含马兜铃酸Ⅰ（$C_{17}H_{11}NO_7$）不得超过0.001%。

黄芩 Huangqin

SCUTELLARIAE RADIX

【别名】条芩、子芩、枯芩。

【来源】唇形科植物黄芩 *Scutellaria baicalensis* Georgi 的干燥根。

【产地】主产于华北、东北等地，以山西产量最大，河北承德产质量好。

【采收加工】春、秋二季采挖，除去须根及泥沙，晒至半干后撞去栓皮，再晒干。商品将新根色鲜黄、内部充实者称"子芩"或"条芩"；老根内部暗棕色、中心枯朽者称"枯芩"。

【商品类别】枯芩、子芩、黄芩栽培品。

【性状鉴别】呈圆锥形，扭曲，长8～25cm，直径1～3cm。表面棕黄色或深黄色，有扭曲的纵皱纹或不规则网纹，并有稀疏的疣状细根痕。质硬而脆，易折断，断面黄色，中心红棕色，老根中心呈暗棕色或棕黑色，呈枯朽状或中空。气微，味苦。见图13-80（a）。

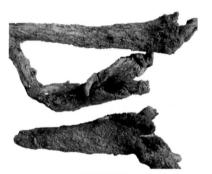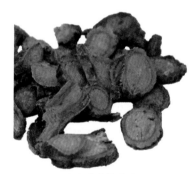

（a）黄芩药材图　　　　　　　　　　　（b）黄芩饮片图

图13-80　黄芩药材及饮片图

栽培品较细长，多有分枝；表面淡黄棕色，外皮紧贴，纵皱纹较细腻；断面黄色或浅黄色，略呈角质样；味微苦。

【品质要求】以条长，质坚实，色黄，味苦，无粗皮、杂质、茎芦、碎渣、虫蛀、霉变者为佳。本品药材含黄芩苷（$C_{21}H_{18}O_{11}$）不得少于9.0%；黄芩片和酒黄芩不得少于8.0%。

【饮片特征】类圆形或不规则形薄片。外表皮黄棕色或棕褐色。切面黄棕色或黄绿色，具放射状纹理，味苦。见图13-80（b）。

【显微鉴别】粉末特征：棕黄色，味苦。见图13-81。

① 韧皮纤维较多，呈梭形，有的稍弯曲，两端尖或斜尖，有的钝圆，壁甚厚，木化，孔沟明显。

② 石细胞较多，淡黄色。形态各异，壁较厚或甚厚，孔沟有分叉。

③ 导管主要为网纹导管，也有具缘纹孔导管及环纹导管。

④ 木纤维较细长，微木化，有斜纹孔，并有具缘纹孔。

【理化鉴别】取粉末2g，加乙醇20mL，加热回流15min，滤过。取滤液1mL，加醋酸铅试液2～3滴，生成橘黄色沉淀。另取滤液1mL，加镁粉少量与盐酸3～4滴，显红色。

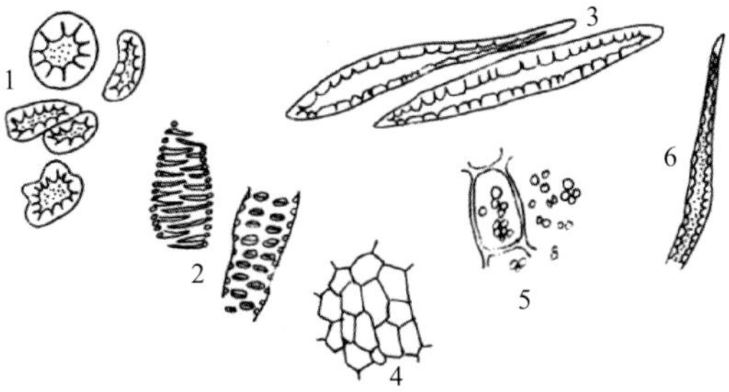

【主要成分】含多种黄酮类衍生物，主要为黄芩苷、汉黄芩苷、黄芩素等。研究表明，子芩中黄芩苷的含量远高于枯芩，说明子芩的质量优于枯芩；枯芩中枯朽部分的黄芩苷含量非常低，而未枯朽部分的黄芩苷含量与子芩中黄芩苷的含量接近，说明枯芩中黄芩苷含量低是由黄芩枯朽造成的。

图 13-81 黄芩粉末图

1—石细胞；2—导管；3—韧皮纤维；
4—木栓细胞；5—淀粉粒；6—木纤维

【性味功效】寒，苦。清热燥湿，泻火解毒，止血，安胎。

【附注】（1）混用品 在少数地区亦将下列同属植物的根作黄芩用：①滇黄芩 *Scutellaria amoena* C.H.Wright 的根。产于云南、四川等地。根略呈圆锥形或不规则条状，常有分枝；表面黄褐色或棕黄色，常有粗糙的栓皮，断面显纤维性，鲜黄色或微带绿色。②粘毛黄芩 *Scutellaria viscidula* Bge. 的根。产于河北、山西、内蒙古等地。根呈细长圆锥形或圆柱形，表面与黄芩相似，断面很少中空或枯朽；组织中无石细胞或偶见。③甘肃黄芩 *Scutellaria rehderiana* Diels 的根茎及根。产于山西、甘肃、陕西等地。其根茎细瘦，多分枝，断面中央大多有髓。

（2）本品市场上常见不法商人以色素染色，增加美观度，应注意鉴别。

丹参 Danshen

SALVIAE MILTIORRHIZAE RADIX ET RHIZOMA

【别名】赤参、紫丹参、血参。

【来源】唇形科植物丹参 *Salvia miltiorrhiza* Bunge. 的干燥根及根茎。

【产地】主产于安徽、江苏、山东、河北等地。

【采收加工】春、秋二季采挖，除去须根、泥沙，晒干。

【商品类别】红丹参、紫丹参。

【性状鉴别】**野生品** 根茎粗短，顶端有时残留茎基，根数条，长圆柱形，略弯曲，有的分枝并具须状细根，长10～20cm，直径0.3～1cm。表面棕红色或暗棕红色，粗糙，具纵皱纹，老根外皮疏松，多显紫棕色，常呈鳞片状剥落。质硬而脆，易折断，断面疏松或略平整而致密，皮部棕红色，木部灰黄色或紫褐色，导管束黄白色，呈放射状排列。气微，味微苦涩。见图13-82（a）。

栽培品 较粗壮，直径0.5～1.5cm。表面红棕色，有纵皱纹，外皮紧贴不易剥落。质坚实，断面较平整，略呈角质样。

【品质要求】以条粗壮、色紫红者为佳。本品含丹参酮 II_A（$C_{19}H_{18}O_3$）不得少于0.20%；含丹酚酸B（$C_{36}H_{30}O_{16}$）不得少于3.0%。

【饮片特征】呈类圆形或椭圆形的厚片。外表皮棕红色或暗棕红色，粗糙，具纵皱纹。切面有裂隙或略平整而致密，有的呈角质样，皮部棕红色，木部灰黄色或紫褐色，有黄白色放射状纹理。气微，味微苦涩。见图13-82（b）。

【商品规格】多为统货。亦根据野生和栽培分山丹参和川丹参两种规格。

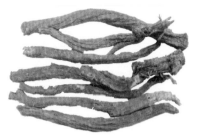
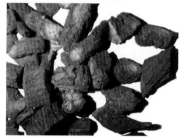

（a）丹参药材图　　　　　　　　　　　　　　（b）丹参饮片图

图13-82　丹参药材及饮片图

【理化鉴别】取粉末5g，加水50mL，煎煮15～20min，放冷，滤过。滤液在水浴上浓缩至黏稠状，放冷，加乙醇3～5mL使溶解，滤过。取滤液数滴，点于滤纸条上，干后，置紫外灯（365nm）下观察，显亮蓝灰色荧光。将此滤纸条悬挂在氨蒸气中（不接触液面），20min后取出，在紫外灯（365nm）下观察，显淡亮蓝绿色荧光。

【主要成分】含丹参酮 I 、丹参酮 II$_A$、丹参酮 II$_B$、隐丹参酮等菲醌类化合物；尚含丹酚酸B等水溶性活性成分。隐丹参酮是丹参的主要抗菌有效成分。

【性味功效】微寒，苦。活血祛瘀，通经止痛，清心除烦，凉血消痈。

【附注】（1）同属多种植物的根在一些地区作丹参用，主要有：①南丹参 *Salvia bowleyana* Dunn，产于湖南、江西、浙江等地。根呈圆柱形，长5～8cm，直径0.5cm；表面灰红色，质硬，易折断，断面不平坦；气微，味微苦；根横切面，木质部束7～9个。②甘西鼠尾 *Salvia przewalskii* Maxim.，产于甘肃、青海、四川、云南等地。药材名"甘肃丹参"。根呈圆锥形，上粗下细，长10～20cm，直径1～4cm；表面暗棕红色，根头部常由1个至数个根茎合生，中下部呈辫子状或扭曲状；外皮常有部分脱落而显红褐色，具扭曲的纵沟纹；质疏松而脆，易折断，断面极不整齐，可见浅黄色维管束。

（2）表面紫红色者为"紫丹参"，实则是丹参经发汗干燥得来。传统认为质优。

❀ 续断 Xuduan ❀

DIPSACI RADIX

【别名】川断、川续断。

【来源】川续断科植物川续断 *Dipsacus asper* Wall. ex Henry 的干燥根。

【产地】主产于湖北、四川、云南等地。

【采收加工】秋季采挖，除去根头及须根，用微火烘至半干，堆置"发汗"至内部变绿色时，再烘干。

【性状鉴别】呈圆柱形，略扁，有的微弯曲，长5～15cm，直径0.5～2cm。表面灰褐色或黄褐色，有扭曲的纵皱及沟纹，可见横裂的皮孔及少数须根痕。质软，久置后变硬，易折断，断面不平坦，皮部墨绿色或棕色，外缘褐色或淡褐色，木部黄褐色，具放射状纹理（菊花心）。气微香，味苦、微甜而后涩。见图13-83（a）。

【品质要求】以条粗、质软、内呈墨绿色者为佳。本品含川续断皂苷 Ⅵ（$C_{47}H_{76}O_{18}$）不得少于2.0%。

【饮片特征】呈类圆形或椭圆形的厚片。外表皮灰褐色至黄褐色，有纵皱。切面皮部墨绿色或棕褐色，木部灰黄色或黄褐色，可见放射状排列的导管束纹，形成层部位多有深色环。气微，味苦、微甜而涩。见图13-83（b）。

中药传统鉴定技术

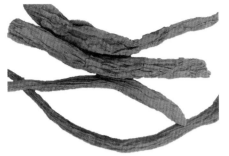

（a）续断药材图

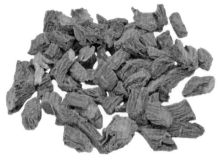

（b）续断饮片图

图 13-83　续断药材及饮片图

【商品规格】多为统货。

【理化鉴别】取粉末 5g，加氨试液 2mL，搅拌均匀，加氯仿 50mL，加热回流 1h 滤过，滤液加盐酸（1→100）10mL，振摇，分取酸液，加氨试液使呈碱性，加氯仿 10mL，振摇，分取氯仿液，加盐酸溶液（1→100）5mL，振摇，取酸液分置 3 支试管中，一管加碘化铋钾试液，生成橘黄色沉淀；一管加碘化汞钾试液，生成黄色混浊；一管加硅钨酸试液，生成灰白色混浊。

【主要成分】含龙胆碱及多种川续断皂苷等。

【性味功效】微温，苦、辛。补肝肾，强筋骨，续折伤，止崩漏。

【附注】依据《中国高等植物》11 卷 113 页，《中国药典》2010 年版将川续断的植物拉丁名由 *Dipsacus asperoides* C. Y. Cheng et T. M. Ai 更正为 *Dipsacus asper* Wall. ex Henry。

巴戟天 Bajitian

MORINDAE OFFICINALIS RADIX

【别名】巴戟、巴戟肉、鸡肠风、兔子肠。

【来源】茜草科植物巴戟天 *Morinda officinalis* How 的干燥根。

【产地】主产于广东、广西、福建等地。

【采收加工】全年均可采挖，洗净，除去须根，晒至六七成干，轻轻捶扁，晒干。

【商品类别】巴戟天条、巴戟肉。

【性状鉴别】扁圆柱形，略弯曲，长短不等，直径 0.5 ~ 2cm。表面灰黄色或暗灰色，具纵纹和横裂纹，有的皮部横向断离露出木部，形似串连起来的珠子，称"连珠状"；质韧，断面皮部厚，紫色或淡紫色，易与木部剥离；木部坚硬，黄棕色或黄白色，直径 1 ~ 5mm。气微，味甘而微涩。见图 13-84（a）。

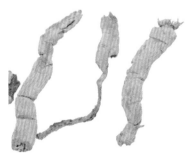

（a）巴戟天药材图

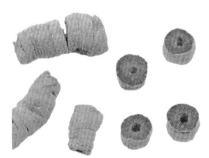

（b）巴戟天饮片图

图 13-84　巴戟天药材及饮片图

【品质要求】以条大而呈连珠状、肉厚、色紫、质软、木心细、味微甜、无虫蛀、体干者为佳。

【饮片特征】呈扁圆柱形短段或不规则块。表面灰黄色或暗灰色，具纵纹和横裂纹。切面皮部厚，紫色或淡紫色，中空。气微，味甘而微涩。见图13-84（b）。

【商品规格】一般为统货。

【主要成分】主要含有β-谷甾醇、甲基异茜草素、甲基异茜素-1-甲醚、棕榈酸、大黄素甲醚、十九烷等。

【性味功效】甘、辛，微温。补肾阳，强筋骨，祛风湿。

【附注】巴戟天伪品较多，常见的有黑老虎根、百眼藤根、虎刺、短刺虎刺、四川虎刺以及羊角藤的根，应注意鉴别。

茜草 Qiancao

RUBIAE RADIX ET RHIZOMA

【别名】红茜草、血茜草、小红根、血见愁。

【来源】茜草科植物茜草及 *Rubia cordifolia* L.的干燥根和根茎。

【产地】主产于陕西、江苏、安徽等地。

【采收加工】春、秋二季采挖，除去泥沙，干燥。

【商品类别】茜草根、茜草根茎。

【性状鉴别】根茎呈结节状，丛生粗细不等的根，根呈圆柱形，略弯曲，长10～25cm，直径0.2～1cm。表面红棕色或暗棕色，具细纵皱纹及少数细根痕。质脆，易折断，断面平坦，皮部窄，紫红色；木部宽广，浅黄红色，有多数导管小孔。气微，味微苦，久嚼刺舌。其热水浸液呈淡红色。见图13-85（a）。

【品质要求】以条粗、表面红棕色、断面红黄色，无茎基者为佳。本品含大叶茜草素（$C_{17}H_{15}O_4$），药材不得少于0.40%，饮片不得少于0.20%；含羟基茜草素（$C_{14}H_8O_5$），药材不得少于0.10%，饮片不得少于0.080%。

【饮片特征】呈不规则的厚片或段。根呈圆柱形，外表皮红棕色或暗棕色，具细纵纹；皮部脱落处呈黄红色。切面皮部狭，紫红色，木部宽广，浅黄红色，导管孔多数。气微，味微苦，久嚼刺舌。见图13-85（b）。

【商品规格】一般为统货。

【理化鉴别】取本品粉末0.2g，加乙醚5mL，振摇数分钟，滤过，滤液加氢氧化钠试液1mL，振摇，静置使分层，水层显红色；醚层无色，置紫外灯（365nm）下观察，显天蓝色荧光。

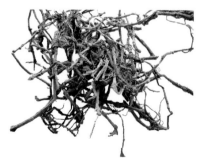
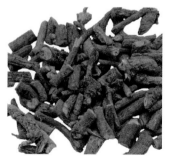

（a）茜草药材图　　　　　　　　　　　　（b）茜草饮片图

图13-85　茜草药材及饮片图

【主要成分】主含大叶茜草素、羟基茜草素等蒽醌类成分。

【性味功效】寒，苦。凉血，祛瘀，止血，通经。

【附注】伪品　茜草为常用中药，虽然临床用量不大，但因其为野生药材，资源分布不集中，目前市场上货源比较紧缺，市售茜草品种十分混乱，为了正确区别真伪，现将茜草与混伪品进行对比，以确保用药安全有效。①茜草科植物蓬子菜 *Galium verum* L.的根：其外表颜色较淡；横切面呈黄白色或淡黄褐色，粗者可见淡褐色同心环纹；以热水浸泡，可使水变成淡黄色，茜草根浸水则成淡红色。②茜草科植物黑果茜草 *Rubia cordifolia* L. var. *pratensis* Maxim.的干燥根茎：较粗，圆柱形，直径0.5cm以上；木栓层往往糟杇，易脱落；根茎节丛生细根，常弯曲或扭曲。③茜草科植物大叶茜草 *Rubia schumanniana* Pritz.的干燥根茎：圆柱形，较粗，直径0.5cm以上，木栓层常糟杇，细根少；木部颜色较浅，浅黄红色，较顺直。④茜草科植物云南茜草 *Rubia yunnanensis*（Franch.）Diels的根：呈长圆柱形，数条丛生，微弯曲；表面深棕色至红棕色，有细纵皱纹；质脆，易折断，断面黄红色或深红色；气微，味苦、涩、微甜。⑤唇形科植物丹参 *Salvia miltiorrhiza* Bge.的干燥根尾部：表面棕褐色，粗糙，具纵皱纹；质硬而脆，断面疏松，有裂隙或略平整而致密，皮部棕红色，木部灰黄色，可见黄白色点状维管束；气微，味微苦涩。

🍃 白术 Baizhu 🍃

ATRACTYLODIS MACROCEPHALAE RHIZOMA

【别名】云术、台云术、于术。

【来源】菊科植物白术 *Atractylodes macroce phala* Koidz.的干燥根茎。

【产地】主产于浙江、安徽、湖南等地。

【采收加工】冬季下部叶枯黄、上部叶变脆时采挖，除去泥沙，烘干（习称"烘术"）或晒干（习称"生晒术"），再除去须根。

【商品类别】烘术、生晒术。

【性状鉴别】呈不规则的肥厚团块，长3～13cm，直径1.5～7cm。表面灰黄色或灰棕色，有瘤状突起（云头）、须根痕、断续的纵皱和沟纹，顶端有残留茎基（术腿）和芽痕。质坚硬，不易折断，断面不平坦，生晒术黄白色至淡棕色，有棕黄色点状油室散在（朱砂点）；烘术断面色较深，角质样，常有裂隙。气清香，味甘、微辛，嚼之略带黏性。见图13-86（a）。

【品质要求】以个大、质坚实、断面色黄白、香气浓者为佳。

【饮片特征】呈不规则的厚片。外表皮灰黄色或灰棕色。切面黄白色至淡棕色，散生棕黄色的点状油室，木部具放射状纹理；烘干者切面角质样，色较深或有裂隙。气清香，味甘、微辛，嚼之略带黏性。见图13-86（b）。

【商品规格】商品常分为4个等级。

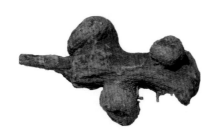
（a）白术药材图

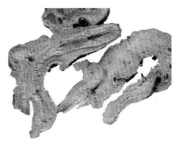
（b）白术饮片图

图13-86　白术药材及饮片图

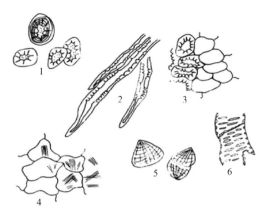

图13-87 白术粉末图

1—石细胞；2—木纤维；3—木栓细胞；4—针晶；
5—菊糖；6—导管

【显微鉴别】粉末特征：淡黄棕色，味甘、微辛。见图13-87。

① 草酸钙针晶细小，长10～32μm，存在于薄壁细胞中，少数针晶直径至4μm。②纤维黄色，大多成束，长梭形，直径约至40μm，壁甚厚，木化，孔沟明显。③石细胞淡黄色，类圆形、多角形、长方形或少数纺锤形，直径37～64μm。④薄壁细胞含菊糖，表面显放射状纹理。⑤导管分子短小，为网纹导管及具缘纹孔导管，直径至48μm。

【理化鉴别】取粉末2g，加乙醚20mL，振摇浸提15min，滤过，取滤液10mL挥干，加10%香草醛硫酸液，显紫色；另取滤液1滴，点于滤纸上，挥干，喷洒1%香草醛硫酸液，显桃红色。

【主要成分】主含挥发油。油中主要成分为苍术酮、苍术醇、白术内酯等。

【性味功效】温，苦、甘。健脾益气，燥湿利水，止汗，安胎。

苍术 Cangzhu

ATRACTYLODIS RHIZOMA

【别名】赤术、仙术、茅术。

【来源】菊科植物茅苍术 *Atractylodes lancea*（Thunb.）DC.或北苍术 *Atractylodes chinensis*（DC.）Koidz.的干燥根茎。

【产地】茅苍术主产于江苏、湖北等地；北苍术主产于河北、山西等地。

【采收加工】春、秋二季采挖，除去泥沙，晒干，撞去须根。

【商品类别】茅苍术、北苍术。

【性状鉴别】茅苍术　呈不规则连珠状或结节状圆柱形，略弯曲，偶有分枝，长3～10cm，直径1～2cm。表面灰棕色，有皱纹、横曲纹及残留须根，顶端具茎痕或残留茎基。质坚实，断面黄白色或灰白色，散有多数橙黄色或棕红色点状油室，习称"朱砂点"；暴露稍久，可析出白色细针状结晶，习称"起霜"或"吐脂"。气香特异，味微甘、辛、苦。见图13-88（a）。

北苍术　呈疙瘩状或结节状圆柱形，长4～9cm，直径1～4cm。表面黑棕色，除去外皮者黄棕色。质较疏松，断面散有黄棕色点状油室，无针状结晶析出。香气较淡，味辛、苦。

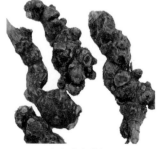

（a）苍术药材图

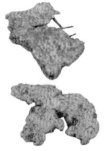

（b）苍术饮片图

图13-88　苍术药材及饮片图

【品质要求】均以个大、质坚实、断面朱砂点多、香气浓者为佳。本品含苍术素（$C_{13}H_{10}O$）不得少于0.30%。

【饮片特征】呈不规则类圆形或条形厚片。外表皮灰棕色至黄棕色，有皱纹，有时可见根痕。切面黄白色或灰白色，散有多数橙黄色或棕红色油室，有的可析出白色细针状结晶。气香特异，味微甘、辛、苦。见图13-88（b）。

【商品规格】均为统货。

【显微鉴别】粉末特征：棕色，味微甘、辛、苦。

① 草酸钙针晶细小，长5～30μm，不规则地充塞于薄壁细胞中。②纤维大多成束，长梭形，直径约至40μm，壁甚厚，木化。③石细胞甚多，有时与木栓细胞连接，多角形、类圆形或类长方形，直径20～80μm，壁极厚。④菊糖多见，表面呈放射状纹理。

【理化鉴别】①取粉末1g，加乙醚5mL，浸渍约5min，滤过，取滤液数滴，置白瓷皿中，待乙醚挥散后，加含5%对二甲氨基苯甲醛的10%硫酸溶液1mL，显玫瑰红色。②取粉末1g，加乙醇10mL，浸渍1h，取其滤液滴于滤纸上，晾干，在紫外灯（365nm）下观察，显黄白色荧光。

【主要成分】含挥发油3%～9%。油中主要成分为茅术醇、$β$-桉油醇、苍术素、苍术醇等。

【性味功效】温，辛、苦。燥湿健脾，祛风散寒，明目。

【附注】关苍术 为菊科植物关苍术 *Atractylodes japonica* Koidz. ex Kitam.的根茎，在部分地区作苍术用；药材呈结节状圆柱形，表面深棕色；质较轻泡，纤维性强，皮层纤维较多；气特异，味苦。

木香 Muxiang

AUCKLANDIAE RADIX

【别名】广木香、云木香、南木香。

【来源】菊科植物木香 *Aucklandia lappa* Decne.的干燥根。

【产地】主产于云南，又称"广木香""云木香"。

【采收加工】秋、冬二季采挖，除去泥沙及须根，切段，大的再纵剖成瓣，干燥后撞去粗皮。

【商品类别】广木香、云木香。

【性状鉴别】呈圆柱形、半圆柱形或为纵剖片，长5～10cm，直径0.5～5cm。表面黄棕色或灰褐色，有明显的皱纹、纵沟及侧根痕，有时可见不规则菱形网纹（丝瓜络样纹理）。质坚，不易折断，断面灰褐色至暗褐色，周边灰黄色至浅棕黄色，形成层环棕色，有放射状纹理及散在的褐色点状油室（朱砂点），老根中心常呈朽木状。气香特异，味微苦。见图13-89（a）。

【品质要求】以质坚实、香气浓、油性大者为佳。本品以干燥品计算，含木香烃内酯（$C_{15}H_{20}O_2$）和去氢木香内酯（$C_{15}H_{18}O_2$）的总量，药材不得少于1.8%，饮片不得少于1.5%。

【饮片特征】呈类圆形或不规则的厚片。外表皮黄棕色至灰褐色，有纵皱纹。切面棕黄色至棕褐色，中部有明显菊花心状的放射纹理，形成层环棕色，褐色油点（油室）散在。气香特异，味微苦。见图13-89（b）。

【显微鉴别】粉末特征：黄绿色，气香，味微苦。

① 菊糖多见，表面现放射状纹理。②木纤维多成束，长梭形，直径16～24μm，纹孔口横裂缝状、十字状或人字状。③网纹导管多见，也有具缘纹孔导管，直径30～90μm。④油室碎片有时可见，内含黄色或棕色分泌物。

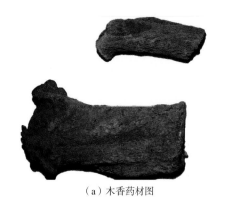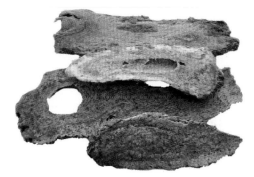

（a）木香药材图　　　　　　　　　　　（b）木香饮片图

图13-89　木香药材及饮片图

【理化鉴别】①取粗粉2g，加氯仿10mL，冷浸8h，滤过，滤液蒸干，残渣加乙醚2mL使溶，取乙醚液1mL，加7%盐酸羟胺溶液1mL，加饱和氢氧化钾甲醇溶液2滴，水浴上加热3min，放冷，加50%盐酸溶液酸化，再加3%三氯化铁溶液3滴，变成红色。②取经70%乙醇浸软后的切片，加5% α-萘酚溶液与硫酸各1滴，即显紫色。

【主要成分】含挥发油、木香碱、菊糖、氨基酸等。挥发油的主成分为木香烃内酯、去氢木香内酯、α-木香醇、α-木香酸等。

【性味功效】温，辛、苦。行气止痛，健脾消食。

【附注】土木香　为菊科植物土木香 *Inula helenium* L.的干燥根。呈圆锥形，略弯曲，长5～20cm；表面黄棕色至暗棕色，有纵皱纹及须根痕；根头粗大，顶端有凹陷的茎痕及叶鞘残基，周围有圆柱形支根；质坚硬，不易折断，断面黄白色至浅灰黄色，有凹点状油室；气微香，味苦、辛。主含挥发油，油中主要成分为土木香内酯、异土木香内酯等。按气相色谱法测定，本品含土木香内酯（$C_{15}H_{20}O_2$）和异土木香内酯（$C_{15}H_{20}O_2$）的总量不得少于2.2%。本品性温，味辛、苦；功能：健脾和胃，行气止痛，安胎。2015年版《中国药典》按一物一名的原则将土木香与木香分开。

川木香 Chuanmuxiang

VLADIMIRIAE RADIX

【来源】菊科植物川木香 *Vladimiria souliei*（Franch.）Ling或灰毛川木香 *Vladimiria souliei*（Franch.）Ling var. *cinerea* Ling 的干燥根。

【产地】主产于四川、西藏。

【采收加工】秋季采挖，除去须根、泥沙及根头上的胶状物，干燥。

【性状鉴别】呈圆柱形（习称铁杆木香）或有纵槽的半圆柱形（习称槽子木香），稍弯曲，长10～30cm，直径1～3cm。表面黄褐色或棕褐色，具纵皱纹，外皮脱落处可见丝瓜络状细筋脉，根头偶有黑色发黏的胶状物，习称"油头"或"糊头"。体较轻，质硬脆，易折断，断面黄白色或黄色，散有深黄色稀疏油点（朱砂点）及裂隙，木部宽广，有放射状纹理（菊花心）；有的中心呈枯朽状。气微香，味苦，嚼之粘牙。见图13-90。

【品质要求】以条粗、质硬、香气浓者为佳。

【饮片特征】类圆形或不规则厚片，表面黄褐色或棕褐色，断面黄白色或黄色，散有深黄色稀疏油点（朱砂点）及裂隙，木部宽广，有放射状纹理（菊花心）；有的中心呈枯朽状。体较轻，质硬脆，易折断。气微香，味苦，嚼之粘牙。见图13-91。

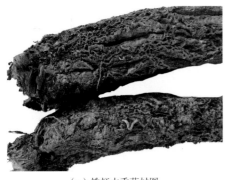

（a）铁杆木香药材图

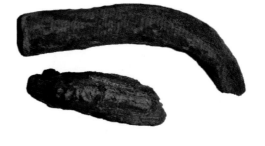

（b）槽子木香药材图

图13-90　铁杆木香和槽子木香药材图

【显微鉴别】本品横切面：木栓层为数列棕色细胞。韧皮部射线较宽；筛管群与纤维束以及木质部的导管群与纤维束均呈交互径向排列，呈整齐的放射状。形成层环波状弯曲，纤维束黄色，木化，并伴有石细胞。髓完好或已破裂。油室散在于射线或髓部薄壁组织中。薄壁细胞可见菊糖。

【理化鉴别】取粉末3g，置具塞锥形瓶中，加石油醚（30～60℃）20mL，浸渍2h，时时振摇，滤过。取滤液1mL，置蒸发皿中，挥干后加浓盐酸2滴，呈现桃红色。

【主要成分】含挥发油及菊糖等。

【性味功效】温，辛、苦。行气止痛。

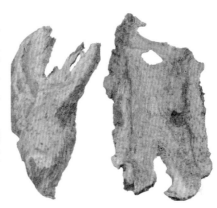

图13-91　川木香饮片图

紫菀 Ziwan

ASTERIS RADIX ET RHIZOMA

【别名】软紫菀、辫紫菀、北紫菀。

【来源】菊科植物紫菀 *Aster tataricus* L. f. 的干燥根和根茎。

【产地】主产于河北、安徽等地。

【采收加工】春、秋二季采挖，除去有节的根茎（习称"母根"）和泥沙，编成辫状晒干，或直接晒干。

【性状鉴别】根茎呈不规则块状，顶端常带茎、叶残基，下端簇生多数细根，根长3～15cm，直径1～3mm，多编成辫状。表面紫红色或灰红色，有纵皱纹。质较柔韧，断面灰白色或灰棕色，边缘紫红色，中央有一细小点状淡黄色木心。气微香，味甜、微苦。见图13-92（a）。

【品质要求】以根长、色紫红、质柔韧者为佳。本品含紫菀酮（$C_{30}H_5O$）不得少于0.15%。

【饮片特征】呈不规则的厚片或段。根外表皮紫红色或灰红色，有纵皱纹。切面淡棕色，中心具棕黄色的木心。气微香，味甜，微苦。见图13-92（b）。

【商品规格】常为统货。

【理化鉴别】①取粉末2g，加水20mL，置60℃水浴上加热10min，趁热滤过，放冷。取滤液2mL，置具塞试管中，用力振摇1min，产生持久性泡沫，10min内不消失（山紫菀仅产生少量泡沫，在10min内逐渐消失）。②取粉末2g，加乙醚10mL，浸渍过夜，滤过。取滤液滴在滤纸上，在紫外灯（254nm）下观察，显蓝色荧光斑点（山紫菀显黄色或淡黄色荧光斑点）。

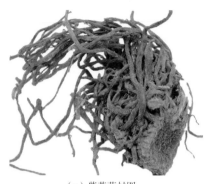
（a）紫菀药材图

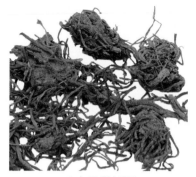
（b）紫菀饮片图

图13-92　紫菀药材及饮片图

【主要成分】含紫菀皂苷、紫菀酮、槲皮素等。

【性味功效】温，辛、苦。润肺下气，消痰止咳。

【附注】山紫菀　同科植物山紫菀 *Ligularia fischeri*（Ledeb.）Turcz.的干燥根及根茎，在某些地区作紫菀用。根茎横生，上方有茎基痕及残存的叶基纤维；表面黄棕色或棕褐色，具短茸毛；体轻，质硬脆，易折断，断面中心有一黄色木心；有特异香气，味辛辣。取本品粗粉2g，加乙醚或甲醇10mL，浸渍过夜，滤过，取滤液滴在滤纸上，置荧光灯（254nm）下观察，山紫菀显黄色或淡黄色荧光斑点（正品紫菀显蓝色荧光斑点）。

山药 Shanyao

DIOSCOREAE RHIZOMA

【别名】怀山药、淮山药。

【来源】薯蓣科植物薯蓣 *Dioscorea opposita* Thunb.的干燥根茎。

【产地】主产于河南、河北、山西、山东等地。

【采收加工】冬季茎叶枯萎后采挖，切去根头，洗净，除去外皮及须根，干燥，习称"毛山药"；或选择肥大顺直的毛山药，置清水中，浸至无干心，闷透，用木板搓成圆柱形，切齐两端，晒干，打光，习称"光山药"。

【商品类别】毛山药、光山药。

【性状鉴别】**毛山药**　略呈圆柱形，弯曲而稍扁，长15～30cm，直径1.5～6cm。表面黄白色或淡黄色，有纵沟、纵皱及须根痕。体重质坚，不易折断，断面白色，颗粒状，富粉性，中央无木心。气微，味淡、微酸，嚼之发黏。见图13-93（a）。

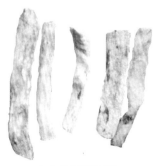
（a）毛山药药材图

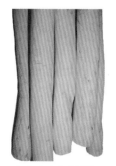
（b）光山药药材图

图13-93　毛山药和光山药药材图

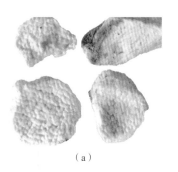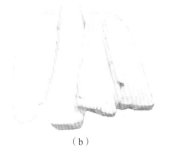

(a)   (b)

图13-94　山药饮片图

光山药　呈圆柱形，两端平齐；长9～18cm，直径1.5～3cm。表面光滑，白色或黄白色。图13-93（b）。

【品质要求】以条长、体粗、质坚实、粉性足、色洁白者为佳。

【饮片特征】呈类圆形或斜切的厚片。表面类白色或淡黄白色，质脆，易折断，断面类白色，富粉性。见图13-94。

【商品规格】按大小分多个等级。

【显微鉴别】粉末特征：类白色，气微，味淡、微酸，嚼之发黏。

① 淀粉粒单粒为主，极多，扁卵形、类圆形或矩圆形，脐点点状、人字状、十字状或短缝状，脐点大多位于较小的一端，大粒层纹明显；复粒稀少，由2～3分粒组成。

② 草酸钙针晶束甚长、大，存在于黏液细胞中，先端稍尖或平截，碎断面略呈方形。

③ 导管主为具缘纹孔导管及网纹导管，也有螺纹导管及环纹导管。

④ 纤维少数。细长，壁甚厚，木化，孔沟不明显，胞腔线形。

⑤ 薄壁组织较多，细胞呈类圆形。

【理化鉴别】①取粉末少许，加浓硝酸1mL，显鲜黄色。②取粉末1g，加水10mL，煮沸后滤过，取滤液1mL，加5%氢氧化钠溶液2滴，再加稀硫酸铜溶液2滴，呈蓝紫色。

【主要成分】含薯蓣皂苷元、多巴胺、盐酸山药碱、多酚氧化酶、尿囊素、糖蛋白、氨基酸、山药多糖等。

【性味功效】平，甘。补脾养胃，生津益肺，补肾涩精。

【附注】伪品：①同属植物参薯 *Dioscorea alata* L.的根茎。药材呈不规则圆柱形、扁圆柱形、纺锤形或扁块状；表面黄白色或淡黄棕色；断面白色至黄白色，富粉性；气微，味淡，嚼之发黏。横切面中柱鞘部位可见石细胞环带，石细胞腔内含草酸钙方晶。②大戟科植物木薯 *Manihot esculenta* Crantz的块根。多切成段或片，外皮多已除去，表面类白色，残留外皮为棕褐色或黑褐色；断面类白色，靠外侧有一明显黄白色或淡黄棕色的形成层环纹；向内可见淡黄色筋脉点呈放射状稀疏散在，中央有一细小黄色木心，有的具裂隙；气微，味淡。组织构造：近木栓层处有石细胞群，薄壁细胞含草酸钙簇晶。本品因含氢氟酸而具毒性。③广山药，同科褐苞薯蓣 *Dioscorea persimilis* Prain et Burk.的块根。外表皮具有淡黄色或黄褐色硬质栓皮。断面疏松，表面刮之易掉粉。粉末显微特征具有石细胞，有些石细胞腔内含草酸钙方晶。

天麻Tianma

GASTRODIAE RHIZOMA

【别名】明天麻、赤箭根、水洋芋。

【来源】兰科植物天麻 *Gastrodia elata* Bl.的干燥块茎。

【产地】主产于四川、云南、贵州、陕西等地。

【采收加工】立冬后至次年清明前茎苗未出时采挖（称"冬麻"），春季茎苗出土再采者（称"春麻"），洗净，蒸透，低温干燥。

【商品类别】野生天麻、栽培天麻、春麻、冬麻。

【性状鉴别】呈椭圆形或长条形，略扁，皱缩而稍弯曲，长3～15cm，宽1.5～6cm，厚0.5～2cm。表面黄白色至淡黄棕色，有纵皱纹及由潜伏芽排列而成的多轮横环纹，习称"竹节环纹"（或"芝麻点"），有时可见棕褐色菌索；顶端有残留茎基（春麻）或红棕色至深棕色鹦嘴状的芽苞（冬麻），习称"鹦哥嘴"或"红小辫"，另一端有圆脐形疤痕，习称"肚脐疤"。质坚硬，不易折断，断面较平坦，黄白色至淡棕色，角质样。春麻切成薄片类似"蛤蟆皮"。气微，味甘。见图13-95。

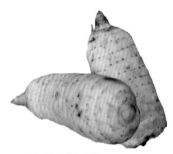 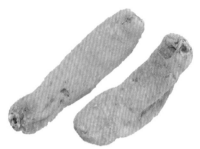

（a）鲜天麻药材图　　　　　　　　　　　　　　　　（b）天麻药材图

图13-95　鲜天麻和天麻药材图

【品质要求】以个大体重、质坚实、有鹦哥嘴，断面角质明亮、半透明、无空心者为佳。冬麻优于春麻，野生优于家种。

【饮片特征】呈不规则的薄片。外表皮淡黄色至淡黄棕色，有时可见点状排成的横环纹。切面黄白色至淡棕色。角质样，半透明（习称"蜡质样"）。气微特异，味甘（天麻经水蒸煮时散发的特异气味，味似马尿的臭气，也有称羊乳气味）。见图13-96。

【商品规格】常均分为4个等级。

【显微鉴别】粉末特征：黄白色至黄棕色，气微，味甘。见图13-97。

① 薄壁细胞用醋酸甘油水装片观察，含糊化多糖类物的薄壁细胞无色，有的细胞可见长卵形、长椭圆形或类圆形颗粒，遇碘液显棕色或淡棕紫色。用水合氯醛试剂制片，颗粒溶解。

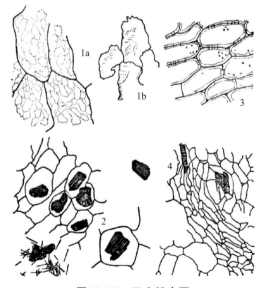

图13-97　天麻粉末图

1—含糊化多糖类物的薄壁细胞（a表示颗粒，b表示碎片）；
2—草酸钙针晶；3—厚壁细胞；4—导管

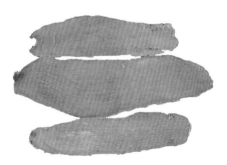

图13-96　天麻饮片图

② 草酸钙针晶成束存在于细胞中或散在。

③ 厚壁细胞椭圆形或类多角形，直径70 ~ 180μm，壁厚3 ~ 8μm，木化，纹孔明显。

④ 螺纹导管、网纹导管及环纹导管直径8 ~ 30μm。

【理化鉴别】取粉末1g，加水10mL，浸渍4h，随时振摇，滤过，滤液加碘试液2 ~ 4滴，显紫红色至酒红色。

【主要成分】天麻含香荚兰醇、香荚兰醛、维生素A类物质、天麻素（天麻苷）、结晶性中性物质、微量生物碱、β-谷甾醇、黏液质和钙、镁等成分。天麻素是天麻的主要有效成分，其含量约为0.025%，现已能人工合成。

【性味功效】平，甘。息风止痉，平抑肝阳，祛风通络。

【附注】（1）天麻的等级标准　①一等：呈长椭圆形。扁缩弯曲，去净粗栓皮，表面黄白色，有横环纹，顶端有残留茎基或红黄色的枯芽。末端有圆盘状的凹脐形疤痕。质坚实、半透明。断面角质，牙白色。味甘微辛。每千克26支以内，无空心、枯炕、杂质、虫蛀、霉变。②二等：呈长椭圆形。扁缩弯曲，去净栓皮，表面黄白色，有横环纹，顶端有残留茎基或红黄色的枯芽。末端有圆盘状的凹脐形疤痕。质坚实、半透明。断面角质，牙白色。味甘微辛。每千克46支以内，无空心、枯炕、杂质、虫蛀、霉变。③三等：呈长椭圆形。扁缩弯曲，去净栓皮，表面黄白色，有横环纹，顶端有残留茎基或红黄色的枯芽。末端有圆盘状的凹脐形疤痕。质坚实、半透明。断面角质，牙白色或棕黄色，稍有空心。味甘微辛。每千克90支以内，大小均匀。无枯炕、杂质、虫蛀、霉变。④四等：每千克90支以外。凡不符合一、二、三等的碎块、空心及未去皮者均属此等。无芦茎、杂质、虫蛀、霉变。

（2）天麻常见伪品　①茄科植物马铃薯Solanum tuberosum L.的块茎：呈扁椭圆形；表面黄白色，无横环纹，断面角质样，颗粒性；气微，味淡微甜；细胞内含大量淀粉粒团块及砂晶；加硝酸汞试液有白色絮状沉淀物。②美人蕉科植物芭蕉芋Canna edulis Ker-Gawl的块茎：与天麻极相似，呈长圆锥形或扁椭圆形；表面有5 ~ 8个节状环纹及细纵纹；外表因残留叶鞘而纤维外露；断面可见多数筋脉点；有焦糖气，味微甜；细胞内含草酸钙簇晶及糊化的淀粉拉。③菊科植物大丽菊Dahlia pinnata Cav的块根：呈长纺锤形，微弯曲；表面灰白色，无横环纹，顶端及尾部呈纤维状；断面类白色，角质样，维管束放射状排列，中央有木心或中空；气微，味淡；有石细胞、菊糖及分泌腔；加硝酸汞试液有黄色沉淀生成。④紫茉莉科植物紫茉莉Mirabilis jalapa L.的根：呈长圆锥形，稍弯曲；表面有纵皱纹及凹陷的细根痕，无横环纹；断面角质样，有数个同心环状排列的异型维管束；味淡，嚼之刺喉；细胞内含淀粉团块及草酸钙针晶束；加硝酸汞试液有淡黄色沉淀产生。⑤菊科植物羽裂蟹甲草Cacalia tangutica（Maxim.）B. Nord.的根茎：呈长椭圆形，略弯曲似羊角状；表面淡灰黄色，具稀疏环节、纵皱及沟纹，顶端残留茎基；断面稍呈角质样，灰白色或黄白色；气微，味微甜；有石细胞、分泌腔及菊糖。⑥天南星科芋Colocasia esculenta（L.）Schott一年生植物的块茎：呈扁椭圆形或扁圆锥形；表面淡黄色，有纵沟纹及针眼状环纹；水浸后有黏滑感；细胞内含淀粉粒团块及草酸钙针晶。⑦葫芦科植物赤雹Thladiantha dubia Bunge的块根加工品：呈纺锤形，微显四棱；表面有纵沟纹及横长皮孔样疤痕；断面粉质；味微苦，有刺喉感。

❧ 土茯苓Tufuling ❧

SMILACIS GLABRAE RHIZOMA

【别名】白余粮、奇粮、仙遗粮、红土苓、刺猪苓、冷饭团。

【来源】百合科植物光叶菝葜Smilax glabra Roxb.的干燥根茎。

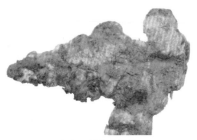
（a）土茯苓药材图

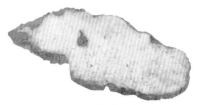
（b）土茯苓饮片图

图13-98 土茯苓药材及饮片图

【产地】主产于广东、湖南、湖北等地。

【采收加工】夏、秋二季采挖，除去须根，洗净，干燥；或趁鲜切成薄片，干燥。饮片：未切片者，浸泡，洗净，润透，切薄片，干燥。

【性状鉴别】略呈圆柱形，稍扁，有结节状隆起，具短分枝；长5～22cm，直径2～5cm。表面黄棕色或黑褐色，凹凸不平，有坚硬的须根残基。切片呈长圆形或不规则形，厚1～5mm，边缘不整齐；切面类白色至淡红棕色，粉性，可见筋脉小点（点状维管束）及多数小亮星。质略韧，折断时有粉尘飞扬；以水湿润后有黏滑感。气微，味微甘、涩。见图13-98（a）。

【品质要求】以粉性大、筋脉少、断面淡红棕色者为佳。本品按干燥品计算，含落新妇苷（$C_{21}H_{22}O_{11}$）不得少于0.45%。

【饮片特征】呈长圆形或不规则的薄片，边缘不整齐。切面类白色至淡红棕色，粉性，可见点状维管束及多数小亮星；以水湿润后有黏滑感。气微，味微甘、涩。见图13-98（b）。

【显微鉴别】粉末特征：淡棕色，气微，味微甘、涩。

淀粉粒甚多，单粒类球形、多角形或类方形，直径8～48μm，脐点裂缝状、星状、三叉状或点状，大粒可见层纹；复粒由2～4分粒组成。草酸钙针晶束存在于黏液细胞中或散在，针晶长40～144μm，直径约5μm。石细胞类椭圆形、类方形或三角形，直径25～128μm，孔沟细密；另有深棕色石细胞，长条形，直径约50μm，壁三面极厚，一面菲薄。纤维成束或散在，直径22～67μm。具缘纹孔导管及管胞多见，具缘纹孔大多横向延长。

【理化鉴别】①取粉末1g，加乙醇5mL，水浴加热2min，过滤，取滤液1mL滴于滤纸上，干后置紫外灯下观察，显黄绿色荧光（菝葜显淡绿色荧光，液滴边缘显亮蓝紫色荧光）。②取上述滤液1mL，加浓盐酸4滴，再置水浴上煮沸1min，溶液呈橙黄色至棕黄色（菝葜呈血红色）。

【主要成分】含皂苷、鞣质、淀粉等。

【性味功效】平、甘、淡。解毒，除湿，通利关节。

【附注】菝葜：为百合科植物菝葜Smilax china L.的干燥根茎。秋末至次春采挖，除去须根，洗净，晒干或趁鲜切片，干燥。药材呈不规则块状或弯曲扁柱形，有结节状隆起，长10～20cm，直径2～4cm；表面黄棕色或紫棕色，具圆锥状突起的茎基痕，并残留坚硬的刺状须根残基或细根；质坚硬，难折断，断面呈棕黄色或红棕色，纤维性，可见点状维管束及多数小亮星；切片呈不规则形，厚0.3～1cm，边缘不整齐，切面粗纤维性；质硬，折断时有粉尘飞扬；气微，味微苦、涩。含落新妇苷（$C_{21}H_{22}O_{11}$）和黄杞苷（$C_{21}H_{22}O_{10}$）的总量不得少于0.10%。本品性平，味甘，微苦涩，利湿去浊，祛风除痹，解毒散瘀。《中国药典》2015年版将其单列。

❧ 重楼Chonglou ❧

PARIDIS RHIZOMA

【别名】蚤体、七叶一枝花、金钱重楼、枝花头、烛灯台。

【来源】百合科植物云南重楼Paris Polyphylla Smith var. yunnanensis（Franch.）Hand.-Mazz. 或七叶一枝花Paris polyphylla Smith var. chinensis（Franch.）Hara的干燥根茎。

【产地】主产于云南、四川、广西等地。

【采收加工】秋季挖取，除去须根，洗净，干燥。

【商品类别】重楼、滇重楼。

【性状鉴别】呈结节状扁圆柱形，略弯曲，长 5 ~ 12cm，直径 1.0 ~ 4.5cm。表面黄棕色或灰棕色，密具层状突起的粗环纹，一面结节明显，结节上有椭圆形凹陷茎痕，另一面有疏生的须根或疣状须根痕；顶端具鳞叶及茎的残基。质坚实，断面平坦，白色至浅棕色，粉性或角质。气微，味微苦、麻。见图 13-99（a）。

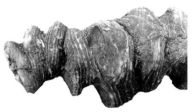

（a）重楼药材图

【品质要求】以粗壮、质坚实、断面白色、粉性足者为佳。本品含重楼皂苷 I（$C_{44}H_{70}O_{16}$）、重楼皂苷 II（$C_{51}H_{82}O_{20}$）、重楼皂苷 VI（$C_{39}H_{62}O_{13}$）和重楼皂苷 VII（$C_{51}H_{82}O_{21}$）的总量不得少于 0.60%。

【饮片特征】表面黄棕色或灰棕色，结节明显。质坚实，断面白色至浅棕色，粉性或角质。气微，味微苦、麻。见图 13-99（b）。

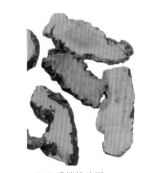

（b）重楼饮片图

图 13-99　重楼药材及饮片图

【理化鉴别】①取粉末 0.5g，加水 3mL，浸渍 10min，强烈振摇，发生持久性泡沫。②取粉末 2g，加乙醚 20mL，置水浴上加热回流 10min，滤过。滤液分为两份，挥干，一份加醋酐 1mL 溶解，加浓硫酸 2 滴，先显黄色，逐渐变为红色、紫色、青色，最后变为污绿色。另一份加冰醋酸 1mL 使溶解，加乙酰氯 5 滴与氯化锌少许，稍加热，显淡红色或紫红色。

【主要成分】含甾体皂苷，为薯蓣皂苷元和偏诺皂苷元的二、三、四糖苷。

【性味功效】微寒，苦，有小毒。清热解毒，消肿止痛，凉肝定惊。

【附注】常见伪品：①拳参，古本草中拳参和重楼的别名都称草河车，在少数地区混作重楼用，应注意区别。②珠芽蓼：为蓼科植物珠芽蓼 polygonum viviparum L. 的干燥根茎。主产于吉林、陕西等地。根茎呈团块状或不规则的扁圆柱形，有时弯曲如虾状；表面棕黑色，密具环节，质硬不易折断，断面灰褐色或浅棕色，有 15 ~ 20 个维管束点排列成环状。

黄精 Huangjing

POLYGONATI RHIZOMA

【别名】黄精根、甜黄精。

【来源】百合科植物滇黄精 *Polygonatum kingianum* Coll. et Hemsl.、黄精 *Polygonatum sibiricum* Red. 或多花黄精 *Polygonatum cyrtonema* Hua 的干燥根茎。按性状不同，习称"大黄精""鸡头黄精""姜形黄精"。

【产地】全国多数地区均产。

【采收加工】春、秋二季采挖，除去须根，洗净，置沸水中略烫或蒸至透心，干燥。

【商品类别】大黄精、鸡头黄精、姜形黄精。

【性状鉴别】**大黄精**　呈肥厚肉质的结节块状，结节可长达 10cm 以上，宽 3 ~ 6cm，厚 2 ~ 3cm。表面淡黄色至黄棕色，具环节，有皱纹及根痕，结节上侧茎痕呈圆盘状（形如"鸡眼"），周围凹入，中部突出。质硬而韧，不易折断，断面角质，淡黄色至黄棕色。气微，味甜，嚼之有黏性。见图 13-100（a）。

鸡头黄精　略呈圆锥形，结节状弯曲，常有分枝，形似"鸡头"，长3～10cm，直径0.5～1.5cm，结节长2～4cm。表面黄白色或灰黄色，半透明，有纵皱纹；茎痕圆形，直径5～8mm。

　　姜形黄精　呈长条结节块状，长短不等，常数个块状结节相连，略似姜形。表面灰黄色或黄褐色，粗糙，结节上侧有突出的圆盘状茎痕，直径0.8～1.5cm。见图13-100（b）。

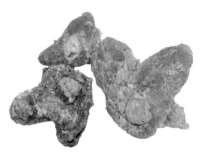
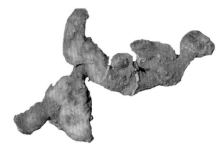

（a）大黄精药材图　　　　　　　　　　（b）姜形黄精药材图

图13-100　大黄精和姜形黄精药材图

　　〖品质要求〗　均以块大、肥润、色黄、断面透明、味甜者为佳。味苦者不可药用。本品含黄精多糖以无水葡萄糖（$C_6H_{12}O_6$）计，药材及黄精片不得少于7.0%，酒黄精不得少于4.0%。

　　〖饮片特征〗生黄精　呈不规则的厚片，外表皮淡黄色至黄棕色。切面略呈角质样，淡黄色至黄棕色，可见多数淡黄色筋脉小点。质稍硬而韧。气微，味甜，嚼之有黏性。见图13-101（a）。

　　酒黄精　为不规则的厚片；表面棕褐色至黑色，有光泽，中心棕色至浅褐色，可见筋脉小点；质较柔软。味甜，微有酒香气。见图13-101（b）。

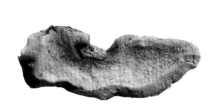
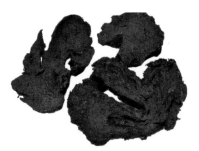

（a）生黄精饮片图　　　　　　　　　　（b）酒黄精饮片图

图13-101　生黄精及酒黄精饮片图

　　〖商品规格〗　一般为统货。

　　〖显微鉴别〗　本品横切面：大黄精表皮细胞外壁较厚。薄壁组织间散有多数大的黏液细胞，内含草酸钙针晶束。维管束散列，大多为周木型。

　　鸡头黄精、姜形黄精维管束多为外韧型。

　　〖理化鉴别〗　取本品甲醇浸出液2mL，蒸干，用三氯化铁的冰醋酸溶液数滴溶解残渣，然后加入浓硫酸1滴，显棕褐色或黄褐色，但边缘不应现紫红色或绿色。

　　〖主要成分〗　含多糖、低聚糖、氨基酸等。

　　〖性味功效〗　平，甘。补气养阴，健脾，润肺，益肾。

　　〖附注〗　（1）苦黄精　为百合科植物湖北黄精 *Polygonatum zanlanscianense* Pamp. 的干燥根茎。主产于四川，呈类球形或团块状，略扁，表面灰褐色；茎痕及芽痕明显，有明显的不规则皱纹及点状突起的须根痕；断面类白色，筋脉较多；味苦，嚼之微具黏性。横切面维管束多为周木型，周围有数列壁稍厚的细胞，无针晶束。

（2）市场上亦有以苋科苦瘤黄精充黄精出售，应注意鉴别。

玉竹 Yuzhu
POLYGONATI ODORATI RHIZOMA

【别名】明玉竹。

【来源】百合科植物玉竹 *Polygonatum odoratum*（Mill.）Druce 的干燥根茎。

【产地】主产于湖南、河南、江苏、广东等地。

【采收加工】秋季采挖，除去须根，洗净，晒至柔软后，反复揉搓、晾晒至无硬心，晒干；或蒸透后，揉至半透明，晒干。

【性状鉴别】略呈扁长圆柱形，少有分枝，长4～18cm，直径0.3～1.6cm。表面黄白色或淡黄棕色，半透明，具纵皱纹、微隆起的波状环节、白色圆点状的须根痕和圆盘状茎痕。质硬而脆或稍软，易折断，断面黄白色，角质样或显颗粒性，可见散在的筋脉点。气微，味甘，嚼之发黏。见图13-102（a）。

【品质要求】以条长、肥壮、色黄白、光润、半透明、味甜者为佳。本品含玉竹多糖以葡萄糖（$C_6H_{12}O_6$）计，不得少于6.0%。

【饮片特征】呈不规则厚片或段。外表皮黄白色至淡黄棕色，半透明，有时可见环节。切面角质样或显颗粒性。气微，味甘，嚼之发黏。见图13-102（b）。

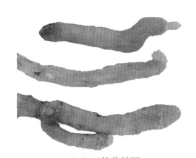 

（a）玉竹药材图　　　　　　　　（b）玉竹饮片图

图13-102　玉竹药材及饮片图

【显微鉴别】本品横切面：表皮细胞扁圆形或扁长方形，外壁稍厚，角质化。薄壁组织中散有多数黏液细胞，直径80～140μm，内含草酸钙针晶束。维管束外韧型，稀有周木型，散列。

【理化鉴别】取本品2g，切成薄片，加蒸馏水20mL，置60℃水浴上温浸15min，趁热过滤，取滤液5mL，置带塞试管中，振摇1min，产生蜂窝状泡沫，10min内不得显著消失。

【主要成分】含玉竹多糖类、白屈菜酸、山奈素、阿拉伯糖苷等。

【性味功效】微寒，甘。养阴润燥，生津止渴。

【附注】（1）混用品　①同属植物毛筒玉竹 *Polygonatum inflatum* Kom.的根茎在东北作玉竹药用。根茎长5～10cm，有的弯曲，直径1cm左右，表面黄棕色至深棕色，节呈环状，须根脱落或留存；横切面显微特征同玉竹。②同属植物热河黄精 *Polygonatum macropodium* Turcz.的根茎在东北南部和华北部分地区作玉竹药用，称"大玉竹"。根茎圆柱形，长5～10cm，直径约0.5cm，一端稍尖，有时分叉；表面深棕色，节呈环状隆起，疏密不一；横切面显微特征同玉竹。③同属植物新疆黄精 *Polygonatum roseum*（Ledeb.）Knuth的根茎在新疆作玉竹药用。根茎细圆柱形，长5～15cm，直径0.3～0.7cm，粗细较均匀；表面深棕色，节间较长，须根少；横切面维管束多为周木型；黏液细胞及草酸钙针晶束稀少。

（2）伪品　同科植物深裂竹根七*Disporopsis pernyi*（Hua）Diels的根茎。根茎长5～10cm，略扁或弯曲，表面棕色至棕褐色，每隔2～4cm有一个圆形的地上茎痕，两个地上茎痕之间，有隆起的浅棕色环节，节间疏密不一；横切面内皮层明显，维管束均为外韧型。

❦ 天冬 Tiandong ❧
ASPARAGI RADIX

【别名】明天冬、天门冬。

【来源】百合科植物天冬*Asparagus cochinchinensis*（Lour.）Merr.的干燥块根。

【产地】主产于贵州、四川、广西等地。

【采收加工】秋、冬二季采挖，洗净，除去茎基及须根，置沸水中煮或蒸至透心，趁热除去外皮，洗净，干燥。

【性状鉴别】呈长纺锤形，略弯曲，长5～18cm，直径0.5～2cm。表面黄白色至淡黄棕色，半透明，光滑或具深浅不等的纵皱纹，偶有残存的灰棕色外皮，对光透视，可见中央有一条不透明的细木心。质硬或柔润，有黏性，断面角质样，中柱黄白色。气微，味甜、微苦。见图13-103（a）。

【品质要求】以条粗壮、色黄白、半透明、干燥无须者为佳。

【饮片特征】为类圆形薄片，表面黄白色或淡棕色，角质样，半透明，微具黏性，中心黄白色。见图13-103（b）。

【显微鉴别】本品横切面：根被有时残存。皮层宽广，外侧有石细胞散在或断续排列成环，石细胞浅黄棕色，长条形、长椭圆形或类圆形，直径32～110μm，壁厚，纹孔和孔沟极细密；黏液细胞散在，草酸钙针晶束存在于椭圆形黏液细胞中，针晶长40～99μm。内皮层明显。中柱韧皮部束和木质部束各31～135个，相互间隔排列，少数导管深入至髓部，髓细胞亦含草酸钙针晶束。

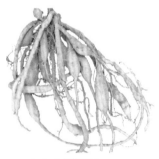
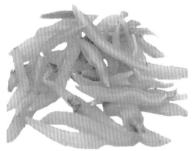

（a）天冬药材图　　　　　　　　　　　（b）天冬饮片图

图13-103　天冬药材及饮片图

【理化鉴别】取粗粉约5g，加50%乙醇50mL回流1h，冷后滤过，分取滤液各2mL，分置两支试管中，一管加茚三酮试液1mL，水浴加热，溶液显紫色；另一管加碱性酒石酸铜试液1mL，水浴中加热，生成砖红色沉淀。

【主要成分】含甾体皂苷、氨基酸、多糖等。

【性味功效】寒，甘、苦。养阴润燥，清肺生津。

【附注】混用品：同属植物羊齿天门冬*Asparagus filicinus* Ham.ex D. Don的块根：与正品的主要区别点是内部干瘪呈空壳状，断面不呈角质样，无黄白色中柱。

麦冬 Maidong

OPHIOPOGONIS RADIX

【别名】寸冬、麦门冬、川麦冬、浙麦冬。

【来源】百合科植物麦冬 *Ophiopogon japonicus*（L. F.）Ker-Gawl. 的干燥块根。

【产地】主产于浙江（杭麦冬）、四川（川麦冬）等地。

【采收加工】夏季采挖，洗净，反复暴晒，堆置，至七八成干，除去须根，干燥。

【商品类别】浙麦冬、川麦冬。

【性状鉴别】呈纺锤形，两端略尖，长1.5 ~ 3cm（习称"寸冬"），直径0.3 ~ 0.6cm。表面黄白色或淡黄色，有细纵纹。质柔韧，断面黄白色，角质样，半透明，有黏性，中心有一细小木心（中柱）。气微香，味甘、微苦。见图13-104。

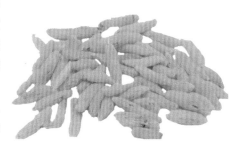

图13-104　麦冬药材图

【品质要求】以个大、色黄白、半透明、质柔、气味浓者为佳。本品含麦冬总皂苷以鲁斯可皂苷元（$C_{27}H_{42}O_4$）计，不得少于0.12%

【饮片特征】原个或为横切的厚片或碎段，切面角质半透明状，中央有白色木心。

【商品规格】按大小分多个等级。

【显微鉴别】本品横切面：表皮细胞1列或脱落，根被为3 ~ 5列木化细胞。皮层宽广，散有含草酸钙针晶束的黏液细胞，有的针晶直径至10μm；内皮层细胞壁均匀增厚，木化，有通道细胞，外侧为1列石细胞，其内壁及侧壁增厚，纹孔细密。中柱较小，韧皮部束16 ~ 22个，木质部由导管、管胞、木纤维以及内侧的木化细胞连接成环层。髓小，薄壁细胞类圆形。

【理化鉴别】取本品的薄片，置紫外灯（365nm）下观察，显浅蓝色荧光。

【主要成分】含甾体皂苷、沿阶草苷、山柰酚及其苷、生物碱、谷甾醇、豆甾醇、糖类、氨基酸、维生素A、铜、锌、铁、钾等。

【性味功效】微寒，甘、微苦。养阴生津，润肺清心。

【附注】（1）山麦冬　为百合科植物湖北麦冬 *Liriope spicata*（Thunb.）Lour. var. *prolifera* Y. T. Ma 或短葶山麦冬 *Liriope muscari*（Decne.）Baily 的干燥块根。夏初采挖，洗净，反复暴晒，堆置，至近干，除去须根，干燥。①湖北麦冬：呈纺锤形，两端略尖，长1.2 ~ 3cm，直径0.4 ~ 0.7cm；表面淡黄色至棕黄色，具不规则纵皱纹；质柔韧，干后硬脆，易折断，断面淡黄色至棕黄色，角质样，木心细小；气微，味甘，嚼之发黏。横切面可见韧皮部束7 ~ 15个。切面在紫外灯（365nm）下显浅蓝色荧光；水溶性浸出物（冷浸法）不得少于75.0%。②短葶山麦冬：稍扁，长2 ~ 5cm，直径0.3 ~ 0.8cm；具粗纵纹；味甘、微苦；横切面可见韧皮部束16 ~ 20个。余同湖北麦冬。

（2）混用品　①同属植物山麦冬 *Liriope spicata*（Thunb）Lour. 的块根：药材表面粗糙，甜味亦较差；内皮层外侧石细胞较少，韧皮部束约19个；切片在紫外灯下不显荧光。②同属植物阔叶山麦冬 *Liriope platyphylla* Wang et Tang 的块根：习称"大麦冬"，块根较大，两端钝圆，长2 ~ 5cm，直径0.5 ~ 1.5cm；干后坚硬断面无明显细木心；韧皮部束19 ~ 24个；切片在紫外灯下显蓝色荧光。

🎗 知母 Zhimu 🎗

ANEMARRHENAE RHIZOMA

【别名】肥知母、知母肉。

【来源】百合科植物知母 *Anemarrhena asphodeloides* Bge. 的干燥根茎。

【产地】主产于河北、山西、河南等地。

【采收加工】春、秋二季采挖,除去须根及泥沙,晒干(称"毛知母");或除去外皮,晒干(称"光知母")。

【商品类别】毛知母、光知母。

【性状鉴别】**毛知母** 呈长条状,微弯曲,略扁,偶有分枝,一端有浅黄色的茎叶残痕,习称"金包头";长3~15cm,直径0.8~1.5cm。表面黄棕色至棕色,上面有一纵向凹沟,具紧密排列的环状节,节上密生黄棕色的残存叶基,由两侧向根茎上方生长,下面隆起而略皱缩,并有凹陷或突起的点状根痕。质硬,易折断,断面黄白色,内皮层环明显,木部有多数散在的筋脉小点。气微,味微甜、略苦,嚼之带黏性。

光知母 表面无叶基纤维,白色,有扭曲的沟纹,有时可见叶痕及根痕。见图13-105(a)。

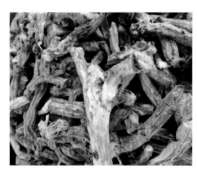

(a)知母药材图

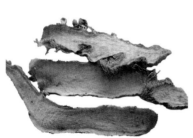

(b)知母饮片图

图13-105 知母药材及饮片图

【品质要求】以条粗、质坚实、断面黄白色者为佳。本品含芒果苷($C_{19}H_{18}O_{11}$)不得少于0.70%;含知母皂苷BⅡ($C_{45}H_{76}O_{19}$)不得少于3.0%。

【饮片特征】呈不规则类圆形的厚片。外表皮黄棕色或棕色,可见少量残存的黄棕色叶基纤维和凹陷或突起的点状根痕。切面黄白色至黄色。气微,味微甜、略苦,嚼之带黏性。见图13-105(b)。

【商品规格】一般为统货。

【理化鉴别】①取粉末0.5g,置试管中,加水5mL,用力振摇1min,产生持久性泡沫,10min内不消失。②取粉末1g,加甲醇5mL,振摇提取30min,滤过,取滤液1mL,加盐酸5滴及镁粉少许,置水浴中加热2min,即变橙红色。③取粉末2g,加乙醇10mL,振摇后放置20min,吸取上清液1mL,蒸干,残渣加硫酸1滴,初显黄色,继变红色、紫堇色,最后显棕色。

【主要成分】含知母皂苷、异菝葜皂苷、知母多糖、*β*-谷甾醇、芒果苷等。

【性味功效】寒,苦、甘。清热泻火,滋阴润燥。

🎗 百部 Baibu 🎗

STEMONAE RADIX

【别名】百条根、百部根。

【来源】百部科植物直立百部 *Stemona sessilifolia*(Miq.)Miq.、蔓生百部 *Stemona japonica*(Bl.)Miq. 或对叶百部 *Stemona tuberosa* Lour. 的干燥块根。

【产地】主产于安徽、江苏、湖北等地。

【采收加工】春、秋二季采挖，除去须根，洗净，置沸水中略烫或蒸至无白心，取出，晒干。

【性状鉴别】**直立百部**　呈纺锤形，上端较细长，皱缩弯曲；长5～12cm，直径0.5～1cm。表面黄白色或淡黄棕色，有不规则深纵沟，间或有横皱纹。质脆，易折断，断面平坦，角质样，浅棕色或黄白色，皮部较宽，中柱扁缩。气微，味甘、苦。见图13-106（a）。

蔓生百部　两端稍狭细，表面有多数不规则皱褶及横皱纹。

对叶百部　呈长纺锤形或长条形，长8～24cm，直径0.8～2cm。表面浅黄棕色至灰棕色，具浅纵皱纹或不规则纵槽。质坚实，断面黄白色至暗棕色，中柱较大，髓部类白色。

【品质要求】均以条粗壮、质坚实、色黄白为佳。

【饮片特征】呈不规则厚片，或不规则条形斜片；表面灰白色、棕黄色，有深纵皱纹；切面灰白色、淡黄棕色或黄白色，角质样；皮部较厚，中柱扁缩。质韧软。气微、味甘、苦。见图13-106（b）。

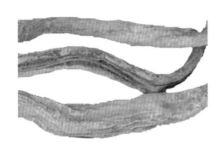
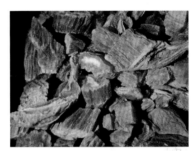

（a）百部药材图　　　　　　　　　　（b）百部饮片图

图13-106　百部药材及饮片图

【商品规格】一般为统货。

【理化鉴别】取本品粉末5g，加70%乙醇50mL，加热回流1h，滤过，滤液蒸去乙醇，残渣加浓氨试液调节pH值至10～11，再加三氯甲烷5mL振摇提取，分取三氯甲烷层，蒸干，残渣加1%盐酸溶液5mL使溶解，滤过。滤液分为两份：一份中滴加碘化铋钾试液，生成橙红色沉淀；另一份中滴加硅钨酸试液，生成乳白色沉淀。

【主要成分】含多种生物碱。主要有百部碱、原百部碱等。尚含糖、脂类、蛋白质、乙酸、甲酸、苹果酸、琥珀酸。

【性味功效】微温，甘、苦。润肺下气止咳，杀虫灭虱。

🎀 山慈姑 Shancigu 🎀

CREMASTRAE PSEUDOBULBUS PLEIONES PSEUDOBULBUS

【别名】毛姑、毛慈姑、冰球子。

【来源】兰科植物杜鹃兰*Cremastra appendiculata*（D. Don）Makino、独蒜兰*Pleione bulbocodioides*（Franch.）Rolfe或云南独蒜兰*Pleione yunnanensis* Rolfe的干燥假鳞茎。前者习称"毛慈姑"，后二者习称"冰球子"。

【产地】主产于贵州、四川等地。

【采收加工】夏、秋二季采挖，除去地上部分及泥沙，蒸或煮至透心，干燥。

【商品类别】毛慈姑、冰球子。

【性状鉴别】**毛慈姑**　呈不规则扁球形或圆锥形，顶端渐突起，基部有须根痕，长1.8～

3cm，膨大部位直径1～2cm。表面黄棕色或棕褐色，有纵皱纹或纵沟，中部有2～3条微突起的环节（玉带箍腰），节上有鳞叶干枯后留下的丝状纤维。质坚硬，难折断，断面灰白色或黄白色，略呈角质。气微，味淡，带黏性。见图13-107（a）。

    冰球子 呈圆锥形、瓶颈状或不规则团块，高1.5～2.5cm，直径1～2cm。顶端渐尖，尖端断头处呈盘状，基部膨大且圆平，中央凹入，有1～2条环节，多偏向一侧；撞去外皮者表面黄白色，带表皮者浅棕色，光滑，有不规则皱纹。断面浅黄色，角质，半透明。见图13-107（b）。

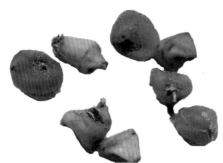

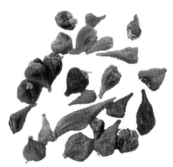

（a）毛慈姑药材图   （b）冰球子药材图

图13-107　毛慈姑和冰球子药材图

【品质要求】以大小均匀、饱满、质坚者为佳。

【饮片特征】不规则的片或碎块，质硬，角质样。

【主要成分】含黏液质、联苄类、菲类、木脂素类及黄烷类化合物。

【性味功效】凉，甘、微辛。清热解毒，化痰散结。

【附注】光慈姑　为百合科植物老鸦瓣 *Tulipa edulis*（Miq.）Baker的干燥根茎鳞茎。呈卵圆形或圆锥形，高0.7～1.5cm，直径0.5～1cm。底部圆而凹陷，有根痕，上端急尖，一侧有纵沟自基部伸向顶端。表面黄白色，光滑。质硬而脆，横断面黄白色，粉性。无香气，味淡。功能：散结，化瘀。

⟨❧ **白及 Baiji** ❧⟩

BLETILLAE RHIZOMA

【来源】兰科植物白及 *Bletilla striata*（Thunb.）Reichb. f.的干燥块的茎。

【产地】主产于贵州、四川、云南、湖南等地。

【采收加工】夏、秋二季采挖，除去须根，洗净，置沸水中煮或蒸至无白心，晒至半干，除去外皮晒干。

【性状鉴别】呈不规则扁圆形，多有2～3个爪状分枝，长1.5～5cm，厚0.5～1.5cm。表面灰白色或黄白色，有数圈同心环节和棕色点状须根痕，上面有凸起的茎痕，下面有连接另一块茎的痕迹。质坚硬，不易折断，断面类白色，半透明，角质样，有散在的筋脉小点。气微，味苦，嚼之有黏性。见图13-108（a）。

【品质要求】以个大、饱满、色白、半透明、质坚实者为佳。

【饮片特征】呈不规则的薄片。外表皮灰白色或黄白色。切面类白色，角质样，半透明，维管束小点状，散生。质脆。气微，味苦，嚼之有黏性。见图13-108（b）。

【显微鉴别】粉末特征：淡黄白色，气微，味苦，嚼之有黏性。

    表皮细胞表面观垂周壁波状弯曲，略增厚，木化，孔沟明显。草酸钙针晶束存在于大的类

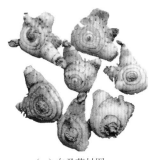
（a）白及药材图

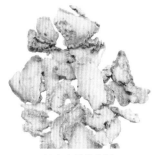
（b）白及饮片图

图13-108　白及药材及饮片图

圆形黏液细胞中，或随处散在，针晶长18 ~ 88μm。纤维成束，直径11 ~ 30μm，壁木化，具人字形或椭圆形纹孔；含硅质块细胞小，位于纤维周围，排列纵行。梯纹导管、具缘纹孔导管及螺纹导管直径10 ~ 32μm，糊化淀粉粒团块无色。

【理化鉴别】①本品粉末遇水有黏滑感，水浸液呈胶质状。②取粉末约2g，加水20mL，在沸水中热浸30min，滤过。取滤液1mL，加入新配制的碱性酒石酸铜试液5 ~ 6滴，在沸水浴中加热5min，产生棕红色沉淀。另取滤液1mL，加入5% α-萘酚乙醇溶液3滴，摇匀，沿试管壁缓缓加入浓硫酸0.5mL，在试液接界处形成紫红色环。

【主要成分】含白及甘露聚糖，是由4份甘露糖和1份葡萄糖组成的葡甘露聚糖，具有抗炎、镇痛等作用，对实验性胃溃疡有较好的治疗作用。

【性味功效】微寒，苦、甘、涩。收敛止血，消肿生肌。

【附注】白及市场上伪品较多，常见的有：黄花白及、华白及、水白及、山慈姑或同科植物的根茎冒充，应注意鉴别。

川贝母Chuanbeimu

FRITILLARIAE CIRRHOSAE BULBUS

【别名】贝母、川贝。

【来源】百合科植物川贝母*Fritillaria cirrhosa* D. Don、暗紫贝母*Fritillaria unibracteata* Hsiao et K. C. Hsia、甘肃贝母*Fritillaria przewalskii* Maxim. 、梭砂贝母*Fritillaria delavayi* Franch.、太白贝母*Fritillaria taipaiensis* P. Y. Li或瓦布贝母*Fritillaria unibracteata* Hsiao et K. C. Hsia var. *wabuensis*（S. Y. Tang et S. C. Yue）Z. D. Liu，S. Wang et S. C. Chen的干燥鳞茎。按性状不同分别习称"松贝""青贝""炉贝"和"栽培品"。

【产地】主产于四川、甘肃、青海、西藏等地。

【采收加工】夏、秋二季或积雪融化后采挖，除去须根、粗皮及泥沙，晒干或低温干燥。

【商品类别】松贝、青贝、炉贝、栽培品。

【性状鉴别】松贝　呈类圆锥形（似桃形）或近球形，先端钝圆或稍尖，底部平，微凹入，中心有一灰褐色的鳞茎盘，偶有残存须根（缕衣黑笃），可直立放稳，俗称"观音坐莲"；高0.3 ~ 0.8cm，直径0.3 ~ 0.9cm；表面类白色；外层鳞叶2瓣，大小悬殊，大瓣紧抱小瓣，未抱部分呈新月形，习称"怀中抱月"；顶部闭合，内有类圆柱形、顶端稍尖的心芽和小鳞叶1 ~ 2枚。质硬而脆，断面白色，富粉性。气微，味微苦。见图13-109（a）。

青贝　呈类扁球形，高0.4 ~ 1.4cm，直径0.4 ~ 1.6cm。表面白色或黄白色；外层鳞叶2瓣，大小相近，相对抱合，习称"观音合掌"，顶部开裂，内有心芽和小鳞叶2 ~ 3枚及细圆柱形的残茎。见图13-109（b）。

　　炉贝　呈长圆锥形，高0.7～2.5cm，直径0.5～2.5cm。表面类白色（白炉贝）或浅棕黄色（黄炉贝），有的具棕色斑块，习称"虎皮斑"；外层鳞叶2瓣，大小相近，顶部开裂而略尖，开口称"马牙嘴"或称"石榴嘴"，底部稍凸尖或较钝（似花瓶脚）。见图13-110（a）。

　　栽培品　呈类扁球形或短圆柱形，高0.5～2.0cm，直径1.0～2.5cm。表面类白色或浅棕黄色，稍粗糙，有的具浅黄色斑点；外层鳞叶2瓣，大小相近，顶部多开裂而较平。见图13-110（b）。

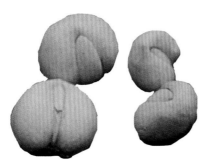
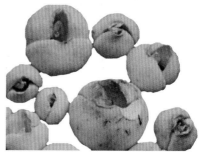

（a）松贝药材图　　　　　　　　　　　　　（b）青贝饮片图

图13-109　松贝药材及青贝饮片图

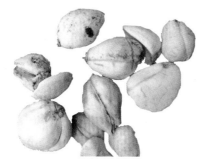
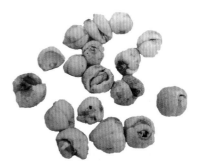

（a）炉贝药材图（白）　　　　　　　　　　（b）川贝栽培品图

图13-110　炉贝药材及川贝栽培品图

　　【品质要求】均以质坚实、粉性足、色白者为佳。常认为松贝最优，青贝次优。

　　【饮片特征】同原药材，用时打碎。

　　【显微鉴别】粉末特征：类白色或浅黄色，味微苦。

　　① 淀粉粒甚多，多为单粒，呈广卵形、脐点短缝状、点状、人字状或马蹄状，位于较小一端，层纹隐约可见，细密。复粒少，由2～4个分粒组成。

　　② 表皮细胞类长方形，垂周壁微波状弯曲。

　　③ 表皮细胞中偶见不定式气孔，圆形或扁圆形。

　　④ 螺纹导管直径5～26μm。

　　【理化鉴别】①取生药粉末，置紫外灯（365nm）下观察，可见淡绿色荧光。

　　② 本品横切面，加碘试液2～3滴，即显蓝紫色，但边缘一圈仍为类白色。

　　【主要成分】主含异甾体和甾体生物碱类成分，如西贝母碱、贝母素甲、贝母素乙、贝母辛、茄啶等。尚含β-谷甾醇、胡萝卜苷、尿嘧啶、胸嘧啶、腺苷等。

　　【性味功效】微寒，苦、甘。清热润肺，化痰止咳，散结消痈。

　　【附注】伪品　因川贝母货源紧缺，价格高，加之规格较多，市场上伪劣品较多，应注意鉴别。①一轮贝母：为同属植物一轮贝母 *Fritillaria maximowiczii* Freyn 的鳞茎。主产于黑龙江、河北等地。鳞茎呈圆锥形，由 4 ~ 5 枚或更多肥厚鳞叶组成；表面浅黄色，透明状，顶端稍尖，基部生多枚鳞芽，一侧具一线纵沟；质坚硬，断面角质样；气微，味淡。②草贝母：为同科植物丽江山慈姑（益辟坚）*Iphigenia indica* Kunth. 的鳞茎。主产于云南、四川。呈短圆锥形；顶端渐尖，基部常呈脐状凹入或平截；表面黄白或黄棕色，一侧有纵沟，自基部伸至顶端；质坚硬，断面角质或略带粉质，味苦，有麻舌感。本品含秋水仙碱约0.1%，有毒，应注意鉴别。③光慈姑：为同科植物老鸦瓣 *Tulipa edulis* Baker 的鳞茎。主产于我国中部地区和山东、广东等地。呈卵状圆锥形，表面黄白色，一侧有纵沟自基部伸向顶端；质硬脆，断面白色，粉质，内有一圆锥形心；味淡。④皖贝母：为百合科植物安徽贝母 *Fritillaria anhuiensis* S. C. Chen et S. F. Yin 的干燥鳞茎。药材呈扁球形，高0.8 ~ 1.8cm，直径0.6 ~ 1.7cm；表面类白色或淡黄色；外层鳞叶2枚，大小悬殊，顶端钝圆或突起，内有小鳞叶2 ~ 3枚，基部凹入。此外，有在松贝中掺薏苡仁者。掺伪品呈宽卵形或长椭圆形，一端钝圆，另一端较宽而微凹，有一淡棕色点状种脐；背面圆凸，腹面有一条较宽而深的纵沟；味微甜。⑤小平贝：百合科植物平贝母 *Fritillaria ussuriensis* Maxim. 的干燥小鳞茎。类球形，由两枚大小悬殊的鳞叶抱合而成，小片不成月牙形，先端钝圆。气微，味微苦。

平贝母 Pingbeimu

FRITILLARIAE USSURIENSIS BULBUS

〖来源〗百合科植物平贝母 *Fritillaria ussuriensis* Maxim. 的干燥鳞茎。

〖产地〗主产于东北。

〖采收加工〗春季采挖，除去外皮、须根及泥沙，晒干或低温干燥。

〖性状鉴别〗呈扁球形，形如小算盘珠子。高0.5 ~ 1cm，直径0.6 ~ 2cm；表面乳白色或淡黄白色；外层鳞叶2瓣，肥厚，大小相近或一片稍大，抱合；顶端略平或微凹入，常稍开裂，内有小鳞叶和残茎；质坚实而脆，断面白色，粉性；气微，味苦。见图13-111。

〖品质要求〗以大小均匀、饱满、色白、粉性足者为佳。

〖饮片特征〗同原药材，用时打碎。

〖显微鉴别〗粉末特征：粉末类白色，味苦。

① 淀粉粒单粒多为圆三角形、卵形、圆贝壳形、三角状卵形、长茧形，直径6 ~ 58（74）μm，长约至67μm，脐点裂缝状、点状或人字状，多位于较小端，层纹细密；半复粒稀少，脐点2个；多脐点单粒可见，脐点2 ~ 4个。

② 气孔类圆形或扁圆形，直径40 ~ 48（50）μm，副卫细胞4 ~ 6个。

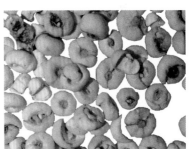

〖理化鉴别〗取粉末2g，加水20mL，置60℃水浴中浸渍10min，立即滤过。取滤液2mL，置试管中用力振摇1min，产生多量蜂窝状泡沫，在10min内不得消失。

〖主要成分〗含贝母素甲、贝母素乙、贝母辛等成分。本品含总生物碱以贝母素乙（$C_{27}H_{43}NO_3$）计，不得少于0.05%。

〖性味功效〗性微寒，味苦、甘；功能：清热润肺，化痰止咳。

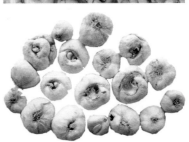

图13-111 平贝母药材图

浙贝母 Zhebeimu

FRITILLARIAE THUNBERGII BULBUS

〖别名〗大贝母、象贝、浙贝、珠贝母、元宝贝。

〖来源〗百合科植物浙贝母 *Fritillaria thunbergii* Miq. 的干燥鳞茎。

〖产地〗主产于浙江。

〖采收加工〗初夏植株枯萎时采挖，洗净，大小分开，大者除去芯芽，习称"大贝"，小者不去芯芽，习称"珠贝"。分别撞擦，除去外皮，拌以煅过的贝壳粉，吸去擦出的浆汁，干燥；或取鳞茎，大小分开，洗净，除去芯芽，趁鲜切成厚片，洗净，干燥，习称"浙贝片"。

〖商品类别〗大贝、珠贝。

〖性状鉴别〗**大贝** 为鳞茎外层的单瓣鳞叶，呈新月形或元宝状，一面凸出，一面凹入，肥厚，高 1～2cm，直径 2～3.5cm。表面类白色或淡黄色，内表面白色或淡棕色，被有白色粉末。质硬而脆，易折断，断面白色至黄白色，富粉性。气微，味微苦。见图 13-112（a）。

珠贝 为完整的鳞茎，呈扁圆形，上下略平，形似算盘珠，故称"珠贝"，高 1～1.5cm，直径 1～2.5cm。表面类白色，外层鳞叶 2 瓣，大小相近，肥厚，略呈肾形，相对抱合，内有小鳞叶 2～3 枚及干缩的残茎。

〖品质要求〗以鳞叶肥厚、质坚实、粉性足、断面色白者为佳。本品含贝母素甲（$C_{27}H_{45}NO_3$）和贝母素乙（$C_{27}H_{43}NO_3$）的总量不得少于 0.080%。

〖饮片特征〗呈椭圆形或类圆球形，直径 1～2cm，边缘表面淡黄色。切面平坦，粉白色。质脆，易折断，断面粉白色，富粉性。见图 13-112（b）。

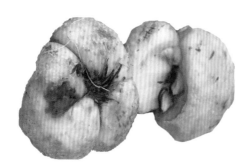
（a）浙贝母药材图

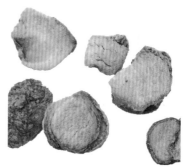
（b）浙贝母饮片图

图 13-112　浙贝母药材及饮片图

〖显微鉴别〗粉末特征：粉末淡黄白色，味微苦。见图 13-113。

① 淀粉粒甚多，单粒卵形、广卵形或椭圆形，直径 6～56μm，层纹不明显。

② 表皮细胞类多角形或长方形，垂周壁连珠状增厚。

③ 气孔少见，副卫细胞 4～5 个。

④ 草酸钙结晶少见，细小，多呈颗粒状，有的呈梭形、方形或细杆状。

⑤ 导管多为螺纹，直径至 18μm。

图 13-113　浙贝母粉末图

1 淀粉粒；2—气孔及表皮细胞；3—导管

〖理化鉴别〗①取粉末，置紫外灯（365nm）下观察，显亮淡绿色荧光。②取横切面，加碘试液 2～3 滴，即显蓝紫色，但边缘一圈仍为类白色。③取本品粉末1g，加70%乙醇20mL，加热回流30min，滤过，滤液蒸干，残渣加1%盐酸溶液溶解，滤过。滤液分为两份：一份加碘化铋钾试液3滴，生成橘红色沉淀；另一份加硅钨酸试液3滴，生成白色絮状沉淀。

【主要成分】主含贝母素甲、贝母素乙等甾醇类生物碱。

【性味功效】寒，苦。清热化痰止咳，解毒散结消痈。

【附注】百合科植物东贝母 *Fritillaria thunbergii* Miq. var. *chekiangensis* Hsiao et K. C. Hsia 的干燥鳞茎。在浙江习作浙贝母用。药材呈卵圆形或长圆形，高1～1.3cm，直径0.7～1cm；表面白色稍带淡黄色，外层鳞叶2瓣，大小悬殊或相近，抱合，顶端钝圆，不裂或微裂；质坚实，断面白色，粉性；气微，味苦。

❖ 三棱 Sanleng ❖

SPARGANII RHIZOMA

【别名】荆三棱。

【来源】黑三棱科植物黑三棱 *Sparganium stoloniferum* Buch.-Ham. 的干燥块茎。

【产地】主产于江苏、河南、山东等地，习称"荆三棱"。

【采收加工】冬、春二季采挖，洗净，削去外皮，晒干。

【性状鉴别】呈圆锥形，略扁，长2～6cm，直径2～4cm。表面黄白色或灰黄色，有刀削痕，须根痕小点状，略呈横向环状排列。体重，入水下沉，质坚实，难折断，横切面黄白色，致密，有不明显的筋脉小点散在。气微，味淡，嚼之微有麻辣感。见图13-114（a）。

【品质要求】以体重、质坚实、去净外皮、表面黄白色者为佳。

【饮片特征】呈类圆形的薄片。外表皮灰棕色。切面灰白色或黄白色，粗糙，有多数明显的细筋脉点。气微，味淡，嚼之微有麻辣感。见图13-114（b）。

【商品规格】一般为统货。

【显微鉴别】横切面：皮层为通气组织，薄壁细胞分枝状，枝端彼此相连，形成大的细胞间隙；内皮层细胞排列紧密。中柱薄壁细胞类圆形，壁略厚，内含淀粉粒，直径2～10μm；维管束外韧型及周木型，散列，导管非木化。皮层及中柱均散有分泌细胞，内含棕红色分泌物。

【理化鉴别】取本品粉末1g，加水15mL浸渍1h，时时振摇，滤过，取滤液滴于滤纸上，晾干，置紫外灯（365nm）下观察，呈淡黄色荧光。

【主要成分】含黄酮类、挥发油、刺芒柄花素、豆甾醇、β-谷甾醇等。

【性味功效】平，辛、苦。破血行气，消积止痛。

【附注】混用品：①同属植物小黑三棱 *Sparganium simplex* Huds. 和细叶黑三棱 *Sparganium stenophyllum* Maxim. 的块茎：性状与正品相似，唯块茎较小，呈扁长卵形。②莎草科植物荆三棱 *Scirpus yagara* Ohwi 的块茎：商品习称"黑三棱"。其块茎呈类球形至倒圆锥形，表面黑褐色或红棕色，有皱纹，顶端有圆形茎痕，全体有多数小点状突起的须根痕；质轻而实，入水漂浮不沉；削去外皮的呈不规则球形，下端尖，表

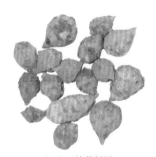

（a）三棱药材图

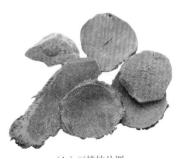

（b）三棱饮片图

图13-114　三棱药材及饮片图

面黄白色。本品淀粉粒极微小，直径不到1μm。③醋三棱：取净三棱片，照醋炙法炒至色变深（每100kg三棱用醋15kg）。本品形如三棱片，切面黄色至黄棕色，偶见焦黄斑，微有醋香气。水分不得超过13.0%（烘干法）；总灰分不得超过5.0%。

泽泻 Zexie

ALISMATIS RHIZOMA

〖别名〗建泽泻、川泽泻、福泽泻、泽且、水泻、闽泻、芒芋。

〖来源〗泽泻科植物泽泻*Alisma orientale*（Sam.）Juzep. 的干燥块茎。

〖产地〗主产于福建（建泽泻）、四川（川泽泻）等地。

〖采收加工〗冬季茎叶开始枯萎时采挖，洗净，除去须根及粗皮，干燥。

〖商品类别〗建泽泻、川泽泻、广西泽泻。

〖性状鉴别〗**建泽泻**　呈类球形、椭圆形或卵圆形，长2～7cm，直径2～6cm。表面黄白色或淡黄棕色，有多条横向凸起的环纹，习称"岗纹"，岗纹之间形成浅沟，全体密布细小突起的点状须根痕。质坚实，断面黄白色，粉性，有多数细孔及散在的筋脉点。气微，味微苦。见图13-115（a）。

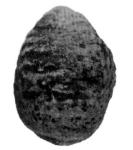

（a）泽泻药材图

川泽泻　形状与建泽泻相似，但个较小；皮较粗糙，岗纹不明显，四周多有数个大小疙瘩状突起；质较轻松，粉性小。

〖品质要求〗以个大、坚实、色黄白、粉性大者为佳。习惯以建泽泻质量为佳。本品药材及饮片含23-乙酰泽泻醇B（$C_{32}H_{50}O_5$）不得少于0.050%；盐泽泻不得少于0.040%。

〖饮片特征〗泽泻片呈圆形厚片，表面黄白色，粉性，有多数细孔，周边黄白色，有须根痕。见图13-115（b）。

〖商品规格〗一般为统货。

〖理化鉴别〗取粉末2g，置三支试管中，分别加乙醇、盐酸水溶液（3→100）、水各10mL，浸渍1h，时时振摇，滤过。分别取滤液1～2滴点于滤纸上，晾干，置紫外灯（365nm）下观察。乙醇液斑点显淡紫蓝色荧光，酸水液斑点显淡蓝绿色，水溶液斑点显淡蓝色荧光。

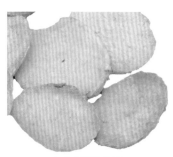

（b）泽泻饮片图

图13-115　泽泻药材及饮片图

〖主要成分〗含四环三萜酮醇衍生物、挥发油、胆碱、卵磷脂等。

〖性味功效〗寒，甘、淡。利水渗湿，泄热，化浊降脂。

莪术 Ezhu

CURCUMAE RHIZOMA

〖别名〗蓬术、文术。

〖来源〗姜科植物蓬莪术*Curcuma phaeocaulis* Val.、广西莪术*Curcuma kwangsiensis* S. G. Lee et C. F. Liang 或温郁金*Curcuma wenyujin* Y. H. Chen et C. Ling 的干燥根茎。后者习称"温莪术"。

〖产地〗蓬莪术主产于四川、福建、广东等地；广西莪术主产于广西；温莪术主产于浙江、四川、江西等地。

〖采收加工〗冬季茎叶枯萎后采挖，洗净，煮或蒸至透心，晒干或低温干燥后除去须根。

【商品类别】蓬莪术、广西莪术、温莪术。

【性状鉴别】 **蓬莪术** 呈卵圆形、长卵形、圆锥形或长纺锤形，顶端多钝尖，基部钝圆，长2～8cm，直径1.5～4cm。表面灰黄色至灰棕色，有凸起的环节及圆形微凹陷的须根痕，有的两侧各有一列下凹的芽痕和类圆形的侧生根茎痕。体重，质坚实，难折断，断面灰褐色至蓝褐色，蜡样，常附有灰棕色粉末，皮部与中柱易分离，内皮层环纹棕褐色。气微香，味微苦而辛。见图13-116（a）。

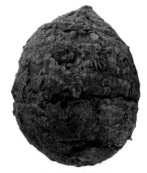

（a）莪术药材图

广西莪术 环节稍凸起。断面黄棕色至棕色，常附有淡黄色粉末。内皮层环纹黄白色。

温莪术 断面黄棕色至棕褐色，常附有淡黄色或黄棕色粉末。气香或微香。

【品质要求】以质坚实、气香浓者为佳。本品含挥发油不得少于1.5%（mL/g）。

【饮片特征】为类圆形或椭圆形薄片，表面黄绿色或棕褐色，有黄白色的环纹及淡黄棕色筋脉点；边缘角质样，有光泽；四周灰黄色或棕黄色。见图13-116（b）。

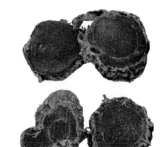

（b）莪术饮片图

图13-116 莪术药材及饮片图

【商品规格】一般为统货。

【主要成分】主含挥发油，油中主要为莪术醇、吉马酮等，其中莪术醇和吉马酮为抗癌有效成分。

【性味功效】温，辛，苦。行气破血，消积止痛。

【附注】莪术油：为莪术（温莪术）经水蒸气蒸馏提取的挥发油。为淡棕色或深棕色的澄清液体；气特异，味微苦而辛。微溶于水，易溶于甲醇、乙醇、丙酮、乙酸乙酯、三氯甲烷、乙醚、苯或石油醚中。相对密度为0.970～0.990，比旋度为+20°～+25°，折射率为1.500～1.510。本品含牻牛儿酮（$C_{15}H_{22}O$）不得少于7.5%；含呋喃二烯（$C_{15}H_{20}O$）不得少于10.0%。本品为抗病毒药及抗癌药。

郁金 Yujin

CURCUMAE RADIX

【别名】黑郁金、黄丝郁金、广郁金、桂郁金、莪苓、绿丝郁金。

【来源】姜科植物温郁金 *Curcuma wenyujin* Y. H. Chen et C. Ling、姜黄 *Curcuma longa* L.、广西莪术 *Curcuma kwangsiensis* S. G. Lee et C. F. Liang 或蓬莪术 *Curcuma phaeocaulis* Val. 的干燥块根。前两者分别习称"温郁金"和"黄丝郁金"，其余按性状不同习称"桂郁金"或"绿丝郁金"。

【产地】主产于浙江、四川、广西等地。

【采收加工】冬季茎叶枯萎后采挖，除去泥沙和细根，蒸或煮至透心，干燥。

【商品类别】温郁金、黄丝郁金、桂郁金、绿丝郁金。

【性状鉴别】 **温郁金** 呈长圆形或卵圆形，稍扁，有的微弯曲，两端渐尖，长3.5～7cm，直径1.2～2.5cm。表面灰褐色或灰棕色，具不规则的纵皱纹，纵纹隆起处色较浅。质坚实，难折断，断面灰棕色，角质样，内皮层环纹明显。气微香，味微苦。

黄丝郁金 呈纺锤形，有的一端细长，长2.5～4.5cm，直径1～1.5cm。表面棕灰色或灰黄色，有细皱纹。断面橙黄色，外周棕黄色至棕红色。气芳香，味辛辣。见图13-117（a）。

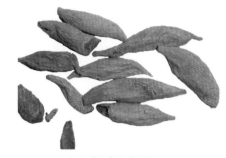
（a）黄丝郁金药材图

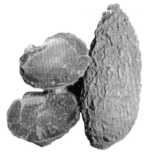
（b）桂郁金药材图

图13-117　黄丝郁金和桂郁金药材图

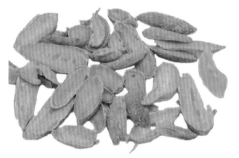
图13-118　桂郁金饮片图

桂郁金　呈长圆锥形或长圆形，大小相差悬殊，长2~6.5cm，直径1~1.8cm。表面具疏浅纵纹或较粗糙网状皱纹。质较脆，易折断，断面浅棕色。气微，味微辛、苦。见图13-117（b）。

绿丝郁金　呈长椭圆形，较粗壮，长1.5~3.5cm，直径1~1.2cm。气微，味淡。

【品质要求】以个大、肥满、外皮皱纹细、断面色黄者为佳。

【饮片特征】不规则薄片，周边浅灰黄色、金黄色、灰褐色或者棕黑色，切面角质样。见图13-118。

【商品规格】均为统货。

【理化鉴别】①黄丝郁金在紫外灯下观察，断面有亮黄色荧光，内皮层呈明显蓝色环。
②取郁金切片加乙醇及浓硫酸各1滴，含姜黄素细胞部分呈明显紫色或紫红色反应。

【主要成分】含挥发油、姜黄素、脱甲氧基姜黄素、姜黄酮等。油中主要成分为姜黄烯、倍半萜烯醇、樟脑、莰烯等。

【性味功效】寒，辛、苦。活血止痛，行气解郁，清心凉血，利胆退黄。

姜黄 Jianghuang

CURCUMAE LONGAE RHIZOMA

【别名】黄姜、姜黄子。

【来源】姜科植物姜黄 *Curcuma longa* L. 的干燥根茎。

【产地】主产于四川、福建、广东等地。

【采收加工】冬季茎叶枯萎时采挖，洗净，煮或蒸至透心，晒干，除去须根。

【性状鉴别】呈不规则卵圆形、圆柱形或纺锤形（称"圆形姜黄"或"蝉肚姜黄"），常弯曲，有的具短叉状分枝（称"指形姜黄"）；长2~5cm，直径1~3cm。表面深黄色，粗糙，有皱缩纹理和明显环节，并有圆形分枝痕及须根痕。质坚实，不易折断，断面棕黄色至金黄色，角质样，有蜡样光泽，内皮层环纹明显，维管束（筋脉点）呈点状散在。气香特异，味苦、辛。见图13-119（a）。

【品质要求】以条粗、质坚实、断面棕黄色、气味浓者为佳。本品含挥发油，药材不得少于7.0%（mL/g），饮片不得少于5.0%（mL/g）。含姜黄素（$C_{21}H_{20}O_6$），药材不得少于1.0%，饮片不得少于0.90%。

【饮片特征】为不规则厚片，表面淡黄白色或灰白色，可见一棕色形成层环，皮部散在多数棕黄色油点；周边黑褐色或灰黄色；气芳香。见图13-119（b）。

【商品规格】一般为统货。

【理化鉴别】取粉末少许，置滤纸上，滴加乙醇和乙醚各1滴，干后除去粉末，滤纸染成黄色，加硼酸饱和溶液1滴，渐变为橙红色，再加氨试液1滴，即变成蓝黑色，后渐变为褐色，久置又变为橙红色。

【主要成分】主含挥发油。油中主要成分有龙脑、姜黄烯、姜黄素等。

【性味功效】温，辛、苦。破血行气，通经止痛。

【附注】片姜黄　为同属植物温郁金 *Curcuma wenyujin* Y. H. Chen et C. Ling 的根茎，经切片后晒干而成。药材为纵切的薄片，厚0.1～0.4cm；外皮灰黄色，粗糙皱缩，有时可见环节及须根痕；切面黄白色至棕黄色，有一圈环纹及多数筋脉小点；质坚脆，断面灰白色至棕黄色；气香特异，味微苦而辛凉。本品含挥发油不得少于1.0%（mL/g）。性味、功效同姜黄。

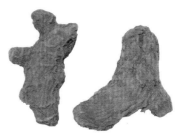

（a）姜黄药材图

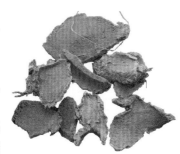

（b）姜黄饮片图

图13-119　姜黄药材及饮片图

❧ 高良姜 Gaoliangjiang ❧

ALPINIAE OFFICINARUM RHIZOMA

【别名】良姜、小良姜、蛮姜、海良姜。

【来源】姜科植物高良姜 *Alpinia officinarum* Hance 的干燥根茎。

【产地】主产于广东、海南、广西等地。

【采收加工】夏末秋初采挖，除去残留的鳞叶及须根，洗净，切段，晒干。

【性状鉴别】呈圆柱形，多弯曲，有分枝，长5～9cm，直径1～1.5cm。表面棕红色至暗褐色，有细密的纵皱纹及灰棕色的波状环节，节间长0.2～1cm，下面有圆形的根痕。质坚实，不易折断，断面灰棕色或红棕色，纤维性，中柱约占1/3。气香，味辛辣。见图13-120（a）。

【品质要求】以分枝少、色棕红、气味浓者为佳。本品含高良姜素（$C_{15}H_{10}O_5$）不得少于0.70%。

【饮片特征】多斜切厚片，表面棕红色至暗褐色，可见波状环节。质坚实，切面灰棕色或红棕色，纤维性，中柱约占1/3。气香，味辛辣。见图13-120（b）。

【商品规格】一般为统货。

【理化鉴别】①取粉末1g，加乙醚10mL，浸渍15min，时时振摇，滤液挥干后，得芳香辛辣的黄色油状物，加浓硫酸1滴与香草醛结晶1粒，即显紫红色。

②取粗粉0.2g，加乙醇5mL，浸泡半小时，过滤。取滤液2mL于试管中，加锌粉少量，沿管壁加盐酸0.5mL，置水浴上加热半分钟，显紫红色。

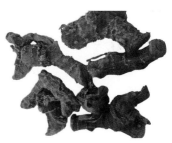

（a）高良姜药材图

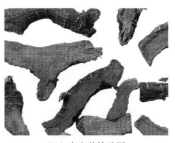

（b）高良姜饮片图

图13-120　高良姜药材及饮片图

【主要成分】含黄酮类成分及挥发油等。

【性味功效】热，辛。温胃止呕，散寒止痛。

【附注】伪品：为同属植物大高良姜*Alpinia galanga* Willd.的根茎。其根茎直径1.5～3cm；表面淡棕红色，环节较稀疏，断面淡棕色；气味较淡。其挥发油含量低，不可作药用。

射干Shegan

BELAMCANDAE RHIZOMA

【别名】寸干、草姜。

【来源】鸢尾科植物射干*Belamcanda chinensis*（L.）DC.的干燥根茎。

【产地】主产于河南、湖北等地。

【采收加工】春初刚发芽或秋末茎叶枯萎时采挖，除去须根及泥沙，干燥。

【性状鉴别】呈不规则结节状，长3～10cm，直径1～2cm。表面黄褐色、棕褐色或黑褐色，皱缩，有较密的环纹，上面有数个圆盘状凹陷的茎痕，偶有茎基残存；下面有残留的细根及根痕。质硬，难折断，断面黄色，颗粒性。气微，味苦、微辛。射干水泡液呈黄绿色或绿茶色。见图13-121（a）。

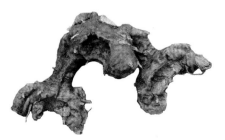

（a）射干药材图

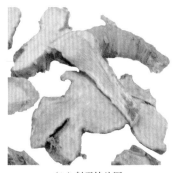

（b）射干饮片图

图13-121 射干药材及饮片图

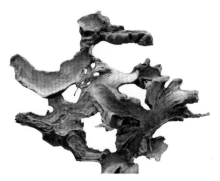

图13-122 川射干饮片图

【品质要求】以粗壮、无须根、质硬、断面色黄者为佳。本品含次野鸢尾黄素（$C_{20}H_{18}O_8$）不得少于0.10%。

【饮片特征】为类圆形、长圆形或不规则分枝状薄片，直径1～2cm，长至5cm，厚0.1～0.15cm。切面黄色或淡黄色，颗粒性。周边黄褐、棕褐或黑褐色，皱缩，具环纹，偶见突起的圆点状根痕。质硬脆，易折断。气微，味苦、微辛。见图13-121（b）。

【商品规格】一般为统货。

【显微鉴别】横切面：表皮有时残存，细胞内外壁均增厚，角质化。木栓细胞多列。皮层稀有叶迹维管束，内皮层不明显。中柱维管束为周木型及外韧型，靠外侧排列较紧密。薄壁组织中含草酸钙柱晶，长49～240（～315）μm，直径约至49μm，并含有淀粉粒及油滴。

【理化鉴别】取粉末2g，加甲醇14mL，水浴上回流10min，趁热过滤，取滤液1mL，加少量锌粉及盐酸4～5滴，加热3min，溶液呈橙红色或棕红色。

【主要成分】含异黄酮类成分。

【性味功效】寒，苦。清热解毒，祛痰，利咽。

【附注】川射干：同科植物鸢尾*Iris tectorum* Maxim.的干燥根茎。呈不规则条状或圆锥形；表面灰黄褐色或棕色，有纵沟及环纹，可见须根残基及圆点状须根痕；质松脆，易折断，断面黄白色或黄棕色；气微，味甘、苦。本品含射干苷（$C_{22}H_{22}O_{11}$）不得少于3.6%。见图13-122。

银柴胡 Yinchaihu

STELLARIAE RADIX

【别名】银胡、银夏柴胡。

【来源】石竹科植物银柴胡 *Stellaria dichotoma* L. var. *lanceolata* Bge. 的干燥根。

【产地】主产于宁夏、甘肃等地。

【采收加工】春、夏间植株萌发或秋后茎叶枯萎时采挖；栽培品于种植后第三年9月中旬或第四年4月中旬采挖，除去残茎、须根及泥沙，晒干。

【商品类别】野生品、栽培品。

【性状鉴别】**野生品** 类圆柱形，偶有分枝；根头部略膨大，有多数密集呈疣状突起的芽苞、茎或根茎的残基，习称"珍珠盘"或"狮子头"；长15～40cm，直径0.5～2.5cm。表面浅棕黄色至浅棕色，有扭曲的纵皱纹、支根痕及孔穴状或盘状小凹坑（习称"砂眼"）。质硬而脆，易折断；断面不平坦，较疏松，有裂隙，皮部甚薄，木部有黄白相间的放射状纹理。气微，味甘。

栽培品 有分枝，下部多扭曲，根头部有多数疣状突起；直径0.6～1.2cm。表面浅棕黄色或浅黄棕色，纵皱纹细腻明显，细支根痕多呈点状凹陷，几无砂眼。折断面质地较紧密，几无裂隙，略显粉性，木部放射状纹理不甚明显。味微甘。见图13-123（a）。

【品质要求】以根长均匀、外皮淡棕黄色、断面黄白色者为佳。

【饮片特征】斜切片或段，表面黄棕色而发灰，略有扭曲的纵纹；切面粗糙，显粉性，有裂隙，中央稍偏处有黄白相间的菊花心。见图13-123（b）。

【商品规格】一般为统货。

【显微鉴别】本品横切面：木栓细胞数列至10余列。栓内层较窄。韧皮部筛管群明显。形成层成环。木质部发达。射线宽至10余列细胞。薄壁细胞含草酸钙砂晶，以射线细胞中为多见。

【理化鉴别】①取本品粉末1g，加无水乙醇10mL，浸渍15min，滤过。取滤液2mL，置紫外灯（365nm）下观察，显亮蓝微紫色的荧光。②取本品粉末0.1g，加甲醇25mL，超声处理10min，滤过，滤液置50mL量瓶中，加甲醇至刻度。按照紫外-可见分光光度法测定，在270nm波长处有最大吸收。

【主要成分】含呋喃酸、6,8-双-*C*-半乳糖基芹黄素、汉黄芩素、6-*C*-半乳糖基异野黄芩素、挥发性皂苷。银柴胡环肽、豆甾醇类、菠菜甾醇类等。

【性味功效】微寒，甘。清虚热，除疳热。

【附注】个别地区用同科多种植物的根伪充银柴胡药用，名"山银柴胡"。主要有：①灯心蚤缀 *Arenaria juncea* Bieb.：产于东北、内蒙古等地。根头部有茎残基，主根上部有多数密集的细环纹，薄壁细胞含草酸钙簇晶及少量砂晶。②旱麦瓶草 *Silene jenisseensis* Will.：产于河北、山东等地。根头顶端有少数细小疣状突起，薄壁细胞含大量草酸钙簇晶。③霞草（又名丝石竹）*Gypsophila oldhamiana* Miq.：产于甘肃、山西等地。根横切面有异常构造，具同心性异型维管束环层；薄壁细胞含草酸钙簇晶及砂晶。

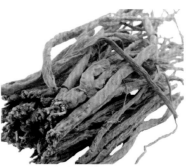

（a）银柴胡药材图

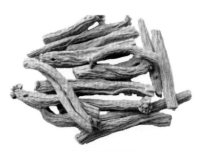

（b）银柴胡饮片图

图13-123 银柴胡药材及饮片图

<h1 style="text-align:center">太子参 Taizishen</h1>

<h2 style="text-align:center">PSEUDOSTELLARIAE RADIX</h2>

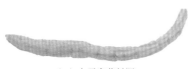

（a）太子参药材图

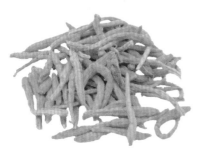

（b）太子参饮片图

图13-124　太子参药材及饮片图

【别名】孩儿参。

【来源】石竹科植物孩儿参 *Pseudostellaria heterophylla*（Miq.）Pax ex Pax et Hoffm. 的干燥块根。

【产地】主产于江苏、山东、安徽等地。

【采收加工】夏季茎叶大部分枯萎时采挖，洗净，除去须根，置沸水中略烫后晒干或直接晒干。

【性状鉴别】呈细长纺锤形或细长条形，稍弯曲；长3～10cm，直径0.2～0.6cm。表面黄白色，较光滑，微有纵皱纹，凹陷处有须根痕，顶端有茎痕。质硬脆，易折断，断面平坦；烫后干燥者淡黄白色，角质样；直接晒干者类白色，显粉性。气微，味微甘。见图13-124（a）。

【品质要求】以条粗、色黄白、无须根者为佳。本品含太子参环肽B（$C_{40}H_{58}O_8N_8$）不得少于0.020%。

【饮片特征】同药材。见图13-124（b）。

【商品规格】按大小不同分多个等级。

【显微鉴别】横切面：木栓层为2～4列类方形细胞。栓内层薄，多切向延长。韧皮部较窄，射线宽广。形成层成环。木质部占根的大部分，导管稀疏，径向放射状排列；初生木质部3～4原型。薄壁细胞有淀粉粒和草酸钙簇晶。

【理化鉴别】①取新折断面置紫外灯（365nm）下观察，显淡蓝色荧光。②取粉末1g，置两支具塞试管中，一管加盐酸溶液（3→100）10mL，另一管加水10mL，浸渍1h，时时振摇，滤过。取滤液滴于滤纸上，晾干，置紫外灯（365nm）下观察，盐酸液显蓝白色荧光，水浸液显灰蓝色荧光。

【主要成分】含皂苷、太子参环肽、多种氨基酸、棕榈酸、亚油酸、三棕榈酸甘油酯、甾醇类化合物、胡萝卜苷、果糖、蔗糖、麦芽糖、甘露糖等。

【性味功效】平，甘，微苦。益气健脾，生津润肺。

【附注】伪品：禾本科植物淡竹叶 *Lophatherum gracile* Brongn 的干燥块根、石竹科植物石生蝇子草 *Silene tatarinowii* Regel 的干燥根、百合科植物宝铎草 *Disporum sessile*（Thunb.）D. Dor. 的根、石竹科植物云南繁缕 *Stellaria yunnanensis* Franch 的根、百部科植物直立百部 *Stemona sessilifolia*（Miq.）Franch. et Sav. 和蔓生百部 *Stemona japonica*（Bl.）Miq. 的干燥小块根、石竹科植物女娄菜的干燥块根、幼小川麦冬的纺锤形块根等。太子参区别于伪品的一个典型特征为：断面平坦，白色，粉性。在阳光下或在放大镜下观察其断面，有三条灰色筋脉纹从中心射线状到达皮部，两条筋脉纹线之间形成120°夹角，将断面均匀地分为三个三角区。所有伪品均无此特征。

<h1 style="text-align:center">天花粉 Tianhuafen</h1>

<h2 style="text-align:center">TRICHOSANTHIS RADIX</h2>

【别名】花粉、瓜蒌根、栝蒌根。

【来源】葫芦科植物栝楼 *Trichosanthes kirilowii* Maxim. 或双边栝楼 *Trichosanthes rosthornii* Harms 的干燥根。

【产地】前者主产于河南、山东等地；后者主产于四川、湖南等地。

【采收加工】秋、冬二季采挖，洗净，除去外皮，切段或纵剖成瓣，干燥。

【性状鉴别】呈不规则圆柱形、纺锤形或瓣块状，长8～16cm，直径1.5～5.5cm。表面黄白色或淡棕黄色，有纵皱纹、细根痕及略凹陷的横长皮孔，有的有黄棕色外皮残留。质坚实，断面白色或淡黄色，富粉性，横切面可见黄色木部，点状小孔明显，略呈放射状排列，纵切面可见黄色条状筋脉纹。气微，味微苦。见图13-125（a）。

【品质要求】以色白、质坚实、粉性足者为佳。

【饮片特征】圆形或椭圆形，外皮黄白色，未去净粗皮的显棕色斑痕，质地坚实，切面白色富粉性，呈现淡黄色筋脉点，略微放射状排列。见图13-125（b）。

【商品规格】商品常分3等。

【显微鉴别】粉末特征：类白色，甘、微苦。见图13-126。

① 淀粉粒甚多，单粒类球形、半圆形或盔帽形，直径6～48μm，脐点点状、短缝状或人字状，层纹隐约可见；复粒由2～14分粒组成，常由一个大的分粒与几个小分粒复合。

② 具缘纹孔导管大，多破碎，有的具缘纹孔呈六角形或方形，排列紧密。

③ 石细胞黄绿色，长方形、椭圆形、类方形、多角形或纺锤形，直径27～72μm，壁较厚，纹孔细密。

【理化鉴别】取本品细粉0.5g，加生理盐水5mL，加三氯醋酸溶液5mL，微热，放冷，生成白色沉淀。取白色沉淀，加3%氢氧化钠溶液2mL使溶解，加20%硫酸铜溶液1～2滴，产生蓝色沉淀。

【主要成分】含淀粉粒、皂苷、天花粉蛋白及多种氨基酸。天花粉蛋白制成针剂，用于中期妊娠引产，治疗恶性葡萄胎和绒癌有效。

【性味功效】微寒，甘、微苦。清热泻火，生津止渴，消肿排脓。

【附注】天花粉的伪品较多，常见的有南方栝楼、长萼栝楼、湖北栝楼、王瓜块根、木鳖块根等，应注意鉴别。

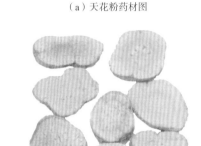

（a）天花粉药材图

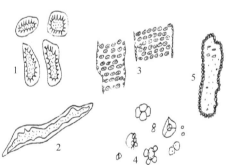

（b）天花粉饮片图

图13-125　天花粉药材及饮片图

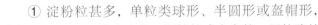

图13-126　天花粉粉末图

1—石细胞；2—木纤维；3—导管；
4—淀粉粒；5—木薄壁细胞

🐟威灵仙Weilingxian🐟

CLEMATIDIS RADIX ET RHIZOMA

【别名】铁脚威灵仙、灵仙。

【来源】毛茛科植物威灵仙 *Clematis chinensis* Osbeck、棉团铁线莲 *Clematis hexapetala* Pall.

或东北铁线莲*Clematis manshurica* Rupr. 的干燥根和根茎。

【产地】威灵仙主产于江苏、浙江、江西、安徽等长江以南各省；棉团铁线莲主产于东北及山东省；东北铁线莲主产于东北地区。

【采收加工】秋季采挖，除去泥沙，晒干。

【商品类别】铁灵仙、粉灵仙。

【性状鉴别】**威灵仙**　根茎呈柱状，长1.5～10cm，直径0.3～1.5cm；表面淡棕黄色；质较坚韧，断面纤维性，上端残留茎基，下侧着生多数细根。根呈细长圆柱形，稍弯曲，长7～15cm，直径0.1～0.3cm；表面黑褐色，有细纵纹，有的皮部脱落，露出黄白色木部。质硬脆，易折断；断面皮部较宽广，木部淡黄色，略呈方形，皮部与木部间常有裂隙。气微，味淡。见图13-127（a）。

棉团铁线莲　根茎呈短柱状，长1～4cm，直径0.5～1cm。根直径0.1～0.2cm；表面棕褐色至棕黑色；断面木部圆形。味咸。见图13-127（b）。

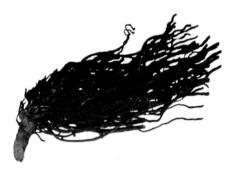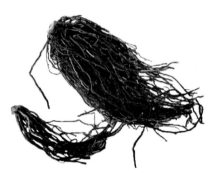

（a）威灵仙药材图　　　　　　　　　　　　　（b）棉团铁线莲药材图

图13-127　威灵仙及棉团铁线莲药材图

东北铁线莲　根茎呈柱状，长1～11cm，直径0.5～2.5cm。根较密集，直径0.1～0.4cm；表面棕黑色，断面木部近圆形。味辛辣。见图13-128（a）。

【品质要求】以根粗长、色黑或棕黑色、无残茎者为佳。本品含齐墩果酸（$C_{30}H_{48}O_3$）和常春藤皂苷元（$C_{30}H_{48}O_4$）各不得低于0.30%。

【饮片特征】呈条形小段或不规则厚片，切面灰黄色，有空隙，中心黄白色，略呈方形，周边棕褐色或棕黑色。见图13-128（b）。

【商品规格】一般为统货。

【理化鉴别】①将本品粉末的甲醇提取液放入试管内，蒸去甲醇，加入醋酐1mL使溶解，沿管壁滴加浓硫酸，两液交界面处呈现红色环，最后变成蓝色。

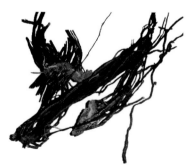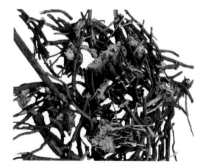

（a）东北铁线莲药材图　　　　　　　　　　　（b）威灵仙饮片图

图13-128　东北铁线莲药材图及威灵仙饮片图

② 取粉末的水提取液（1 : 10），在试管中用力振摇后产生持久性泡沫。另分别取提取液各1mL放入两支试管中，一管加入5%氢氧化钠液2mL，另一管加入5%盐酸液2mL，振摇后两管持续存在的泡沫高度相等。

【主要成分】含多种三萜类皂苷，为齐墩果酸或常春藤皂苷元的衍生物；尚含原白头翁素（约0.25%），遇热或放置易聚合为白头翁素。

【性味功效】温，辛、咸。祛风湿，通经络。

【附注】混用品：①同属植物柱果铁线莲 *Clematis uncinata* Champ.、铁皮威灵仙（山木通）*Clematis finettana* Levi. et Vant. 等的根和根茎。前者主产于四川、贵州等地，根表面淡棕色，断面角质样，韧皮部有纤维束；后者主产于华南及华东，根较粗，外皮黑褐色，断面木心较大，木质部多为四原或六原型，韧皮纤维束8～12个。②百合科植物短梗菝葜 *Smilax scobinicaulis* C. H. Wright 或华东菝葜 *Smilax sieboldii* Miq. 的根和根茎，别名"铁丝威灵仙"。前者主产于山西、陕西等地，根茎呈不规则块状，表面具小针状刺，下侧着生多数细长的根，根表面灰褐色或灰棕色，具小钩状刺，质韧，不易折断，有弹性，断面无木心，有微细的导管小孔，气微，味淡；后者主产于山东，性状与上种相似，但表面黑褐色，刺较少。

❀ 延胡索 Yanhusuo ❀

RHIZOMA CORYDALIS

【别名】元胡、玄胡。

【来源】罂粟科植物延胡索 *Corydalis yanhusuo* W. T. Wang 的干燥块茎。

【产地】主产于浙江东阳、磐安、永康等地，为浙江道地药材。

【采收加工】栽培品于5～6月植株枯萎时采挖块茎，除去地上部分及须根，搓掉浮皮，洗净，入沸水煮3～6min，至块茎内部恰无白心时，捞起晒干或烘干。野生品一般在花期或花后期采挖，但药材质量较差。商品药材主要为栽培品。

【商品类别】栽培品、野生品。

【性状鉴别】不规则扁球形，直径0.5～1.5cm，表面黄色或黄褐色，有不规则网状纹，顶端有略凹陷的茎痕，底部常有疙瘩状凸起；质地硬而脆，断面黄色，角质样，有蜡样光泽；气微味苦。见图13-129（a）。

【品质要求】以饱满、质坚、色黄、断面黄亮者为佳。

【饮片特征】呈不规则的扁球形或类圆形厚片，直径0.5～1.5cm，片厚0.2～0.4cm。表面黄色或黄褐色，有的可见不规则网状皱纹。顶端片有略凹陷的茎痕，底部片常有疙瘩状突起。质硬而脆，断面黄色，角质样，有蜡样光泽。气微，味苦。见图13-129（b）。

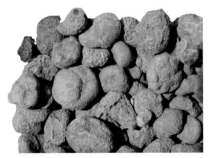

（a）延胡索药材图

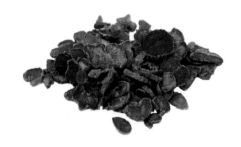

（b）延胡索饮片图

图13-129　延胡索药材及饮片图

【商品规格】一般按大小分两个等级。

【显微鉴别】粉末特征：绿黄色，气微，味苦。

糊化淀粉粒团块淡黄色或近无色。下皮厚壁细胞绿黄色，细胞多角形、类方形或长条形，壁稍弯曲，木化，有的成连珠状增厚，纹孔细密。螺纹导管直径16～32μm。

【理化鉴别】①药材切面或粉末置紫外灯下观察，均有亮黄色荧光。②取本品粉末0.2g，加稀盐酸5mL，于水浴上加热5min，振摇，滤过。取滤液1mL，加碘化铋钾试液1～2滴，呈红棕色；另取滤液1mL，加碘化汞钾试液1～2滴，呈淡黄色沉淀。

【主要成分】主要含有D-紫堇碱、DL-四氢巴马亭、L-四氢黄连碱等成分。

【性味功效】温、辛、苦。活血，利气，止痛。

【附注】伪品：①零余子，为薯蓣科植物山药藤上的珠芽。加工后的断面可见细小的纤维点，无茎痕孔，切面不光滑，黑褐色，味不苦。

② 商品中有时也见用雷丸、夏天无、齿瓣延胡索、东北延胡索充当延胡索使用，应注意鉴别。

本章其他药材

品名	来源	产地	性味	功效
南沙参	桔梗科植物轮叶沙参 Adenophora tetraphylla（Thunb.）Fisch. 或沙参 Adenophora stricta Miq. 的干燥根	安徽、浙江、江苏等	微寒，甘	养阴清肺，益胃生津，化痰，益气
明党参	伞形科植物明党参 Changium smyrnioides Wolff 的干燥根	江苏、安徽、浙江等	微寒，甘、微苦	润肺化痰，养阴和胃、平肝、解毒
地榆	蔷薇科植物地榆 Sanguisorba officinalis L. 或长叶地榆 Sanguisorba officinalis L. var.longifolia（Bertol.）Yu et Li 的干燥根	前者主产于东北、内蒙古等；后者主产于安徽、浙江等	微寒，苦、酸、涩	凉血止血，解毒敛疮
远志	远志科植物远志 Polygala tenuifolia Willd. 或卵叶远志 Polygala sibirica L. 的干燥根	山西、陕西、吉林、河南等	温，苦、辛	安神益智，祛痰，消肿
白蔹	葡萄科植物白蔹 Ampelopsis japonica（Thunb.）Makino 的干燥块根	河南、安徽等	微寒，苦	清热解毒，消痈散结，敛疮生肌
紫草	紫草科植物新疆紫草 Arnebia euchroma（Royle）Johnst. 或内蒙紫草 Arnebia guttata Bunge. 的干燥根	前者主产于新疆；后者主产于内蒙古	寒，甘、咸	清热凉血，活血解毒，透疹消斑
胡黄连	玄参科植物胡黄连 Picrorhiza scrophulariiflora Pennell 的干燥根茎	西藏、云南及四川	寒，苦	退虚热，除疳热，清湿热
麻黄根	麻黄科植物草麻黄 Ephedra sinica Stapf 或中麻黄 Ephedra intermedia Schrenk et C. A. Mey. 的干燥根和根茎	内蒙古、辽宁、江西、河北、陕西、甘肃等	平，甘、涩	固表止汗
芦根	禾本科植物芦苇 Phragmites communis Trin. 的新鲜或干燥根茎	全国各地	寒，甘	清热泻火，生津止渴，除烦，止呕，利尿
香附	莎草科植物莎草 Cyperus rotundus L. 的干燥根茎	山东、浙江等	平，辛、微苦、微甘	疏肝解郁，理气宽中，调经止痛
仙茅	石蒜科植物仙茅 Curculigo orchioides Gaertn. 的干燥根茎	江苏、浙江、福建等	热，辛；有毒	补肾阳，强筋骨，祛寒湿
干姜	姜科植物姜 Zingiber officinale Rosc. 的干燥根茎	四川、贵州等	热，辛	温中散寒，回阳通脉，温肺化饮
土贝母	葫芦科植物土贝母 Bolbostemma paniculatum（Maxim.）Franquet 的干燥块茎	河南、陕西等	微寒，苦	解毒，散结，消肿

品名	来源	产地	性味	功效
百合	百合科植物卷丹 *Lilium lancifolium* Thunb.、百合 *Lilium brownii* F. E. Brown var. *viridulum* Baker 或细叶百合 *Lilium pumilum* DC.的干燥肉质鳞叶	湖南、四川、河南、江苏、浙江	寒，甘	养阴润肺，清心安神
大蒜	百合科植物大蒜 *Allium sativum* L.的鳞茎	全国各地	温，辛	解毒消肿，杀虫，止痢
薤白	百合科植物小根蒜 *Allium macrostemon* Bge. 或薤 *Allium chinense* G. Don 的干燥鳞茎	东北、河北、山东、江苏、湖北等	温，辛、苦	通阳散结，行气导滞
白茅根	禾本科植物白茅 *Imperata cylindrica* Beauv. var. *major*（Nees）C. E. Hubb.的干燥根茎	辽宁、河北、山西、山东等	寒，甘	凉血止血，清热利尿
山奈	姜科植物山奈 *Kaempferia galanga* L.的干燥根茎	广东、广西、云南等	温，辛	行气温中，消食，止痛
芡实	睡莲科植物芡 *Euryale feror* Salisb.的干燥成熟种仁	从黑龙江至云南、广东等	平，甘、涩	益肾固精，补脾止泻，除湿止带
山豆根	豆科植物越南槐 *Sophora tonkinensis* Gagnep.的干燥根及根茎	广西、广东	寒，苦；有毒	清热解毒，消肿利咽
北豆根	防己科植物蝙蝠葛 *Menispermum dauricum* DC.的干燥根茎	东北、河北、山东等	寒，苦；有小毒	清热解毒，祛风止痛
粉萆薢	薯蓣科植物粉背薯蓣 *Dioscorea hypoglauca* Palibin 的干燥根茎	浙江、安徽、江西、湖南等	平，苦	利湿去浊，祛风除痹
绵萆薢	薯蓣科植物绵萆薢 *Dioscorea spongiosa* J. Q. Xi, M. Mizuno et W. L. Zhao 或福州薯蓣 *Dioscorea futschauensis* Uline ex R. Kunth 的干燥根茎	浙江、福建、江西、湖南等	平，苦	利湿去浊，祛风除痹
两头尖	毛茛科植物多被银莲花 *Anemone raddeana* Regel 的干燥根茎	吉林、山东、辽宁、黑龙江等	热，辛；有毒	祛风湿，消痈肿
两面针	芸香科植物两面针 *Zanthoxylum nitidum*（Roxb.）DC.的干燥根	广东、广西、福建、湖南、云南、台湾等	平，苦、辛；有小毒	活血化瘀，行气止痛，祛风通络，解毒消肿
朱砂根	紫金牛科植物朱砂根 *Ardisia crenata* Sims 的干燥根	西藏东南至台湾、湖北至海南岛等	平，微苦、辛	解毒消肿，活血止痛，祛风除湿
千年健	天南星科植物千年健 *Homalomena occulta*（Lour.）Schott. 的干燥根茎	广西、云南等	温，苦、辛	祛风湿，壮筋骨
红景天	景天科植物大花红景天 *Rhodiola crenulata*（Hook. f. et Thoms.）H. Ohba 的干燥根及根茎	西藏、四川、云南等	平，甘、苦	益气活血，通脉平喘
竹节参	五加科植物竹节参 *Panar japonicus* C. A. Mey.的干燥根茎	云南、四川、贵州等	温，甘、微苦	散瘀止血，消肿止痛，祛痰止咳，补虚强壮
华山参	茄科植物漏斗泡囊草（华山参）*Physochlaina infundibularis* Kuang 的干燥根	陕西、山西、河南等	热，甘、微苦；有毒	止咳平喘，安神镇惊
虎杖	蓼科植物虎杖 *Polygonum cuspidatum* Sieb. et Zucc.的干燥根茎及根	江苏、浙江等	微寒，微苦	利湿退黄，清热解毒，散瘀止痛，止咳化痰
金果榄	防己科植物青牛胆 *Tinospora sagittata*（Oliv.）Gagnep. 或金果榄 *Tinospora capillipes* Gagnep.的干燥块根	广西、湖南、湖北、四川、贵州等	寒，苦	清热解毒，利咽，止痛
金荞麦	蓼科植物金荞麦 *Fagopyrum dibotrys*（D. Don）Hara 的干燥根茎	江苏、浙江等	凉，微辛、涩	清热解毒，排脓祛瘀
骨碎补	水龙骨科植物槲蕨 *Drynaria fortunei*（Kunze）J. Sm.的干燥根茎	湖北、浙江等	温，苦	疗伤止痛，补肾强骨。外用清风祛斑

品名	来源	产地	性味	功效
拳参	蓼科植物拳参 *Polygonum bistorta* L. 的干燥根茎	华北、西北、山东等	微寒，苦、涩	清热解毒，消肿，止血
夏天无	罂粟科植物伏生紫堇 *Corydalis decumbens*（Thunb.）Pers. 的干燥块茎	江西、江苏等	温，苦、微辛	活血止痛，舒筋活络，祛风除湿
天葵子	毛茛科植物天葵 *Semiaquilegia adoxoides*（DC.）Makino 的干燥块根	江苏、湖南、湖北等	寒，甘、苦	清热解毒，消肿散结
珠子参	五加科植物珠子参 *Panax japonicus* C. A. Mey. var. *major*（Burk.）C. Y. Wu et K. M. Feng 或羽叶三七 *Panax japonicus* C. A. Mey. var. *bipinnatifidus*（Seem.）C. Y. Wu et K. M. Feng 的干燥根茎	云南、甘肃、陕西、四川、西藏等	苦、甘，微寒	补肺养阴，祛瘀止痛，止血
藏菖蒲	天南星科植物菖蒲 *Acorus calamus* L. 的干燥根茎	全国各省区均产	温，苦、辛	温胃，消炎止痛
穿山龙	薯蓣植物穿龙薯蓣 *Dioscorea nipponica* Makino 的干燥根茎	东北三省、山东、浙江、河北、山西等	温，甘、苦	祛风除湿，舒筋通络，活血止痛，止咳平喘
猫爪草	毛茛科植物小毛茛 *Ranunculus ternatus* Thunb. 的干燥块根	河南、浙江、江苏等	温，甘、辛	化痰散结，解毒消肿
甘遂	大戟科植物甘遂 *Euphorbia kansui* T. N. Liou ex T. P. Wang 的干燥块根	陕西、河南等	寒，苦；有毒	泻水逐饮，消肿散结
狼毒	大戟科植物月腺大戟 *Euphorbia ebracteolata* Hayata 或狼毒大戟 *Euphorbia fischeriana* Steud. 的干燥根	前者主产于河南、甘肃、山东等；后者主产于东北、河北、山西等	平，辛，有毒	散结，杀虫
商陆	商陆科植物商陆 *Phytolacca acinosa* Roxb. 或垂序商陆 *Phytolacca americana* L. 的干燥根	商陆主产于河南、湖北等；后者主产于山东、浙江等	寒，苦；有毒	逐水消肿，通利二便
漏芦	菊科植物祁州漏芦 *Rhaponticum uniflorum*（L.）DC. 的干燥根	河北、辽宁、山西等	寒，苦	清热解毒，消痈，下乳，舒筋通脉
禹州漏芦	菊科植物蓝刺头 *Echinops latifolius* Tausch 或华东蓝刺头 *Echinops grijisii* Hance 的干燥根	江苏、浙江、江西、内蒙古等	寒，苦	清热解毒，消痈，下乳，舒筋通脉
京大戟	大戟科植物大戟 *Euphorbia pekinensis* Rupr. 的根	江苏、河北、山西、甘肃、山东、浙江、广西、四川等	寒，苦；有毒	泻水逐饮，消肿散结
红大戟	茜草科植物红大戟 *Knoxia valerianoides* Thorel et Pitard 的干燥块根	福建、广东等	寒，苦；有小毒	泻水逐饮，消肿散结
常山	虎耳草科植物常山 *Dichroa febrifuga* Lour. 的干燥根	四川、贵州、湖南、湖北等	寒，苦、辛，有毒	涌吐痰涎，截疟
伊贝母	百合科植物新疆贝母 *Fritillaria walujewii* Regel 或伊犁贝母 *Fritillaria pallidiflora* Schrenk 的干燥鳞茎	新疆	微寒，苦、甘	清热润肺，化痰止咳
湖北贝母	百合科植物湖北贝母 *Fritillaria hupehensis* Hsiao et K. C. Hsia 的干燥鳞茎	湖北	凉，微苦	清热化痰，止咳，散结

中药传统鉴定技术

第十四章
全草类中药

　　全草类药材通常是指可供药用的草本植物的全株或其地上部分。包括带根或根茎的全株，如车前草；地上部分的茎叶，如薄荷；带花或果实的地上部分，如香薷；也有少数为草本植物的草质茎，如麻黄等。

　　全草类药材通常是多器官的，且茎叶大多皱缩或破碎，因此在鉴定时，多需湿润后展开观察。

　　全草类药材品质要求要身干、完整、无杂草或其他非药用部分，无泥沙、无霉变者为合格。质量多以苗壮、成熟而不枯老、叶茂、整齐、少碎断、色泽和气味正常者为佳。

　　全草类药材多为小草本植物，又多有不同气味，易走味变色，一般不宜暴晒久晒。贮藏时，应藏于阴凉干燥处，注意防潮、防霉烂、防变色及气味走失。一般不宜久存。

❧ 麻黄 Mahuang ❧
EPHEDRAE HERBA

【别名】龙沙、卑相。

【来源】麻黄科植物草麻黄 *Ephedra sinica* Stapf、中麻黄 *Ephedra intermedia* Schrenk et C. A. Mey. 或木贼麻黄 *Ephedra equisetina* Bge. 的干燥草质茎。

【产地】草麻黄：主产于河北、山西、新疆、内蒙古等省区；中麻黄：主产于甘肃、青海、内蒙古、新疆等省区。木贼麻黄：主产于河北、山西、甘肃、陕西等省。

【采收加工】秋季采割绿色的草质茎，晒干。

【商品类别】草麻黄、中麻黄、木贼麻黄。

【性状鉴别】**草麻黄**　呈细长圆柱形，少分枝，直径1～2mm。有的带少量棕色木质茎。表面淡绿色至黄绿色，有细纵脊线，触之微有粗糙感。节明显，节间长2～6cm。节上有膜质鳞叶，长3～4mm；裂片2（稀3），锐三角形，先端灰白色，反曲，基部联合成筒状，红棕色。体轻，质脆，易折断，断面略呈纤维性，周边绿黄色，髓部红棕色（习称"玫瑰心"），近圆形。气微香，味涩、微苦。

中麻黄　多分枝，直径1.5～3mm，有粗糙感。节上膜质鳞叶长2～3mm，裂片3（稀2），先端锐尖。断面髓部呈三角状圆形。

木贼麻黄　较多分枝，直径1～1.5mm，无粗糙感。节间长1.5～3cm。膜质鳞叶长1～2mm；裂片2（稀3），上部为短三角形，灰白色，先端多不反曲，基部棕红色至棕黑色。见图14-1（a）。

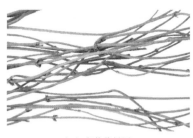
（a）麻黄药材图

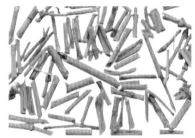
（b）麻黄饮片图

图14-1 麻黄药材及饮片图

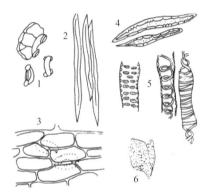

图14-2 麻黄粉末图

1—气孔保卫细胞；2—皮部纤维；
3—下陷气孔；4—木纤维；5—导管；
6—棕色块；7—石细胞；8—气孔

【品质要求】以干燥、茎粗、淡绿色、内心充实红棕色、味苦涩者为佳。色枯黄，易脱节者不可用。

【饮片特征】呈圆柱形的段。表面淡黄绿色至黄绿色，粗糙，有细纵脊线，节上有细小鳞叶。切面中心显红棕色。气微香，味涩、微苦。见图14-1（b）。

【显微鉴别】粉末特征：棕色或绿色，味涩，微苦，气微香。见图14-2。

① 表皮细胞呈长方形，含细小草酸钙砂晶和方晶。

② 气孔内陷，保卫细胞侧面观呈电话听筒状或呈哑铃形。

③ 纤维多而壁厚，木化或非木化，狭长，胞腔狭小，常不明显，附有细小众多的砂晶和方晶，称为嵌晶纤维。

④ 棕色块物质多散出。

【理化鉴别】①取本品粉末少许，进行微量升华，可得结晶性升华物。②本品酸性浸出液遇碘化汞钾试剂不产生沉淀，遇碘化铋钾试剂则产生沉淀。

【主要成分】三种麻黄均含生物碱：麻黄碱、伪麻黄碱。另含微量的甲基麻黄碱、甲基伪麻黄碱、去甲基麻黄碱、去甲基伪麻黄碱等。草麻黄中还含挥发油、黄酮类、有机酸类、鞣质等成分。

【性味功效】辛、微苦，温。发汗散寒，宣肺平喘，利水消肿。

【附注】麻黄根为麻黄科植物草麻黄或中麻黄的干燥根及根茎。药材呈圆柱形，略弯曲，表面红棕色或灰棕色。外皮粗糙，易呈片状剥落。根茎具节。体轻，质硬而脆，断面皮部黄白色，木部淡黄色或黄色，射线放射状，中心有髓。气微，味微苦。麻黄根具有固表止汗之功效，用于自汗、盗汗。

❦ 薄荷Bohe ❧

MENTHAE HAPLOCALYCIS HERBA

【别名】野薄荷、夜息香。

【来源】唇形科植物薄荷 *Mentha haplocalyx* Briq.的干燥地上部分。

【产地】主产于江苏、湖南、江西，此外，安徽、浙江、河南、四川等地亦产。

【采收加工】夏、秋二季茎叶茂盛或花开至三轮时，选晴天，分次采割，晒干或阴干。

【性状鉴别】茎方柱形，具四棱，有对生分枝，长15～40cm，直径0.2～0.4cm；表面紫棕色或淡绿色，棱角处具茸毛，节间长2～5cm；质脆，断面白色，髓部中空。叶对生，有短柄；叶片皱缩卷曲，完整者展平后呈宽披针形、长椭圆形或卵形，长2～7cm，宽1～3cm；上表面深绿色，下表面灰绿色，稀被茸毛，有凹点状腺鳞。轮伞花序腋生，花萼钟状，先端5齿裂，花冠淡紫色。揉搓后有特殊清凉香气，味辛凉。见图14-3（a）。

【品质要求】以叶多、色深绿、气味浓者为佳。

【饮片特征】呈不规则的段。茎方柱形，表面紫棕色或淡绿色，具纵棱线，棱角处具茸毛。切面白色，中空。叶多破碎，上表面深绿色，下表面灰绿色，稀被茸毛。轮伞花腋生，花萼钟状，先端5齿裂，花冠淡紫色。揉搓后有特殊清凉香气，味辛凉。见图14-3（b）。

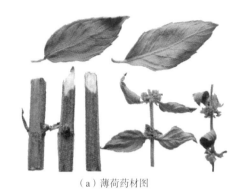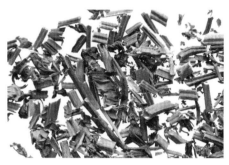

（a）薄荷药材图　　　　　　　　　　　　（b）薄荷饮片图

图14-3　薄荷药材及饮片图

【显微鉴别】粉末特征：叶粉末呈黄绿色，气芳香，味辛凉。见图14-4。

① 腺鳞的腺头呈扁圆球形，由8个分泌细胞排列成辐射状，腺柄单细胞，极短。

② 小腺毛为单细胞头，单细胞柄。

③ 非腺毛由2～8个细胞组成，常弯曲，壁厚，有疣状突起。

④ 表皮细胞垂周壁呈波状弯曲，有众多直轴式气孔。

【理化鉴别】取本品叶的粉末少量，经微量升华得油状物，加硫酸2滴及香草醛结晶少量，初显黄色至橙黄色，再加水1滴，即变紫红色。

【主要成分】主含挥发油（薄荷油）。油中主要成分为左旋薄荷脑、薄荷酮、薄荷酯类及柠檬烯等单萜类化合物。

【性味功效】辛，凉。疏散风热。清利头目，利咽，透疹，疏肝理气。

【附注】伪品：留兰香，唇形科植物留兰香 *Mentha spicata* L.（M. Virdis. L.）的地上部分，因其不含薄荷脑，不具薄荷的功效，应注意鉴别。其区别于薄荷的主要性状特征是：叶有短柄或近无柄，叶形多为椭圆状披针形，边缘具稀疏不规则的锯齿，无毛。轮伞花序密集成顶生的穗状花序。有特异的浓郁香气，味辛辣而无清凉感。

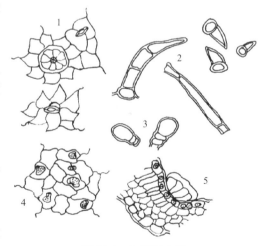

图14-4　薄荷粉末图

1—腺鳞；2—非腺毛；3—腺毛；
4—橙皮苷样结晶；5—腺鳞（侧面观）

益母草 Yimucao

LEONURI HERBA

【别名】茺蔚、坤草。

【来源】唇形科植物益母草 *Leonurus japonicus* Houtt. 的新鲜或干燥地上部分。

【产地】全国各地均有野生或栽培。

【采收加工】鲜品春季幼苗期至初夏花前期采割；干品夏季茎叶茂盛、花未开或初开时采割，晒干，或切段晒干。

【商品类别】鲜益母草、干益母草。

【性状鉴别】**鲜益母草** 幼苗期无茎，基生叶圆心形，5～9浅裂，每裂片有2～3钝齿。花前期茎呈方柱形，上部多分枝，四面凹下成纵沟，长30～60cm，直径0.2～0.5cm；表面青绿色；质鲜嫩，断面中部有髓。叶交互对生，有柄；叶片青绿色，质鲜嫩，揉之有汁；下部茎生叶掌状3裂，上部叶羽状深裂或浅裂成3片，裂片全缘或具少数锯齿。气微，味微苦。见图14-5（a）。

干益母草 茎表面灰绿色或黄绿色；体轻，质韧，断面中部有髓。叶片灰绿色，多皱缩、破碎、易脱落。轮伞花序腋生，小花淡紫色，花萼筒状，花冠二唇形。切段者长约2cm。

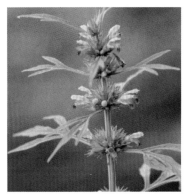

（a）鲜益母草药材图

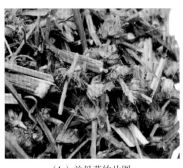

（b）益母草饮片图

图14-5 鲜益母草药材及饮片图

【品质要求】以质嫩、叶多、色灰绿者为佳。

【饮片特征】呈不规则的段。茎方形，四面凹下成纵沟，灰绿色或黄绿色。切面中部有白髓。叶片灰绿色，多皱缩、破碎。轮伞花序腋生，花黄棕色，花萼筒状，花冠二唇形。气微，味微苦。见图14-5（b）。

【理化鉴别】①取本品乙醇溶液1mL，加少量镁粉及浓盐酸5滴，在沸水浴中加热3min，呈现樱红色。②取本品粗粉5g，加80%乙醇50mL，加热回流1h，滤过，取滤液20mL，蒸去乙醇，残渣加1%盐酸溶液5mL使溶解，滤过。取滤液分置3支试管中，一管加碘化铋钾试液1～2滴，产生橙红色沉淀；一管加碘化汞钾试液1～2滴，产生黄白色沉淀；一管加硅钨酸试液1～2滴，产生灰白色沉淀。

【主要成分】主含益母草碱、水苏碱、芸香碱、延胡索酸、亚麻酸、β-亚油酸、月桂酸、苯甲酸等。

【性味功效】苦、辛，微寒。活血调经，利尿消肿，清热解毒。

【附注】茺蔚子为唇形科植物益母草 *Leonurus japonicus* Houtt.的干燥成熟果实。药材呈三棱形，长2～3mm，宽1.5mm。表面灰棕色至灰褐色，有深色斑点，一端稍宽平截状，另一端渐窄而钝尖。果皮薄，子叶类白色，富油性。气微，微苦。茺蔚子具有活血调经、清肝明目之功效。

广藿香 Guanghuoxiang

POGOSTEMONIS HERBA

【别名】土藿香、排香草、大叶薄荷。

【来源】唇形科植物广藿香 *Pogostemon cablin*（Blanco）Benth.的干燥地上部分。

【产地】主产于广东肇庆、阳春、高要及海南；台湾、广西、云南亦有栽培。

【采收加工】枝叶茂盛时采割，日晒夜闷，反复至干。

【商品类别】石牌藿香、肇庆藿香、湛江藿香、海南藿香。

【性状鉴别】本品茎略呈方柱形，多分枝，枝条稍曲折，长30～60cm，直径0.2～0.7cm；表面被柔毛，质脆，易折断，断面中部有髓；老茎类圆柱形，直径1～1.2cm，被灰褐色栓皮。叶对生，皱缩成团，展平后叶片呈卵形或椭圆形，长4~9cm，宽3~7cm；两面均被灰白色茸毛；先端短尖或钝圆，基部楔形或钝圆，边缘具大小不规则的钝齿；叶柄细，长2~5cm，被柔毛。气香特异，味微苦。见图14-6（a）。

【品质要求】以茎叶粗壮、不带须根、香气浓郁者为佳。

【饮片特征】呈不规则的段。茎略呈方柱形，表面灰褐色、灰黄色或带红棕色，被柔毛。切面有白色髓。叶破碎或皱缩成团，完整者展平后呈卵形或椭圆形，两面均被灰白色茸毛；基部楔形或钝圆，边缘具大小不规则的钝齿；叶柄细，被柔毛。气香特异，味微苦。见图14-6（b）。

【理化鉴别】取本品粗粉适量，提取挥发油，进行以下试验：

① 取挥发油1滴，加氯仿0.5mL，滴加5%溴的氯仿溶液数滴。石牌广藿香先褪色，继显绿色；海南广藿香无褪色，继显紫色。

② 取挥发油1滴，加苯0.5mL，再加5%醋酸铜溶液少量，充分混合，放置分层，吸取上层苯液，点于载玻片上，待苯挥发后，于残留物上加乙醇1~2滴，放置后，置显微镜下观察。石牌广藿香可见众多灰蓝色针状结晶；海南广藿香可见少量灰蓝色结晶及绿色无定形物。

【主要成分】含挥发油，油中主要含抗真菌成分广藿香酮，并含百秋李醇、百秋李烯等。不同产地的广藿香含油量及油中组分比率明显不同，石牌广藿香含油仅0.2%~0.3%，油中主含广藿香酮，海南广藿香含油2%以上，但油中广藿香酮含量甚微。

【性味功效】辛，微温。芳香化浊，和中止呕，发表解暑。

【附注】 藿香，为唇形科植物藿香Agastache rugosa（Fisch. et Mey.）O. Ktze.的干燥地上部分，又称"土藿香"。野生，亦有栽培。主产于四川、江苏、浙江、云南、湖北等地。6~8月花开时割取地上部分，阴干。本品茎呈方柱形、多分枝，表面绿色或灰棕色；质脆，易折断，断面白色，髓部中空。叶对生，叶片较薄，多皱缩，破碎，完整者展平后呈卵形或长卵形，长2~8cm，宽1~5cm；上表面深绿色，下表面浅绿色；先端渐尖、渐窄；边缘有钝锯齿；穗状轮伞花序顶生；气香而特异，味淡而微凉。本品具祛湿解表、化湿和胃之功效。

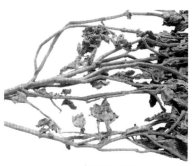

（a）广藿香药材图

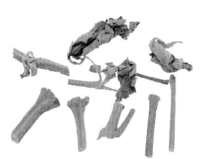

（b）广藿香饮片图

图14-6 广藿香药材及饮片图

✦ 穿心莲 Chuanxinlian ✦
ANDROGRAPHIS HERBA

【别名】春莲秋柳、一见喜、榄核莲、苦胆草。

【来源】爵床科植物穿心莲Andrographis paniculata（Burm. f.）Nees的干燥地上部分。

【产地】主要栽培于广东、广西、福建等省区。

【采收加工】秋初茎叶茂盛时采割，晒干。

【性状鉴别】茎呈方柱形，多分枝，长50~70cm，节稍膨大；质脆，易折断。单叶对生，叶柄短或近无柄；叶片皱缩、易碎，完整者展开后呈披针形或卵状披针形，长3~12cm，宽2~5cm，先端渐尖，基部楔形下延，全缘或波状；上表面绿色，下表面灰绿色，两面光滑。气微，味极苦。见图14-7（a）。

【品质要求】以色绿、叶多、味极苦者为佳。

【饮片特征】呈不规则的段。茎方柱形，节稍膨大。切面不平坦，具类白色髓。叶片多皱缩或破碎，完整者展平后呈披针形或卵状披针形，先端渐尖，基部楔形下延，全缘或波状；上表面绿色，下表面灰绿色，两面光滑。气微，味极苦。见图14-7（b）。

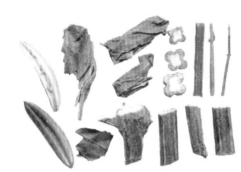
（a）穿心莲药材图

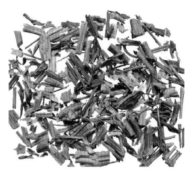
（b）穿心莲饮片图

图14-7 穿心莲药材及饮片图

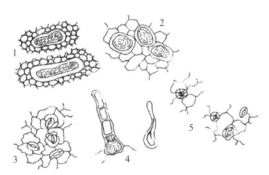

图14-8 穿心莲粉末图

1—含钟乳体晶细胞上表皮；2—含钟乳体晶细胞下表皮；
3—气孔；4—非腺毛；5—腺鳞

【显微鉴别】粉末特征：粉末绿色，味极苦。见图14-8。

① 含钟乳体晶细胞 上下表皮均有增大的晶细胞，内含大型螺状钟乳体，直径约至36μm，长约至180μm，较大端有脐样点痕，层纹波状。钟乳体消失后留下晶细胞空腔。

② 气孔 下表皮密布气孔，类长圆形，直轴式，副卫细胞大小悬殊，少数为不定式，副卫细胞3～5个。

③ 腺鳞 头部扁球形，4、6（8）细胞，直径至40μm，柄极短。

④ 非腺毛 1～4细胞，长约至160μm，基部直径约至40μm，表面有角质纹理。

【理化鉴别】取本品粉末约1g，加乙醇20mL，加热至沸，滤过，滤液加活性炭0.3g，搅拌，滤过。取滤液1mL，加二硝基苯甲酸试液与乙醇制氢氧化钾试液等体积的混合液1～2滴，即显紫红色；另取滤液1mL，加碱性三硝基苯酚试液1滴，逐渐显棕色；再取滤液1mL，加乙醇制氢氧化钾试液数滴，逐渐显红色，放置后变为黄色。

【主要成分】主含二萜内酯类化合物：穿心莲内酯，以叶中含量最高；新穿心莲内酯、脱水穿心莲内酯等；二萜内酯苷：如穿心莲内酯苷、去氧穿心莲内酯苷等；茎中还含多种黄酮类化合物。穿心莲内酯等苦味素是抗菌和抗钩端螺旋体的有效成分。

【性味功效】苦，寒。清热解毒，凉血，消肿。

广金钱草 Guangjinqiancao

DESMODII STYRACIFOLII HERBA

【别名】马蹄金、金钱草、假花生、马蹄草。

【来源】豆科植物广金钱草 Desmodium styracifolium（Osb.）Merr. 的干燥地上部分。

【产地】主产于广东。福建、广西、湖南等地亦产。

【采收加工】夏、秋二季采割，除去杂质，晒干。

【性状鉴别】茎呈圆柱形，长可达1m；密被黄色伸展的短柔毛；质稍脆，断面中部有髓。叶互生，小叶1或3，圆形或矩圆形，直径2～4cm；先端微凹，基部心形或钝圆，全缘；上表面黄绿色或灰绿色，无毛，下表面具灰白色紧贴的茸毛，侧脉羽状；叶柄长1～2cm，托叶1对，披针形，长约0.8cm。气微香，味微甘。见图14-9（a）。

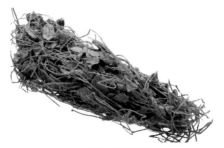

（a）广金钱草药材图

【品质要求】以色灰绿、叶完整、气香、无根及泥沙者佳。

【饮片特征】呈中段状。茎呈圆柱形，直径2～5mm；外表面浅棕黄色，密被黄色伸展的短柔毛；断面有髓。叶片已切断，多皱缩和破碎，黄绿色或灰绿色，全线，上表面无毛，下表面具灰白色茸毛；托叶披针形。气微香，味微甘。见图14-9（b）。

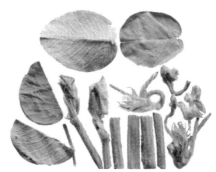

（b）广金钱草饮片图

图14-9　广金钱草药材及饮片图

【理化鉴别】①取本品粗粉2g，加水30mL，煮沸10min，滤过，滤液蒸干，残渣加乙醇2mL使溶解，再加镁粉少量与盐酸0.5mL，即显红棕色。

②取本品粗粉2g，加1%盐酸的70%乙醇溶液20mL，加热回流10min，滤过，滤液蒸去乙醇，加水5mL使溶解，滤过。取滤液各1mL，分置两支试管中，一管加碘化铋钾试液2滴，生成橘红色沉淀；另一管中加三硝基苯酚试液2滴，生成黄色沉淀。

【主要成分】主含黄酮类成分：槲皮素，异槲皮苷，即槲皮素-3-*O*-葡萄糖苷，山奈酚，三叶豆苷等。

【性味功效】甘、淡，凉。利湿退黄，利尿通淋。

❧ 金钱草 Jinqiancao ❧

LYSIMACHIAE HERBA

【别名】过路黄、镜面草。

【来源】报春花科植物过路黄 *Lysimachia christinae* Hance 的干燥全草。

【产地】野生。主产于四川、江苏、湖南、江西等地，江南各省均有分布。

【采收加工】夏、秋二季采收，除去杂质，晒干。

【性状鉴别】本品常缠结成团，无毛或被疏柔毛。茎扭曲，表面棕色或暗棕红色，有纵纹，下部茎节上有时具须根，断面实心。叶对生，多皱缩，展平后呈宽卵形或心形，长1～4cm，宽1～5cm，基部微凹，全缘；上表面灰绿色或棕褐色，下表面色较浅，主脉明显突起，用水浸后，对光透视可见黑色或褐色条纹；叶柄长1～4cm。有的带花，花黄色，单生叶腋，具长梗。蒴果球形。气微，味淡。见图14-10（a）。

【品质要求】以色棕、叶多、杂质少者为佳。

【饮片特征】呈不规则的段。茎棕色或暗棕红色，有纵纹，实心。叶对生，展平后呈宽卵形或心形，上表面灰绿色或棕褐色，下表面色较浅，主脉明显突出，用水浸后，对光透视可见黑色或褐色的条纹。偶见黄色花，单生叶腋。气微，味淡。见图14-10（b）。

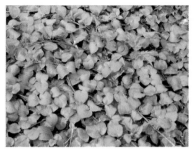

（a）金钱草药材图

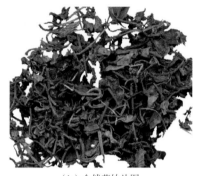

（b）金钱草饮片图

图14-10　金钱草药材及饮片图

【理化鉴别】将本品乙醇提取液1滴点于滤纸上，立即置紫外灯（365nm）下观察，显橘红色荧光，1～3min后即成深棕褐色斑点。

【主要成分】主含酚性成分、甾醇、黄酮类、氨基酸、鞣质、挥发油、胆碱等。

【性味功效】甘、咸，微寒。利湿退黄，利尿通淋，解毒消肿。

【附注】①江苏金钱草，习称为"连钱草"，为唇形科植物活血丹 Glechoma longituba（Nakai）Kupr. 的全草。本品茎细，方形，被细柔毛。叶对生，又称作"透骨消"。肾形或圆心形，长1.8～2.6cm，边缘有圆齿，两面脉上被短柔毛，叶柄长常为叶片的1～2倍。其具有利尿、化湿、清热解毒之功效，江苏、上海和湖南等地以此为金钱草入药。

② 常见伪品：聚花过路黄。报春花科聚花过路黄 Lysimachia congestiflora Hemsl.的地上部分，茎细小，具白色短柔毛，单叶对生，卵形至宽卵形，基部楔形，叶背主侧脉均明显突起，被白色短柔毛。花黄色，2～4朵簇生于枝顶。气微、味淡。

车前草 Cheqiancao

PLANTAGINIS HERBA

【别名】车茶草、蛤蟆叶。

【来源】车前科植物车前 *Plantago asiatica* L.或平车前 *Plantago depressa* Willd.的干燥全草。

【产地】车前产于全国各地；平车前主产于东北、华北及西北等地。

【采收加工】夏季采挖，除去泥沙，晒干。

【性状鉴别】车前　根丛生，须状。叶基生，具长柄；叶片皱缩，展平后呈卵状椭圆形或宽卵形，长6～13cm，宽2.5～8cm；表面灰绿色或污绿色，具明显弧形脉5～7条；先端钝或短尖，基部宽楔形，全缘或有不规则波状浅齿。穗状花序数条，花茎长。蒴果周裂，萼宿存。气微香，味微苦。见图14-11（a）。

平车前　主根直而长。叶片较狭，长椭圆形或椭圆状披针形，长5～14cm，宽2～3cm。

【品质要求】以叶片完整、色灰绿者为佳。

【饮片特征】呈不规则的段。根须状或直而长。叶片皱缩，多破碎，表面灰绿色或污绿色，叶脉明显。可见穗状花序。气微，味微苦。见图14-11（b）。

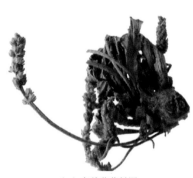

（a）车前草药材图

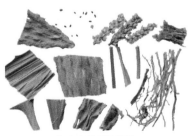

（b）车前草饮片图

图14-11　车前草药材及饮片图

中药传统鉴定技术

【主要成分】主含车前苷、高车前苷、桃叶珊瑚苷等。

【性味功效】甘，寒。清热利尿通淋，祛痰，凉血，解毒。

【附注】车前子为车前或平车前的干燥成熟种子。呈椭圆形、不规则长圆形或三角状长圆形，略扁，长约2mm，宽约1mm。表面黄棕色至黑褐色，有细皱纹，一面有灰白色凹点状种脐。质硬。气微，味淡。本品具有清热利尿通淋、渗湿止泻、明目、祛痰之功效。

紫花地丁 Zihuadiding
VIOLAE HERBA

【别名】地丁草、紫地丁。

【来源】堇菜科植物紫花地丁 *Viola yedoensis* Makino 的干燥全草。

【产地】主产于江苏、浙江及东北地区。

【采收加工】春、秋二季采收，除去杂质，晒干。

【性状鉴别】多皱缩成团。主根长圆锥形，直径1～3mm；淡黄棕色，有细纵皱纹。叶基生，灰绿色，展平后叶片呈披针形或卵状披针形，长1.5～6cm，宽1～2cm；先端钝，基部截形或稍心形，边缘具钝锯齿，两面有毛；叶柄细，长2～6cm，上部具明显狭翅。花茎纤细；花瓣5，紫堇色或淡棕色；花距细管状。蒴果椭圆形或3裂，种子多数，淡棕色。气微，味微苦而稍黏。见图14-12。

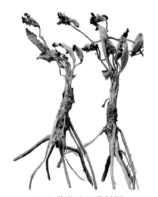
（a）紫花地丁药材图

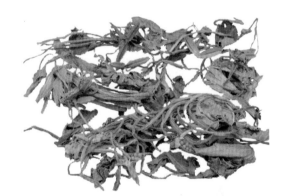
（b）紫花地丁饮片图

图14-12　紫花地丁药材及饮片图

【品质要求】以根、花、叶、果齐全，叶灰绿色，花紫色，根黄，味微苦者为佳。

【主要成分】主含苷类、黄酮类、黏液质及蜡。

【性味功效】苦、辛，寒。清热解毒，凉血消肿。

【附注】混淆品：①苦地丁，为罂粟科植物布氏紫堇 *Corydalis bungeana* Turca. 的干燥全草。皱缩成团，主根圆锥形。表面棕黄色。茎细，多分枝，表面灰绿色或黄绿色，具5纵棱，质软，断面中空。叶多皱缩破碎，暗绿色或灰绿色，有长柄，2～3回羽状全裂，裂片纤细柔软。花少见，淡紫色，蒴果灰绿色，扁平，长椭圆形。种子黑而发亮。气微，味苦。产于内蒙古、河北、辽宁、山东、山西等地。②广地丁，为龙胆科植物华南龙胆 *Gentiana loureirii*（G. Don）Griseb 的带根全草。多皱缩成团，伸展后全株长3～9cm。根细小，土黄色。叶对生，绿色，先端尖锐，基部下延连合成鞘状，全缘，有小睫毛。花单生于枝顶；花萼筒状，先端5裂；花冠漏斗状，淡黄色或淡蓝色。质脆易碎，气微，味微苦。③同属种物中常充当紫花地丁使用的，应注意鉴别。

❧ 鱼腥草 Yuxingcao ❧

HOUTTUYNIAE HERBA

〖别名〗 折耳根、截儿根。

〖来源〗 三白草科植物蕺菜 *Houttuynia cordata* Thunb. 的新鲜全草或干燥地上部分。

〖产地〗 主产于长江以南各省。

〖采收加工〗 鲜品全年均可采割；干品夏季茎叶茂盛花穗多时采割，除去杂质，晒干。

〖商品类别〗 鲜鱼腥草、干鱼腥草。

〖性状鉴别〗 **鲜鱼腥草** 茎呈圆柱形，长20～45cm，直径0.25～0.45cm；上部绿色或紫红色，下部白色，节明显，下部节上生有须根，无毛或被疏毛。叶互生，叶片心形，长3～10cm，宽3～11cm；先端渐尖，全缘；上表面绿色，密生腺点，下表面常紫红色；叶柄细长，基部与托叶合生成鞘状。穗状花序顶生。具鱼腥气，味涩。见图14-13（a）。

干鱼腥草 茎呈扁圆柱形，扭曲，表面黄棕色，具纵棱数条；质脆，易折断。叶片卷折皱缩，展平后呈心形，上表面暗黄绿色至暗棕色，下表面灰绿色或灰棕色。穗状花序黄棕色。

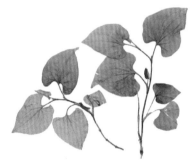

（a）鱼腥草药材图

〖品质要求〗 以身干、茎叶完整、鱼腥气浓、无杂质者为佳。

〖饮片特征〗 为不规则的段。茎呈扁圆柱形，表面淡红棕色至黄棕色，有纵棱。叶片多破碎，黄棕色至暗棕色。穗状花序黄棕色。搓碎具鱼腥气，味涩。见图14-13（b）。

〖理化鉴别〗 ①取干鱼腥草粉末适量，置小试管中，用玻棒压紧，滴加品红亚硫酸试液少量至上层粉末湿润，放置片刻，自侧壁观察，湿粉末显粉红色或红紫色。②取本品粉末1g，加乙醇10mL，加热回流10min，滤过，取滤液2mL，加镁粉少量与盐酸3滴，置水浴中加热，显红色。

〖主要成分〗 主含挥发油。油中有效成分为癸酰乙醛、月桂醛，二者具有特异性臭气。

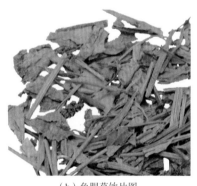

（b）鱼腥草饮片图

图14-13 鱼腥草药材及饮片图

〖性味功效〗 辛，微寒。清热解毒，消痈排脓，利尿通淋。

❧ 仙鹤草 Xianhecao ❧

AGRIMONIAE HERBA

〖别名〗 脱力草、老牛筋。

〖来源〗 蔷薇科植物龙芽草 *Agrimonia pilosa* Ledeb. 的干燥地上部分。

〖产地〗 主产于浙江、江苏、湖北。

〖采收加工〗 夏、秋二季茎叶茂盛时采割，除去杂质，干燥。

〖性状鉴别〗 本品长50～100cm，全体被白色柔毛。茎下部圆柱形，直径4～6mm，红棕色，上部方柱形，四面略凹陷，绿褐色，有纵沟和棱线，有节；体轻，质硬，易折断，断面中空。单数羽状复叶互生，暗绿色，皱缩卷曲；质脆，易碎；叶片有大小2种，相间生于叶轴上，顶端小叶较大，完整小叶片展平后呈卵形或长椭圆形，先端尖，基部楔形，边缘有锯齿；托叶2，抱茎，斜卵形。总状花序细长，花萼下部呈筒状，萼筒上部有钩刺，先端5裂，花瓣黄色。气微，味微苦。见图14-14（a）。

〖品质要求〗 以梗紫红色、枝嫩、叶多者为佳。

〖饮片特征〗 不规则的段，茎多数方柱形，有纵沟和棱线，有节。切面中空。叶多破碎，暗绿色，边缘有锯齿；托叶抱茎。有时可见黄色花或带钩刺的果实。气微，味微苦。见图14-14（b）。

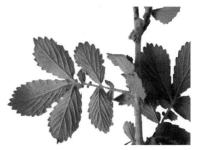

（a）仙鹤草药材图

〖理化鉴别〗 取茎、叶粉末20g，加70%乙醇100mL，置水浴上回流1h，滤过，滤液浓缩至10mL，供以下试验用：①取浓缩液2mL，加5%香草醛浓硫酸溶液2mL，界面呈红褐色环。②取浓缩液2mL，加3%三氯化铁试液1mL，呈污绿色。③取浓缩液2mL，加镁粉少许与盐酸3～5滴，呈樱红色。

〖主要成分〗 主含苯三酚缩合体类化合物仙鹤草酚A、仙鹤草酚B、仙鹤草酚C、仙鹤草酚D、仙鹤草酚E、仙鹤草酚F、仙鹤草酚G，黄酮类化合物木犀草素-7-葡萄糖苷、芹菜素-7-葡萄糖苷、槲皮素等，鞣质、仙鹤草内酯、香豆素，仙鹤草素甲、仙鹤草素乙、仙鹤草素丙及挥发油等。

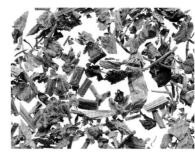

（b）仙鹤草饮片图

图14-14　仙鹤草药材及饮片图

〖性味功效〗 苦、涩，平。收敛止血，截疟，止痢，解毒，补虚。

〖附注〗 鹤草芽　为龙牙草的干燥带短小根茎的芽。秋末地上部分枯萎至翌年早春植株萌发前均可采收；挖出根茎，掰下带短小根茎的芽部，剪去不定根，洗净，晒干或低温烘干。本品略呈圆锥形，全长2～6cm，直径0.5～1cm。芽由数枚披针形淡黄棕色的膜质芽鳞包被，有数条纵向叶脉；剥去芽鳞，可见黄色或黄绿色幼芽，密被白色长毛；质脆，易碎。根茎短小、圆柱形，长1～3cm，表面棕褐色，有紧密的环状节，其上着生棕色细小的鳞片叶和须根。芽质硬，断面平坦，黄白色。气微，味先甜而后苦涩。本品具有杀虫之功效，主要用于杀绦虫。

🌿 泽兰 Zelan 🌿
LYCOPI HERBA

〖别名〗 地瓜儿苗、地笋、地石蚕、蛇王草。

〖来源〗 唇形科植物毛叶地瓜儿苗 *Lycopus lucidus* Turcz. var. *hirtus* Regel 的干燥地上部分。

〖产地〗 全国大部分地区均产。

〖采收加工〗 夏、秋二季茎叶茂盛时采割，晒干。

〖性状鉴别〗 茎呈方柱形，少分枝，四面均有浅纵沟，长50～100cm，直径0.2～0.6cm；表面黄绿色或带紫色，节处紫色明显，有白色茸毛；质脆，断面黄白色，髓部中空。叶对生，有短柄或近无柄；叶片多皱缩，展平后呈披针形或长圆形，长5～10cm；上表面黑绿色或暗绿色，下表面灰绿色，密具腺点，两面均有短毛；先端尖，基部渐狭，边缘有锯齿。轮伞花序腋生，花冠多脱落，苞片和花萼宿存，小包片披针形，有缘毛，花萼钟形，5齿。气微，味淡。见图14-15（a）。

〖品质要求〗 以质嫩、叶多、色绿者为佳。

〖饮片特征〗 呈不规则的段。茎方柱形，四面均有浅纵沟，表面黄绿色或带紫色，节处紫

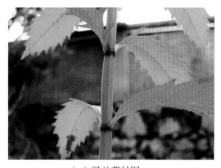
（a）泽兰药材图

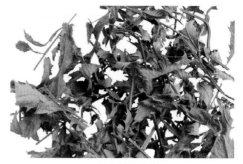
（b）泽兰饮片图

图14-15　泽兰药材及饮片图

色明显，有白色茸毛。切面黄白色，中空。叶多破碎，展平后呈披针形或长圆形，边缘有锯齿。有时可见轮伞花序。气微，味淡。见图14-15（b）。

〖主要成分〗　主含挥发油、葡萄糖苷、鞣质、树脂、黄酮苷、酚类、氨基酸及糖类等。

〖性味功效〗　苦、辛，微温。活血调经，祛瘀消痈，利水消肿。

〖附注〗①菊科植物单叶佩兰 *Eupatorium juaponicum* 的茎叶，在广西、贵州等地作泽兰入药，其根在云南称为"红泽兰"。其特征是：茎表面棕色或暗红紫色，圆柱形，顶端为复伞形花序。②有的地区以地瓜儿苗 *Lycopus lucidus* 的地上部分充当泽兰入药。其特征是：叶片为长圆形，近革质，上面略有光泽、无毛，下面密被腺点，无毛或脉上疏生白柔毛；叶柄短或几乎无柄。

佩兰 Peilan

EUPATORII HERBA

〖别名〗　鸡骨香、水香。

〖来源〗　菊科植物佩兰 *Eupatorium fortunei* Turcz. 的干燥地上部分。

〖产地〗　主产于河北、山东、江苏、浙江、广东、广西、四川、湖南、湖北等地。

〖采收加工〗　夏、秋二季分两次采割，除去杂质，晒干。

〖性状鉴别〗　茎呈圆柱形，长30～100cm，直径0.2～0.5cm；表面黄棕色或黄绿色，有的带紫色，有明显的节和纵棱线；质脆，断面髓部白色或中空。叶对生，有柄，叶片多皱缩、破碎，绿褐色；完整叶片3裂或不分裂，分裂者中间裂片较大，展平后呈披针形或长圆状披针形，基部狭窄，边缘有锯齿；不分裂者展平后呈卵圆形、卵状披针形或椭圆形。气芳香，味微苦。见图14-16（a）。

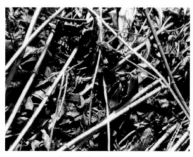
（a）佩兰药材图

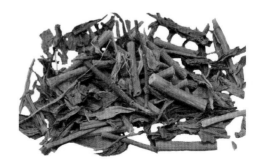
（b）佩兰饮片图

图14-16　佩兰药材及饮片图

【品质要求】以质嫩、叶多、色绿、香气浓者为佳。

【饮片特征】呈不规则的段。茎圆柱形，表面黄棕色或黄绿色，有的带紫色，有明显的节和纵棱线。切面髓部白色或中空。叶对生，叶片多皱缩、破碎，绿褐色。气芳香，味微苦。见图14-16（b）。

【理化鉴别】①取叶的粉末1g，加乙醇10mL，置水浴上温浸20min，滤过。取滤液2mL，加3%碳酸钠溶液2mL，加热至沸，放冷后，加新制的重氮对硝基苯胺试液2滴，即显樱红色。②取本品乙醇浸液2mL，加2%氢氧化钠溶液，即显混浊状，在沸水浴中加热3～4min，溶液较加热前清澈，再加盐酸酸化后，复又混浊。

【主要成分】全草主含挥发油，油中有对聚伞花素、乙酸橙花醇乙酯、5-甲基麝香草醚、延胡索酸、琥珀酸及甘露醇等。前两者对流感病毒有直接抑制作用。叶及花中含蒲公英甾醇棕榈酸酯、蒲公英甾醇乙酸酯、蒲公英甾醇等。

【性味功效】辛，平。芳香化湿，醒脾开胃，发表解暑。

【附注】同属植物单叶佩兰*Eupatorium japonicum*、华佩兰E. *chinense*、轮叶佩兰E. *lindleyanum*的茎叶有时混入佩兰入药。三者与正品的主要区别特征是：茎叶均密被柔毛，叶两面或下面有腺点，叶片有香气。

蒲公英 Pugongying

TARAXACI HERBA

【别名】黄花地丁。

【来源】菊科植物蒲公英*Taraxacum mongolicum* Hand.-Mazz.、碱地蒲公英*Taraxacum borealisinense* Kitam.或同属种植物的干燥全草。

【产地】全国大部分地区均产，主产于山西、河北、山东及东北各省。

【采收加工】春至秋季花初开时采挖，除去杂质，洗净，晒干。

【性状鉴别】呈皱缩卷曲的团块。根呈圆锥状，多弯曲，长3～7cm；表面棕褐色，扭皱；根头部有棕褐色或黄白色的茸毛，有的已脱落。叶基生，多皱缩破碎，完整叶片呈倒披针形，绿褐色或暗灰绿色，先端尖或钝，边缘浅裂或羽状分裂，基部渐狭，下延呈柄状，下表面主脉明显。花茎1条至数条，每条顶生头状花序，总苞片多层，内面一层较长，花冠黄褐色或淡黄白色。有的可见多数具白色冠毛的长椭圆形瘦果。气微，味微苦。见图14-17（a）。

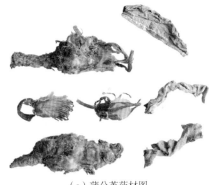

（a）蒲公英药材图

【品质要求】以叶多、色绿、根完整者为佳。

【饮片特征】为不规则的段。根表面棕褐色，抽皱；根头部有棕褐色或黄白色的茸毛，有的已脱落。叶多皱缩破碎，绿褐色或暗灰绿色，完整者展平后呈倒披针形，先端尖或钝，边缘浅裂或羽状分裂，基部渐狭，下延呈柄状。头状花序，总苞片多层，花冠黄褐色或淡黄白色。有时可见具白色冠毛的长椭圆形瘦果。气微，味微苦。见图14-17（b）。

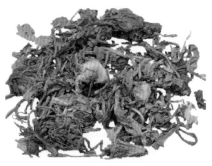

（b）蒲公英饮片图

图14-17　蒲公英药材及饮片图

【理化鉴别】①取本品甲醇提取液1mL，置水浴上蒸干，用冰醋酸1mL溶解残渣，加入醋酐-浓硫酸混合液（9：1）1mL，观察颜色反应，由黄色→红色→紫色→青绿色→污绿色。②取粉末1g，加乙醇10mL，冷浸过夜，滤过，滤液蒸干，残渣加稀盐酸4mL溶解，滤过。取滤液1mL，加改良碘化铋钾试液2滴，产生橙色沉淀。

【主要成分】全草主含蒲公英甾醇、胆碱、菊糖、果胶等。

【性味功效】苦、甘、寒。清热解毒，消肿散结，利尿通淋。

【附注】全国大部分地区所用的蒲公英均为蒲公英属的多种植物。如异苞蒲公英 *Taraxacum heterolepis* 的全草，主要分布于东北地区。其性状特征是：叶羽状深裂，顶端裂片三角形，总苞片3层，瘦果仅上部有刺状或瘤状突起。白缘蒲公英 *Taraxacum platypecidum* 的全草，主要分布于东北、华北及四川等地。其性状特征是：叶片长倒披针形，外层总苞片的背部中央具1暗绿色的带，边缘阔，膜质。瘦果仅上部有刺状突起。

墨旱莲 Mohanlian

ECLIPTAE HERBA

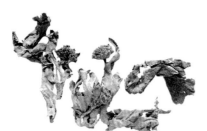

（a）墨旱莲药材图

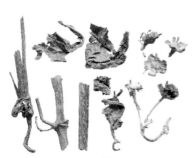

（b）墨旱莲饮片图

图 14-18 墨旱莲药材及饮片图

【别名】旱莲草、水旱莲。

【来源】菊科植物鳢肠 *Eclipta prostrata* L. 的干燥地上部分。

【产地】主产于江苏、江西、浙江、广东等地。

【采收加工】花开时采割，晒干。

【性状鉴别】全体被白色茸毛。茎呈圆柱形，有纵棱，直径2～5mm；表面绿褐色或墨绿色。叶对生，近无柄，叶片皱缩卷曲或破碎，完整者展平后呈长披针形，全缘或具浅齿，墨绿色。头状花序直径2～6mm。瘦果椭圆形而扁，长2～3mm，棕色或浅褐色。气微，味微咸。见图14-18（a）。

【品质要求】以色黑绿、叶多者为佳。

【饮片特征】呈不规则的段。茎圆柱形，表面绿褐色或墨绿色，具纵棱，有白毛，切面中空或有白色髓。叶多皱缩或破碎，墨绿色，密生白毛，展平后，可见边缘全缘或具浅锯齿。头状花序。气微，味微咸。见图14-18（b）。

【理化鉴别】取本品，浸水后，搓其茎叶，显墨绿色。

【主要成分】全草含皂苷、烟碱、鞣质、维生素A、鳢肠素、多种噻吩化合物等。

【性味功效】甘、酸、寒。滋补肝肾，凉血止血。

青蒿 Qinghao

ARTEMISIAE ANNUAE HERBA

【别名】草蒿、茵陈蒿、香蒿。

【来源】菊科植物黄花蒿 *Artemisia annua* L. 的干燥地上部分。

【产地】全国大部分地区均产。

【采收加工】秋季花盛开时采割，除去老茎，阴干。

【性状鉴别】茎呈圆柱形，上部多分枝，长30～80cm，直径0.2～0.6cm；表面黄绿色或棕黄色，具纵棱线；质略硬，易折断，断面中部有髓。叶互生，暗绿色或棕绿色，卷缩易碎，完整者展平后为三回羽状深裂，裂片和小裂片矩圆形或长椭圆形，两面被短毛。气香特异，味微苦。见图14-19（a）。

【品质要求】以色绿、叶多、香气浓者为佳。

【饮片特征】不规则段。茎圆柱形，有分枝，表面黄绿色或棕黄色，具纵棱线；质略硬，易折断，断面中部有髓。叶暗绿色或棕绿色，多碎，两面被短毛。气香特异，味微苦。见图14-19（b）。

【理化鉴别】取生药叶末1g，加甲醇5mL浸泡。取甲醇提取液，挥去溶剂，加7%盐酸羟胺甲醇溶液与10%氢氧化钾甲醇溶液的混合液（1∶1）1mL，在水浴中微热，冷却后用1%盐酸调至pH 3～4，加1%三氯化铁乙醇溶液1～2滴，即显紫色。

【主要成分】主含挥发油、青蒿素、黄酮类、香豆素类等。

【性味功效】苦、辛，寒。清虚热，除骨蒸，解暑热，截疟，退黄。

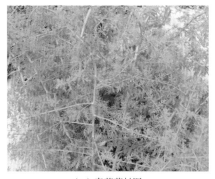

（a）青蒿药材图

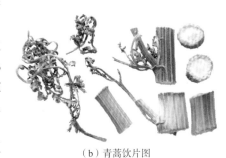

（b）青蒿饮片图

图14-19　青蒿药材及饮片图

【附注】伪品：邪蒿　菊科植物青蒿 *Artemisia* Carvifolia 的干燥地上部分。在部分地区作青蒿入药。主要区别点为：叶为二回羽状深裂，裂片矩圆状条形，二次裂片条形，两面无毛。头状花序半球形，较大。其功效类似黄花蒿，但不含青蒿素，无抗疟作用。

茵陈 Yinchen

ARTEMISIAE SCOPARIAE HERBA

【别名】牛至、田耐里、因尘、马先、绵茵陈、绒蒿、细叶青蒿。

【来源】菊科植物滨蒿 *Artemisia scoparia* Waldst. et Kit. 或茵陈蒿 *Artemisia capillaris* Thunb. 的干燥地上部分。

【产地】我国南北各地均产，以安徽、湖北、江西、江苏产量为大，以陕西产者质量为佳。

【采收加工】春季幼苗高6～10cm时采收或秋季花蕾长成至初初开时采割，除去杂质和老茎，晒干。春季采收的习称"绵茵陈"，秋季采割的称"花茵陈"。

【商品类别】绵茵陈、花茵陈。

【性状鉴别】绵茵陈　多卷曲成团状，灰白色或灰绿色，全体密被白色茸毛，绵软如绒。茎细小，长1.5～2.5cm，直径0.1～0.2cm，除去表面白色茸毛后可见明显纵纹；质脆，易折断。叶具柄；展平后叶片呈一至三回羽状分裂，叶片长1～3cm，宽约1cm；小裂片卵形或稍呈倒披针形、条形，先端锐尖。气清香，味微苦。见图14-20（a）。

花茵陈　茎呈圆柱形，多分枝，长30～100cm，直径2～8mm；表面淡紫色或紫色，有纵条纹，被短柔毛；体轻，质脆，断面类白色。叶密集，或多脱落；下部叶二至三回羽状深裂，裂片条形或细条形，两面密被白色柔毛；茎生叶一至二回羽状全裂，基部抱茎，裂片细丝状。头状花序卵形，多数集成圆锥状，长1.2～1.5mm，直径1～1.2mm，有短梗；总苞片3～4层，

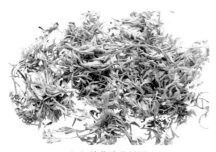

（a）绵茵陈药材图

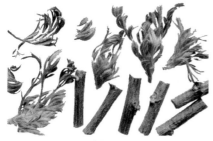

（b）绵茵陈饮片图

图14-20 绵茵陈药材及饮片图

卵形，苞片3裂，外层雌花6～10个，可多达15个，内层两性花2～10个。瘦果长圆形，黄棕色。气芳香，味微苦。

【品质要求】绵茵陈以质嫩、绵软、色灰白、香气浓者为佳。

【饮片特征】不规则段。见图14-20（b）。

【理化鉴别】取粉末1g，加乙醇20mL，置水浴中回流30min，滤过，滤液呈淡黄绿色，置紫外灯下观察，显紫红色荧光。

【主要成分】主含6,7-二甲氧基香豆素、绿原酸、咖啡酸、挥发油及黄酮类成分。

【性味功效】苦、辛，微寒。清利湿热，利胆退黄。

【附注】在不同地区作茵陈入药的尚有：①玄参科植物阴行草 *Siphonostegia chinesis* Benth. 的全草。广西、江西入药称"土茵陈"，云南、贵州等地称"金钟茵陈"，安徽、江苏、浙江一带称"灵茵陈"或"角茵陈"等。本品在北方作刘寄奴入药。②玄参科植物腺毛阴行草 *Siphonostegia laeta* S. Moore、 松 蒿 *Phtheirospermum japonicum*（Thunb.）Kanitz及唇形科植物牛至 *Origanum vulgare* L. 的全草，在江苏、浙江、江西、广西等部分地区作"草茵陈"入药。其功效与茵陈不同，应注意鉴别。

石斛 Shihu

DENDROBII CAULIS

【别名】林兰、黄草。

【来源】兰科植物金钗石斛 *Dendrobium nobile* Lindl.、鼓槌石斛 *Dendrobium chrysotoxum* Lindl. 或流苏石斛 *Dendrobium fimbriatum* Hook. 的栽培品及其同属植物近似种的新鲜或干燥茎。

【产地】主产于广西、贵州、广东、云南、四川等地。

【采收加工】全年均可采收，鲜用者除去根和泥沙；干用者采收后，除去杂质，用开水略烫或烘软，再边搓边烘晒，至叶鞘搓净，干燥。

【商品类别】鲜石斛、金钗石斛、鼓槌石斛、流苏石斛等。

【性状鉴别】鲜石斛 呈圆柱形或扁圆柱形，长约30cm，直径0.4～1.2cm。表面黄绿色，光滑或有纵纹，节明显，色较深，节上有膜质叶鞘。肉质多汁，易折断。气微，味微苦而回甜，嚼之有黏性。

金钗石斛 呈扁圆柱形，长20～40cm，直径0.4～0.6cm，节间长2.5～3cm。表面金黄色或黄中带绿色，有深纵沟。质硬而脆，断面较平坦而疏松。气微，味苦。

鼓槌石斛 呈粗纺锤形，中部直径1～3cm，具3～7节。表面光滑，金黄色，有明显凸起的棱。质轻而松脆，断面海绵状。气微，味淡，嚼之有黏性。

流苏石斛等 呈长圆柱形，长20～150cm，直径0.4～1.2cm，节明显，节

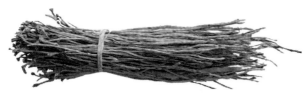

图14-21 石斛药材图

间长2～6cm。表面黄色至暗黄色，有深纵槽。质疏松，断面平坦或呈纤维性。味淡或微苦，嚼之有黏性。见图14-21。

【品质要求】干石斛以色金黄、有光泽、质柔韧者为佳。鲜石斛以青绿色、肥满多汁、嚼之发黏者为佳。

【饮片特征】**鲜石斛** 呈圆柱形或扁圆柱形的段。直径0.4～1.2cm。表面黄绿色，光滑或有纵纹，肉质多汁。气微，味微苦而回甜，嚼之有黏性。见图14-22（a）。

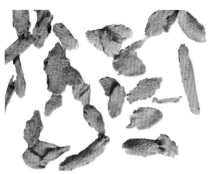

（a）石斛饮片图（金钗）

干石斛 呈扁圆柱形或圆柱形的段。表面金黄色、绿黄色或棕黄色，有光泽，有深纵沟或纵棱，有的可见棕褐色的节。切面黄白色至黄褐色，有多数散在的筋脉点。气微，味淡或微苦，嚼之有黏性。见图14-22（b）。

【理化鉴别】① 本品粉末置紫外灯（365nm）下观察，显淡蓝色荧光。

② 取粉末2g，加入氨试液2mL、氯仿20mL，不断振摇后，浸渍10h，过滤，滤液用1%盐酸液萃取3次（10mL、5mL、5mL），合并萃取液。取3mL滤液分置三支试管中，一管加碘化铋钾试液2滴，产生橙红色沉淀；一管加碘化汞钾试液2滴，产生白色沉淀；另一管加硅钨酸试液2滴，产生乳白色沉淀。

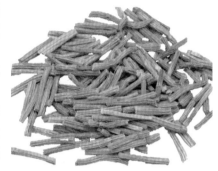

（b）石斛饮片图（流苏）

图14-22　石斛饮片图

【主要成分】主含生物碱，如石斛碱、石斛次碱、6-羟基石斛碱、石斛醚碱等。

【性味功效】甘，微寒。益胃生津，滋阴清热。

【附注】**铁皮石斛** 为兰科植物铁皮石斛 *Dendrobium officinale* Kimura et Migo 的干燥茎。11月至翌年3月采收，除去杂质，剪去部分须根，边加热边扭成螺旋形或弹簧状，烘干；或切成段，干燥或低温烘干。前者习称"铁皮枫斗"（耳环石斛），后者习称"铁皮石斛"。铁皮枫斗呈螺旋形或弹簧状，通常为2～6个旋纹，茎拉直后长3.5～8cm，直径0.2～0.4cm。表面黄绿色或略带金黄色，有细纵皱纹，节明显，节上有时可见残留的灰白色叶鞘；一端可见茎基部留下的短须根。质坚实，易折断，断面平坦，灰白色至灰绿色，略角质状。气微，味淡，嚼之有黏性。铁皮石斛呈圆柱形的段，长短不等。二者均具益胃生津、滋阴清热之功效。

肉苁蓉 Roucongrong

CISTANCHES HERBA

【别名】大芸、寸芸、苁蓉、肉松蓉、甜苁蓉、咸苁蓉、淡苁蓉、金笋。

【来源】列当科植物肉苁蓉 *Cistanche deserticola* Y. C. Ma 或管花肉苁蓉 *Cistan chetubulosa*（Schrenk）Wight 的干燥带鳞叶的肉质茎。

【产地】主产于内蒙古、新疆、陕西、青海、甘肃等省区。

【采收加工】春季苗刚出土时或秋季冻土之前采挖，除去茎尖。切段，晒干。

【商品类别】肉苁蓉、管花肉苁蓉。

【性状鉴别】**肉苁蓉** 呈扁圆柱形，稍弯曲，长3～15cm，直径2～8cm。表面棕褐色或灰棕色，密被覆瓦状排列的肉质鳞叶，通常鳞叶先端已断。体重，质硬，微有柔性，不易折断，断面棕褐色，有淡棕色点状维管束，排列成波状环纹。气微，味甜、微苦。见图14-23（a）。

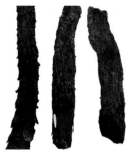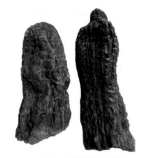

（a）肉苁蓉药材图　　　　　　　　　　　（b）肉苁蓉饮片图

图14-23　肉苁蓉药材及饮片图

管花肉苁蓉　呈类纺锤形、扁纺锤形或扁柱形，稍弯曲，长5～25cm，直径2.5～9cm。表面棕褐色至黑褐色。断面颗粒状，灰棕色至灰褐色，散生点状维管束。

【**品质要求**】以条粗壮、密被鳞片、色棕褐、质柔润者为佳。

【**饮片特征**】**肉苁蓉片**　呈不规则形的厚片。表面棕褐色或灰棕色。有的可见肉质鳞叶。切面有淡棕色或棕黄色点状维管束，排列成波状环纹。气微，味甜、微苦。见图14-23（b）和图14-24（b）。

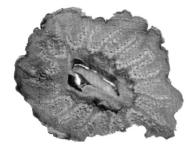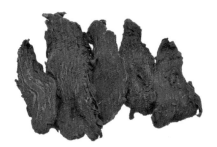

（a）管花肉苁蓉饮片图　　　　　　　　　　（b）肉苁蓉饮片图（酒制）

图14-24　管花肉苁蓉饮片图

管花肉苁蓉片　切面散生点状维管束。图14-24（a）。

【**理化鉴别**】取粉末1g，加含0.5%盐酸的乙醇8mL，加热回流10min，趁热过滤，滤液加氨试液调节至中性，蒸干，残渣加1%盐酸溶液3mL使溶解，滤过，取滤液1mL，加碘化铋钾试液1～2滴，生成橘红色或红棕色沉淀。

【**主要成分**】主含苯乙基苷类，其中有：肉苁蓉苷A、肉苁蓉苷B、肉苁蓉苷C、肉苁蓉苷H和松果菊苷、类叶升麻苷、新疆肉苁蓉苷、类叶升麻苷异构体、毛蕊花糖苷等。

【**性味功效**】甘、咸，温。补肾阳，益精血，润肠通便。

【**附注**】肉苁蓉价高用量大，市场上常见以熟地水浸润锁阳充当肉苁蓉销售，或以沙苁蓉当肉苁蓉出售，应注意鉴别。

❧ 锁阳 Suoyang ❧

HERBA CYNOMORII

【**别名**】不老药、地毛球。

【**来源**】锁阳科植物锁阳 *Cynomorium songaricum* Rupr. 的干燥肉质茎。

【**产地**】主产于内蒙古、宁夏、新疆、甘肃等地。

【**采收加工**】春季采挖，除去花序，切段，晒干。

【性状鉴别】呈扁圆柱形，微弯曲，长5～15cm，直径1.5～5cm。表面棕色或棕褐色，粗糙，具明显纵沟及不规则凹陷，有的残存三角形的黑棕色鳞片。体重，质硬，难折断，断面浅棕色或棕褐色，有黄色三角状维管束。气微，味甘而涩。见图14-25。

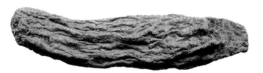

图14-25　锁阳药材图

【品质要求】以体肥大，色红，坚实，断面粉性，不显筋脉者为佳。

【饮片特征】斜切片，表面棕色或棕褐色，粗糙，具纵沟。体重，质硬，断面浅棕色或棕褐色，有黄色三角状维管束。气微，味甘而涩。见图14-26。

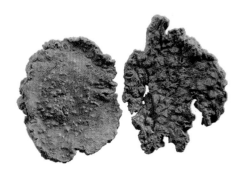

图14-26　锁阳饮片图

【理化鉴别】取粉末1g，加水10mL，浸渍2h，滤过，取滤液，置三支试管中，每管1mL，一管加α-萘酚试剂3滴，振摇后，沿管壁加浓硫酸0.5mL，界面呈紫红色。一管加斐林试剂1mL，振摇后于沸水浴上加热10min，产生棕红色沉淀。一管加0.2%茚三酮乙醇溶液2～3滴，在水浴中加热3min，溶液呈蓝紫色。

【主要成分】主含三萜类，如锁阳萜，熊果酸，挥发油，花色苷，鞣质，脯氨酸等多种氨基酸及糖类。

【性味功效】甘，温。补肾阳，益精血，润肠通便。

本章其他药材

品名	来源	产地	性味	功效
伸筋草	石松科植物石松 *Lycopodium japonicum* Thunb. 的干燥全草	主产于浙江、湖北、江苏等	微苦、辛，温	祛风除湿，舒筋活络
卷柏	卷柏科植物卷柏 *Selaginella tamariscina*（Beauv.）Spring 或垫状卷柏 *Selaginella pulvinata*（Hook. et Grev.）Maxim. 的干燥全草	我国大部分地区均有	辛，平	活血通经
木贼	木贼科植物木贼 *Equisetum hiemale* L. 的干燥地上部分	主产于中国东北、华北、内蒙古和长江流域各省	甘、苦、平	疏散风热，明目退翳
萹蓄	蓼科植物萹蓄 *Polygonum aviculare* L. 的干燥地上部分	我国各地均产	苦，微寒	利尿通淋，杀虫止痒
马齿苋	马齿苋科植物马齿苋 *Portulaca oleracea* L. 的干燥地上部分	我国各地均产	酸，寒	清热解毒，凉血止血，止痢
瞿麦	石竹科植物瞿麦 *Dianthus superbus* L. 或石竹 *Dianthus chinensis* L. 的干燥地上部分	主产于河北、河南、辽宁、江苏等	苦，寒	利尿通淋，活血通经
委陵菜	蔷薇科植物委陵菜 *Potentilla chinensis* Ser. 的干燥全草	我国各地均产	苦，寒	清热解毒，凉血止痢
老鹳草	牻牛儿苗科植物牻牛儿苗 *Erodium stephanianum* Willd.、老鹳草 *Geranium wilfordii* Maxim. 或野老鹳草 *Geranium carolinianum* L. 的干燥地上部分	主产于东北、华北、华东、华中地区，陕西、甘肃、四川、贵州、云南等	辛、苦、平	祛风湿，通经络，止泻痢
马鞭草	马鞭草科植物马鞭草 *Verbena officinalis* L. 的干燥地上部分	主产于湖北、江苏、贵州、广西	苦，凉	活血散瘀，解毒利水，退黄，截疟
香薷	唇形科植物石香薷 *Mosla chinensis* Maxim. 或江香薷 *Mosla chinensis* 'Jiangxiangru' 的干燥地上部分	主产于江西、广西、湖南、湖北等	辛，微温	发汗解表，化湿和中
荆芥	唇形科植物荆芥 *Schizonepeta tenuifolia* Briq. 的干燥地上部分	主产于江苏、浙江、河南、河北、山东等	辛，微温	解表散风，透疹，消疮

品名	来源	产地	性味	功效
半枝莲	唇形科植物半枝莲 Scutellaria barbata D.Don 的干燥全草	主产于河北、河南、陕西、山西等	辛、苦，寒	清热解毒，化瘀利尿
白花蛇舌草	茜草科植物白花蛇舌草 Hedyotis diffusa Willd. 的干燥全草	我国长江以南各省均产	甘、淡，凉	清热解毒，利尿消肿，活血止痛
半边莲	桔梗科植物半边莲 Lobelia chinensis Lour. 的干燥全草	产于华东、华南、西南、中南各地	辛，平	清热解毒，利尿消肿
豨莶草	菊科植物豨莶 Siegesbeckia orientalis L.、腺梗豨莶 Siegesbeckia pubescens Makino 或毛梗豨莶 Siegesbeckia glabrescens Makino 的干燥地上部分	主产于湖南、福建、湖北、江苏等	辛、苦，寒	祛风湿，利关节，解毒
大蓟	菊科植物蓟 Cirsium japonicum Fisch.ex DC. 的干燥地上部分	主产于安徽、山东、江苏、浙江、四川	甘、苦，凉	凉血止血，散瘀解毒消痈
小蓟	菊科植物刺儿菜 Cirsium setosum（Willd.）MB. 的干燥地上部分	我国大部分地区均有分布	甘、苦，凉	凉血止血，散瘀解毒消痈
淡竹叶	禾本科植物淡竹叶 Lophatherum gracile Brongn. 的干燥茎叶	主产于浙江、江苏、湖南、湖北、广东、广西、安徽、福建等	甘、淡，寒	清热泻火，除烦止渴，利尿通淋
鸭跖草	鸭跖草科植物鸭跖草 Commelina communis L. 的干燥地上部分	主产于东北地区，以及四川、云南等	甘、淡，寒	清热泻火，解毒，利水消肿
矮地茶	紫金牛科植物紫金牛 Ardisia japonica（Thunb.）Blume 的干燥全草	我国长江流域至南方各省	辛、微苦，平	化痰止咳，清利湿热，活血化瘀
鹅不食草	菊科植物鹅不食草 Centipeda minima（L.）A.Br. et Aschers. 的干燥全草	我国大部分地区均产	辛，温	发散风寒，通鼻窍，止咳
鹿衔草	鹿蹄草科植物鹿蹄草 Pyrola calliantha H. Andres 或普通鹿蹄草 Pyrola decorata H. Andres 的干燥全草	我国大部分地区均产	甘、苦，温	祛风湿，强筋骨，止血，止咳
水飞蓟	菊科植物水飞蓟 Silybum marianum（L.）Gaertn. 的干燥成熟果实	陕西、甘肃、黑龙江和河北等	苦，凉	清热解毒，疏肝利胆
积雪草	伞形科植物积雪草 Centella asiatica（L.）Urb. 的干燥全草	主产于陕西、江苏、安徽、浙江、江西、湖南等	苦、辛，寒	清热利湿，解毒消肿
北刘寄奴	玄参科植物阴行草 Siphonostegia chinensis Benth. 的干燥全草	主产于东北、河北、河南、山东等	苦，寒	活血祛瘀，通经止痛，凉血，止血，清热利湿
冬凌草	唇形科植物碎米桠 Rabdosia rubescens（Hemsl.）Hara 的干燥地上部分	四川、湖北、贵州、陕西、山西、河北等	苦、甘，微寒	清热解毒，活血止痛
飞扬草	大戟科植物飞扬草 Euphorbia hirta L. 的干燥全草	产于江西、湖南、福建、台湾、广东、广西、海南、四川、贵州和云南	辛、酸，凉；有小毒	清热解毒，利湿止痒，通乳
金沸草	菊科植物条叶旋覆花 Inula linariifolia Turcz. 或旋覆花 Inula japonica Thunb. 的干燥地上部分	主产于吉林、辽宁、黑龙江等	苦、辛、咸，温	降气，消痰，行水
地锦草	大戟科植物地锦 Euphorbia humifusa Willd. 或斑地锦 Euphorbia maculata L. 的干燥全草	除广东、广西外，全国各地均产	辛，平	清热解毒，凉血止血，利湿退黄
鸡骨草	豆科植物广州相思子 Abrus cantoniensis Hance 的干燥全株	主产于广东、广西等	甘、微苦，凉	利湿退黄，清热解毒，疏肝止痛
肿节风	金粟兰科植物草珊瑚 Sarcandra glabra（Thunb.）Nakai 的干燥全草	主产于江西、四川、浙江、广西等	苦、辛，平	清热凉血，活血消斑，祛风通络
千里光	菊科植物千里光 Senecio scandens Buch.-Ham. 的干燥地上部分	主产于陕西、江苏、浙江、广西、四川等	苦，寒	清热解毒，明目，利湿
垂盆草	景天科植物垂盆草 Sedum sarmentosum Bunge 的干燥全草	全国多数省区有分布	甘、淡，凉	利湿退黄，清热解毒

中药传统鉴定技术

256

第十五章
其他类中药

　　本类药材直接或间接来源于植物，但由于本身的特殊性，不能归属于其他的任何章节。本类药材主要包括：由植物体的某一或某些部分，经特殊的加工处理（如浸泡、加热、蒸馏等）所得的产品，如冰片、青黛等；蕨类植物的成熟孢子，如海金沙等；由某些昆虫寄生于某些植物上所形成的虫瘿，如五倍子等；植物燃烧后的残留物，如百草霜；某些发酵制品，如神曲等。

　　本类药材一般除性状鉴定外，理化鉴别较为常用，有的也可进行显微鉴定。

海金沙 Haijinsha

LYGODII SPORA

【别名】金沙粉。

【来源】海金沙科植物海金沙 *Lygodium japonicum* （Thunb.）Sw.的干燥成熟孢子。

【产地】主产于广东、江苏、浙江、湖北、湖南等省。

【采收加工】秋季孢子未脱落时采割藤叶，晒干，搓揉或打下孢子，除去藤叶。

【性状鉴别】药材呈粉末状，棕黄色或浅棕黄色。体轻，手捻有光滑感，置于手中易于从指缝滑落。气微，味淡。撒于火上极易燃烧发生爆鸣声且有闪光，无残留灰渣。撒于水中则浮于水面，加热始逐渐下沉。见图15-1。

【品质要求】以质轻、色棕黄、有光滑感、无杂质者为佳。

【饮片特征】粉末状，棕黄色或浅棕黄色。气微，味淡。

【显微鉴别】粉末特征：深棕色，气微，味淡。

　　孢子为四面体，三角状圆锥形，顶面观三角锥形，侧面观类三角形，可见三叉裂隙，底面观类圆形，外壁光滑，内外两层明显，外层较厚，内层较薄，边缘唇状加厚。见图15-2。

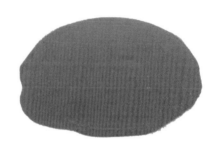

图15-1　海金沙药材图

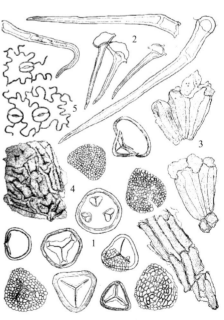

图15-2　海金沙粉末图

1—孢子；2—非腺毛；3—孢子囊环带细胞；
4—孢子囊细胞；5—叶表皮

【理化鉴别】取本品少量，撒于火上，即发出轻微爆鸣及明亮的火焰。

【主要成分】孢子含海金沙素，脂肪油。

【性味功效】性寒，味甘、咸。清热利湿，通淋止痛。

【附注】① 全草称为"海金沙藤"。功同海金沙。

② 市场上有用泥粉掺入正品海金沙中。手捏微涩，火烧不发光或少发光，无爆鸣声，入水搅拌呈泥浆水样。应注意鉴别。

天竺黄 Tianzhuhuang

BAMBUSAE CONCRETIO SILICEA

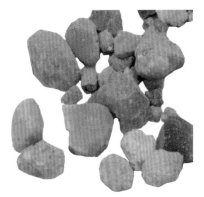

图 15-3　天竺黄药材图

【别名】天竹黄、广竹黄、竹黄、竺黄、竹糖、竹膏。

【来源】禾本科植物青皮竹 *Bambusa textilis* McClure 或华思劳竹 *Schizostachyum chinense* Rendle 等秆内的分泌液干燥后的块状物。

【产地】主产于云南。广东、广西等地区亦产。

【采收加工】冬季采收，砍取含有竹黄的竹竿，取出竺黄，晾干。

【性状鉴别】呈不规则多角形的块状或片状物，大小不一，表面乳白色、灰白色或灰蓝色相杂，偶有洁白半透明或象牙色而略带光泽。质轻，坚脆，易破碎。断面灰白色，稍显粉性，触之有滑感。无臭，味甘淡有凉感，舔之粘舌。置于水中有气泡产生，不溶于水，原为象牙色的逐渐变为淡绿色或天蓝色。见图 15-3。

【品质要求】以块大、色黄白、质细、体轻、吸湿性强者为佳。

【饮片特征】不规则多角形的块状或片状物，表面乳白色、灰白色或灰蓝色相杂。质轻，坚脆，易破碎。断面灰白色，稍显粉性，触之有滑感。无臭，味甘淡有凉感，舔之粘舌。

【理化鉴别】①取本品适量，炽灼灰化后，残渣中加盐酸与硝酸的等容混合液，滤过，滤液加钼酸铵试液，振摇，再加硫酸亚铁试液，即显蓝色。②取滤纸 1 片，加亚铁氰化钾试液 1 滴，待干后，再加盐酸溶液 1 滴、水 10 滴与 0.1% 茜红的乙醇溶液 1 滴，置氨蒸气中熏后，滤纸上可见紫色斑中有红色的环。

【主要成分】含二氧化硅约 90%。

【性味功效】性寒，味甘。清热豁痰，凉心定惊。

【附注】① 天竺黄的形成：为一种很小的寄生蜂，每年将卵产于刚刚伸长的竹笋内，卵在竹筒内经幼虫、蛹、变成蜂，咬洞而出，再行产卵繁殖，竹的输导组织被蜂咬破，分泌大量的水液（也叫伤流液），随着竹子的老化，水液干涸而成黄。

② 20 世纪 60 年代上海专家以硅酸盐凝胶为基础研制出"合成竹黄"。但其清心热、豁痰定惊的作用不及天竺黄。呈不规则多面体的结晶状颗粒。全体玉白色，光洁，质轻而结，具吸湿性。

儿茶 Ercha

CATECHU

【别名】儿茶膏、孩儿茶、老儿茶、黑儿茶、方儿茶。

【来源】豆科植物儿茶 *Acacia catechu*（L. f.）Willd. 的去皮枝、干的干燥煎膏。

【产地】主产于云南、广东、广西、海南等地。国外缅甸、泰国亦产。

【采收加工】冬季采收枝、干，除去外皮，砍成大块，加水煎煮，浓缩至糖浆状，冷却，倾于特制的模型中，阴干。

【性状鉴别】呈方形或不规则块状，大小不一。表面棕褐色或黑褐色，平滑而稍有光泽，有时可见裂纹。质硬，易碎，断面不整齐，具有光泽，多数有细孔，遇潮显黏性。气微，味涩、苦，略回甜。见图15-4。

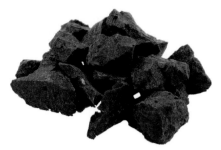
图15-4 儿茶药材图

【品质要求】以黑色略带棕色、不糊不碎、略带光泽、尝之收涩性强者为佳。本品含儿茶素（$C_{15}H_{14}O_6$）和表儿茶素（$C_{15}H_{14}O_6$）的总量不得少于21.0%。

【饮片特征】黑褐色或棕黑色方块或块状，断面不整齐，具光泽，有细孔。质硬，易碎。气微，味涩、苦，略回甜。

【显微鉴别】粉末棕褐色。水装片可见大量针晶、针晶束和黄棕色块状物。

【理化鉴别】取火柴杆浸于本品水浸液中，使轻微着色，待干燥后，再浸入盐酸中立即取出，置火焰附近烘烤，杆上即显深红色。

【主要成分】儿茶鞣质、儿茶素、表儿茶素等。

【性味功效】性微寒，味涩。活血止痛，止血生肌，收湿敛疮，清肺化痰。

【附注】① 茜草科植物儿茶钩藤带叶嫩枝的干燥煎膏也作儿茶用，商品习称"方儿茶"或"棕儿茶"。呈方块状，表面暗棕色至黑褐色，平坦无光泽。质坚实或松脆。味苦涩。

② 市场上有用豆科葫芦巴属植物皮煎煮的提取物或干血、灰土、沙、淀粉等材料混合压模制成的儿茶伪品，应注意鉴别。

芦荟 Luhui

ALOE

【别名】卢荟。

【来源】百合科植物库拉索芦荟 *Aloe barbadensis* Miller叶的汁液浓缩干燥物。习称"老芦荟"。

【产地】产于南美洲库拉索、阿津巴、博内耳等地。

【采收加工】全年可采。将割取的叶片切口向下直放入容器中，取其流出的汁液，蒸发浓缩至适当的浓度，任其逐渐冷却凝固。

【性状鉴别】呈不规则块状，常破裂为多角形，大小不一，表面暗红褐色或深褐色，次品显棕黑色。无光泽，体轻，质硬，不易破碎，断面粗糙或显麻纹，富吸湿性，具不愉快臭气，味极苦。见图15-5。

【品质要求】以色黑绿，气味浓，质脆，有光泽者为佳。本品含芦荟苷（$C_{22}H_{22}O_9$）库拉索芦荟不得少于16.0%，好望角芦荟不得少于6.0%。

【饮片特征】不规则块状，大小不一，表面暗红褐色或深褐色，无光泽，体轻，质硬，不易破碎，断面粗糙或显麻纹，富吸湿性，有特殊臭气，味极苦。

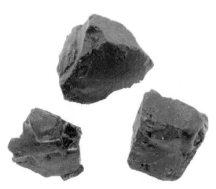
图15-5 芦荟药材图

【理化鉴别】取本品粉末0.5g，加水50mL，振摇，滤过，取滤液5mL，加硼砂0.2g，加热使溶解，取溶液数滴，加水30mL，摇匀，显绿色荧光，置紫外灯（365nm）下观察，显亮黄色荧光；再取滤液2mL，加硝酸2mL，摇匀，显棕红色；再取滤液2mL，加等量饱和溴水，生成黄色沉淀。

【主要成分】含芦荟总苷。

【性味功效】性寒，味苦。清肝热，通便。

【附注】① 同科好望角芦荟 *Aloe ferox* Miller 叶的汁液浓缩干燥物。习称"新芦荟"，也作芦荟药用。其特点是：表面呈暗褐色，略显绿色，有光泽。体轻，质松，易碎，断面玻璃样而有层纹。

② 过去市场上该产品均系进口，现在我国南方广东、海南、江西、云南、福建、台湾等地有栽培。药材以色墨绿、气味浓、质脆、有光泽者为佳，可作芦荟药用。

❀ 冰片 Bingpian ❀

BORNEOLUM SYNTHETICUM

【别名】机制片。

【来源】松节油、樟脑等为原料经化学方法合成的结晶。习称"机制冰片"，又称"合成龙脑"，是目前商品冰片的主要来源。

【性状鉴别】为无色透明或白色半透明片状松脆结晶，直径0.5 ~ 1.5cm，厚2 ~ 3cm。表面有冰样裂纹。质松脆有层，可剥离成薄片，手捻即粉碎。气清香，味辛、凉。具挥发性。点燃可发生浓烟，并有带光的火焰。见图15-6。

【品质要求】片大而薄、色洁白、质松脆、清香气浓。本品含龙脑（$C_{10}H_{18}O$）不得少于55.0%。

【饮片特征】无色透明或白色半透明片状松脆结晶，表面有冰样裂纹。质松脆，有层，可剥离成薄片，手捻即粉碎。气清香，味辛、凉。

【理化鉴别】① 取本品10mg，加乙醇数滴使溶解，加新制的1%香草醛硫酸溶液1 ~ 2滴，即显紫色。

② 取本品3g，加硝酸10mL，即产生红棕色的气体，待气体产生停止后，加水20mL，振摇，滤过，残渣用水洗净后，有樟脑臭。

③ 本品在乙醇、氯仿或乙醚中易溶，在水中几乎不溶。熔点205 ~ 210℃。

【主要成分】消旋龙脑、樟脑、异龙脑等。

【性味功效】性微寒，味辛、苦。开窍醒神，清热止痛。

【附注】① 梅花冰片 为龙脑香科植物龙脑香树干水蒸气蒸馏所得的结晶。主产于印度尼西亚。药材呈半透明片状、块状或颗粒状结晶，微呈茶色，无光泽，表面具梅花状裂纹，故称"梅花冰片"。质松脆，手捻之易成粉末，无粘手感。气清香特异。主含右旋龙脑。

② 艾片 为菊科植物艾纳香叶中提取的结晶。主产于贵州、广西。在秋季采摘叶片进行水蒸气蒸馏、提炼而制得。药材呈不规则多角形薄片状结晶，类白色，微透明，洁净无光泽。质稍硬，手捻之不易碎。气清香，但香气不及梅花冰片香纯。主含左旋龙脑。

图15-6 冰片药材图

③ **天然冰片**　为樟科植物樟的新鲜树枝、叶经提取加工制成的右旋龙脑结晶。结晶白色、粉末状或片状，气清香，味辛凉，具挥发性，点燃冒黑烟，火焰呈黄色。含右旋龙脑不得少于95.0%。

青黛 Qingdai

INDIGO NATURALIS

【别名】靛花、青蛤粉、蓝露、青代、青缸花、淀花、靛青、靛蓝粉。

【来源】爵床科（Acanthaceae）植物马蓝 *Baphicacanthus cusia*（Nees）Bremek.、蓼科（Polygonaceae）植物蓼蓝 *Polygonum tinctorium* Ait. 或十字花科（Cruciferae）植物菘蓝 *Isatis indigotica* Fort. 的叶或茎叶经加工制得的干燥粉末、颗粒或团块。

【产地】主产于福建、河北、云南、江苏、安徽等地。

【采收加工】夏、秋二季，当植物的叶生长茂盛时，割取茎叶，置大缸或木桶中，加入清水，浸泡2～3昼夜至叶腐烂，茎脱皮时，捞去茎枝叶残渣，每50kg茎叶加入石灰4～5kg，充分搅拌，待浸液由乌绿色变为紫红色时，捞取液面泡沫状物，晒干即得。

【性状鉴别】为灰蓝色或深蓝色的粉末，质轻，易飞扬；或为多孔性疏松团块，用手搓捻即成细末，可粘手粘纸。微具草腥气，味淡。见图15-7。

【品质要求】以色蓝、粉细，体轻、能浮于水面，燃烧时产生紫红色烟雾时间长者为佳。本品含靛蓝（$C_{16}H_{10}N_2O_2$）不得少于2.0%，含靛玉红（$C_{16}H_{10}N_2O_2$）不得少于0.13%。

【饮片特征】灰蓝色或深蓝色粉末或多孔性疏松团粒，质轻，易飞扬。微具草腥气，味淡。

【理化鉴别】① 取本品少量，用微火灼烧，有紫红色的烟雾产生。

② 取本品少量，滴加硝酸，产生气泡并显棕红色或黄棕色。

③ 取本品粉末0.5g，加水10mL，振摇后放置片刻，水层不得显深蓝色。

【主要成分】靛蓝、靛玉红等。

【性味功效】性寒，味咸。清热解毒，凉血。

【附注】① 有些地区生产青黛的原料，还有豆科植物木蓝 *Indigofera tinctoria* L. 和野青树 *Indigofera suffruticosa* Mill. 的叶或茎叶。

② 市场上有该产品掺伪，如发现体重，呈团块状，有白色小点，手捻有粗糙感，置水中有颗粒状下沉者应注意鉴别。

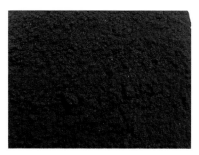

图15-7　青黛药材图

琥珀 Hupo

SUCCINUM

【别名】虎魄、琥魄、红松脂。

【来源】为古代松科松属植物的树脂，埋藏地下经年久转化而成。从地下挖出称"琥珀"或从煤中选出称"煤珀"。

【产地】琥珀主产于云南、广西等地。煤珀主产于辽宁。

【采收加工】全年均可采收，从地下挖出或从煤中选出，除净杂质。

【商品类别】琥珀、煤珀。

【性状鉴别】**琥珀**　呈不规则块状，颗粒状或多角形，大小不一，大者3～6cm，小者

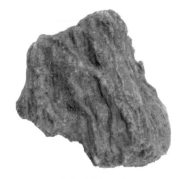

（a）琥珀药材图

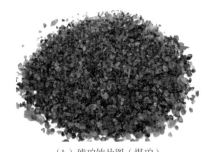

（b）琥珀饮片图（煤珀）

图 15-8　琥珀药材及饮片图

2cm。表面黄棕色、血红色及黑棕色，有的具光泽，透明至微透明，质硬而脆，易碎，断面光亮，硬度 2 ~ 2.5，相对密度 1.05 ~ 1.09。摩擦带电，可吸灯草或薄纸。手捻有涩感。无臭，味淡，嚼之无沙粒感。火燃之有松脂香气。见图 15-8（a）。

煤珀　呈不规则多角形块状，颗粒状，少数呈乳滴状，大小不一。表面淡黄色、红褐色及黑褐色，有光泽。质坚硬，不易碎，断面有玻璃样光泽。火燃之有煤油气味。

【品质要求】琥珀以色红、质硬而脆、透明样、断面光亮者为佳。煤珀以色黄棕、断面有玻璃样光泽为佳。

【饮片特征】多为黄棕色颗粒，无臭，味淡，嚼之无沙粒感。见图 15-8（b）。

【理化鉴别】①琥珀火燃之易熔，稍冒黑烟，刚熄灭时冒白烟，微有松香气；煤珀火燃之冒黑烟，刚熄灭时冒白烟，有煤油样臭气。

②琥珀加水煮沸不得溶化变软。（区别其他树脂）

③取琥珀或煤珀粉末 1g，用石油醚 10mL 振摇过滤，取滤液 5mL，加醋酸酮试液 10mL 振摇，石油醚层不得显蓝绿色。（检查松香）

【主要成分】主含二松香醇酸聚酯化合物。

【性味功效】性平，味甘。镇惊安神，利小便，散瘀血。

【附注】① 20 世纪 60 年代期间海南琼中出产一种"琼琥珀"，经调查证实为橄榄树脂，其性状为不规则团块状，具"泪烛"样特征，表面灰黄色，不透明，火燃之有橄榄样香气。经有关部门核实，此品不能作琥珀用。

② 从缅甸进口的洋珀为较大块的不规则块状，淡黄色或红黄色，透明样，火燃之冒浓黑烟，香气淡，质次于国产琥珀，现已少见。

五倍子 Wubeizi
GALLA CHINENSIS

【别名】百虫仓。

【来源】漆树科植物盐肤木 *Rhus chinensis* Mill.、青麸杨 *Rhus potaninii* Maxim. 或红麸杨 *Rhus punjabensis* Stew. var. *sinica*（Diels）Rehd. et Wils. 叶上的虫瘿，主要由五倍子蚜 *Melaphis chinensis*（Bell）Baker 寄生而形成。

【产地】主产于四川、云南、贵州、陕西等地。

【采收加工】立秋至白露前虫瘿由青色转成黄褐色时采摘，置沸水中略煮或蒸至外表面成灰色，杀死蚜虫，取出，晒干。

【性状鉴别】**角倍**　菱形、卵圆形或纺锤形，长 3 ~ 6cm，直径 2 ~ 5cm，具有不规则的角状分枝。表面灰黄色，偶带浅红色。被灰黄色软滑短柔毛。质硬脆，破碎后中空，断面角质状，有光泽，倍壁厚 1 ~ 2mm，内壁平滑，有多数黑褐色死蚜虫、黑色粉末状蚜虫卵及排泄物附着于内壁上，并时有 1 ~ 2 对游离于角倍中的白色丝团，丝团表面又附有多数蚜虫尸体，内壁上附有白色粉霜状或结晶状的蜡样物。气特异，味酸涩。见图 15-9（a）。

肚倍　长圆形或纺锤形，略扁，无角状分枝；表面暗灰褐色，有多数浅纵纹，柔毛较少；倍壁厚约3mm。

【品质要求】个大、完整、壁厚、色灰褐。一般认为角倍的质量优于肚倍。本品含鞣质不得少于50.0%，含鞣质以没食子酸（$C_7H_6O_5$）计，不得少于50.0%。

【饮片特征】不规则块状，表面灰褐色或灰棕色，有柔毛。断面角质样，有光泽，壁厚，内壁平滑。气特异，味酸涩。见图15-9（b）。

【理化鉴别】取本品粉末0.5g，加水4mL，微热，滤过。取滤液1mL，加三氯化铁试液1滴，即生成蓝黑色沉淀；另取滤液1mL，加10%酒石酸锑钾溶液2滴，即生成白色沉淀。

【主要成分】五倍子鞣质、没食子酸等。

【性味功效】性寒，味酸、涩。敛肺降火，涩肠止泻，敛汗止血，收湿敛疮。

【附注】五倍子的形成：五倍子蚜的有翅胎生雌虫（秋季迁移蚜），于9月中旬至10月中旬自虫瘿穿孔飞出，寄生于中间寄主提灯藓科提灯藓属多种植物上，进行孤雌生殖产生幼蚜，并吸取藓类营养，作白色蜡质茧越冬，至次年春季再羽化成有翅胎生雌虫（春季迁移蚜），飞散至盐肤木等植物上，产生雌、雄无翅幼虫，经交尾后产生无翅雌虫（干母）。无翅雌虫在吸取盐肤木等嫩叶汁时，叶部组织受到刺激，逐渐膨大，开始形成虫瘿（即五倍子）。在形成虫瘿期间，雌虫旺盛地进行孤雌生殖，至9月下旬，每个虫瘿内平均有蚜虫约4000只，并生成有翅胎生雌虫，于9月中旬后破虫瘿飞出。因此，产生五倍子必须具备三要素，即盐肤木、五倍子蚜虫和提灯藓类植物。

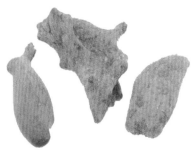

（a）五倍子药材图

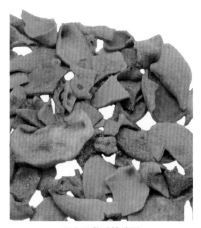

（b）五倍子饮片图

图15-9　五倍子药材及饮片图

第十六章
动物类中药

动物类中药材在我国应用有着悠久的历史。从本草的记载来看，《神农本草经》载有动物药65种，《新修本草》载有128种，《本草纲目》载有461种，《本草纲目拾遗》载有160种，动物药的总数约600余种。

动物药内容丰富，应用复杂，有的用动物的全体，如全蝎、蜈蚣；有的用动物的分泌物，如麝香、蟾酥；有的用动物的排泄物，如蚕砂、五灵脂；还有的用动物生理或病理产物，如蛇蜕、蝉蜕、牛黄等。

近代在扩大新药源、寻找代用品方面取得了一定成绩，如人工养麝、活体取香、人工养熊、胆汁引流、牛黄的人工培殖等，现已人工养殖的动物药有30种左右；人工养殖缓解了药用资源的不足，但也给实际应用带来了新的问题，即人工养殖品与野生品的区别。

动物类药材性状差别比较大，各有其独特性。鉴别时要观察各部分的特征、颜色、质地，嗅气尝味，同标准品进行对照，必要时要同鲜品对照，辨别真伪优劣，确保药材质量。

动物类药材一般以身干、无虫蛀、无霉变、无腐败、无杂质为合格。以个大、完整、有特异的色、香、味者为佳。贮藏时应选用适当的材料包装。带有皮肉者，易生虫、易腐烂，应置通风处妥善保管，并保持干燥，注意防蝇、防鼠。经验认为，此类药材与大蒜、花椒共存，可防虫蛀。动物类药材中不少是贵重药材，如麝香、牛黄、熊胆等，也有一部分是剧毒药，如蟾蜍、斑蝥，应特殊保管。

羚羊角 Lingyangjiao

CORNU SAIGAE TATARICAE

〖别名〗羚羊。

〖来源〗牛科动物赛加羚羊 *Saiga tatarica* Linnaeus 的角。

〖产地〗主产于俄罗斯南部、蒙古国及我国新疆北部，野生。

〖采收加工〗已被列入《世界自然保护联盟》濒危物种，严禁狩猎。

〖性状鉴别〗呈长圆锥形，略呈弓形弯曲，长15～33cm；类白色或黄白色，基部稍呈青灰色，尖部多为黑棕色的盖顶，习称"乌云盖顶"。嫩枝对光透视有"血丝"或紫黑色斑纹，光润如玉，无裂纹，习称"无影纹"。老枝则有细纵裂纹。除尖端部分外，有10～16个隆起环脊，间距约2cm，用手握之，四指正好嵌入凹处，习称"合把"。角的基部横截面圆形，直径3～4cm，内有坚硬质重的角柱，习称"骨塞"，骨塞长约占全角的1/2或1/3，表面有突起的纵棱与其外面角鞘内的凹沟紧密嵌合，从横断面观，其结合部呈锯齿状。除去"骨塞"后，角的下半段成空洞，全角呈半透明，对光透视，上半段中央有一条隐约可辨的细孔道直通角尖，习称"通天眼""一线通"。质坚硬。气微，味淡。见图16-1（a）。

【品质要求】以质嫩、色白、光润、内含红色斑纹、无裂纹者为佳。

【饮片特征】镑片多折曲，切面白色半透明，中央可见除去骨塞后的空洞近尖部呈扁三角形，纹丝直而微呈波状。质坚韧，不易拉断。气微，味淡。见图16-1（b）。

【主要成分】含角蛋白、磷酸钙。

【性味功效】性寒，味咸。平肝息风，清肝明目，散血解毒。

【附注】① 羚羊角主要靠进口，因价格昂贵，药材类似品有鹅喉羚羊、藏羚羊、黄羊等，应注意鉴别。

② 进口的羚羊角曾发现角内灌有铅粒，以增加重量。可检查骨塞是否活动。

③ 羚羊角"骨塞"亦作药用，商品称羚羊骨，在广东地区多用于清热解毒及清肝火。

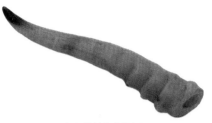

（a）羚羊角药材图

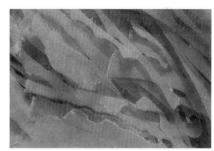

（b）羚羊角饮片图

图16-1 羚羊角药材及饮片图

鹿茸 Lurong

CORNU CERVI PANTOTRICHUM

【别名】花茸、马茸。

【来源】鹿科动物梅花鹿 *Cervus nippon* Temminck 或马鹿 *Cervus elaphus* Linnaeus 的雄鹿未骨化密生茸毛的幼角。前者习称"花鹿茸"，后者习称"马鹿茸"。

【产地】花鹿茸主产于吉林、辽宁、河北等省，品质优。马鹿茸产于黑龙江、内蒙古、新疆、青海、云南、四川等省区。

【采收加工】分锯茸和砍茸两种方法。

锯茸 一般从第三年的鹿开始锯取，二杠茸每年采收两次，第一次多在清明后，即脱盘后45～50天（头茬茸），采后50～60天锯第二次（二茬茸）；三岔茸只收一次，约在7月下旬。锯下的花鹿茸进行排血、洗茸、钉钉扎口、煮烫和干燥等加工。马鹿茸加工方法的不同之处是煮烫时不要求排血，煮烫和干燥时间比花鹿茸要长。

砍茸（略）。

【商品类别】花鹿茸、马鹿茸。

【性状鉴别】**花鹿茸 锯茸** 呈圆柱状分枝，具一个分枝者习称"二杠"，主枝习称"大挺"，长17～20cm，锯口直径4～5cm，离锯口约1cm处分出侧枝，习称"门庄"，长9～15cm，直径较大挺略细。外皮红棕色或棕色，多光润，表面密生红黄色或棕黄色细茸毛（又称"黄毛茸"），上端较密，下端较疏；分岔间具1条灰黑色筋脉，皮茸紧贴。锯口黄白色，外围无骨质，中部密布细孔。具两个分枝者，习称"三岔"，大挺长23～33cm，直径较二杠细，略呈弓形，微扁，枝端略尖，下部多有纵棱筋及突起疙瘩，习称"起筋"；皮红黄色，茸毛较稀而粗。体轻。气微腥，味微咸。见图16-2（a）。

二茬茸与头茬茸相似，但挺长而不圆或下粗上细，下部有纵棱筋。皮灰黄色，茸毛较粗糙，锯口外围多已骨化。体较重。无腥气。

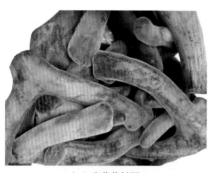

（a）鹿茸药材图

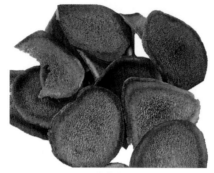

（b）鹿茸饮片图

图16-2　鹿茸药材及饮片图

砍茸　为带头骨的茸，茸形与锯茸相同，亦分二杠和三岔等规格。二茸相距约7cm，脑骨前端平齐，后端有一对弧形的骨，习称"虎牙"。脑骨白色，外附头皮，皮上密生茸毛。气微腥，味微咸。

马鹿茸　形状与花鹿茸近似，但较粗大，分枝较多，侧枝1个者习称"单门"，2个者习称"莲花"，3个、4个以上者习称"三岔""四岔"等。其中以莲花、三岔者为主。按产地分为"东马鹿茸"和"西马鹿茸"。

东马鹿茸，"单门"大挺长25～27cm，直径约3cm。外皮灰黑色，茸毛灰褐色或灰黄色（又称"青毛茸"），锯口面外皮较厚，灰黑色，中部密布细孔，质嫩；"莲花"大挺长可达33cm，下部有棱筋，锯口面蜂窝状小孔稍大；"三岔"皮色深，质较老；"四岔"茸毛粗而稀，大挺下部具棱筋及疙瘩，分枝顶端多无毛，习称"捻头"。

西马鹿茸，大挺多不圆，顶端圆扁不一，长30～100cm。表面有棱，多抽缩干瘪，分枝较长且弯曲，茸毛粗长，灰色或黑灰色。锯口色较深，常见骨质。气腥臭，味咸。

【品质要求】均以茸形粗壮、饱满、皮毛完整、质嫩、油润、无骨棱、无钉者为佳。

【饮片特征】鹿茸经切制加工后而成的薄片，商品分为"排血茸"和"血茸"，"排血茸"又根据片状特征分"蜡片""雪片""蜂片""骨片"。"血茸"仅有"蜡片"和"血片"。茸片通常为不规则圆形或椭圆形，边缘皮茸紧贴，有残存的茸毛。内部蜂窝状小孔自然排列。血片呈红黄色或红棕色。蛋黄片呈黄白色。骨片呈灰棕色，略显骨质化。见图16-2（b）。

【理化鉴别】取本品粉末0.1g，加水4mL，加热15min，放冷，滤过，取滤液1mL，加茚三酮试液3滴，摇匀，加热煮沸数分钟，显蓝紫色；另取滤液1mL，加10%氢氧化钠溶液2滴，摇匀，滴加0.5%硫酸铜溶液，显蓝紫色。

【主要成分】主含脑素（ceramide），少量雌酮等。

【性味功效】性温，味甘、咸。壮肾阳，益精血，强筋骨，调冲任，托疮毒。

【附注】① 地区习用药：分布于四川、青海、西藏、云南等省区的白鹿 *Cervus、macneilli* Lydekker、白唇鹿 *C.albirostris* Przewalski 和水鹿 *C.unicolor* Keer 雄鹿未骨化密生茸毛的幼角，分别依次习称为"草鹿茸""岩鹿茸""春鹿茸"，在西南地区亦作鹿茸药用。

② 混淆品：市场上有销售的驼鹿茸、驯鹿茸和狍茸。驼鹿茸为鹿科动物驼鹿 *Alces alces* Linné 的幼角。整枝较粗大，分枝也较粗壮，长15～30cm，直径约4cm，且后叉偏宽，直径6cm。驯鹿茸为鹿科动物驯鹿 *Rangifer tarandus* Linné 的幼角。其分枝上分叉较多，断面外皮棕色或灰黑色，中央淡红棕色。狍茸为鹿科动物狍 *Capreolus capreolus* L.的幼角。多见带头盖骨的双茸，分叉简单，通常3叉，全长20余厘米，角干部用手触之有纵棱筋及明显的瘤状突起。

③ 伪品：市场上还发现用塑料胶膜制成的假鹿茸，其形状类似鹿茸的头骨架，外面包裹老鼠皮；或用锯末为原料，加胶粘合捏成"二杠"模型，外面再包裹上动物毛皮伪造。以上伪品只要仔细观察，加热水浸泡，胶粘部自然脱落，塑料变软，水溶液染色，自可辨别。

附：鹿角

【来源】 为马鹿或梅花鹿已骨化的角或锯茸后翌年春季脱落的角基，分别习惯称为"马鹿角""梅花鹿角""鹿角脱盘"。

【采收加工】 由于加工不同有解角和砍角之分，解角即多在春季自然脱落，以春末拾取新脱落的角为佳。有人工砍下的鹿角成对并带有脑骨的称为砍角，习惯认为砍角质优，但现已少见。

【性状鉴别】 **马鹿角** 常分成4～6枝，全长50～120cm。主枝弯曲，直径3～6cm，侧枝多向一面伸展，基部具盘状突起，习称"珍珠盘"。第一、第二枝靠近。表面灰褐色或灰黄色，无毛，有光泽，中、下部常具疣状突起，习称"骨钉"，并具纵棱。质坚硬，断面外围骨质，灰白色。无臭。味微咸。

梅花鹿角 常分成3～4枝，全长30～60cm，直径2.5～5cm。侧枝多向两旁伸展，第一、第二枝相距较远。表面黄棕色或灰棕色，具断续排成纵棱的骨钉，有光泽。

鹿角脱盘 盔状或扁盔状，直径3～6cm（珍珠盘直径4.5～6.5cm），高1.5～4cm。表面灰褐色，中部具蜂窝状孔，珍珠盘周边常有稀疏小孔洞。质坚硬，断面外圈骨质，灰白色。无臭。味微咸。

【成分】 含胶质、磷酸钙、多种氨基酸。

【性味功效】 性温、味咸。温肾，强筋骨，行血，消肿。

鹿角胶

鹿角胶为鹿角加水煎熬，浓缩制成的固体胶。呈黄棕色或红棕色，半透明，上部有黄白色的泡沫层。质脆易碎，断面光亮。功能：补血益精。

鹿角霜

【来源】 为熬制鹿角胶或剩余的角渣。

【性状鉴别】 略呈圆柱形或不规则块状。表面灰白色，显粉性，常具纵棱。质轻而酥，断面外层较致密，白色或灰白色，内层有蜂窝状小孔，灰黄色或灰黑色，有吸湿性。气微，味淡，嚼之有粘牙感。

【成分】 含多量钙质。

【性味功效】 性温、味咸。活血，消肿，益肾。

牛黄 Niuhuang

BOVIS CALCULUS

【别名】 丑黄、西黄、胆黄。

【来源】 牛科动物牛 *Bos taurus domesticus* Gmelin 的干燥胆结石。

【产地】 主产于华北、东北、西北等地区。

【采收加工】 宰牛时检查胆囊、胆管及肝管，如有结石，立即取出，除净附着的薄膜，用通草丝或棉花等包好，放阴凉处，至半干时，用线扎好，以防破裂，阴干。

【商品类别】 蛋黄，管黄。

【性状鉴别】 **蛋黄** 多呈卵形、类球形、三角形或四面体形，大小不一，直径0.6～3（4.5）cm。表面黄红色至棕黄色，细腻而稍有光泽，有的表面挂有一层黑色光亮的薄膜，习称

"乌金衣"，有的粗糙，具疣状突起，有的具龟裂纹。体轻，质酥脆，易分层剥落，断面金黄色，可见细密排列整齐的同心层纹，有的夹有白心。气清香，味先苦而后甜，入口有清凉感，嚼之易碎，不粘牙。其水液可使指甲染成黄色，经久不褪，习称"挂甲"。见图16-3（a）。

管黄 呈管状，表面不平或有横曲纹，或为破碎的小片，长约3cm，直径1～1.5cm。表面红棕色或棕褐色，有裂纹及小突起。断面有较少的层纹，有的中空，色较深。见图16-3（b）。

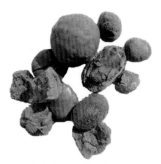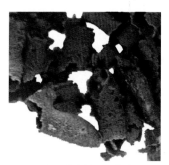

（a）牛黄药材图（蛋黄）　　　　　　　　（b）牛黄药材图（管黄）

图16-3　蛋黄及管黄药材图

〖品质要求〗以完整、色棕黄、质松脆，断面层纹清晰而细腻者为佳。本品按干燥品计算，含胆酸（$C_{24}H_{40}O_5$）不得少于4.0%，含胆红素（$C_{33}H_{36}N_4O_6$）不得少于25.0%。

〖显微鉴别〗取本品少许，用水合氯醛试液装片，不加热，置显微镜下观察：不规则团块由多数黄棕色或棕红色小颗粒集成，稍放置，色素迅速溶解，并显鲜明金黄色，久置后变绿色。

〖理化鉴别〗①取粉末少许，加水0.5mL，振摇10min，静置，取上清液3～4滴点于滤纸上，待干，置紫外灯（365nm）下观察，显灰绿色荧光。②取粉末适量，加氯仿1mL，摇匀，再加硫酸与浓过氧化氢溶液（30%）各2滴，振摇，即显绿色。③取本品粉末0.1g，加盐酸1mL和三氯甲烷10mL，充分振摇，混匀，三氯甲烷液呈黄褐色，分取三氯甲烷液，加氢氧化钡试液5mL，振摇，即生成黄褐色沉淀。分离除去水层和沉淀，取三氯甲烷液约1mL，加醋酐1mL与硫酸2滴，摇匀，放置，溶液呈绿色。

〖主要成分〗主含胆色素、黏蛋白。

〖性味功效〗性寒，味甘。清心，豁痰，开窍，凉肝，息风，解毒。

〖附注〗① 动物水牛 *Bubalus bubalis* L.、牦牛 *Poephagus grunniens*（L.）及犏牛（黄牛和牦牛的杂交种）的胆囊结石亦有入药。

② 人工牛黄，由于天然牛黄产量远远满足不了临床的需要，市场上出现了由牛胆粉、胆酸、猪去氧胆酸、牛磺酸、胆红素、胆固醇、微量元素等加工制成的人工牛黄，也有清热解毒、化痰定惊的作用。见图16-4（a）。

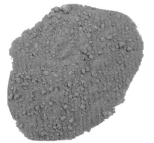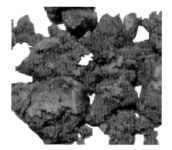

（a）人工牛黄药材图　　　　　　　　（b）体外培植牛黄药材图

图16-4　人工牛黄及体外培植牛黄药材图

③ 吃胆牛黄，由于牛宰杀后未检查，牛黄在胆囊内时间过长，胆汁渗入黄内而成，多呈暗红棕色或黑色。质较硬，不松脆，断面似胶状，显黑色或墨绿色，同心性不明显或隐约可见。无清香气，味苦。含胆酸10.5%，胆红素16.7%。一般认为质量较次。

④ 牛黄为贵重药材，除国产外，尚有进口品。在商品中发现伪品牛黄不少，如用黄连、大黄、黄柏、姜黄、鸡蛋黄的粉末加工；用马铃薯粉伪造；用植物色素加少量牛黄伪造；牛黄掺糖，或用其他动物结石伪充等等。

附：体外培植牛黄

【来源】牛科动物牛 *Bos taurus domesticus* Gmelin 的活体胆囊培植的干燥胆结石。

【性状鉴别】本品为不规则块片或粉末，棕黄色至黄褐色，质较疏松，间有少量灰白色疏松状物和乌黑硬块，气微腥，味微苦而后甘，有清凉感。与牛黄碎片相似，区别是断面不具有同心层纹。见图16-4（b）。

【成分】含胆色素、黏蛋白。

【性味功效】清心，豁痰，开窍，凉肝，息风，解毒。

【理化鉴别】①取本品粉末少量，加三氯甲烷1mL，摇匀，再加硫酸与浓过氧化氢溶液（30%）各2滴，振摇，溶液即显绿色。②取本品粉末0.1g，加盐酸1mL和三氯甲烷10mL，充分振摇，混匀，三氯甲烷液呈黄褐色，分取三氯甲烷液，加氢氧化钡试液5mL，振摇，即生成黄褐色沉淀。分离除去水层和沉淀，取三氯甲烷液约1mL，加醋酐1mL与硫酸2滴，摇匀，放置，溶液呈绿色。

⟨全蝎Quanxie⟩

SCORPIO

【别名】全虫、蝎子。

【来源】为钳蝎科动物东亚钳蝎 *Buthus martensii* Karsch 的干燥体。

【产地】主产于河南、山东等省。河北、辽宁、安徽亦产。

【采收加工】春末至秋初捕捉，除去泥沙，置沸水或沸盐水中煮3～4h，煮至全身僵硬，背面抽沟时捞出，置通风处，阴干。

【性状鉴别】头胸部与前腹部呈扁平长椭圆形，后腹部呈尾状，皱缩弯曲，完整者体长约6cm。头胸部呈绿褐色，前面有1对短小的螯肢和1对较长大的钳状脚须，形似蟹螯，背面覆有梯形背甲，腹面有足4对，均为7节，末端各具2爪钩；前腹部由7节组成，第7节色深，背甲上有5条隆脊线。背面绿褐色，后腹部棕黄色，6节，节上均有纵沟，末节有锐钩状毒刺，毒刺下方无距。质脆易断。气微腥，味咸。见图16-5。

【品质要求】以完整、色黄褐、肚子干瘪，盐霜少者为佳。

【显微鉴别】粉末特征：黄棕色或淡棕色，气

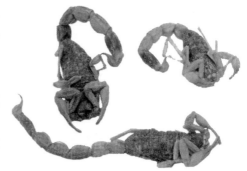

图16-5　全蝎药材图

微腥，味咸。

① 体壁碎片外表皮表面观呈多角形网格样纹理，表面密布细小颗粒，可见毛窝、细小圆孔和淡棕色或近无色的瘤状突起。

② 内表皮无色，有横向条纹，内、外表皮纵贯较多长短不一的微细孔道。

③ 刚毛红棕色，多碎断，先端锐尖或钝圆，具纵直纹理，髓腔细窄。

④ 横纹肌纤维多碎断，明带较暗带宽，明带中有一暗线，暗带有致密的短纵纹理。

【主要成分】含蝎毒素（buthotoxin）。

【性味功效】性平，味甘、辛。有毒。息风镇痉，通络止痛，攻毒散结。

【附注】有不法商人常将全蝎放在食盐和泥土的混合泥浆中，使其吞足盐后再致死晒干，以增加重量，或注入明矾水以增重。其外表可见盐霜或结晶，前腹隆起，体重，折断后可见褐色泥土及盐和矾的结晶，重量可超过全蝎体重1/3以上。

❧ 蜈蚣 Wugong ❧

SEOLOPENDRA

【别名】百足、川足。

【来源】蜈蚣科动物少棘巨蜈蚣 *Scolopendra subspinipes mutilans* L.Koch 的干燥体。

【产地】主产于湖北、浙江、江苏、河南、安徽、山东等省。野生，现多为家养。

【采收加工】春、夏二季捕捉，先用沸水烫死，再用竹片插入头尾，绷直，干燥。

【性状鉴别】呈扁平长条形，长9～15cm，宽0.5～1cm。由头部和躯干部组成，全体共22个环节。头部暗红色或红褐色，略有光泽，有头板覆盖，头板近圆形，前端稍突出，两侧贴有颚肢一对，前端两侧有触角一对。躯干部第一背板与头板同色，其余20个背板为棕绿色或墨绿色，具光泽，自第四背板至第二十背板上常有两条纵沟线；腹部淡黄色或棕黄色，皱缩；自第二节起，每节两侧有步足一对；步足黄色或红褐色，偶有黄白色，呈弯钩形，最末一对步足尾状，故又称尾足，易脱落。质脆，断面有裂隙。气微腥，有特殊刺鼻的臭气，味辛而微咸。见图16-6。

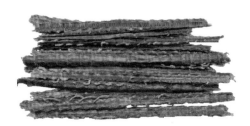

图16-6　蜈蚣药材图

【品质要求】以条大、完整、头红、足黄色、身黑绿、腹干瘪者为佳。

【主要成分】含组织胺样物质及溶血白蛋白。

【性味功效】性温，味辛。有毒。息风镇痉，通络止痛，攻毒散结。

【附注】蜈蚣的混淆品有多种，个别地区一直在药用的是多棘蜈蚣。与少棘蜈蚣的主要区别是，最末步足腹面内侧棘和背面内侧棘均为2；而后者均为1。成分与少棘蜈蚣类似。

❧ 蝉蜕 Chantui ❧

CICADAE PERIOSTRACUM

【别名】蝉衣、知了皮、蝉皮。

【来源】蝉科昆虫黑蚱 *Cryptotympana pustulata* Fabricius 的若虫羽化时脱落的皮壳。

【产地】主产于河北、河南、山东、江苏等省。野生。

【采收加工】夏、秋二季自地面或树上收集，除去泥沙，晒干。

【性状鉴别】形状似蝉，略呈椭圆形而弯曲，长约3.5cm，宽约2cm。表面黄棕色，半透明，有光泽。头部有丝状触角1对，多已脱落，复眼1对横生，略突出，透明。额部先端突出，口吻发达，上唇宽短，下唇伸长成管状。胸部背面呈十字形裂开，裂口向内卷曲，脊背两旁具小翅2对；腹面有足3对，前一对足粗壮具齿，后两对足稍细长，均被黄棕色细毛。腹部钝圆有曲纹，共9节。体轻、中空，易碎。无臭，味淡。见图16-7。

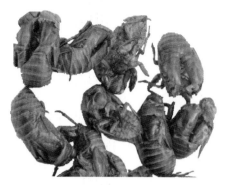

图16-7　蝉蜕药材图

【品质要求】以体轻、完整、色黄亮、无泥沙者为佳。

【饮片特征】清水洗去泥尘，性状同药材。

【主要成分】含大量甲壳质。

【性味功效】性寒，味甘咸。疏散风热，利咽，透疹，明目退翳，解痉。

【附注】金蝉蜕　来源于山蝉Cicada Flammata Dist.的若虫羽化时脱落的皮壳。主产于浙江、四川。形状极似蚱蝉，但体小，色金黄。背部裂口呈一字形开裂，腹部狭，上端尤细，每节在下缘处有一条显著或不显著黑棕横纹，环节单线，由腹部至尾端共7节，尾端呈尖锐刺状。见图16-8。

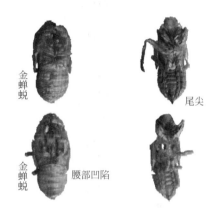

金蝉蜕
尾尖
金蝉蜕
腰部凹陷

图16-8　金蝉蜕药材图

土鳖虫 Tubiechong

EUPOLYPHAGA STELEOPHAGA

【别名】地鳖虫、土元。

【来源】鳖蠊科昆虫地鳖 *Eupolyphaga sinensis* Walker 或冀地鳖 *Steleophaga plancyi*（Boleny）的雌虫干燥体。

【产地】地鳖产于湖北、湖南、江苏、河南、安徽、四川等省。冀地鳖产于河北、北京、山东、浙江等地。

【采收加工】夏、秋二季捕捉，置沸水中烫死，晒干或烘干。

【商品类别】地鳖、冀地鳖。

【性状鉴别】地鳖　呈扁平卵形，长1.3～3cm，宽1.2～2.4cm。前端较窄，后端较宽，背部紫褐色，有光泽，无翅。前胸背板较发达，盖住头部；腹背板9节，呈覆瓦状排列。腹面红棕色，头部较小，有丝状触角1对，常脱落，胸部有足3对，商品多脱落，具细毛和刺，腹部有横环节。质松脆，易碎，破开后腹内有灰黑色泥土。气腥臭，味微咸。见图16-9。

冀地鳖　长2.2～3.7cm，宽1.4～2.5cm。背部黑棕色，通常在边缘带有淡黄褐色斑块及黑色小点。

【品质要求】均以完整、色紫褐、腹中杂质少者

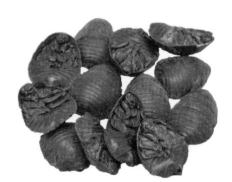

图16-9　土鳖虫药材图

为佳。

【饮片特征】同药材。

【主要成分】近年从土鳖虫中分离出二十八烷醇、鲨肝醇、挥发油等。

【性味功效】性寒，味咸。有小毒。破瘀血，续筋骨。

【附注】① 金边土鳖　姬蠊科昆虫赤边水蟅（东方后片蠊）的干燥虫体。习称金边土鳖虫，产于福建、广东、广西等地。本品呈长椭圆形，长2.5～3.5cm，宽1.5～2cm，背面黑棕色，腹面红棕色，前胸背板前缘有1黄色镶边。两广地区曾作土鳖使用。

② 当前土鳖虫已大量人工饲养，有人为了增加体重，捕捉前大量喂精饲料，后烫死。应注意鉴别。

地龙 Dilong

PHERETIMA

【别名】蚯蚓、蛐蟮、土地龙、土龙。

【来源】钜蚓科动物参环毛蚓 *Pheretima aspergillum*（E.Perrier）、通俗环毛蚓 *Pheretima vulgaris* Chen、威廉环毛蚓 *Pheretima guillelmi*（Michaelsen）或栉盲环毛蚓 *Pheretima pectinifera* Michaelsen 的干燥体。前一种习称"广地龙"，后三种习称"沪地龙"。

【产地】广地龙主产于广东、江西、福建。沪地龙主产于上海、河南、山东、安徽等地。

【采收加工】广地龙春季至秋季捕捉，沪地龙夏季捕捉，及时剖开腹部，除去内脏和泥沙，洗净，晒干或低温干燥。

【商品类别】广地龙，沪地龙。

【性状鉴别】广地龙　呈长条状薄片，弯曲，边缘略卷，长15～20cm，宽1～2cm。全体具环节，背部棕褐色至紫灰色，腹部浅黄棕色；第14～16环节为生殖带，形如戒指状，习称"白颈"，较光亮。体前端稍尖，尾端钝圆，刚毛圈粗糙而硬，色稍浅。雄生殖孔在第18环节腹侧刚毛圈一小孔突上，外缘有数环绕的浅皮褶，内侧刚毛圈隆起，前面两边有横排（一排或二排）小乳突，每边10～20个不等。受精囊孔2对，位于7/8至8/9环节间一椭圆形突起上，约占节周5/11。体轻，略呈革质，不易折断。气腥，味微咸。见图16-10（a）。

沪地龙　长8～15cm，宽0.5～1.5cm。全体具环节，背部棕褐色至黄褐色，腹部浅黄棕色；第14～16环节为生殖带，较光亮。第18环节有一对雄生殖孔。通俗环毛蚓的雄交配腔能全部翻出，呈花菜状或阴茎状；威廉环毛蚓的雄交配腔孔呈纵向裂缝状；栉盲环毛蚓的雄生殖孔内侧有1个或多个小乳突。受精囊孔3对，在6/7至8/9环节间。

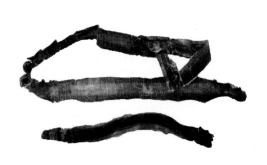

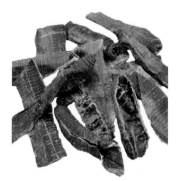

（a）地龙药材图　　　　　　　　　　　（b）地龙饮片图

图16-10　地龙药材及饮片图

【品质要求】以条大、肉厚、无杂泥、色棕褐、腥臭味不明显者为佳。广地龙优于土地龙。

【饮片特征】切段，余同药材。见图16-10（b）。

【显微鉴别】粉末特征：淡灰色或灰黄色，气微腥，味微咸。见图16-11。

① 斜纹肌显微无色或淡棕色，肌纤维散在或相互绞结成片状，多稍弯曲，边缘常不整齐。

② 表皮细胞棕黄色，细胞界限不明显，布有暗棕色的色素颗粒。

③ 刚毛少见，淡棕色或黄棕色，先端多钝圆，有的表面可见纵裂纹。

【主要成分】主含蚯蚓素、次黄嘌呤、氨基酸等。

【性味功效】性寒，味咸。有毒。清热，定惊，平喘，通络。

【附注】广东使用地龙习惯用甘草水制，可以减毒，去除腥臭味。

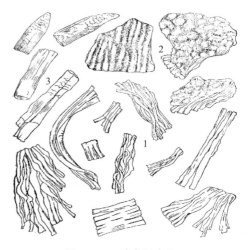

图 16-11　地龙粉末图

1—斜纹肌纤维；2—表皮；
3—刚毛

水蛭 Shuizhi

HIRUDO

【别名】蚂蟥干、马蛭。

【来源】水蛭科动物蚂蟥 *Whitmania pigra* Whitman、水蛭 *Hirudo nipponica* Whitman 或柳叶蚂蟥 *Whitmania acranutata* Whitman 的干燥全体。

【产地】蚂蟥和水蛭产于全国各地；柳叶蚂蟥产于河北、安徽、江苏、福建、湖北等省。

【采收加工】夏、秋二季捕捉，洗净，用沸水烫死或用石灰、草木灰闷死，晒干或低温干燥。

【商品类别】蚂蟥、水蛭、柳叶蚂蟥。

【性状鉴别】**蚂蟥**　呈扁平纺锤形，有多数环节，长4～10cm，宽0.5～2cm。背部黑褐色或黑棕色，稍隆起，用水浸后，可见黑色斑点排成5条纵纹；腹面平坦，棕黄色。两侧棕黄色，前端略尖，后端钝圆，两端各具1吸盘，前吸盘不显著，后吸盘较大。质脆，易折断，断面胶质样，有光泽。气微腥。见图16-12（a）。

水蛭　扁长圆柱形，体多弯曲扭转，长2～5cm，宽0.2～0.3cm，黑棕色。折断面不平坦，无光泽。

柳叶蚂蟥　狭长而扁，长5～12cm，宽0.1～0.5cm。两端稍细，前吸盘不显著，后吸盘圆大。全体黑棕色，有环节纹。折断面不平坦，无光泽。

【品质要求】以体小，条完整，黑褐色，无杂质者为佳。传统认为水蛭质量最佳。

【饮片特征】不规则扁块状或扁圆柱形，表面棕黄色

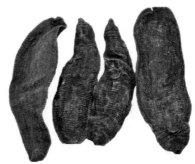

（a）水蛭药材图

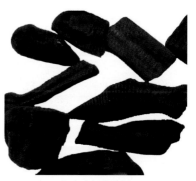

（b）水蛭饮片图

图 16-12　水蛭药材及饮片图

至黑褐色。气微腥。见图16-12（b）。

【主要成分】主含水蛭素、肝素、抗血栓素。

【性味功效】性平，味咸、苦。有毒。破血通经，逐瘀消癥。

【附注】有些药农采用猪血诱捕，致使水蛭吸入大量猪血，更有甚者捕到水蛭后喂以猪血以增重。因此商品应是体较扁平，折断面不平坦，无杂质者为好。

❧ 僵蚕 Jiangcan ❧

BOMBYX BATRYTICATUS

【别名】白僵蚕、天虫、僵虫。

【来源】蚕蛾科昆虫家蚕 *Bombyx mori* Linnaeus 4～5龄的幼虫感染（或人工接种）白僵菌 *Beauveria bassiana*（Bals.）Vuillant 而致死的干燥体。

【产地】主产于浙江、江苏、广东、四川等省。多为自然病死者，亦有在非蚕区进行人工培殖。

【采收加工】多于春、秋季生产，将感染白僵菌病死的蚕干燥。

【性状鉴别】呈类圆柱形，多弯曲而皱缩。长2～5cm，直径0.5～0.7cm。表面灰黄色或黄白色，被有白色粉霜状的气生菌丝和分生孢子。头部较圆，黄棕色。体腹面有足8对，呈突起状。体节明显。尾部略呈二分歧状。质硬而脆，易折断，断面平坦，外层白色，中间有亮棕色或亮黑色的丝腺环4个，习称"胶口镜面"。气微腥，味微咸。见图16-13（a）。

【品质要求】以条粗、质硬、色白、断面光亮者为佳。表面无白色粉霜、中空者不可入药。

【饮片特征】同药材，一般炒制用。见图16-13（b）。

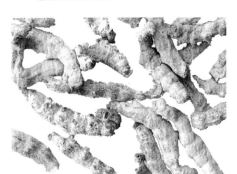

（a）僵蚕药材图

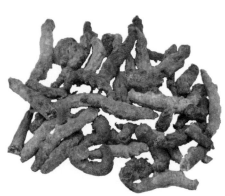

（b）僵蚕饮片图

图16-13 僵蚕药材及饮片图

【显微鉴别】粉末特征：灰棕色或灰褐色，气微腥，味微咸。

① 菌丝体近无色，细长卷曲缠结在体壁中。

② 气管壁碎片略弯曲或呈弧状，具棕色或深棕色的螺旋丝。

③ 表皮组织表面具网格样皱缩纹理以及纹理突起形成的小尖突，有圆形毛窝，边缘黄色。

④ 刚毛黄色或黄棕色，表面光滑，壁稍厚。

⑤ 未消化的桑叶组织中大多含草酸钙簇晶或方晶。

【主要成分】含蛋白质、脂肪。

【性味功效】性平，味咸、辛。息风止痉，祛风止痛，化痰散结。

【附注】① 市场上尚有绿僵蚕、褐僵蚕、黑僵蚕等，为受其他真菌感染等原因致死的僵蚕。这些伪品往往拌石灰伪充正品僵蚕。另外还发现有用胶水加物料，用模子压成的假僵蚕。主要区别点是断面没有丝腺环，应注意鉴别。

② 蚕沙 家蚕的干燥粪便。蚕沙呈颗粒状六棱形，长2～5mm，直径1.5～3mm。表面灰黑色或黑绿色，粗糙，有6条明显的纵棱及横向浅沟纹。气微，味淡。功能：祛风除湿，活血定痛。

海马 Haima
HIPPOCAMPUS

〖别名〗水马、马头鱼。

〖来源〗海龙科动物线纹海马 *Hippocampus kelloggi* Jordan et Snyder、刺海马 *Hippocampus histrix* Kaup、大海马 *Hippocampus kuda* Bleeker、三斑海马 *Hippocampus trimaculatus* Leach 或小海马（海蛆）*Hippocampus japonicus* Kaup 的干燥体。

〖产地〗主产于广东、福建、台湾等地。马来半岛、菲律宾、非洲亦产。

〖采收加工〗海马已被列入国家二级保护动物，严禁捕捞。

〖商品类别〗线纹海马、刺海马、大海马、三斑海马、小海马。

〖性状鉴别〗**线纹海马** 体呈扁长形而弯曲，体长约30cm。表面黄白色。头略似马头，有冠状突起，前方有1管状长吻，口小，无牙，两眼深陷。躯干部七棱形，尾部四棱形，渐细卷曲，体上有瓦楞形的节纹并具短棘，习称："马头，蛇尾，瓦楞身。"体轻，骨质，坚硬，不易折断。气微腥，味微咸。

刺海马 体长15～20cm，黄白色，头部及体上环节间均有细而尖的棘，第一节的棱刺尤为明显。

大海马 体长20～30cm，黑褐色。

三斑海马 体长10～18cm，体侧背部第1、4、7节的短棘基部各有1黑斑。

小海马（海蛆） 体形小，长7～10cm。黑褐色。节纹和短棘均较细小。

〖品质要求〗以个大、色黄白、体完整，坚实、洁净者为佳。

〖饮片特征〗同药材。见图16-14。

〖主要成分〗含蛋白质、脂肪、多种氨基酸。

〖性味功效〗性温，味甘。温肾壮阳，散结消肿。

〖附注〗① 海马的品种较多，市场上常见非正品来源的海马球，如海龙科冠海马的干燥体。体长10cm左右，体表淡褐色。头冠特别高大，约等于吻长。应注意鉴别。

② 市场上常见在海马腹中或育儿囊内加入鱼粉、石蜡、泥沙等物，以增加重量。应注意鉴别。

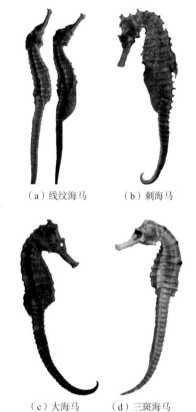

（a）线纹海马　（b）刺海马

（c）大海马　（d）三斑海马

图16-14　海马药材图

海龙 Hailong
SYNGNATHUS

〖别名〗杨枝鱼、钱串子。

〖来源〗海龙科动物刁海龙 *Solenognathus hardwickii*（Gray）、拟海龙 *Syngn athoides biaculeatus*（Bloch）或尖海龙 *Syngnathus acus* Linnaeus 的干燥体。

〖产地〗刁海龙、拟海龙主产于广东、福建沿海。尖海龙产于我国沿海各省区。

〖采收加工〗多于夏、秋二季捕捞，刁海龙、拟海龙除去皮膜及内脏，洗净，晒干；尖海龙直接洗净，晒干。

〖商品类别〗刁海龙、拟海龙、尖海龙。

〖性状鉴别〗**刁海龙** 体狭长侧扁，全长30～50cm，中部直径2～2.5cm。表面黄白色或灰褐色。头部具管状长吻，口小，无牙，两眼圆而深陷，头部与体轴略呈钝角。躯干部宽3cm，五棱形，尾部前方六棱形，后方渐细，四棱形，尾端卷曲。背棱两侧各有1列灰黑色斑点状色带。全体具突起花纹的骨环及细横纹，似菠萝表面的图纹，习称"菠萝纹"，各骨环内有突起粒状棘。胸鳍短宽，背鳍较长，有的不明显，无尾鳍。体轻，骨质，坚硬。气微腥，味微咸。

拟海龙 体长平扁，躯干部略呈四棱形，全长20～22cm，中部直径约2cm。表面灰黄色或灰棕色。头部常与体轴成一直线。无尾鳍。见图16-15（a）。

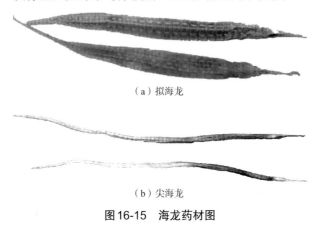

（a）拟海龙

（b）尖海龙

图16-15　海龙药材图

尖海龙 体细长，呈鞭状，全长10～30cm，直径4～5cm，未去皮膜。表面黄褐色。有的腹面可见育儿囊，有尾鳍。质较脆弱，易撕裂。见图16-15（b）。

〖品质要求〗以体长、饱满、体完整者为佳。

〖饮片特征〗同药材。

〖主要成分〗含多种元素、多种氨基酸。

〖性味功效〗性温，味咸、甘。温肾壮阳，散结消肿。

蛤蚧 Gejie

GECKO

〖别名〗蛤蚧干。

〖来源〗壁虎科动物蛤蚧 *Gekko gecko* Linnaeus 的干燥体。

〖产地〗主产于广西、广东等地。越南亦产。

〖采收加工〗全年均可捕捉，除去内脏，拭净，用竹片撑开，使全体扁平顺直，低温干燥，将2只合成1对，扎好。

〖商品类别〗国产蛤蚧、进口蛤蚧。

〖性状鉴别〗全体呈扁片状，头颈部及躯干部长9～18cm，头颈部约占1/3，腹背部宽6～11cm，尾长6～12cm。头略呈扁三角状，两眼多凹陷成窟窿，无眼睑，口内有细齿，密生于颚的边缘，无异型大齿。吻部半圆形，吻鳞不切鼻孔，与鼻鳞相连，上鼻鳞左右各1片，上唇鳞12～14对，下唇鳞（包括颏鳞）21片。腹背部呈椭圆形，腹薄。背部呈灰黑色或银灰色，有黄白色或灰绿色斑点（进口蛤蚧多为砖红色斑点）散在或密集成不显著的斑纹，有的背部及腹部分布着明显的橙红色斑点，脊椎骨及两侧肋骨突起。四足均具5趾，除第一指趾外，均具爪，趾间仅具蹼迹，足趾底有吸盘。尾细长而坚实，微现骨节，与背部颜色相同，有6～7个不甚明显的银灰色环带，有的再生尾较原生尾短，且银灰色环带不明显。全身密被圆形或多角形微有光泽的细鳞，有的具橙黄色至橙红色的斑点散在。质坚韧，气腥，味微咸。见图16-16。

〖品质要求〗以体大、肥壮，尾粗而长，无虫蛀者为佳。多以国产蛤蚧为质优。

〖饮片特征〗去头足使用。

〖理化鉴别〗本品粉末的乙醇提取液或酸水提取液，加硅钨酸、碘化铋钾、碘化汞钾等生

中药传统鉴定技术

物碱沉淀试剂，均有沉淀反应。

《主要成分》含肌肽、胆碱、肉毒碱蛋白质等。

《性味功效》性微温，味咸。补肺益肾，定喘助阳。

《附注》蛤蚧伪品较多，应注意鉴别，主要有：

① 壁虎科动物多疣壁虎去内脏干燥体，俗称小蛤蚧。全长在20cm以下，无眼睑，吻鳞切鼻孔，鳞片细小，体背具多数不规则疣鳞，生活时尾巴易断。

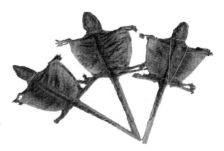

图16-16　蛤蚧药材图

② 壁虎科动物壁虎的去内脏干燥体，俗称小蛤蚧。形似蛤蚧但体小，呈扁片状，头及躯干长7～9cm，尾长5～8cm。吻鳞切鼻孔。背部褐色，粒鳞微小，散有细小疣鳞。

③ 其他伪品尚有鬣蜥科爬行动物蜡皮蜥和喜山鬣蜥以及蝾螈科动物红瘰疣螈等。

❖哈蟆油 Hamayou❖
OVIDUCTUS RANAE

《别名》雪哈油，林蛙油。

《来源》脊索动物门两栖纲蛙科（Ranidae）动物中国林蛙 *Rana temporaria chensinensis* David. 雌蛙的干燥输卵管。

《产地》主产于黑龙江、吉林、辽宁等省。

《采收加工》9月、10月选肥大雌蛙，用绳从口部穿过，悬挂风干，阴天及夜晚收入室内，避免受潮，影响品质。剥油前用热水浸烫1～2min，立即捞出装入麻袋中闷润过夜，次日用刀刳开腹部，轻轻取出输卵管，去尽卵子及其他内脏，通风处阴干。

《性状鉴别》呈不规则块状，弯曲而重叠，长1.5～2cm，厚1.5～5mm，大小不一，凹凸不平。表面黄白色，具脂肪样光泽，可见明显红色毛细血管，偶带灰白色薄膜状干皮，手摸有滑腻感。质硬易折断。用温水浸泡体积可膨胀10～15倍。气腥，味微甘，嚼之有黏滑感。见图16-17。

《品质要求》以色黄白、有光泽、片大肥厚、无皮膜者为佳。《中国药典》规定其膨胀度不能低于55。

《饮片特征》同药材。

《理化鉴别》取本品0.1g，加入50%的乙醇3mL，浸渍12～24h，取上清液滴于白色点滴板的凹穴中，置紫外灯（254nm）下观察，有蓝白色荧光；另取上清液点于滤纸上，形成直径1.5～2cm的斑点，干后，置紫外灯（254nm）下观察，有蓝白色荧光。

《主要成分》含雌酮、胆固醇、氨基酸。

《性味功效》性平，味甘。滋补强壮。

《附注》① 哈蟆油伪品较多，常见的有中华大蟾蜍的干燥输卵管，鳕鱼科明太鱼的精巢干制品，还有琼脂蛋白胨加工品，马铃薯、甘薯块根经蒸制加工品等。

② 中华大蟾蜍输卵管，其主要鉴别特征是：形似鸡肠或盘卷成串，由白色纤维状结缔组织相连。表面淡黄色或褐色。质硬难折断，摸之无滑腻感。温水浸后体积只能膨胀3～5倍。

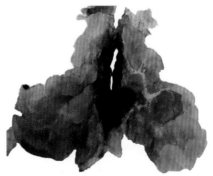

图16-17　哈蟆油药材图

阿胶 Ejiao

ASINI CORII COLLA

【别名】驴皮胶。

【来源】马科动物驴 *Equus asinus* L.的干燥皮或鲜皮经煎煮、浓缩制成的固体胶。

【产地】主产于山东、浙江等地。

【制法】将驴皮置水中漂泡，每日换水1～2次，至能刮毛时取出，刮去毛，切成小块，再用清水如前漂泡，约2～5天，置锅中加水。煎熬约3昼夜，待液汁稠厚取出，加水再煎，如此反复5～6次，煎至胶质提尽，去滓。将煎出的胶液过滤（或加入明矾细末少许）静置，使杂质沉淀，滤取清胶液，用文火浓缩（或在出胶前2h加入适量黄酒及冰糖），至呈稠膏状时，倾入凝胶槽内，待其自然冷凝，取出切成长方块，阴干。

【性状鉴别】呈长方形块、方形块。棕色至黑褐色，有光泽。质硬而脆，断面光亮，碎片对光照视呈琥珀色半透明状。气微，味微甘。见图16-18。

【品质要求】以色匀、半透明、断面光亮、无腥气者为佳。本品含L-羟脯氨酸不得少于8.0%，甘氨酸不得少于18.0%，丙氨酸不得少于7.0%，L-脯氨酸不得少于10.0%。

【理化鉴别】① 本品少许，加3倍量沸水，搅拌10～60min使溶解，溶液呈透明的红茶色，清而不浊，冷却后，液面可见少数油滴，放置不凝集，微带腥气。

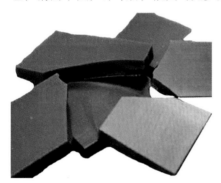

② 置坩埚中灼烧，初则迸裂，随即熔化膨胀，冒白烟，有浓烈的胶香气，灰化后残渣呈灰白色。

【主要成分】含明胶蛋白及多种氨基酸。

【性味功效】性平，味甘。补血滋阴，润燥，止血。

【附注】① 用猪皮熬制所得的"新阿胶"，呈方块状，表面棕褐色，对光照视不透明，断面不光亮。于水中加热熔化，液面有一层脂肪油，具肉皮汤味。以此鉴别。

图16-18　阿胶药材图

② 近年来发现有用其他杂皮掺入少量驴皮熬胶，充阿胶药用。本品表面黑褐色，对光透视半透明，但质硬不脆，易发软黏合。水液中有腥气和豆油味。

龟甲 Guijia

TESTUDINIS CARAPAX ET PLASTRUM

【别名】龟板。

【来源】龟科动物乌龟 *Chinemys reevesii*（Gray）的背甲及腹甲。

【产地】主产于浙江、安徽、湖北、湖南等地。

【采收加工】全年均可捕捉，以秋、冬二季为多，捕捉后除去筋肉，取背甲和腹甲，晒干。

【性状鉴别】背甲及腹甲由甲桥相连，背甲稍长于腹甲，与腹甲常分离。背甲呈长椭圆形拱状，长7.5～22cm，宽6～18cm；外表面棕褐色或黑褐色，脊棱3条；颈盾1块，前窄后宽；椎盾5块，第1椎盾长大于宽或近相等，第2～4椎盾宽大于长；肋盾两侧对称，各4块；缘盾每侧11块；臀盾2块。腹甲呈板片状，近长方椭圆形，长6.4～21cm，宽5.5～17cm；外表面淡黄棕色至棕黑色，盾片12块，每块常具紫褐色放射状纹理，腹盾、胸盾和股盾中缝均长，喉盾、肛盾次之，肱盾中缝最短；内表面黄白色至灰白色，有的略带血迹或残肉，除净后可见骨板9块，呈锯齿状嵌接，易于从此处断裂；前端钝圆或平截，后端具三角形缺刻，两侧残存呈翼状向斜上方弯曲的甲桥。质坚硬。气微腥，味微咸。见图16-19（a）。

【品质要求】以块大、完整、洁净无腐肉者为佳。传统认为腹甲（龟板）质佳。

【饮片特征】生品或煅淬品，呈不规则的块状。背甲盾片略呈拱状隆起，腹甲盾片呈平板状，大小不一。表面色白或黄色、棕褐色，有的可见深棕褐色斑点，有不规则纹理。内表面棕黄色或棕褐色，边缘有的呈锯齿状。断面不平整，有的呈蜂窝状小孔。质松脆。气微腥，味微咸，味腥或微有醋香气。见图16-19（b）。

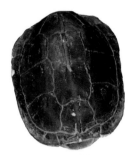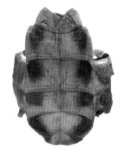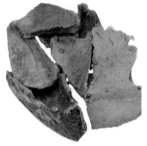

（a）龟甲药材图　　　　　　　　　　　（b）龟甲饮片图

图16-19　龟甲药材及饮片图

【主要成分】含蛋白质、胆固醇、氨基酸、碳酸钙、总氮等。

【性味功效】性微寒，味咸、甘。滋阴潜阳，益肾强骨，养血补心，固经止崩。

附：龟甲胶

【来源】为龟甲经水煎煮、浓缩制成的固体胶。

【制法】将龟甲漂泡洗净，分次水煎，滤过，合并滤液（或加入白矾细粉少许），静置，滤取胶液，浓缩（可加适量的黄酒、冰糖及豆油）至稠膏状，冷凝，切块，晾干，即得。

【性状】本品呈长方形或方形的扁块。深褐色。质硬而脆，断面光亮，对光照视时呈半透明状。气微腥，味淡。

【性味功效】性凉，味咸、甘。滋阴，养血，止血。

鳖甲 Biejia

TRIONYCIS CARAPAX

【别名】鳖壳，水鱼甲。

【来源】鳖科动物鳖 *Trionyx sinensis* Wiegmann 的背甲。

【产地】主产于湖北、安徽、江苏、湖南、河南、浙江、江西等省。

【采收加工】全年均可捕捉，以秋、冬二季为多，置沸水中烫至背甲上的硬皮能剥落时，取出，剥取背甲，除去残肉，晒干。

【性状鉴别】呈椭圆形或卵圆形，背面隆起，长10～20cm，宽8～17cm，厚约5mm。外表面黑褐色或墨绿色，略有光泽，密布细网状皱纹及灰黄色或灰白色斑点，中间有一条纵棱，两侧各有左右对称的横凹纹8条，外皮脱落后，可见锯齿状嵌接缝。内表面类白色，中部有突起的脊椎骨，颈骨向内卷曲，两侧各有肋骨8条，伸出边缘。质坚硬，易自骨板衔接缝断裂。气微腥，味淡。见图16-20（a）。

【品质要求】以块大、无残肉、无腥臭味者为佳。

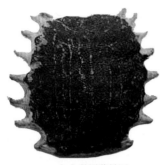

（a）鳖甲药材图

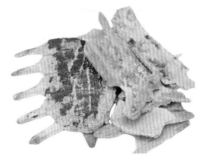

（b）鳖甲饮片图

图16-20　鳖甲药材及饮片图

【饮片特征】生品或煅淬品，呈不规则的块状，余同药材。见图16-20（b）。

【主要成分】主含骨胶原、碳酸钙、磷酸钙。

【性味功效】性微寒，味咸。滋阴潜阳，退热除蒸，软坚散结。

【附注】① 鳖甲胶　为鳖甲经煎熬、浓缩制成的固体胶。呈扁方块状，棕褐色，具凹纹，半透明，质坚脆，断面不平坦，具光泽。功能：滋阴退热，补血。

② 有地区用同为鳖科的山瑞鳖混作鳖甲用。其区别点是体型较大，背面深绿色，上有黑斑，凸起；身体腹面白色，布满黑斑。甲的周围有宽而肥厚的革质皮膜，恰似短裙，所以叫作裙边。

③ 有饭馆、餐厅烹调"甲鱼汤"食后的残骸，实为鳖的整体骨架拆散的各种大小骨骼，伪充鳖甲使用，应注意鉴别。

乌梢蛇Wushaoshe

ZAOCYS

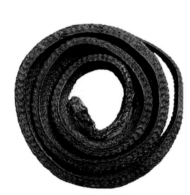

（a）乌梢蛇药材图

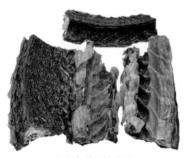

（b）乌梢蛇饮片图

图16-21　乌梢蛇药材及饮片图

【别名】乌蛇、乌花蛇、剑脊蛇、黑乌蛇、黑花蛇。

【来源】游蛇科动物乌梢蛇 Zaocys dhumnades（Cantor）的干燥体。

【产地】主产于浙江、江苏、安徽、江西等省。

【采收加工】多于夏、秋二季捕捉，剖开腹部或先剥皮留头尾，除去内脏，盘成圆盘状，干燥。

【性状鉴别】呈圆盘状，盘径约16cm。表面黑褐色或绿黑色，密被菱形鳞片；背鳞行数成双，背中央2～4行鳞片强烈起棱，形成两条纵贯全体的黑线。头盘在中间，扁圆形，眼大而下凹陷，有光泽。上唇鳞8枚，第4、5枚入眶，颊鳞1枚，眼前下鳞1枚，较小，眼后鳞2枚。脊部高耸成屋脊状，俗称"剑脊或屋脊"。腹部剖开，边缘向内卷曲，脊肌肉厚，黄白色或淡棕色，可见排列整齐的肋骨。尾部渐细而长（习称"铁丝尾"），尾下鳞双行。剥皮者仅留头尾之皮鳞，中段较光滑。气腥，味淡。见图16-21（a）。

【品质要求】以头尾齐全、皮黑肉黄、质坚实者为佳。

【饮片特征】段状。皮棕褐色或黑色，肉黄白色。气腥，味淡。见图16-21（b）。

【主要成分】含蛋白质、脂肪。

【性味功效】性平，味甘。祛风，通络，止痉。

【附注】① 乌梢蛇的伪品主要有同科动物十余种，主要有锦蛇属锦蛇、红点锦蛇、黑眉锦蛇、双斑锦蛇；鼠蛇属滑鼠蛇、灰鼠蛇；连蛇属赤链蛇；游蛇属草游蛇等。这些伪品蛇与乌梢蛇的主要区别点在于：背鳞行列都是奇数，而乌梢蛇背部鳞片为偶数列。背鳞也可以进行显微鉴别。

② 去蛇皮药材的骨骼鉴别：躯椎侧面观，棘突高，前后缘较平直。前关节突的关节面在基部上角，前后椎体下突性状极不相同，即前部椎骨的椎体下突较长，竖刀状，尖端略超过椎体的后隆面，以后逐渐变短，至中部椎骨的椎体下突成棱脊状。脉突侧面观呈马蹄形，左右两片向中线弯曲，彼此靠合。

金钱白花蛇 Jinqianbaihuashe
BUNGARUS PARVUS

【别名】银环蛇，银包铁。

【来源】眼镜蛇科动物银环蛇 *Bungarus multicinctus* Blyth 的幼蛇干燥体。

【产地】主产于广西、广东等地。

【采收加工】夏、秋二季捕捉，剖开腹部，除去内脏，擦净血迹，用乙醇浸泡处理后，以头为中心盘成盘状，用竹签固定，烘干或晒干。

【性状鉴别】呈圆盘状，盘径3～6cm，蛇体直径0.2～0.4cm。头盘在中间，尾细，常纳入口内，口腔内上颌骨前端有毒钩牙1对，鼻间鳞2片，无颊鳞，上下唇鳞通常各为7片。背部黑色或黑棕色，有白色环纹45～58个，黑白相间，白环纹在背部宽1～2行鳞片，向腹面渐增宽，黑环纹宽3～5行鳞片，背正中明显突起一条脊棱，脊鳞扩大呈六角形，背鳞细密，通身15行，尾下鳞单行。腹部黄白色，鳞片稍大。内表面黄白色。气微腥，味微咸。见图16-22。

【品质要求】以头尾齐全、色泽明亮、盘径小者为佳。

【主要成分】含蛋白质、脂肪及鸟嘌呤核苷。

【性味功效】性温，味甘、咸。有毒。祛风，通络，止痉。

【附注】金钱白花蛇伪品较多，应注意鉴别，主要有：

① 广东、广西地区以白花锦蛇作为金钱白花蛇药用，主要鉴别点是头背呈赭红色、似梨形，体背灰绿色，具30余个排成3行略呈六角形的红褐色斑块，尾部有黑红相间的环纹。

② 以其他蛇的幼蛇用褪色药水、油漆等将蛇身涂成白色环纹，此类伪品的主要区别点为：白环纹的宽窄、间距不规则，背鳞不扩大成六角形。

③ 由其他种幼蛇加工而成。主要有游蛇科动物中国水蛇、铅色水蛇、渔游蛇、赤链蛇、水赤链游蛇、黑背白环蛇和眼镜蛇科动物金环蛇。其中尤以黑背白环蛇外形极似，充伪品甚多。游蛇科动物幼蛇的区别点是具颊鳞，背鳞不扩大，尾下鳞双行。眼镜蛇科动物金环蛇的区别点是环纹是黄色的，黑黄纹间距等宽。

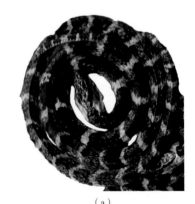

（a）

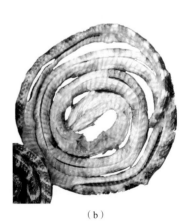

（b）

图16-22　金钱白花蛇药材图

蕲蛇 Qishe

AGKISTRODON

【别名】大白花蛇、五步蛇、百步蛇、棋盘蛇、祁蛇。

【来源】蝰科动物五步蛇 *Agkistrodon acutus*（Güenther）的干燥体。

【产地】主产于浙江、温州、丽水等地。广东、江西、福建亦产。

【采收加工】多于夏、秋二季捕捉，剖开蛇腹，除去内脏，洗净，用竹片撑开腹部，盘成圆盘状，干燥后拆除竹片。

【性状鉴别】呈圆盘状，盘径17～34cm，全身具鳞片，体长可达2m。头在中央稍向上，呈三角形而扁平，口大，习称"龙头、虎口"，吻端向上突出，习称"翘鼻头"。上腭有管状毒牙，中空尖锐。背部两侧各有黑褐色与浅棕色组成的"V"形斑纹17～25个，其"V"形斑纹的两上端在背中线上相接，习称"方胜纹"，有的左右不相接，呈交错排列。腹部撑开或不撑开，灰白色，鳞片较大，有黑色类圆形的斑点，习称"连珠斑"。腹内壁黄白色，脊椎骨的棘突较高，呈刀片状上突，前后椎体下突基本同形，多为弯刀状，向后倾斜，尖端明显超过椎体后隆面。尾部骤细，末端有三角形深灰色的角质鳞片1枚，习称"佛指甲"。气腥，味微咸。见图16-23。

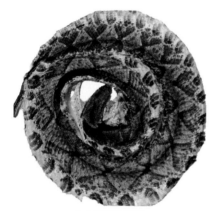 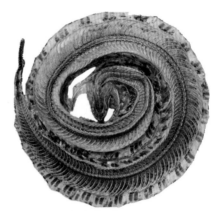

（a）蕲蛇药材图　　　　　　　　　　　（b）蕲蛇饮片图

图16-23　蕲蛇药材及饮片图

【品质要求】以头尾齐全、条大，花纹明显，内壁洁净者为佳。

【饮片特征】不规则块状，表面黑褐色或浅棕色，有鳞片痕。近腹部灰白色，内面壁黄白色，可见脊椎骨或肋骨。气腥，味微咸。

【主要成分】主含蛋白质、脂肪、氨基酸。

【性味功效】性温，味甘，咸。有毒。祛风、活络、镇痉、攻毒。

【附注】蕲蛇伪品较多，常见的有：

① 死后变质的蕲蛇加工干燥品。

② 掺假蕲蛇：鲜蕲蛇剖腹后在蛇身皮下掺入异物再盘圆定型。

③ 假冒蕲蛇：利用餐厅食用蕲蛇去掉的头皮尾，贴在去头皮尾的杂蛇身上，定型干燥而成。

④ 游蛇科动物滑鼠蛇的干燥体，呈圆盘状，头盘于中央呈椭圆形，无颊。头背黑褐色，有对称大鳞片，体背部黄棕色，有不规则的黑色横斑，背鳞平滑，体中部有鳞片，行尾较长，尾端无角质鳞片。

珍珠 Zhenzhu

MARGARITA

【别名】真珠，珠子。

【来源】软体动物门珍珠贝科动物马氏珍珠贝*Pteria martensii*（Dunker）、蚌科动物三角帆蚌*Hyriopsis cumingii*（Lea）或褶纹冠蚌*Cristaria plicata*（Leach）等双壳类动物受刺激形成的珍珠。

【产地】主产于广东、广西、台湾、江苏、黑龙江等地。

【采收加工】秋后采收，自动物体内取出，洗净，干燥。

【性状鉴别】呈类球形、长圆形、卵圆形，大若黄豆，小如米粒，直径1.5～8mm。表面类白色、浅粉红色、浅黄绿色或浅蓝色等特有色彩和光泽（珠光宝气），半透明，光滑、圆润、细腻或微有凹凸。质地坚硬，破碎面显同心层纹，有的中心具有少许异物。用火烧之有爆裂声，裂片为银灰色小片。气微，味淡。见图16-24。

【品质要求】以纯净、质坚、粒大、形圆、珠光闪耀、平滑细腻者为佳。天然海产珍珠最优。

【显微鉴别】粉末特征：类白色，气微，味淡。

不规则碎块，半透明，具彩虹样光泽。表面显颗粒性，由数至十数薄层重叠，片层结构排列紧密，可见致密的成层线条或极细密的微波状纹理。

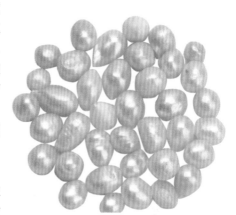

图16-24　珍珠药材图

本品磨片具同心层纹。

【理化鉴别】① 取本品，置紫外灯（365nm）下观察，显浅蓝紫色（天然珍珠）或亮黄绿色（养殖珍珠）荧光，通常环周部分较明亮。

② 取本品适量，置试管中，加丙酮适量，稍加振摇，数分钟后表面彩光不退变，光泽如常。

【主要成分】主含碳酸钙、氨基酸。

【性味功效】性寒，味甘咸。安神定惊，明目消翳，解毒生肌，润肤祛斑。

【附注】珍珠伪品较多，常见的有：

① 玻璃伪造品，采用玻璃制成内芯，经加工而成。表面光泽较暗，烧时不爆裂，冒黑烟之后，玻璃内芯即显。

② 珍珠母加工品，圆球形，大小不一，表面光滑，击碎或火烧，即可见层片呈覆瓦状裂开，无同心性环纹。

珍珠母 Zhenzhumu

MARGARITIFERA CONCHA

【别名】真珠母，珠母，蚌壳。

【来源】蚌科动物三角帆蚌*Hyriopsis cumingii*（Lea）、褶纹冠蚌*Cristaria plicata*（Leach）或珍珠贝科动物马氏珍珠贝*Pteria martensii*（Dunker）的贝壳。

【产地】主产于广东、广西、台湾、江苏、黑龙江等地。

【采收加工】秋后采收，去肉，洗净，干燥。

【性状鉴别】**三角帆蚌**　略呈不等边四角形。壳面生长轮呈同心环状排列。后背缘向上突起，形成大的三角形帆状后翼。壳内面外套痕明显；前闭壳肌痕呈卵圆形，后闭壳肌痕略呈三角形。左右壳均具两枚拟主齿，左壳具两枚长条形侧齿，右壳具一枚长条形侧齿；具光泽。质坚硬。气微腥，味淡。

　　褶纹冠蚌　呈不等边三角形。后背缘向上伸展成大型的冠。壳内面外套痕略明显；前闭壳肌痕大，呈楔形，后闭壳肌痕呈不规则卵圆形，在后侧齿下方有与壳面相应的纵肋和凹沟。左、右壳均具一枚短而略粗的后侧齿和一枚细弱的前侧齿，均无拟主齿。

　　马氏珍珠贝　呈斜四方形，后耳大，前耳小，背缘平直，腹缘圆，生长线极细密，成片状。闭壳肌痕大，长圆形。具一凸起的长形主齿。见图16-25（a）。

　　【品质要求】以个大、色白、松脆而不碎、有"珠光"者为佳。

　　【饮片特征】片状物凹凸不平、大小不一。一面有浅粉色，具彩色光泽，偶有未除尽的黑色外皮；一面为乳白色，平滑，有白粉，有的有小凹陷或圆形、半圆形的孔洞，质松脆，可层层剥离。气微，味淡。见图16-25（b）。

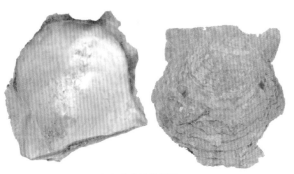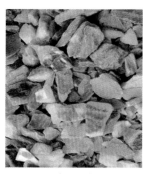

（a）珍珠母药材图　　　　　　　　　　　　　　　　（b）珍珠母饮片图

图16-25　珍珠母药材及饮片图

　　【显微鉴别】粉末特征：类白色，味甘、咸。

　　不规则碎块，无色，边缘色较暗，半透明，有光泽。表面显颗粒性，块片由数至十数薄层重叠，片层结构排列紧密，可见致密的成层线条或极细密的微波状纹理。

　　【理化鉴别】取本品粉末，加稀盐酸，即产生大量气泡，滤过，滤液加甲基红指示液2滴，用氨试液中和，再滴加盐酸至恰呈酸性，加草酸铵试液，即生成白色沉淀；分离，沉淀不溶于醋酸，但可溶于盐酸。

　　【主要成分】主含碳酸钙、氨基酸。

　　【性味功效】性寒，味甘、咸。安神定惊，明目消翳，解毒生肌，润肤祛斑。

牡蛎 Muli

OSTERAE CONCHA

　　【别名】蛎蛤、生蚝、左牡蛎、左壳、海蛎子壳、蚝蛎、蚝壳、蠔壳。

　　【来源】牡蛎科动物长牡蛎 *Ostrea gigas* Thunberg、大连湾牡蛎 *Ostrea talienwhanensis* Crosse 或近江牡蛎 *Ostrea rivularis* Gould 的贝壳。

　　【产地】长牡蛎产于山东以北至东北沿海，大连湾牡蛎产于辽宁、河北、山东等省沿海，近江牡蛎产地较广，北起东北，南至广东沿海。

　　【采收加工】全年均可捕捞，去肉（作食品用），洗净，晒干。

　　【性状鉴别】**长牡蛎**　呈长片状，背腹缘几平行，长10～50cm，高4～15cm。右壳较小，鳞片坚厚，层状或层纹状排列。壳外面平坦或具数个凹陷，淡紫色、灰白色或黄褐色；内面瓷白色，壳顶二侧无小齿。左壳凹陷深，鳞片较右壳粗大，壳顶附着面小。质硬，断面层状，洁白。气微，味微咸。

大连湾牡蛎 呈类三角形，背腹缘呈"八"字形。右壳外面淡黄色，具疏松的同心鳞片，鳞片起伏成波浪状，内面白色。左壳同心鳞片坚厚，自壳顶部放射肋数个，明显，内面凹下呈盒状，铰合面小。

近江牡蛎 呈圆形、卵圆形或三角形等。右壳较小，外面稍不平，有灰、紫、棕、黄等色，环生同心鳞片，幼体者鳞片薄而脆，多年生长后鳞片层层相叠，内面白色，边缘有的淡紫色。左壳较右壳坚硬、厚大。见图16-26（a）。

【品质要求】以个大、质坚、内面光洁、色白者为佳。

【饮片特征】不规则的碎块。白色。质硬，断面层状。气微，味微咸。见图16-26（b）。

【理化鉴别】本品粉末置紫外灯下观察，大连湾牡蛎显浅灰色荧光，近江牡蛎显紫灰色荧光。

【主要成分】主含碳酸钙。

【性味功效】性微寒，味咸。重镇安神，潜阳补阴，软坚散结。

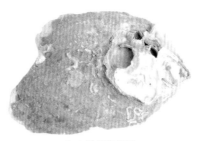

（a）牡蛎药材图

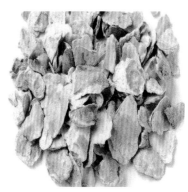

（b）牡蛎饮片图

图16-26 牡蛎药材及饮片图

石决明 Shijueming

HALIOTIDIS CONCHA

【别名】鲍鱼壳、九孔螺、九孔石决明。

【来源】鲍科动物杂色鲍 *Haliotis diversicolor* Reeve、皱纹盘鲍 *Haliotis discus hannai* Ino、羊鲍 *Haliotis ovina* Gmelin、澳洲鲍 *Haliotis ruber*（Leach）、耳鲍 *Haliotis asinina* Linnaeus 或白鲍 *Haliotis laevigata*（Donovan）的贝壳。

【产地】杂色鲍产于我国福建以南沿海。皱纹盘鲍产于辽宁、山东、江苏等地。羊鲍、耳鲍产于台湾、海南、西沙群岛。澳洲鲍产于澳洲、新西兰。

【采收加工】夏、秋二季捕捞，去肉（食品用），除去壳外附着的杂质，洗净，干燥。

【性状鉴别】**杂色鲍** 呈长卵圆形，内面观略呈耳形，长7～9cm，宽5～6cm，高约2cm。表面暗红色，有众多不规则的螺肋和细密生长线，螺旋部小，体螺部大，从螺旋部顶处开始向右排列有20余个疣状突起，末端6～9个开孔（呼水孔），孔口与壳面平。内面光滑，银白色，具珍珠样彩色光泽，外表面的螺肋和细密生长线痕迹经常印透壳内。壳外唇薄，内唇较厚，质坚硬，不易破碎。气微，味微咸。

皱纹盘鲍 呈长椭圆形，长8～12cm，宽6～8cm，高2～3cm。表面灰棕色，有多数粗糙而不规则的皱纹，生长线明显，常有苔藓类或石灰虫等附着物，末端4～5个开孔，孔口突出壳面，壳较薄而锐利，呈刀刃状。壳内表面银白色带青绿色珍珠样光泽。见图16-27（a）。

羊鲍 近圆形，长4～8cm，宽2.5～6cm，高0.8～2cm。壳顶位于近中部而高于壳面，螺旋部与体螺部各占1/2，从螺旋部边缘有2行整齐的突起，尤以上部较为明显，末端4～5个开孔，呈管状。壳内表面银白色带蓝绿色珍珠样光泽。

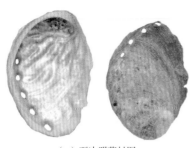

（a）石决明药材图

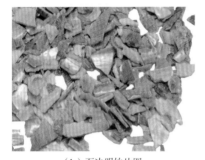

（b）石决明饮片图

图16-27　石决明药材和饮片图

澳洲鲍　呈扁平卵圆形，长13～17cm，宽11～14cm，高3.5～6cm。表面砖红色，螺旋部约为壳面的1/2，螺肋和生长线呈波状隆起，疣状突起30余个，末端7～9个开孔，孔口突出壳面。

耳鲍　狭长，略扭曲，呈耳状，长5～8cm，宽2.5～3.5cm，高约1cm。表面光滑，具翠绿色、紫色及褐色等多种颜色形成的斑纹，螺旋部小，体螺部大，末端5～7个开孔，孔口与壳平，多为椭圆形，壳薄，质较脆。

白鲍　呈卵圆形，长11～14cm，宽8.5～11cm，高3～6.5cm。表面砖红色，光滑，壳顶高于壳面，生长线颇为明显，螺旋部约为壳面的1/3，疣状突起30余个，末端9个开孔，孔口与壳平。

〖品质要求〗以个大、整齐、无破碎、内外洁净并有光彩、壳厚者为佳。

〖饮片特征〗不规则的碎块。灰白色，有珍珠样彩色光泽。质坚硬。气微，味微咸。见图16-27（b）。

〖理化鉴别〗①取本品粉末置紫外灯下观察，杂色鲍壳显苔绿色荧光，皱纹盘鲍壳显橙黄色荧光，耳鲍壳显雪白色荧光。②取本品粉末水浸出液1mL，加醋酸锌酒精饱和液2～3滴，置紫外灯（365nm）下观察，杂色鲍壳显草绿色荧光，皱纹盘鲍壳显浅墨绿色荧光，耳鲍壳显浅黄绿色荧光。

〖主要成分〗主含碳酸钙。

〖性味功效〗性寒，味咸。平肝潜阳，清肝明目。

瓦楞子Walengzi

ARCAE CONCHA

〖别名〗花蚬壳，瓦屋子。

〖来源〗蚶科动物毛蚶*Arca subcrenata* Lischke、泥蚶*Arca gran osa* Linnaeus或魁蚶*Arca inflata* Reeve的贝壳。

〖产地〗主产于山东、福建、广东等省。

〖采收加工〗秋、冬至次年春捕捞，洗净，置沸水中略煮，肉作食用，取壳干燥。

〖性状鉴别〗**毛蚶**　略呈三角形或扇形，长4～5cm，高3～4cm。壳外面隆起，有棕褐色茸毛或已脱落；壳顶突出，向内卷曲；自壳顶至腹面有延伸的放射肋30～34条，如瓦楞状。壳内表面光滑，白色，壳缘有与壳外面直楞相对应的凹陷，铰合部具小齿1列。质坚硬。气微，味淡。见图16-28（a）。

泥蚶　长2.5～4cm，高2～3cm。壳外面无棕褐色茸毛，放射肋18～21条，肋上有颗粒状突起。

魁蚶　长7～9cm，高6～8cm。壳外面放射肋42～48条，光滑而整齐。

〖品质要求〗以完整、内色白、无残肉杂质者为佳。

〖饮片特征〗不规则的碎块。外珍面有肋线，内表面光滑，白色。见图16-28（b）。

〖主要成分〗主含碳酸钙，少量磷酸钙。

〖性味功效〗性平，味咸。消痰化瘀，软坚散结，制酸止痛。

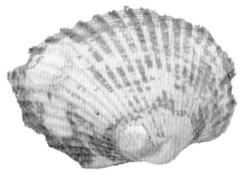
（a）瓦楞子药材图

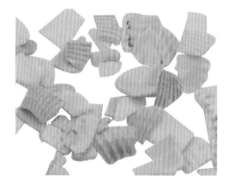
（b）瓦楞子饮片图

图 16-28　瓦楞子药材和饮片图

蛤壳 Geqiao

MERETRICIS CONCHA CYCLINAE CONCHA

【别名】海蛤壳、蛤蜊壳。

【来源】帘蛤科动物文蛤 *Meretrix meretrlx* Linnaeus 或青蛤 *Cyclina sinensis* Gmclin 的贝壳。

【产地】主产于辽宁至海南沿海地区。

【采收加工】夏、秋二季捕捞，去肉，洗净，晒干。

【性状鉴别】**文蛤**　扇形或类圆形。背缘略呈三角形，腹缘呈圆弧形，长 3 ～ 10cm，高 2 ～ 8cm。壳顶突出，位于背面，稍靠前方。壳外面光滑，黄褐色，同心生长纹清晰，通常在背部有锯齿状或波纹状褐色花纹。壳内面白色，边缘无齿纹，前后壳缘有时略带紫色，铰合部较宽，右壳有主齿 3 个及前侧齿 2 个；左壳有主齿 3 个及前侧齿 1 个。质坚硬，断面有层纹。气微，味淡。见图 16-29（a）。

青蛤　类圆形，壳顶突出，位于背侧近中部。壳外面淡黄色或棕红色，同心生长纹凸出壳面略呈环肋状。壳内面白色或淡红色，边缘常带紫色并有整齐的小齿纹，铰合部左右两壳均具主齿 3 个，无侧齿。

【品质要求】以纯净、质坚、粒大、形圆、珠光闪耀、平滑细腻者为佳。天然海产珍珠最优。

【饮片特征】呈不规则的片状小块。表面灰黑色或银灰色，有棕黄色的斑点及鳞甲脱落的痕迹。切面黄白色或灰黄色。脊椎骨和肋骨突起。气腥，味微咸。见图 16-29（b）。

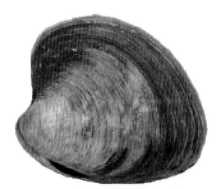
（a）蛤壳药材图

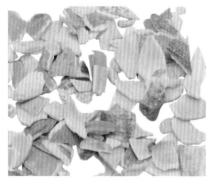
（b）蛤壳饮片图

图 16-29　蛤壳药材及饮片图

【理化鉴别】 ①取粉末置于坩埚中,加热至250℃,颜色不变。②取细粉置于试管中,加盐酸或稀盐酸、稀硝酸,产生大量气泡。

【主要成分】 主含碳酸钙,少量磷酸钙。

【性味功效】 性平,味咸。消痰化瘀,软坚散结,制酸止痛。

本章其他药材

品名	来源	产地	性味	功效
水牛角	牛科动物水牛 *Bubalus bubalis* Linnaeus 的角	我国南方各地	苦,寒	清热凉血,解毒,定惊
桑螵蛸	螳螂科昆虫大刀螂 *Tenodera sinensis* Saussure、小刀螂 *Statilia maculata*(Thunberg)或巨斧螳螂 *Hierodula patellifera*(Serville)的干燥卵鞘	主产于广西、云南、湖北、湖南、河北、辽宁等	咸、甘,平	益肾固精,缩尿,止浊
九香虫	蝽科昆虫九香虫 *Aspongopus chinensis* Dallas 的干燥体	主产于安徽、江苏、江西等	咸,温	理气止痛,温中助阳
鸡内金	雉科动物家鸡 *Gallus gallus domesticus* Brisson 的干燥沙囊内壁	全国各地均产	甘,平	健胃消食,涩精止遗,通淋化石
麝香	鹿科动物林麝 *Moschus berezovskii* Flerov、马麝 *Moschus sifanicus* Przewalski 或原麝 *Moschus moschiferus* Linnaeus 成熟雄体香囊中的干燥分泌物	主要分布于东北、华北及陕西、甘肃、青海等	辛,温	开窍醒神,活血通经,消肿止痛
蛇蜕	游蛇科动物黑眉锦蛇 *Elaphe taeniura* Cope、锦蛇 *Elaphe carinata*(Guenther)或乌梢蛇 *Zaocys dhumnades*(Cantor)等蜕下的干燥表皮膜	主产于华东、华南、西南等	咸、甘,平	祛风,定惊,退翳,解毒
紫河车	健康人的干燥胎盘	全国各地均产	甘、咸,温	温肾补精,益气养血
蜂胶	蜂蜜科昆虫意大利蜂 *Apis mellifera* L. 的干燥分泌物	主产于广东、云南、福建等	苦、辛,寒	补虚弱,化浊脂,止消渴;外用解毒消肿,收敛生肌
蜂蜡	蜜蜂科昆虫中华蜜蜂 *Apis cerana* Fabricius 或意大利蜂 *Apis mellifera* Linnaeus 分泌的蜡	全国各地均产	甘,微温	解毒,敛疮,生肌止痛
蜂蜜	蜜蜂科昆虫中华蜜蜂 *Apis cerana* Fabricius 或意大利蜂 *Apis mellifera* Linnaeus 所酿的蜜	全国各地均产	甘,平	补中,润燥,止痛,解毒;外用生肌敛疮
海螵蛸	海螵蛸为乌贼科动物无针乌贼或金乌贼的内壳	产于中国沿海,如辽宁、江苏等	咸、涩,微温	收敛止血、固精止带、制酸敛疮

第十七章
矿物类中药

　　矿物类中药是由地质作用形成的天然单质或化合物、矿物的加工品、动物或动物骨骼的化石的一类中药的总称。矿物类中药中以天然矿物入药的有朱砂、石膏、滑石、紫石英、自然铜等。以矿物的加工品入药的如轻粉、红粉、秋石等。以动物或动物骨骼的化石入药的如鹅管石、龙骨、石蟹等。

一、矿物的性质

　　矿物大多数是天然的无机化合物，少数是自然元素，它们大多数是固体，少数是液体，如水银（Hg），或气体，如硫化氢（H_2S）。每一种矿物都有一定的物理和化学性质，这些性质取决于它们的化学成分和结晶构造，利用这些性质的不同可对矿物进行真伪优劣鉴定。

　　（1）结晶习性　多数固体矿物为晶体矿物，其中有的晶体矿物含有一定的水，称为含水矿物。水在矿物中存在的形式直接影响矿物的性质。水在矿物中的存在形式可分为两大类：一是水分子不加入矿物的晶格构造的吸附水或自由水，其中吸附水加热至110℃全部逸出。二是水分子加入晶格组成的，包括以水分子形式参与矿物的晶格构造的结晶水，如石膏（$CaSO_4 \cdot 2H_2O$）、胆矾（$CuSO_4 \cdot 5H_2O$）等；和以H^+或OH^-等离子形式参与矿物的晶格构造的结构水，如滑石$Mg_3(Si_4O_{10})(OH)_2$等。

　　（2）透明度　矿物透光能力的大小称为透明度。将矿物磨成0.03mm标准厚度后，比较其透明度，可分为三类：①透明矿物，光线能全透过，如云母石、无色水晶等；②半透明矿物，仅部分光线能通过，如辰砂、雄黄；③不透明矿物，光线几乎透不过，如滑石、赭石。

　　（3）颜色　颜色是矿物对自然光线中不同波长的光波均匀吸收或选择吸收所表现的性质。矿物的颜色一般分为三种：①本色，是由矿物的成分和内部构造所决定的颜色，如辰砂的红色、自然铜的铜黄色等。②外色，由外来的带色杂质、气泡等包裹体所引起的颜色，与矿物自身的成分和构造无关。外色的深浅除与带色杂质的量有关外，还与杂质分散的程度有关，如紫石英、大青盐等。③假色，由晶体内部裂缝面、解理面及表面氧化膜的反射光引起与入射光波的干涉作用而产生的颜色，如云母的变彩现象。

　　条痕及条痕色：矿物在白色毛瓷板上划过后所留下的粉末痕迹称为条痕，粉末的颜色称为条痕色。条痕色比矿物表面的颜色更为固定，更能反映矿物的本色，因而更具鉴定意义。有的矿物表面的颜色与粉末颜色相同，如朱砂，也有的是不相同的，如自然铜，表面为亮淡黄色或棕褐色，而粉末为绿黑色或棕褐色。

　　（4）光泽　矿物表面对投射光的反射能力称为光泽。反射能力的强弱也就是光泽的强度。分为金属光泽、金刚光泽、玻璃光泽、油脂光泽、绢丝光泽、珍珠光泽等。

（5）硬度　是指矿物抵抗外来机械作用（如刻划、研磨、压力等）的能力。不同矿物有不同的硬度，一般采用莫氏硬度计来确定矿物的相对硬度。精密测定矿物的硬度，可用测硬仪和显微硬度计等。测定硬度时，必须在矿物单体和新解理面上试验。

（6）解理、断口　矿物受力后沿一定结晶方向裂开成光滑平面的性能称为解理，所裂成的平面称为解理面。解理是结晶物质特有的性质，其形成和晶体构造的类型有关，所以是矿物的主要鉴定特征。如云母可极完全解理，方解石可完全解理，而石英实际上没有解理。矿物受力后不是沿一定结晶方向断裂，断裂面是不规则和不平整的，这种断裂面称为断口。其形态有：平坦状（如软滑石）、贝壳状（如胆矾）、参差状（如石膏）、锯齿状（如铜）等。

（7）矿物的力学性质　矿物受锤击、弯曲、拉引或压轧等力作用时所呈现的现象。①延展性——当矿物受到外力拉引时，能发生形变而变成细丝或在受外力锤击时能形成薄片的性质称为延展性，金属矿物均具有延展性。②脆性——当矿物受到锤击时，其边缘不呈扁平状，而破碎呈粉末状的性质，称为脆性。非金属矿物多具有脆性。③弹性——是指片状矿物受到外力能弯曲而不断裂，外力解除后，又恢复原状的性质。如云母片。④挠性——是指矿物受外力解除后，不能恢复原状的性质。如金精石。

（8）物理性质

磁性，指矿物可以被磁铁或电磁铁吸引或其本身能够吸引物体的性质。如磁铁矿。

相对密度，也叫比重，是指在温度4℃时矿物与同体积水的重量比。相对密度是鉴定矿物的重要物理常数。各种矿物的相对密度在一定条件下为一常数。如朱砂为8.1～8.2，石膏为2.3等。

（9）气味　有的矿物具特殊的气味，尤其是矿物受到锤击、加热或湿润时较为明显。如雄黄灼烧有砷的蒜臭；胆矾具涩味，芒硝具苦、咸味等。

（10）其他　少数矿物有吸水的能力，可以黏舌，如龙骨、龙齿、软滑石等。有的有滑腻感，如滑石。

二、矿物类中药的分类

矿物类中药的分类方法主要有根据其阴离子的种类、阳离子的种类、化合物或晶系进行分类。在矿物学上分类通常按其阴离子进行分类，《中国药典》2015年版一部对矿物药亦采用阴离子分类法。

1.阴离子分类法

按阴离子分类法，则朱砂、雄黄、自然铜等为硫化合物类；石膏、芒硝、白矾为硫酸盐类；炉甘石、鹅管石为碳酸盐类；磁石、赭石、信石为氧化物类；轻粉为卤化物类等。

2.阳离子分类法

如按阳离子分类，则朱砂、轻粉、红粉等为汞化合物类；磁、自然铜、赭石等为铁化合物类；石膏、钟乳石、寒水石等为钙化合物类；雄黄、雌黄、信石等为砷化合物类；白矾、赤石脂等为铝化合物类；胆矾、铜绿等为铜化合物类；密陀僧、铅丹等为铅化合物类；芒硝、硼砂、大青盐等为钠化合物类；滑石为镁化合物类等。

三、矿物类中药的鉴定

1.性状鉴定

一般对矿物的形状、大小、颜色、质地、气味进行鉴别，还从其硬度、相对密度、条痕色、透明度、光泽、解理、断口、有无磁性等进行检查。

2.显微鉴定

根据矿物的光学性质，可将矿物分为透明矿物和不透明矿物，用偏光显微镜研究透明矿物、用反射偏光显微镜研究不透明矿物的形态、光学性质和必要的物理常数。使用这两种显微镜，均需先将矿物磨成厚0.03mm的薄片，才能进行观察。

3.理化鉴定

如X射线鉴定、涂片鉴定、电子探针、离子探针等。

矿物类中药一般要求无杂质、无沙泥掺杂者为合格，以块大完整、色泽正常者为佳。对贮存条件要求不高，主要注意防潮、防尘、防风化。剧毒的矿物应严格执行有关管理制度特殊保管。

CINNABARIS

【别名】丹砂、汞砂、赤砂。

【来源】硫化物类矿物辰砂族辰砂。

【产地】主产于贵州、湖南、四川、广西、云南等地。

【采收加工】全年可采。采挖后，选取纯净者，用磁铁吸净含铁的杂质，再用水淘去杂石和泥沙。

【性状鉴别】为粒状或块状集合体，呈颗粒状或块片状，鲜红色或暗红色，条痕红色至褐红色，具光泽。体重、质脆。硬度为2～2.5，相对密度8.09～8.20，片状者易破碎。粉末状者有闪烁的光泽。无臭，无味。见图17-1（a）。

【品质要求】以色泽鲜红、有光泽、体重、质碎者为佳。本品硫化汞含量不得低于96%，铁含量不得高于0.1%。

【商品类别】**珠宝砂** 呈细小片状或颗粒状，色鲜红，明亮，触之不染手。质量较佳。

镜面砂 呈斜方形或长方形薄片状，边缘不齐，厚薄不一。色红而鲜艳，光亮如镜面而透明。质较松脆，易破碎。质优。

豆瓣砂 呈块状，较大，方圆形或多角形。颜色发暗或呈灰褐色。体重质坚，不易破碎，质量较次。

【饮片特征】**水飞朱砂** 暗红色极细粉末，体轻，用手撮之无粒状物。气微，味淡。见图17-1（b）。

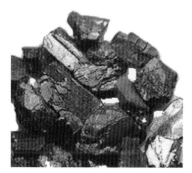
（a）朱砂药材图

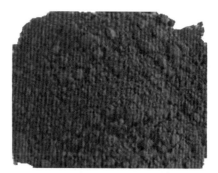
（b）水飞朱砂饮片图

图17-1　朱砂药材图及水飞朱砂饮片图

【理化鉴别】① 取本品粉末，用盐酸湿润后，在光洁的铜片上摩擦，铜片表面显银白色光泽，加热烘烤后，银白色即消失。

② 取本品粉末2g，加盐酸-硝酸（3∶1）的混合溶液2mL使溶解，蒸干，加水2mL使溶

第十七章　矿物类中药

解，滤过，滤液加氢氧化钠试液，生成黄色沉淀（汞盐鉴别反应）；另取上述滤液，加入氯化钡试液，生成白色沉淀，该沉淀不溶于盐酸或硝酸（硫酸盐鉴别反应）。

【主要成分】主含硫化汞（HgS），常夹杂少量土质、有机物、氧化铁等。

【性味功效】甘，微寒；有毒。清心镇惊，安神，明目，解毒。

自然铜 Zirantong

PYRITUM

【别名】石髓铅、方块铜。

【来源】硫化物类矿物黄铁矿族黄铁矿。

【产地】主产于四川、云南、广东、湖南、山东、湖北等地。

【采收加工】全年可采。拣取矿石，去净杂石、沙土、黑锈，敲成小块。

【性状鉴别】多呈方块状，表面亮黄色，有金属光泽；有的黄棕色或棕褐色，无金属光泽。具条纹，立方体相邻晶面上的条纹互相垂直，条痕绿黑色或棕红色。体重，质坚硬或稍脆，易砸碎，硬度 6 ~ 6.5，相对密度 4.9 ~ 5.2，断面黄白色，有金属光泽；或断面棕褐色，可见银白色亮星。见图 17-2。

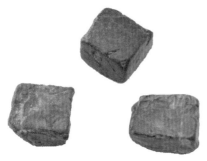

图 17-2　自然铜药材图

【品质要求】以晶体呈方块形、颜色黄亮、断面有金属光泽、不含岩石杂质者为佳。

【理化鉴别】取本品粉末约 0.1g，加盐酸 4mL，振摇，静置。上清液加入硫氰酸铵试液，溶液显血红色；另取上述上清液，加入亚铁氰化钾试液，生成蓝色沉淀，过滤，沉淀物于盐酸中不溶；在氢氧化钠溶液中分解成棕色沉淀（铁盐鉴别反应）。

【主要成分】主含二硫化铁（FeS_2），常含镍、锌、锑、铜等杂质。

【性味功效】辛、平。散瘀止痛，续筋接骨。

磁石 Cishi

MAGNETITUM

【别名】慈石、吸铁石、灵磁石、活磁石、吸针石、铁石。

【来源】氧化物类矿物尖晶石族磁铁矿。

【产地】主产于河北、山东、辽宁、江苏、安徽、广东、四川等地。

【采收加工】全年可采。开采后除去杂石和含锈矿石，选择磁性强者入药，称"活磁石"或"灵磁石"。久置者磁性减弱，影响药效，称"死磁石"或"呆磁石"，可将其与活磁石同储，磁性可逐步恢复。

【商品类别】活磁石、死磁石。

【性状鉴别】活磁石　为块状集合体，呈不规则块状，或略带方形，多具棱角。灰黑色或棕褐色，条痕黑色，具金属光泽。体重，质坚硬，硬度 5.5 ~ 6，相对密度 4.9 ~ 5.2，断面不整齐。具磁性。表面常吸附铁粉，毛状直立，棱角上尤多。有土腥气，无味。见图 17-3。

死磁石　光泽较活磁石弱，质地酥脆，易砸碎。破碎片红棕色至棕褐色，常有孔隙，杂质多。磁性极弱。具土腥气和铁锈气。

【品质要求】以色灰黑、质地致密、磁性强者为佳。本品含铁不得少于50%。

【饮片特征】为不规则的碎块。灰黑色或褐色，条痕黑色，具金属光泽。质坚硬。具磁性。有土腥气，味淡。

【理化鉴别】取本品粉末约0.1g，加盐酸2mL，振摇，静置。上清液加入硫氰酸铵试液，溶液显血红色；另取上述上清液，加入亚铁氰化钾试液，生成蓝色沉淀，过滤，沉淀物于盐酸中不溶；在氢氧化钠溶液中分解成棕色沉淀（铁盐鉴别反应）。

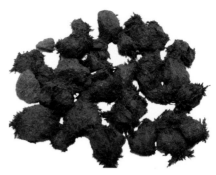

图17-3　磁石药材图

【主要成分】主含四氧化三铁（Fe_3O_4），并含铝、镁、锰等杂质。

【性味功效】咸、寒。镇惊安神，平肝潜阳，聪耳明目，纳气平喘。

❧ 赭石 Zheshi ❧
HAEMATITUM

【别名】代赭石、丁赭石、血师。

【来源】为氧化物类矿物刚玉族赤铁矿。

【产地】主产于山西、河北、广东、湖南、四川、河南等地。

【采收加工】全年可采。开采后拣取表面有乳头状突起（习称"钉头"）的部分，去除泥沙、杂石，敲碎。

【性状鉴别】为鲕状、豆状、肾状集合体，多呈不规则的扁平块状。暗棕红色或灰黑色，条痕樱红色或红棕色，有的有金属光泽。一面多有圆形的突起，习称"钉头"，另一面与突起相对应处有同样大小的凹窝。体重，质硬，砸碎后断面显层叠状。气微，味淡。见图17-4（a）。

【商品类别】钉头赭石　鲕状、豆状、肾状集合体，多呈不规则的扁平块状。暗棕红色或灰黑色，或具金属光泽。一面多有直径约1cm的圆形的突起，习称"钉头"；另一面与突起相对应处有同样大小的凹窝。体重，质硬，断面显层叠状。气微，味淡。

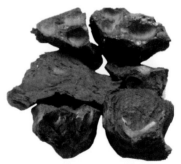

（a）赭石药材图

无钉赭石　不规则扁平块状，大小不一。全体暗红色或铁青色，或具金属光泽。表面常凹凸不平或剥离状。质坚硬，不易破碎。断面呈层纹，多平直。微臭，味淡。

卵状赭石　椭圆形、扁平形或不规则形，附有土红色粉末，易落。质坚硬，不易破碎，断面呈红至棕红色，不整齐。微臭，味淡。

【品质要求】以色红棕、断面层次分明、"钉头"明显、无杂石者为佳。本品含铁不得少于45%。

【饮片特征】为不规则的碎块。暗棕红色或灰黑色，可见圆形的突起及相对面的凹窝，断面显层叠状。体重，质硬。气微，味淡。见图17-4（b）。

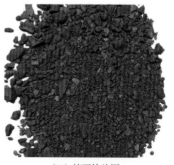

（b）赭石饮片图

图17-4　赭石药材及饮片图

【理化鉴别】取本品粉末0.1g，加盐酸2mL，振摇，滤过，取滤液2滴，加硫氰酸铵试液2滴，溶液即显血红色；另取滤液2滴，加亚铁氰化钾试液1～2滴，即生成蓝色沉淀；再加25%氢氧化钠溶液5～6滴，沉淀变成棕色。

【主要成分】主含三氧化二铁（Fe_2O_3）。

【性味功效】苦，寒。平肝潜阳，重镇降逆，凉血止血。

石膏 Shigao
GYPSUM FIBROSUM

【别名】石虎、细理石、白虎。

【来源】硫酸盐类矿物硬石膏族石膏。

【产地】主产于湖北、河南、西藏、安徽等地。

【采收加工】全年可采。开采后，除去泥沙和杂石。

【性状鉴别】为纤维状的集合体，呈长块状、板块状或不规则块状。白色、灰白色或淡黄色，有的半透明。体重，质软，硬度1.5～2，相对密度2.3，指甲刻划能留下划痕，纵断面具绢丝样光泽，条痕白色。气微，味淡。见图17-5（a）。

【品质要求】以块大、色白、半透明、纤维状、无杂质者为佳。本品含含水硫酸钙不得少于95.0%；重金属不得超过百万分之十；砷不得超过百万分之二。

【饮片特征】不规则块状。白色、灰白色或淡黄色，半透明。断面具绢丝样光泽。气微，味淡。见图17-5（b）。

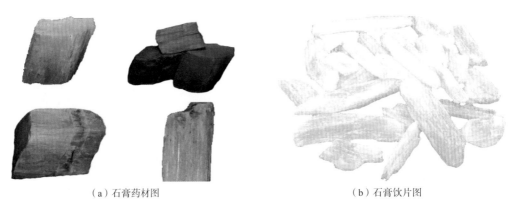

（a）石膏药材图　　　　　　　　　　　　（b）石膏饮片图

图17-5　石膏药材及饮片图

【理化鉴别】① 取本品一小块（约2g），置具有小孔软木塞的试管内，灼烧，管壁有水生成，小块变为不透明体（结晶水鉴别反应）。

② 取本品粉末0.2g，加稀盐酸10mL，加热使溶解，静置后取上清液，加入草酸铵试液，生成白色沉淀（钙盐鉴别反应）；另取上述上清液，加入氯化钡试液，生成白色沉淀，该沉淀不溶于盐酸或硝酸（硫酸盐鉴别反应）。

【主要成分】主含含水硫酸钙（$CaSO_4 \cdot 2H_2O$），并含黏十、沙粒、铁、镁等杂质。

【性味功效】甘，辛，大寒。清热泻火，除烦止渴。

【附注】煅石膏　为石膏经明煅法炮制后失去结晶水后所得。为白色粉末或酥松块状物，表面透出微红色的光泽，不透明。体较轻，质软，易碎，捏之成粉。气微，味淡。主含硫酸钙（$CaSO_4$）。性味：甘、辛、寒；功效：收湿，生肌，敛疮，止血。

滑石 Huashi
TALCUM

【别名】硬滑石、白滑石。

【来源】为硅酸盐类滑石族矿物滑石。

【产地】主产于山东、江苏、陕西、辽宁、福建、浙江、广东、广西、河北等地。

【采收加工】全年可采。开采后除去泥沙和杂石，再砸成块或粉碎成细粉（滑石粉）。

【性状鉴别】本品多为块状集合体，呈不规则的块状。白色、黄白色或淡蓝灰色，有蜡样光泽。质软，细腻，易砸碎，硬度1，相对密度2.7～2.8。条痕白色。手摸有滑润感，无吸湿性，置水中不崩散。气微，味淡。见图17-6。

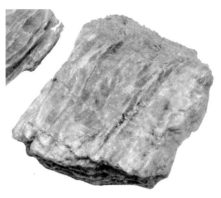

图17-6　滑石药材图

【品质要求】以色白、滑润者为佳。

【饮片特征】滑石粒　为不规则块状集合体，表面具蜡样光泽。体重，质软，手摸有滑腻感。见图17-7（a）。

滑石粉　为白色或类白色细微、无砂性粉末，手摸有滑腻感，于水中不溶解。见图17-7（b）。

【理化鉴别】① 取本品粉末0.2g，置铂坩埚中，加等量氟化钙或氟化钠粉末，搅拌，加硫酸5mL，微热，立即将悬有1滴水的铂坩埚盖盖上，稍等片刻，取下坩埚盖，水滴出现白色混浊（硅酸盐鉴别反应）。

② 取本品粉末0.5g，置烧杯中，加入盐酸溶液（4→10）10mL，盖上表面皿，加热至微沸，不时摇动烧杯，并保持微沸40min，取下，用快速滤纸滤过，用水洗涤残渣4～5次。取残渣约0.1g，置铂坩埚中，加入硫酸（1→2）10滴和氢氟酸5mL，加热至冒三氧化硫白烟时，取下冷却后，加水10mL使溶解，取溶液2滴。加镁试剂（取对硝基偶氮间苯二酚0.01g溶于4%氢氧化钠溶液1000mL中）1滴，滴加氢氧化钠溶液（4→10）使成碱性，生成天蓝色沉淀（镁盐鉴别反应）。

【主要成分】主含含水硅酸镁[$Mg_3(Si_4O_{10})(OH)_2$]。

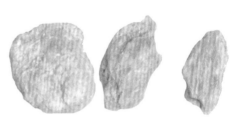
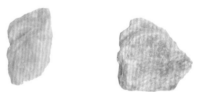

（a）滑石饮片图

【性味功效】甘、淡，寒。利尿通淋，清热解暑，外用祛湿敛疮。

【附注】软滑石　来源为天然高岭土。土块状，白色，不透明，质松软，手摸有滑润感，手捻则碎成白色粉末，具吸湿性，粘舌。在水中可崩散，呈糊状。

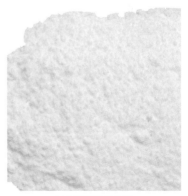

（b）滑石粉饮片图

图17-7　滑石饮片及滑石粉饮片图

芒硝Mangxiao

NATRII SULFAS

【别名】 盆消、马牙消。

【来源】 硫酸盐类矿物芒硝族芒硝，经加工精制而成的结晶体。

【产地】 主产于我国沿海产盐区，以及四川、云南、新疆、内蒙古等地。

【采收加工】 全年可采。将天然土硝（或叫皮硝）及富含硫酸钠的土壤或矿石加水溶解，放置后滤除杂质。将所得滤液日晒蒸发或加热浓缩，在上层析出的芒状结晶即为芒硝。凝结在下者为朴硝，可再次溶解结晶产生芒硝。

【性状鉴别】 为棱柱状、长方形或不规则块状及粒状。其中棱柱形或长方形，结晶较大者，形似马牙，习称"马牙硝"。无色透明或类白色半透明。质脆，易碎，可溶于水。硬度 $1.5 \sim 2$，相对密度1.48，断面呈玻璃样光泽。条痕白色。气微，味咸。见图17-8。

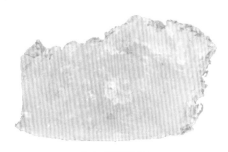

（a）芒硝药材图

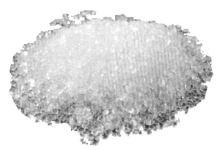

（b）芒硝饮片图

图17-8　芒硝药材及饮片图

【品质要求】 以无色透明、呈结晶块者为佳。本品含硫酸钠（ Na_2SO_4 ）不得少于99.0%，重金属含量不得高于百万分之十，砷盐含量不得高于百万分之十。

【理化鉴别】 ①取本品少许，加水溶解，滴加氯化钡试液后生成白色沉淀，该沉淀不溶于盐酸（硫酸盐鉴别反应）。

② 取本品少许，于火中灼烧，火焰呈黄色（钠盐鉴别反应）。

【主要成分】 主含含水硫酸钠（ $Na_2SO_4 \cdot 10H_2O$ ），常混有少量氯化钠。

【性味功效】 咸、苦，寒。泻下通便，润燥软坚，清火消肿。

【附注】 **玄明粉**　为芒硝经风化或干燥失去结晶水后所得。为白色粉末，主含硫酸钠（ Na_2SO_4 ），气微，味咸。有引湿性。其性味咸、苦，寒；功效：泻下通便，润燥软坚，清火消肿，与芒硝相同，但作用相对较缓和。

白矾Baifan

ALUMEN

【别名】 明矾。

【来源】 硫酸盐类矿物明矾石经加工提炼制成的结晶。

【产地】 主产于甘肃、山西、安徽、湖北、浙江等地。

【采收加工】 全年可采。将采得的明矾石打碎，以水溶解，滤除杂质。滤液以日晒蒸发或加热浓缩，析出晶体即为白矾。

【性状鉴别】 呈不规则的块状或粒状。无色或淡黄白色，透明或半透明。表面略平滑或凹凸不平，具细密纵棱，有玻璃样光泽。质硬而脆，硬度3.5～4，相对密度2.6～2.8。气微，味酸、微甘而极涩。见图17-9。

【品质要求】以块大、无色透明、无杂质者为佳。本品含含水硫酸铝钾[KAl(SO$_4$)$_2$·12H$_2$O]不得少于99.0%，重金属不得超过百万分之二十，不应含铵盐、铁盐、铜盐、锌盐。

【理化鉴别】本品水溶液显铝盐、钾盐与硫酸盐的鉴别反应。

【主要成分】主含含水硫酸铝钾[KAl(SO$_4$)$_2$·12H$_2$O]。

【性味功效】酸、涩、寒。外用解毒杀虫，燥湿止痒；内服止血止泻，祛除风痰。

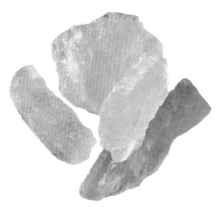

图17-9 白矾药材图

雄黄 Xionghuang

REALGAR

【别名】石黄、黄石、苏雄、雄精、雄烧、腰黄。

【来源】为硫化物类矿物雄黄族雄黄。

【产地】主产于湖南、贵州、湖北、云南、四川等地。

【采收加工】全年可采。采挖后，去除杂质即得。

【商品类别】**雄晶** 为雄黄结晶体。色鲜红，透明如鸡冠，晶面呈金刚石样光泽，结构致密。一般呈短柱状、长柱状、针状体。产量少，纯度极高，质量最优，一般含二硫化二砷（As$_2$S$_2$）达99%以上。

明雄黄 选自雄黄中熟透者。色鲜红，透明如鸡冠，具珍珠样彩色光泽，常呈鳞片状组成的块状。质极脆，暴晒易爆裂。产量少，纯度高，质优，一般含二硫化二砷（As$_2$S$_2$）达98%以上。

腰黄 色橘红，略透明，具珍珠样彩色光泽，断面呈树脂样光泽，较致密。产量少，纯度较高，质优，一般含二硫化二砷（As$_2$S$_2$）达95%以上。

块状雄黄 最常见的雄黄商品。呈块状或粒状集合体，深红至橙红色，晶面具金刚石样光泽。质脆，易碎。产量较大，质量次之，一般含二硫化二砷（As$_2$S$_2$）达90%以上。

末状雄黄 常见的雄黄商品。呈粉末状或小碎块状，橙黄色，产地一般称"沙黄"或"泡黄"，无光泽。质松脆，手捏易碎。质量最次，一般含二硫化二砷（As$_2$S$_2$）达90%以上。

【性状鉴别】块状或粒状集合体，呈不规则块状。深红色或橙红色，条痕淡橘红色，晶面有金刚石样光泽。质脆，易碎，硬度1.5～2，相对密度3.4～3.6，断面具树脂样光泽。微有特异的臭气，味淡。精矿粉为粉末状或粉末集合体，质松脆，手捏即成粉，橙黄色，无光泽。见图17-10（a）。

【品质要求】以块大、色红、有光泽、质脆、无泥沙者为佳。《中国药典》规定其二硫化二砷（As$_2$S$_2$）含量不得少于90%。

【饮片特征】雄黄粉：为橙红色的极细粉，易黏手，气特异。见图17-10（b）。

【理化鉴别】①取本品粉末10mg，加水润湿后，加氯酸钾饱和的硝酸溶液2mL，溶解后，加氯化钡试液，生成大量白色沉淀。放置后，倾出上层酸液，再加水2mL，振摇，沉淀不溶解。（硫化物鉴别反应）

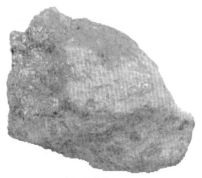
（a）雄黄药材图

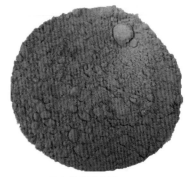
（b）雄黄饮片图

图17-10　雄黄药材及饮片图

　　② 取本品粉末0.2g，置坩埚内，加热熔融，产生白色或黄白色火焰，伴有白色浓烟。取玻片覆盖后，有白色冷凝物，刮取少量，置试管内加水煮沸使溶解，必要时滤过，溶液加硫化氢试液数滴，即显黄色，加稀盐酸后生成黄色絮状沉淀，再加碳酸铵试液，沉淀复溶解。（砷盐鉴别反应）

　　③ 取本品少量置于密闭试管中加热，即熔化成暗红色液体，产生黄白色烟气，并产生红色升华物于管壁上凝集，最后留下残渣。残渣越多，质量越差。

　　〖主要成分〗本品主含二硫化二砷（As_2S_2）。

　　〖性味功效〗辛，温；有毒。解毒杀虫，燥湿祛痰，截疟。

　　〖附注〗雌黄　为硫化物类雌黄族矿物雌黄，常与雄黄共生，主含三硫化二砷（As_2S_3）。本品与雄黄性状类似，但全体色黄，可用以下方法区别：取供试品粉末约0.1g，置于厚度为0.2 ～ 0.3mm的洁净铝片上加热。所产生的烟雾浓烈且持久，以橙色或黄色为主的为雄黄；烟雾较少，以青色或白色为主的为雌黄。

❀ 硫黄 Liuhuang ❀

SULFUR

　　〖来源〗自然元素类矿物硫族自然硫。

　　〖产地〗主产于山西、陕西、河南、湖北、湖南、江苏、四川、台湾等地。

　　〖采收加工〗全年可采。开采后呈泥状，置于罐内，加热熔化，除去杂质，趁热倒入模具中，待冷却后于模具中取出，敲成块状即得。

　　〖商品类别〗倭硫黄　为硫黄加工后的不规则大小块状物，表面有光泽，半透明，嫩黄色。

　　石硫黄　为未加工的自然硫矿石，不规则块状，具光泽，鹅黄色，多外用。

　　天生黄　为含硫温泉自然升华结晶而成，呈结晶性颗粒状或片状，黄绿色，微光泽。

　　〖性状鉴别〗呈不规则块状。黄色或略呈绿黄色，条痕白色或淡黄色。表面不平坦，呈脂肪光泽，常有多数小孔。用手握紧置于耳旁，可闻轻微的爆裂声。体轻，质松，易碎，硬度1.0 ～ 2.0，相对密度2.05 ～ 2.08，断面常呈针状结晶形。有特异的臭气，味淡。见图17-11。

　　〖品质要求〗以色黄、光亮、质松脆、无杂质者为佳。《中国药典》规定其含单质硫（S）不得少于98.5%。

　　〖理化鉴别〗本品燃烧时易熔融，火焰为蓝色，并有二氧化硫的刺激性臭气。

　　〖主要成分〗本品主含硫（S），并含硒、碲等杂质。

　　〖性味功效〗酸，温；有毒。外用解毒杀虫疗疮；内服补火助阳通便。

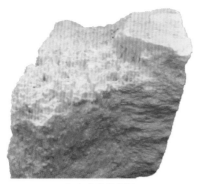
（a）硫黄药材图

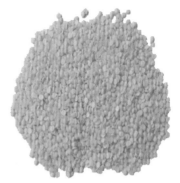
（b）硫黄饮片图

图 17-11　硫黄药材及饮片图

其他矿物类中药

品名	来源	产地	性味	功效
金礞石	变质岩类蛭石片岩或水黑云母片岩	河南、河北等	甘、咸，平	坠痰下气，平肝镇惊
青礞石	变质岩类黑云母片岩或绿泥石化云母碳酸盐片岩	湖南、湖北、浙江、江苏等	甘、咸，平	坠痰下气，平肝镇惊
花蕊石	变质岩类岩石蛇纹大理岩	陕西、山西、河南、浙江、湖南等	酸、涩，平	化瘀止血
禹余粮	氢氧化物类矿物褐铁矿，主含碱式氧化铁[FeO(OH)]	河南、江苏、浙江、四川等	甘、涩，微寒	涩肠止泻，收敛止血
炉甘石	碳酸盐类矿物方解石族菱锌矿，主含碳酸锌（$ZnCO_3$）	广西、四川、湖南等	甘，平	解毒明目退翳，收湿止痒敛疮
赤石脂	硅酸盐类矿物多水高岭石族多水高岭石，主含四水硅酸铝[$Al_4(Si_4O_{10})(OH)_8 \cdot 4H_2O$]	福建、河南、江苏、陕西、湖北、山西等	甘、酸、涩，温	涩肠，止血，生肌敛疮
紫石英	卤素化合物氟化物类萤石族矿物萤石，主含氟化钙（CaF_2）	山东、江西、浙江、江苏、辽宁、河北、湖南、湖北等	甘，温	镇心安神，温肺，暖宫
皂矾	硫酸盐类矿物水绿矾的矿石。主含含水硫酸亚铁（$FeSO_4 \cdot 7H_2O$）	山东、湖南、甘肃、新疆、陕西等	酸，凉	解毒燥湿，杀虫补血
钟乳石	碳酸盐类矿物方解石族方解石，主含碳酸钙（$CaCO_3$）	广西、广东、湖北、四川、贵州、云南等	甘，温	温肺，助阳，平喘、制酸，通乳

附　录
部分药材粉末显微特征图

一、巴戟天粉末

1.导管   2.木纤维   3.木栓细胞   4.石细胞   5.针晶

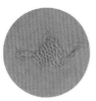 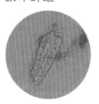 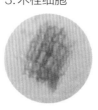 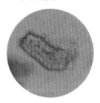 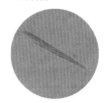

二、白芍粉末

         1.导管   2.草酸钙簇晶   3.草酸钙方晶   4.糊化淀粉粒

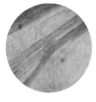 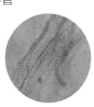  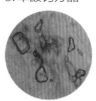 

三、穿心莲粉末

1.气孔及钟乳体   2.腺鳞   3.非腺毛

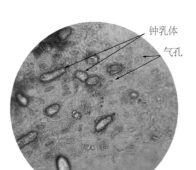 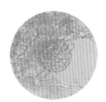 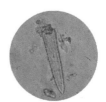

钟乳体
气孔

四、砂仁粉末

1.种皮表皮细胞　2.石细胞　3.内种皮杯状细胞　4.外胚乳细胞

 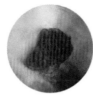 

5.淀粉团　6.色素块

 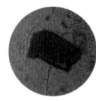

五、广藿香粉末

1.木纤维　2.木栓细胞　3.非腺毛　4.含挥发油腺毛

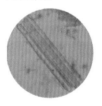 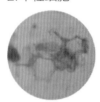 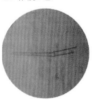 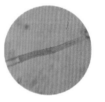

5.石细胞　6.草酸钙方晶

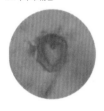 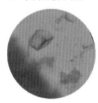

六、黄芩粉末

1.木纤维　2.木栓细胞　3.木薄壁细胞　4.韧皮纤维

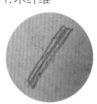 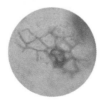 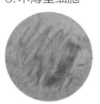 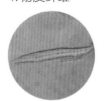

5.导管　　　　　6.石细胞

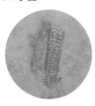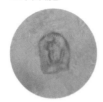

七、何首乌粉末

1.导管　　　　2.木栓细胞　　　3.非腺毛　　　4.棕色块

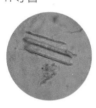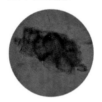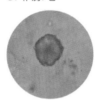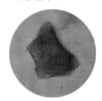

八、桔梗粉末

1.导管　　　　2.木栓细胞　　　3.菊糖　　　4.乳汁管

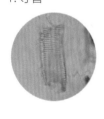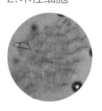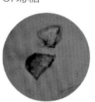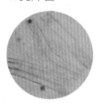

九、木香粉末

1.导管　　　　2.木纤维　　　3.菊糖　　　4.油室碎片

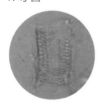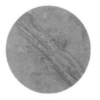

十、西洋参粉末

1.导管
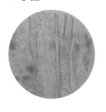

2.木栓细胞
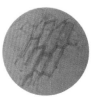

3.分泌管
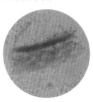

4.棕色块
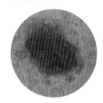

十一、山银花粉末

1.花粉粒

2.木栓细胞
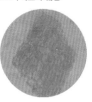

3.非腺毛

4.草酸钙族晶

5.导管

十二、石菖蒲粉末

1.表皮细胞
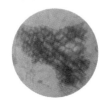

2.鳞叶表皮细胞

3.分泌细胞
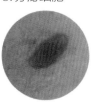

4.晶纤维

5.导管
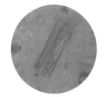

十三、铁皮石斛粉末

1.表皮细胞
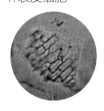

2.纤维
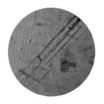

3.束鞘纤维

4.薄壁细胞

5.针晶

十四、小茴香粉末

1.表皮细胞
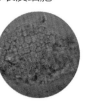

2.果皮表皮细胞

3.内胚乳细胞

4.网纹细胞
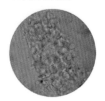

5.镶嵌层细胞
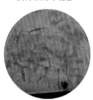

6.油管
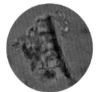

参考文献

[1] 国家药典委员会.中华人民共和国药典（2015年版，一部）[M].北京：中国医药科技出版社，2015.

[2] 中国药品生物制品检定所，广东省药品检验所.中国中药材真伪鉴别图典[M].广州：广东科技出版社，1995.

[3] 康廷国.中药鉴定学[M].北京：中国中医药出版社，2004.

[4] 张钦德.中药鉴定技术［M］.第2版.北京：人民卫生出版社，2010.

[5] 刘晓春.药材商品鉴定技术[M].北京：化学工业出版社，2004.

[6] 谢宗万.实用中药名与别名手册[M].第2版.北京：人民卫生出版社，2008

[7] 冯耀南，等.中药材商品规格质量鉴别[M].广州：暨南大学出版社，1995.

[8] 张贵君.中药商品学[M].北京：人民卫生出版社，2006.

[9] 阎文玫.实用中药饮片鉴别图谱[M].广州：世界图书出版公司，2005.

[10] 黄小玲，等.中药材饮片鉴别图典[M].广州：羊城晚报出版社，2004.

[11] 卢赣鹏.500味常用中药材的经验鉴别[M].北京：中国中医药出版社，1999.